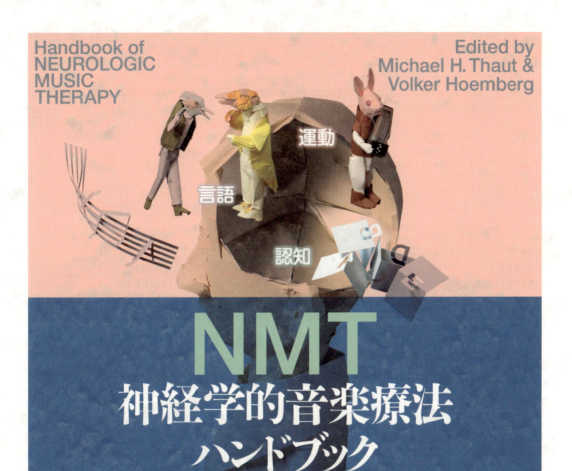

Handbook of
NEUROLOGIC
MUSIC
THERAPY

Edited by
Michael H. Thaut &
Volker Hoemberg

運動
言語
認知

NMT
神経学的音楽療法ハンドブック

マイケル・H・タウト／フォルカー・ホムベルク❖編

畦川恵・阿比留睦美・上羽佑亮・栗林文雄❖訳
糟谷由香❖監訳

一麦出版社

Handbook of NEUROLOGIC MUSIC THERAPY

Edited by
Michael H. Thaut & Volker Hoemberg

Translation Supervisor by
Yuka Kasuya

Oxford University Press
© *2014*

Ichibaku Shuppansha Publishing Co., Ltd.

Sapporo, Japan
© *2018*

日本語翻訳版の出版によせて

マイケル・H. タウト (Michael H. Thaut)

　Oxford Handbook of Neurologic Music Therapy の日本語翻訳版出版に向けてこの序文を書くことができることを大変うれしく思います．これが原著版から翻訳された最初の翻訳著書になります．翻訳者チームに心からの祝福を贈り，この膨大な作業を成功裏に終えたことを誇りに思ってほしいです．最初の外国語翻訳版となるこの日本語版は，早い時期に神経学的音楽療法（NMT）に注目し日本に導入した日本のリーダーシップを大いに反映しています．日本はアメリカ以外でNMTを包括的に取り入れた最初の国でした．これまでにNMTに関する多くのシンポジウムや研修会を主催してくださったくらしき作陽大学や吉川病院の取り組みに，私たちは心から感謝しています．この日本語版が出版されたことにより，日本の医療において，NMTの理念がさらに浸透し，実践の場が拡がり，役立てられることを願っています．本書は，英国医学会が「2015年　神経学の最新刊」カテゴリーにおいてトップ3（約600件の提出があった中で）として選んだ著書に贈られる非常に名誉ある年次賞を2015年に受賞し，医療界から強い支持を得ました．NMTの臨床は，高い評価を受けている科学雑誌に掲載された多くの研究による証拠に基づいています．これらの事実が，今後国際神経学的音楽療法学術団体の一部である日本のNMT界を発展させ，NMTの世界的な実践に革新的な貢献がなされることを願っています．

　本書には，神経学的音楽療法の臨床技法とその科学的理論，および研究基盤について，非常に詳細に記されています．よって，本書で説明されていることをここで繰り返し述べる必要はないと思うので，ここでは神経学的音楽療法の発展にかかわる私個人の道のりについて振り返ってみたいと思います．私がミシガン州立大学の修士・博士課程に在籍していたとき，音楽はどうすれば独自の理論と研究基盤を備えた真の治

療様式として捉えられるのだろうか，と再考するのに時間を費やしました．音楽療法における理論的アプローチ法は存在しましたが，それらは音楽そのものではなく主に心理学の理論を用いて音楽の治療メカニズムを説明したものでした．これについて私はいくばくかの危機感を覚えており，それらは私にとって納得できるものではありませんでした．まずひとつに，非音楽的理論では音楽の機能を明確に説明することは不可能であるのに，非音楽的メカニズムを使って音楽を説明しなければならないという矛盾があるように思えました．この点に関する簡単な例は，行動学的学習モデルに基づいて用いられる音楽でしょう．この場合，音楽は主に学習を強めるための報酬として機能します．もうひとつの例として，潜在意識を表現させたり潜在意識にアクセスしたりする言語として音楽をとらえる精神力動的観点についても同様です．私が危険に思った二つめの点は，もしこれらの理論がそれぞれの分野における主要モデルとして支持されなくなった場合，音楽療法においても臨床実践の基盤を失うことになるだろうという点です．そして私には非常に差し迫った危険に思われたのは，次の三つめです．これまでにひとつの心理学モデルあるいは他の非音楽療法モデルですべての音楽療法士の意見の一致がみられそうにないので，音楽療法では統一した理論的基盤や研究基盤が発展しないのではないかという危機感がありました．それはすなわち，同じ「音楽療法士」という名称のもとにばらばらで別個の職業が存在する事態をもたらします．だから私の思考の中では，治療メカニズムは音楽そのもの，つまり音楽知覚と音楽生成の過程の中に論理的に見つけ出さなければならないだろうと考えていました．当時，音楽そのものがもたらす生理学的あるいは生物医学的な影響を治療法として用いようとする試みがいくつかあったのですが，急速に進歩していた神経科学の領域に照らし合わせると，十分な根拠に基づいた説明にはなっていないことがすぐさま明らかになりました．

　したがって，治療における音楽および治療としての音楽を再考するには，音楽が脳と行動に与える影響を調査することに焦点を当てなければならないと考えるにいたりました．この時点で私には二人の非常に重要な指導者，ミシガン州立大学のロバート・アンケファー（Robert Unkefer）（音楽療法）とデール・バートレット（Dale Bartlett）（音楽心理学）がいたということは，ふれておくべき非常に重要な点です．彼らはこの再考過程について非常によく理解し，期待を寄せ，刺激を与えようとしてくれました．振り返ってみると，1950年代にアメリカで音楽療法を確立した初代パイオニアの一人であるロバート・アンケファーの役割を考えると，これは特に注目に値することです．パイオニアとして，他者が，特に自分の学生が自分の「遺産」を変えてしまうことよりも，自分が成し遂げてきた功績を模範とし，守り引き継いでいくことを期待するものであろうし，それが当然であろうと思います．しかし，彼らの見方は異なっていま

した．永続する真の遺産とは変化を引き起こすものであるべきだと考えていたのです．デール・バートレットの役割は，音楽心理学の膨大な研究文献を音楽療法と結びつけることを提案してくれた点で重要でした．これはその当時まだなされていなかったのです．そしてこの新たな結びつきの中で，私たちは「臨床的音楽神経科学に基づく治療としての音楽」のための新しい研究課題を見出すことができました．私たちは音楽知覚，音楽認知，音楽生成に関する脳・行動科学において，音楽が音楽以外の機能にもたらす影響を探し始めました．もしそれらを見出すことができれば，脳がどのように音楽を処理するかを基盤とした「治療としての音楽」の統一理論を前提として進めることができるだろうと考えたのです．その当時は人間の脳を詳しく調べるための新しい技術と新しい方法が使えるようになった頃で，臨床における音楽知覚と音楽生成について行動から脳へと直接つなげることができたことは幸いでした．

　これをもとに私たちは，音楽行動に与える影響だけでなく非音楽的機能にもたらす影響をも実証できる音楽の要素と音楽知覚の過程を探し始めました．これが正に，私たちが一つめの音楽要素としてリズム知覚を選んだ理由です．私は元プロの音楽家としても，音楽生成においてリズムがどれほど重要であるか，そして聴覚リズムがどれほど緊密に運動に対して影響を与えるものかを知っていました．何年も後にようやく神経学的音楽療法の確立につながった最初の仮説は，リズム知覚が脳卒中者の運動制御，特に半身麻痺歩行，つまり半身麻痺脳卒中による病理学的に非同期的な運動パターンを変えることができるのかという疑問に基づいたものでした．患者の脚の動きをほぼ瞬時に変えて対称性と歩行速度を高めるという，リズム知覚がもたらす音楽以外の機能への影響は，非常に劇的なものでした．私たちはやっと「新しい」音楽療法を構築するための研究を続ける的確な理論的基礎を見出したように感じました．私たちが行った歩行研究は，聴覚リズム刺激法（RAS）の基盤となり，音楽知覚の影響を歩行以外の運動に拡大適用するための研究は，パターン化感覚強化法（PSE）を築く基盤となりました．音楽生成に関する研究によって，治療的楽器演奏法（TIMP）が生まれました．その後私たちは発話と言語における音楽知覚と音楽生成の研究に移りました．歌唱とリズムがメロディック・イントネーション療法（MIT）を裏付け，発話合図としてリズムを用いる研究によってリズム的発話合図法（RSC）が生まれました．音楽による発声と呼吸を音楽以外の機能に移行できるという発見が，口腔運動・呼吸訓練（OMREX）と音声イントネーション療法（VIT）の機能的基盤となりました．そして最後に，私たちだけでなく他の多くの研究者たちが，同じ科学的理論モデルに従いつつ，認知リハビリテーションの研究に取り掛かりました．非音楽的移行効果をもたらす音楽知覚および音楽認知に関する研究によって，注意，記憶，遂行機能，および心理社会性と感情のリハビリテーション技法の基盤が築かれたのです．

特筆すべき重要な点は，私たちが単なる好みや特別な思い入れがあるために，リズムと運動制御に関する研究に最初に取り組んだわけではないということです．これは人間の脳の生物学的言語である音楽知覚と音楽生成において，音楽の治療効果を見出すための論理的結論に基づいていたのです．リズム知覚とリズム生成には，音楽演奏の域を超え，非音楽的な運動に効果をもたらすという圧倒的多数のエビデンスがあり，そのエビデンスに基づいて選んだ最初の要素だったにすぎません．これを踏まえておくと，読者やNMTの臨床家は，すべての技法が同じ理論的基盤と臨床的移行仮説によって導かれた研究に基づいているということを理解しやすいのではないかと思います．合理的科学的媒介モデル（RSMM）に関する章で，NMTの根底にある理論的および科学的基盤に関してさらに理解を深めることができるでしょう．NMTは2000年に正式に発表されたときにすでに，音楽知覚，音楽認知，および音楽生成に関する臨床的神経科学の包括的な研究の上に成り立っていたのです．NMT臨床においては，クライエントには能動的な学習と訓練が求められ，セラピストには治療原理および研究成果を翻訳して臨床現場に応用させることについて十分な理解が必要であることに加え，高度な創造性と音楽性も要求されます．

　本書の共同編集者であるフォルカー・ホムベルク教授（世界神経リハビリテーション連盟事務局長）とともに，日本でこの本を手にする読者，臨床家，研究者のみなさんが，私たちに委ねられるクライエントの一助として大きな成果を収められることを願っています．

2018年4月17日
トロントにて

目　次

日本語翻訳版の出版によせて　　マイケル・H. タウト　　3

執筆者　21
略語　23

第1章　神経学的音楽療法：社会科学から神経科学へ　29
1.1　はじめに　29
1.2　合理的科学的媒介モデル（RSMM）　31
1.2.1　第1段階：音楽的反応モデル　33
1.2.2　第2段階：対応する非音楽的反応モデル　33
1.2.3　第3段階：媒介モデル　34
1.2.4　第4段階：臨床研究モデル　35
1.3　まとめ　35

第2章　神経内科医からみた神経学的音楽療法　37

第3章　神経学的音楽療法のための音楽テクノロジー　45
3.1　はじめに　45
3.2　MIDI（電子楽器デジタル・インターフェイス）　46
3.2.1　基礎　46
3.3　ハードウェア　48
3.3.1　楽器とトリガー　48
3.3.1.1　キーボード　49
3.3.1.2　ドラムと打楽器　50
3.3.1.3　吹奏楽器　51
3.3.2　動作センサー　52
3.3.2.1　Soundbeam　52

  3.3.3　デジタル携帯端末機器　*53*
    3.3.3.1　iPod／iPad　*53*
    3.3.3.2　Kaossilator　*54*
 3.4　ソフトウェア　*54*
  3.4.1　GarageBand　*54*
  3.4.2　Band-in-a-Box　*55*
  3.4.3　Ableton Live　*55*
 3.5　リハビリテーションにおけるブレイン・
   コンピューター・音楽インターフェイスと音楽ビデオゲーム　*56*

第 4 章　神経学的音楽療法における臨床的即興演奏 …………………… *59*
 4.1　はじめに　*59*
 4.2　音楽的概念と素材　*61*
  4.2.1　時間を構成する要素　*61*
    4.2.1.1　パルス　*61*
    4.2.1.2　拍子　*61*
    4.2.1.3　リズム　*62*
    4.2.1.4　テンポ　*62*
  4.2.2　調性を構成する要素　*66*
    4.2.2.1　旋法　*66*
  4.2.3　形式　*72*
  4.2.4　音色　*73*
  4.2.5　ダイナミクス　*73*
 4.3　音楽的遂行機能訓練（MEFT）　*74*
 4.4　音楽的心理社会性訓練とカウンセリング（MPC）　*75*
  4.4.1　MPC における社会的能力訓練（MPC-SCT）　*76*
  4.4.2　MPC における気分誘導（MPC-MIV）　*82*
 4.5　おわりに　*83*

第 5 章　パターン化感覚強化法（PSE）と拘束誘導運動療法（CIT）：
　　　　作業療法から多職種連携で行う上肢リハビリテーションへの展望 …… *85*
 5.1　はじめに　*85*
 5.2　拘束誘導運動療法（CIT）　*86*
 5.3　拘束誘導運動療法（CIT）と運動制御　*88*

 5.4 パターン化感覚強化法（PSE）と運動の質 *90*
 5.5 パターン化感覚強化法（PSE）の臨床応用 *95*
 5.6 パターン化感覚強化法（PSE）と拘束誘導運動療法（CIT）の融合 *97*

第6章　臨床評価と変換デザインモデル *101*
 6.1 臨床評価の原理 *101*
 6.2 変換デザインモデルにおける臨床評価 *103*
 6.3 評価ツール *108*
  6.3.1 QOL尺度 *108*
  6.3.2 神経学的評価尺度 *108*
  6.3.3 よく使用される尺度 *109*
  6.3.4 小児発達尺度 *109*
  6.3.5 運動尺度 *109*
  6.3.6 認知尺度 *109*
  6.3.7 発話・言語尺度 *110*
  6.3.8 多数の評価ツールを掲載しているウェブサイト *110*

第7章　パーキンソン病患者の歩行訓練における聴覚リズム刺激：研究結果とその展望 *113*
 7.1 はじめに *113*
 7.2 背景 *114*
 7.3 聴覚リズム刺激の定義 *115*
 7.4 聴覚リズム刺激の機序 *116*
 7.5 歩行や歩行関連動作に対する聴覚リズム刺激の影響 *117*
  7.5.1 これまでの横断的研究 *117*
  7.5.2 すくみ足に対する聴覚リズム刺激の効果 *118*
  7.5.3 歩行の正常化における聴覚リズム刺激の効果 *122*
 7.6 パーキンソン病患者の歩行に対する聴覚リズム刺激の影響 *127*
  7.6.1 パーキンソン病患者における歩行要素，日常生活動作（ADL），生活の質（QOL）に対する聴覚リズム刺激訓練の効果 *127*
   7.6.1.1 文献検索 *127*
   7.6.1.2 方法論的検討 *127*
   7.6.1.3 定量分析 *128*
   7.6.1.4 データ解釈 *128*

7.7 聴覚リズム刺激の新たな応用法　*132*
  7.7.1　音楽　*132*
  7.7.2　ダンス　*133*
7.8 まとめと今後の研究における展望　*135*

第8章　聴覚リズム刺激法（RAS） ……………………………… *145*

8.1　定義　*145*
8.2　対象　*146*
8.3　研究のまとめ　*147*
8.4　治療機序　*147*
8.5　臨床プロトコール　*149*
  8.5.1　歩行運動学の原理　*149*
8.6　RASプロトコールの段階　*152*
  8.6.1　第1段階：歩行パラメーターの評価　*152*
    8.6.1.1　足関節，膝関節，股関節によくみられる逸脱運動　*153*
      8.6.1.1.1　足関節　*153*
      8.6.1.1.2　膝関節　*154*
      8.6.1.1.3　股関節　*154*
  8.6.2　第2段階：共鳴周波数の同調と歩行前訓練　*154*
  8.6.3　第3段階：5〜10%単位での周波数変調　*155*
  8.6.4　第4段階：応用歩行訓練　*155*
  8.6.5　第5段階：音楽刺激の減退　*156*
  8.6.6　第6段階：歩行パラメーターの再評価　*156*
8.7　主な患者群を対象とした実践における提案　*156*
  8.7.1　脳卒中　*156*
  8.7.2　パーキンソン病　*156*
  8.7.3　多発性硬化症　*157*
  8.7.4　外傷性脳損傷　*157*

第9章　パターン化感覚強化法（PSE） ……………………………… *161*

9.1　定義　*161*
9.2　対象　*163*
9.3　研究のまとめ　*163*
9.4　治療機序　*163*

9.5　臨床プロトコール　*164*
　9.5.1　合図の種類　*165*
　　9.5.1.1　空間的合図　*165*
　　　9.5.1.1.1　音高　*165*
　　　9.5.1.1.2　ダイナミクス　*166*
　　　9.5.1.1.3　音の長さ　*167*
　　　9.5.1.1.4　和声　*167*
　　9.5.1.2　時間的合図　*168*
　　　9.5.1.2.1　テンポ　*168*
　　　9.5.1.2.2　拍子　*169*
　　　9.5.1.2.3　リズムパターン　*169*
　　　9.5.1.2.4　形式　*169*
　　9.5.1.3　力学的合図　*170*
　　　9.5.1.3.1　テンポ　*170*
　　　9.5.1.3.2　ダイナミクス　*171*
　　　9.5.1.3.3　和声　*171*
9.6　PSEの実践に役立つヒント　*172*

第10章　治療的楽器演奏法（TIMP） ······················· *175*
10.1　定義　*175*
10.2　対象　*176*
10.3　研究のまとめ　*178*
　10.3.1　治療機序　*180*
10.4　臨床プロトコール　*183*
　10.4.1　上肢に特化したリハビリテーション　*198*

第11章　メロディック・イントネーション療法（MIT） ······················· *203*
11.1　定義　*203*
11.2　対象　*204*
11.3　研究のまとめ　*204*
11.4　治療機序　*205*
11.5　臨床プロトコール　*206*

第12章　音楽的発話刺激法（MUSTIM） ………………………… *211*

  12.1　定義　*211*

  12.2　対象　*212*

  12.3　研究のまとめ　*212*

  12.4　治療機序　*213*

  12.5　臨床プロトコール　*213*

第13章　リズム的発話合図法（RSC） ………………………… *217*

  13.1　定義　*217*

  13.2　対象　*218*

  13.3　研究のまとめ　*220*

  13.4　治療機序　*221*

  13.5　臨床手順　*222*

    13.5.1　診断と評価から始める　*222*

    13.5.2　目標を設定する　*223*

    13.5.3　自然な発話速度や流暢性を評価する　*224*

    13.5.4　RSCが治療目標を達成する有効な手段か否かを決定する　*224*

  13.6　5段階からなる訓練順序　*226*

    13.6.1　準備練習：リズム刺激に合わせてタッピング　*226*

    13.6.2　能力に応じた文章をリズム合図に合わせて読む　*226*

    13.6.3　日常で使うフレーズをリズム合図に合わせて読む　*226*

    13.6.4　リズム合図に合わせて自由に発話する　*226*

    13.6.5　機能的な変化を移行させる　*227*

  13.7　一般的なコツと留意点　*227*

  13.8　パーキンソン病に対する臨床応用　*228*

  13.9　痙性，失調性，混合性構音障害に対する臨床応用　*228*

  13.10　吃音症に対する臨床応用　*228*

第14章　口腔運動・呼吸訓練（OMREX） ………………………… *231*

  14.1　定義　*231*

  14.2　対象　*231*

    14.2.1　発話運動および呼吸機能に影響をおよぼすその他の障がい　*233*

      14.2.1.1　筋ジストロフィー　*233*

      14.2.1.2　ダウン症候群　*233*

14.2.1.3　慢性閉塞性肺疾患　*234*
　　　14.2.1.4　気腫　*234*
　14.3　研究のまとめ　*234*
　14.4　治療機序　*237*
　14.5　臨床プロトコール　*238*
　　14.5.1　口腔運動機能の改善　*238*
　　14.5.2　口腔運動機能を訓練するための案　*239*
　　14.5.3　子どもを対象としたOMREX　*240*
　　14.5.4　呼吸コントロールの改善　*240*
　　14.5.5　吹奏楽器を使って呼吸パターンを訓練するための案　*241*
　　　14.5.5.1　制御された意識的吸気・呼気　*241*
　　　14.5.5.2　長い呼気を促す吹奏楽器演奏　*241*
　　　14.5.5.3　吸気・呼気の協調　*244*
　　　　14.5.5.3.1　同じ長さの吸気・呼気　*244*
　　　　14.5.5.3.2　呼吸パターン　*245*
　　　　14.5.5.3.3　鼻呼吸と口呼吸の協調　*245*
　　14.5.6　呼吸コントロールと口腔運動機能の組み合わせ　*247*

第15章　音声イントネーション療法（VIT）　*251*

　15.1　定義　*251*
　15.2　対象　*251*
　15.3　研究のまとめ　*252*
　15.4　治療機序　*252*
　15.5　臨床プロトコール　*253*
　　15.5.1　呼吸コントロール　*253*
　　15.5.2　抑揚　*254*
　　15.5.3　音高　*255*
　　15.5.4　ダイナミクス　*255*
　15.6　まとめ　*255*

第16章　治療的歌唱法（TS）　*259*

　16.1　定義　*259*
　16.2　対象　*260*
　　16.2.1　神経障害　*260*

16.2.2　身体障害　*260*
　　16.2.3　ホスピス患者　*261*
　　16.2.4　高齢者・認知症　*261*
　　16.2.5　児童・発達障害　*261*
　16.3　研究のまとめ　*261*
　16.4　治療機序　*263*
　16.5　臨床応用　*264*
　　16.5.1　成人対象の個別セッションにおけるTS活動　*264*
　　16.5.2　成人対象の発話に焦点を当てた集団セッションにおけるTS活動　*265*
　　16.5.3　呼吸リハビリテーションに焦点を当てたTS活動　*267*
　　16.5.4　6歳の脳血管障害患者を対象としたTS活動　*268*
　16.6　まとめ　*269*

第17章　音楽的言語発達訓練（DSLM） ……………………… *273*

　17.1　定義　*273*
　17.2　対象　*274*
　17.3　研究のまとめ　*275*
　17.4　治療機序　*277*
　17.5　臨床プロトコール　*278*
　　17.5.1　発話の連なり　*279*
　　　17.5.1.1　対象：発達性発語失行　*279*
　　　　17.5.1.1.1　アセスメント・目的　*279*
　　　　17.5.1.1.2　一般的な非音楽的訓練　*279*
　　　　17.5.1.1.3　音楽的訓練への変換　*280*
　　　　17.5.1.1.4　結果・評価　*281*
　　17.5.2　音素の習得と明瞭性　*283*
　　　17.5.2.1　対象：ダウン症候群　*283*
　　　　17.5.2.1.1　アセスメント・目的　*283*
　　　　17.5.2.1.2　一般的な非音楽的訓練　*283*
　　　　17.5.2.1.3　音楽的訓練への変換　*284*
　　　　17.5.2.1.4　結果・評価　*285*
　　17.5.3　前言語学習　*286*
　　　17.5.3.1　対象：脆弱性X症候群および自閉スペクトラム症　*286*
　　　　17.5.3.1.1　アセスメント・目的　*286*

17.5.3.1.2　一般的な非音楽的訓練　*286*
        17.5.3.1.3　音楽的訓練への変換　*286*
        17.5.3.1.4　評価・結果　*287*
　　17.5.4　代替コミュニケーション・補助装置を用いた表出性コミュニケーション　*287*
      17.5.4.1　対象：アンジェルマン症候群　*287*
        17.5.4.1.1　アセスメント・目的　*287*
        17.5.4.1.2　非音楽的訓練　*287*
        17.5.4.1.3　音楽的訓練への変換　*288*
        17.5.4.1.4　評価・結果　*290*
　　17.5.5　意味論　*290*
      17.5.5.1　対象：知的障害　*290*
        17.5.5.1.1　アセスメント・目的　*290*
        17.5.5.1.2　一般的な非音楽的訓練　*290*
        17.5.5.1.3　音楽的訓練への変換　*292*
        17.5.5.1.4　評価・結果　*292*
　　17.5.6　受容言語スキル　*292*
      17.5.6.1　対象：特異的言語障害　*292*
        17.5.6.1.1　アセスメント・目的　*292*
        17.5.6.1.2　一般的な非音楽的訓練　*292*
        17.5.6.1.3　音楽的訓練への変換　*293*
        17.5.6.1.4　評価・結果　*293*
　17.6　まとめ　*295*

第18章　音楽的象徴的コミュニケーション訓練（SYCOM）　*299*
　18.1　定義　*299*
　18.2　対象　*300*
　18.3　研究のまとめ　*300*
　18.4　治療機序　*301*
　18.5　臨床プロトコール　*301*
　　18.5.1　順番交替とジェスチャーによる伝達　*301*
　　18.5.2　応答前の傾聴　*302*
　　18.5.3　音楽的文脈における対話と応答　*302*
　　18.5.4　質問と返答　*302*
　18.6　まとめ　*303*

第19章　音楽的感覚適応訓練（MSOT） 305

19.1　定義　305
19.2　対象　306
19.3　研究のまとめ　306
19.4　治療機序　306
19.5　臨床プロトコール　307
 19.5.1　感覚刺激レベル　308
 19.5.2　覚醒・見当識レベル　308
 19.5.3　ヴィジランス・注意維持レベル　308
 19.5.4　その他のプロトコール　309
  19.5.4.1　認知症と意識障害を対象とした手洗いや
   その他の生活動作のための ケア・シンギング　309
  19.5.4.2　感覚刺激，覚醒，および注意を調節する個人に合った
   音楽（録音音楽と生の音楽）　310
  19.5.4.3　個人に合った音楽による集団活動　310

第20章　聴知覚訓練（APT） 313

20.1　定義　313
20.2　対象　313
20.3　研究のまとめ　315
20.4　治療機序　317
 20.4.1　子どもを対象とした聴知覚訓練　318
20.5　臨床プロトコール　318
 20.5.1　音　319
 20.5.2　テンポ　321
 20.5.3　音の長さ　323
 20.5.4　リズム　326
 20.5.5　音高　328
 20.5.6　音色　333
 20.5.7　感覚統合　336
 20.5.8　声・発話音　341

第21章　音楽的注意コントロール訓練（MACT） 345

21.1　定義　345

21.2　対象　*347*

　21.3　研究のまとめ　*347*

　21.4　治療機序　*349*

　21.5　臨床プロトコール　*349*

　　21.5.1　注意：聴知覚　*349*

　　21.5.2　注意：今この場を生きる　*351*

　　21.5.3　注意：選択と焦点化　*352*

　　21.5.4　持続性注意：注意改善のための治療的音楽活動　*353*

　　21.5.5　選択性注意：注意改善のための治療的音楽活動　*355*

　　21.5.6　転換性注意：注意改善のための治療的音楽活動　*356*

　　21.5.7　分配性注意：注意改善のための治療的音楽活動　*357*

第22章　音楽的視覚走査訓練（MNT） ……………………………… *361*

　22.1　定義　*361*

　22.2　対象　*361*

　22.3　研究のまとめ　*363*

　22.4　治療機序　*365*

　22.5　臨床プロトコール　*365*

　　22.5.1　受動的に音楽を聴くエクササイズ　*365*

　　22.5.2　能動的な楽器演奏によるエクササイズ　*366*

　　22.5.3　臨床場面で心に留めておく点　*369*

　22.6　評価　*369*

第23章　音楽的遂行機能訓練（MEFT） ……………………………… *373*

　23.1　定義　*373*

　23.2　対象　*374*

　23.3　研究のまとめ　*374*

　23.4　治療機序　*376*

　23.5　臨床プロトコール　*376*

　　23.5.1　遂行機能　*376*

　　23.5.2　目標設定の支援　*378*

　　23.5.3　外界への対話の意欲　*378*

　　23.5.4　ものごとを始める　*379*

　　23.5.5　衝動のコントロール　*380*

23.5.6 抑制　*381*
23.5.7 責任をもつ　*382*
23.5.8 創造性に富んだ問題解決　*383*
23.5.9 創造的な意思決定と論理的思考：
　　　　遂行機能改善のための治療的音楽活動　*385*

第24章　音楽的記憶訓練（MMT） ……… *389*

24.1 定義　*389*
　24.1.1 さまざまな記憶の種類の概要　*390*
24.2 対象　*390*
24.3 研究のまとめ　*391*
24.4 治療機序　*394*
24.5 臨床プロトコール　*395*
　24.5.1 名前の記憶：リズムと詠唱　*395*
　24.5.2 リストの記憶　*397*
　24.5.3 ペグ・リスト記憶　*398*
　24.5.4 エピソード記憶　*400*
　24.5.5 リズム記憶　*401*
　24.5.6 曲名当て活動：固定グループ版と参加制限なし版　*402*
　24.5.7 展望記憶　*404*

第25章　音楽的音響記憶訓練（MEM） ……… *409*

25.1 定義　*409*
25.2 対象　*410*
25.3 研究のまとめ　*410*
25.4 治療機序　*411*
25.5 臨床プロトコール　*411*
　25.5.1 治療的音楽活動1　*411*
　25.5.2 治療的音楽活動2　*411*
　25.5.3 治療的音楽活動3　*411*
　25.5.4 治療的音楽活動4　*411*
　25.5.5 治療的音楽活動5　*412*

第 26 章　連合的気分・記憶訓練（AMMT） ……………………… 413
　26.1　定義　*413*
　26.2　対象　*414*
　26.3　研究のまとめ　*416*
　　26.3.1　音楽的気分誘導　*417*
　　26.3.2　音楽的気分誘導と気分状態依存記憶　*418*
　26.4　治療機序　*419*
　26.5　臨床プロトコール　*420*
　　26.5.1　曲選びのガイドライン　*421*
　　26.5.2　連合的気分・記憶訓練のセッション計画と
　　　　　　実践のためのガイドライン　*422*
　　　26.5.2.1　第 1 段階：導入　*424*
　　　26.5.2.2　第 2 段階：想起　*424*
　　　26.5.2.3　第 3 段階：応用　*424*
　　26.5.3　連合的気分・記憶訓練の臨床例　*425*

第 27 章　音楽的心理社会性訓練とカウンセリング（MPC） ………………… 435
　27.1　定義　*435*
　27.2　対象　*438*
　27.3　治療機序　*438*
　　27.3.1　感情の特定と表現　*438*
　　27.3.2　気分のコントロール　*439*
　　27.3.3　社会的能力と自己認識　*440*
　27.4　研究のまとめ　*441*
　　27.4.1　感情の特定と表現　*441*
　　27.4.2　気分のコントロール　*443*
　　27.4.3　社会的能力と自己認識　*444*
　27.5　臨床プロトコール　*446*
　　27.5.1　感情と気分　*447*
　　　27.5.1.1　情動の連続体（情動状態の移行）　*447*
　　　27.5.1.2　覚醒の連続体（覚醒状態の移行）　*447*
　　　27.5.1.3　覚醒の変容　*448*
　　　27.5.1.4　怒りへの対処　*449*
　　　27.5.1.5　ドラミングによる共感　*450*

27.5.1.6 気分変化のための即興演奏　*451*
27.5.1.7 音楽による気分誘導（誘導的音楽聴取）　*451*
27.5.1.8 気分誘導（同質の原理を用いて）　*452*
27.5.2 社会的能力と自己認識　*453*
27.5.2.1 相互交流とコミュニケーション　*453*
27.5.2.2 リーダーシップ　*453*
27.5.2.3 強化子としての音楽　*455*
27.5.2.4 関係性訓練のための演奏　*455*
27.5.2.5 音楽によるロールプレイ　*456*
27.5.2.6 音楽を用いた漸進的弛緩法　*456*
27.5.2.7 ソーシャル・ストーリー・ソング　*457*
27.5.2.8 悲嘆に関する歌　*458*
27.5.2.9 自分自身に関する歌　*458*
27.5.2.10 必要な何かについて歌った歌　*459*
27.5.2.11 歌のストーリー　*459*
27.5.2.12 台本　*460*
27.5.2.13 自己認識：現実見当識　*460*
27.5.2.14 歌に関するディスカッション　*461*
27.5.2.15 ソングライティングⅠ　*462*
27.5.2.16 ソングライティングⅡ　*463*

人名索引　*471*
事項索引　*474*

訳者あとがき　*489*

カリカチュア……鶴田晴彦
写真…………御代歩

執筆者

Mutsumi Abiru MM MT-BC NMT Fellow
Department of Human Health Science, Graduate School of Medicine, Kyoto University, Kyoto, Japan

Miek de Dreu PhD
Faculty of Human Movement Science, VU University, Amsterdam, The Netherlands

Shannon K. de L'Etoile PhD MT-BC NMT Fellow
Frost School of Music, University of Miami, Coral Gables, FL, USA

James C. Gardiner PhD
Neuropsychologist, Scovel Psychological Counseling Services, Rapid City, SD, USA

Volker Hoemberg MD
Head of Neurology, SRH Health Center, Bad Wimpfen, Germany

Sarah B. Johnson MM MT-BC NMT Fellow
Poudre Valley Health System, and University of Colorado Health, Fort Collins, CO, USA

Gert Kwakkel PhD
Department of Rehabilitation Medicine, VU University Medical Center, Amsterdam, The Netherlands, and Department of Rehabilitation Medicine, University Medical Center, Utrecht, The Netherlands

A. Blythe LaGasse PhD MT-BC
Coordinator of Music Therapy, Colorado State University School of Music, Fort Collins, CO, USA

Gerald C. McIntosh MD
Department of Neurology, University of Colorado Health, Fort Collins, CO. USA

Kathleen McIntosh PhD
Speech/Language Pathology, University of Colorado Health, Fort Collins, CO, USA

Stefan Mainka MM NMT Fellow
Department of Neurologic Music Therapy, Hospital for Neurologic Rehabilitation and

Neurologic Special Hospital for Movement Disorders/Parkinsonism, Beelitz-Heilstaetten, Germany

Grit Mallien MS
Department of Speech Language Pathology, Hospital for Neurologic Rehabilitation and Neurologic Special Hospital for Movement Disorders/Parkinsonism, Beelitz-Heilstaetten, Germany

Crystal Massie PhD OTR
UMANRRT Post-Doctoral Research Fellow, Physical Therapy and Rehabilitation Science Department, University of Maryland School of Medicine, Baltimore, MD, USA

Kathrin Mertel MM NMT Fellow
Department of Neurologic Music Therapy, Universitätsklinikum Carl Gustav Carus, Dresdetn, Germany

Audun Myskja MD PhD
Department of Geriatric Medicine, Nord-Troendelag University College, Steinkjer, Norway

Ruth Rice DPT
Department of Physical Therapy, University of Colorado Health, Fort Collins, CO, USA

Edward A. Roth PhD MT-BC NMT Fellow
Professor of Music, Director, Brain Research and Interdisciplinary Neurosciences (BRAIN) Lab, School of Music, Western Michigan University, Kalamazoo, MI, USA

Corene P. Thaut PhD MT-BC NMT Fellow
Program Director, Unkefer Academy for Neurologic Music Therapy; Research Associate, Center for Biomedical Research in Music, Colorado State University, Fort Collins, CO, USA

Michael H. Thaut PhD
Professor of Music, Professor of Neuroscience, Scientific Director, Center for Biomedical Research in Music, Colorado State University, Fort Collins, CO, USA

Erwin van Wegen PhD
Department of Rehabilitation Medicine, VU University Medical Center, Amsterdam, The Netherlands

Barbara L. Wheeler PhD NMT Emeritus
Professor Emerita, School of Music, Montclair State University, Montclair, NJ, USA

略語

AAC	alternative and augmentative communication	拡大・代替コミュニケーション
ADD	attention deficit disorder	注意欠陥障害
ADHD	attention deficit hyperactivity disorder	注意欠如・多動症／注意欠如・多動性障害
ADL	activities of daily living	日常生活動作・日常生活活動
AMMT	associative mood and memory training	連合的気分・記憶訓練
AMTA	American Music Therapy Association	アメリカ音楽療法協会
AOS	apraxia of speech	発話失行
APT	auditory perception training	聴知覚訓練
ASD	autism spectrum disorder	自閉スペクトラム症／自閉症スペクトラム障害
BATRAC	bilateral arm training with rhythmic auditory cueing	リズムによる聴覚的合図を用いた両側上肢反復運動訓練
BIAB	Band-in-a-Box	自動作曲・伴奏作成のためのアプリケーションの名称
bpm	beats per minute	1分当たりの拍の数，拍／分
CBMT	Certification Board of Music Therapists	（アメリカ）音楽療法士認定機構
CIT	constraint-induced therapy	拘束誘導運動療法，CI療法
COPD	chronic obstructive pulmonary disease	慢性閉塞性肺疾患
CPG	central pattern generator	中枢パターン発生器
CVA	cerebrovascular accident	脳血管障害
DAS	developmental apraxia of speech	発達性発語失行
DMD	Duchenne muscular dystrophy	デュシェンヌ型筋ジストロフィー
DSLM	developmental speech and language training through music	音楽的言語発達訓練
EBM	evidence-based medicine	根拠に基づく医療
EEG	electroencephalography	脳波検査
EF	executive function	遂行機能
EL	errorless learning	誤りなし学習
EMG	electromyography	筋電図検査
FFR	frequency following response	周波数追従反応

FMA	Fugl-Meyer Assessment	フューゲル・マイヤー運動機能評価
FOG	freezing of gait	すくみ足
fMRI	functional magnetic resonance imaging	機能的磁気共鳴画像法
LITHAN	living in the here and now	今この場を生きる
MACT	musical attention control training	音楽的注意コントロール訓練
MACT-SEL	MACT for selective attention skills	選択性注意スキルの向上を目的とした音楽的注意コントロール訓練
MAL	Motor Activity Log	運動活動記録
MD	mean difference	平均差
MEFT	musical executive function training	音楽的遂行機能訓練
MEG	magnetoencephalography	脳磁図
MEM	musical echoic memory training	音楽的音響記憶訓練
MET	metabolic equivalent	代謝当量
MIDI	musical instrument digital interface	電子楽器デジタル・インターフェイス
MIT	melodic intonation therapy	メロディック・イントネーション療法
MMIP	musical mood induction procedures	音楽的気分誘導法
MMT	mood and memory training; musical mnemonics training	気分・記憶訓練，音楽的記憶訓練
MNT	musical neglect training	音楽的視覚走査訓練
MPC	music in psychosocial training and counselling	音楽的心理社会性訓練とカウンセリング
MPC-MIV	MPC mood induction and vectoring	音楽的心理社会性訓練とカウンセリングにおける気分誘導
MPC-SCT	MPC social competence training	音楽的心理社会性訓練とカウンセリングにおける社会的能力訓練
MRI	magnetic resonance imaging	磁気共鳴画像法
MSOT	musical sensory orientation training	音楽的感覚適応訓練
MUSTIM	musical speech stimulation	音楽的発話刺激法
NMT	neurologic music therapy	神経学的音楽療法
OMREX	oral motor and respiratory exercises	口腔運動・呼吸訓練
PD	Parkinson's disease	パーキンソン病
PECS	Picture Exchange Communication System	絵カード交換式コミュニケーションシステム
PET	positron emission tomography	ポジトロン放出断層撮影法
PNF	proprioceptive neuromuscular facilitation	固有受容性神経筋促通法

PROMPT	prompts for restructuring oral muscular phonetic targets	PROMPT法，口腔筋再構築刺激法
PRS	perceptual representation system	知覚表象システム
PSE	patterned sensory enhancement	パターン化感覚強化法
QOL	quality of life	生活の質
QUIL	quick incidental learning	即時偶発的学習
RAS	rhythmic auditory stimulation	聴覚リズム刺激法
RCT	randomized controlled trial	ランダム化比較試験
RMPFC	rostral medial prefrontal cortex	吻側内側前頭前皮質
ROM	range of motion	関節可動域
RSC	rhythmic speech cueing	リズム的発話合図法
RSMM	rational scientific mediating model	合理的科学的媒介モデル
SLI	specific language impairment	特異的言語障害
SLICE	step-wise limit cycle entrainment	限界周期の段階的リズム同調
SMD	standardized mean difference	標準化平均値差
SPT	sound production treatment	音声産出治療
SYCOM	symbolic communication training through music	音楽的象徴的コミュニケーション訓練
TBI	traumatic brain injury	外傷性脳損傷
TDM	transformation design model	変換デザインモデル
TIMP	therapeutic instrumental music performance	治療的楽器演奏法
TME	therapeutic music exercise	治療的音楽活動
TMI	therapeutic music intervention	治療的音楽介入
TS	therapeutic singing	治療的歌唱法
TUG	Timed Up and Go (test)	タイムアップ・アンド・ゴーテスト
UNS	Untersuchung neurologisch bedingter Sprech- und Stimmstörungen	構音障害の発話検査
UPDRS-II	Unified Parkinson's Disease Rating Scale-II	パーキンソン病統一スケール第2部「日常生活動作」
VAM	vigilance and attention maintenance	ヴィジランスと注意維持
VIT	vocal intonation therapy	音声イントネーション療法
VMIP	Velten Mood Induction Procedure	ヴェルテン式気分誘導法
WMFT	Wolf Motor Function Test	ウルフ運動機能検査

神経学的音楽療法ハンドブック

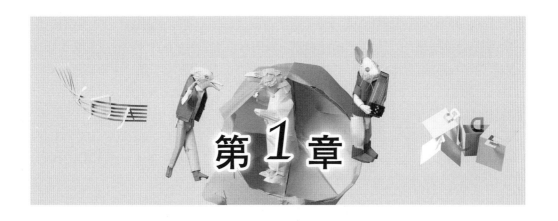

第1章

神経学的音楽療法：社会科学から神経科学へ

マイケル・H. タウト (Michael H. Thaut)
ジェラルド・C. マッキントッシュ (Gerald C. McImtosh)
フォルカー・ホムベルク (Volker Hoemberg)

1.1 はじめに

　20世紀中頃から始まった近代音楽療法は元来，主に社会科学の概念に根差してきた．治療における音楽の価値は，その人の人生や社会の文化において音楽が果たすさまざまな情緒的および社会的機能から生じると考えられてきた．音楽は，古くから音楽に備わっていると考えられてきた機能，つまり感情表現の機能，集団の結びつきや統合および社会組織を作り出し促進する機能，信念や考えを象徴的に示す機能，および教育上の目的を支援する機能などを果たしてきたのである．

　しかし1990年代初期より，治療における音楽の役割は，音楽と脳機能に関する研究によって得られた新しい知見によりいくつかの劇的な転換を遂げてきた．特に，脳画像や脳波記録などのような認知神経科学における近代的研究技法の出現によって，我々は人間の認知に関わる高次脳機能を生体で研究できるようになった．これにより，非常に複雑な音楽創造や音楽知覚に関わる脳処理の実態が明らかになってきたのであ

る．音楽に関わる脳の研究によって，音楽が脳における複雑な認知過程や感情過程，感覚運動過程を刺激し，生理学的な影響を与えることが示されてきた．さらに生物医学の研究者たちは，音楽が脳での複雑な知覚や認知，運動制御に関与する高度に構造化された聴覚的言語であることだけでなく，損傷を負った脳を再訓練・再教育する上で効果的に用いることができるものであることも見出した．

このような音楽療法に関する興味深い研究結果は新しい神経科学の研究体系であり，「ウェルビーイング」といった一般的な概念の中で生じる治療成果よりもはるかに強力でより明確な治療成果をもたらす，音楽の効果的な使用法を示している．さまざまな研究によって，これまで想像していたよりもずっと幅広い領域の治療において，音楽が最も効果的に作用する証拠が得られているのである．

音楽に関する生物医学的トランスレーショナル・リサーチ（橋渡し研究）は，特定の音楽介入の効果を示す科学的証拠の「集合体（clusters）」を発展させてきた．そして1990年代後半に音楽療法や神経学，脳科学の研究者と臨床家たちがこの集まった証拠を治療技法の体系に分類し始めた．これが**神経学的音楽療法**（neurologic music therapy: NMT）である．この体系は科学的証拠に裏付けられた，これまでにない標準化された臨床技法の発展をもたらした．現在のところNMT臨床の中核を成すのは，(1) 診断や症状に基づいた治療目標と，(2) その治療目標を達成させるための音楽の役割（あるいは音楽知覚や音楽生成の過程におけるメカニズム），この2点で定義された20の技法である．本書はこの20すべての技法の定義，適応対象，研究背景，および最も重要な臨床応用のための活動プロトコールの例を，臨床家の観点からまとめたものである．しかしながらNMTは研究データベースから発展したものであるので，今後新しく得られる知見の影響を受けて進化するものと考えられる．

治療と医療における音楽の歴史を理解する上で，この音楽の役割の変遷は非常に重要な一歩である．他の「中心的な」治療法を強化する補助・補完的な分野として認知されるのではなく，神経科学の枠組みの中で応用されるNMTの治療的音楽活動（therapeutic music exercises: TMEs）は，損傷を負った脳の訓練あるいは再訓練の中心的領域，すなわち運動療法や発話・言語リハビリテーション，および認知訓練などで効果的に適用されうるのである．

治療における音楽は，「治療過程において社会文化的価値をもたらすものとして機能するもの」から「認知や感覚運動機能の神経生理学的基盤に影響を与える刺激」へと見解が変わることにより，歴史的なパラダイム転換が生じたのである．このパラダイム転換は音楽と脳機能に関する科学的データと洞察によって推し進められてきた．我々は今や，音楽は運動制御や注意，言語産出，学習，および記憶に関与する脳の制御過程にアクセスでき，損傷を負った脳や病的な脳の機能を再訓練したり回復させた

りするのに役立つものであると主張できるのである．

NMTの最も重要な原理は，以下の六つの基本定義に明示されている．

1. NMTは神経系の疾患や損傷によって生じる認知，感情，感覚，言語，運動の機能障がいに対して音楽を応用する治療的介入法である．
2. NMTは音楽知覚と音楽生成の神経科学モデル，および非音楽的な脳・行動機能に与える音楽の影響に基づいている．
3. 治療技法は専門的名称と臨床応用において標準化されており，患者のニーズに合わせて調整可能な治療的音楽活動（TMEs）として適用される．
4. 治療技法は科学的なトランスレーショナル・リサーチ（橋渡し研究）によるデータに基づいたものであり，非音楽的な治療目標の達成のために用いられる．
5. NMTを実践する者は，音楽とNMTの訓練に加えて，神経解剖学，生理学，神経病理学，医学用語，および認知機能，運動機能，発話機能，言語機能のリハビリテーション分野に関する教育を受けている必要がある．
6. NMTはインターディシプリナリー（多職種連携的）である．音楽療法士は治療チームに有意義な貢献ができ，チームの効果を高めることができる．音楽療法士以外の医療従事者はそれぞれが資格を有する専門分野での実践において，NMTの原理や資料・素材などを効果的に適応させて使用できる．

1.2 合理的科学的媒介モデル（Rational Scientific Mediating Model: RSMM）

音楽は古代から人間に備わっている脳の生物学的言語である．美学的にみて複雑な「現代の」芸術作品（たとえば彫刻や小像，絵画，装飾品，機能的な楽器など）はおおよそ十万年前，文字言語や数学が作り出される何万年も前に，現代の人間の脳の出現とともに現れるようになった．

今日の研究では音楽と脳の興味深い相互関係が示されている．音楽は人間の脳の産物である．だが音楽に関与する脳は，音楽に関与することでまた変化する．音楽学習や音楽演奏による脳の変化については，これまでに多くの報告がなされてきた．しかし音楽は限局した「音楽に特異的な」脳領域を働かせるのではなく，広範囲にわたる複数の脳領域において，高度に階層化された方法（脊髄などさまざまな皮質下レベルから皮質領域まで）で処理される．この音楽処理に関与する「多様な（multimodal）」脳領域は，一般的な認知中枢と運動制御中枢を媒介している．音楽が発話・言語機能と処理中枢を共有していることを示す強力な証拠もある．音楽が一般的な「非音楽的」認知機能，運動機能，言語機能と共有する広範囲に分布した神経回路網に関わっている

のは間違いないのである．これは，治療過程における「媒介的」言語として音楽を理解する上で重要な論理的根拠である．脳内における音楽処理は，音楽だけでなく非音楽的な脳機能や行動機能にも関与しているため，これらを訓練・再訓練することができるのである．

　これは治療における音楽に関して重要な論点である．なぜなら，治療における音楽の理論モデルは，音楽を治療に応用するための橋渡しとなる治療概念を発展させる前にまず，音楽知覚に関与する過程の理解に基づいていなければならないからである．この音楽を治療やリハビリテーション用語，つまり「媒介的」言語に翻訳し橋渡しする発展過程は，合理的科学的媒介モデル（Rational Scientific Mediating Model: RSMM）（Thaut, 2005）に概念化されている．

　音楽療法の文献をひも解くと，そもそもガストン（Gaston, 1968）やシアーズ（Sears, 1968），アンケファーとタウト（Unkefer & Thaut, 2002）といったパイオニアたちは，音楽行動の心理学的および生理学的モデルにおいて，音楽療法が科学として位置付けられていくことが将来的に大きな基盤になると思い描いていたことがわかる．神経学的音楽療法（NMT）は彼らが当初模索していたことを受け継いで，理路整然とした科学的理論と臨床システムを確立したのである．

　合理的科学的媒介モデル（RSMM）は認識論的モデルとして機能する．音楽と治療を結びつける知識を生み出す方法が示されたモデルである．RSMMを認識論的に活用すると，我々がどのように知るべきかを知り，どのように調査すべきかを知る（どのように学ぶべきかを学ぶ）のに役立つ．このモデルは治療効果を生み出す音楽のメカニズムについて具体的な内容をあらかじめ定めたものではない．適切な知識体を結びつけて次なる調査段階を論理的に支持するためにはどのような情報が必要であるかを示すことによって，論理的で系統立った枠組みの中で治療効果を生み出す音楽のメカニズムを見出す方法を示したモデルである．こうすることによって理路整然とした明解な理論が構築されるのである．

　RSMMは，音楽療法の科学的基盤は音楽知覚と音楽生成の神経学的，生理学的，および心理学的基盤の中に見出されるという前提に基づいている．これにより，RSMMの論理構造は以下の調査段階に従って進む．

（1）音楽的反応モデル：音楽刺激に対して認知，感情，発話・言語，および運動制御などの各機能がどのように反応するかを明らかにする音楽行動の神経学的，生理学的，および心理学的基礎に関して調査する．

（2）対応する非音楽的反応モデル：認知，発話・言語，および運動制御などの領域のうち，同様の領域において音楽的な脳・行動機能と非音楽的な脳・行動機能に

重複する過程や共有する過程があるかを調査する．
(3) **媒介モデル**：(2)で重複する過程や共有する過程が見出されれば，音楽が，対応する非音楽的脳・行動機能に影響を与えることができるか否かを調査する．
(4) **臨床研究モデル**：媒介モデルが見出されれば，音楽が治療やリハビリテーションにおける（再）学習や（再）訓練に影響を与えることができるか否かを調査する．

1.2.1　第1段階：音楽的反応モデル

RSMMの第1段階では，認知，運動制御，および発話・言語の領域に関して，音楽知覚や音楽演奏における神経生物学的および行動学的過程について調査する必要がある．

この段階での研究や調査で取り組むべき課題の例を挙げる．
- 効率的な音楽記憶は，音楽学習のどの処理過程において形成されるのか．
- 音楽に対する注意は，音楽のどの処理過程において方向付けられ，制御されるのか．
- 音楽知覚と音楽演奏において，遂行機能はどのように働いているのか．
- 気分や感情反応は，音楽のどの処理過程において形成され，影響を受けるのか．
- 発声のコントロールは音楽学習によってどのように変容するのか．
- 音楽演奏時の効率的な運動制御過程とはどのようなものか．

1.2.2　第2段階：対応する非音楽的反応モデル

この段階では，二つのステップで調査過程を進める必要がある．これらのステップは論理的に関連し合うものである．一つめのステップでは非音楽的な認知，運動制御，発話・言語機能の過程の構造や組織，および関連のある基礎的な概念やメカニズムについて調査する．二つめのステップでは一つめのステップで得られた知見とそれに対応する音楽的機能を比較し，これらに共有過程が存在するか否かを調べる．

この段階での研究や調査で取り組むべき課題の例を挙げる．
- 注意制御，記憶形成，実行処理，感情体験，運動制御，感覚知覚，発話・言語の知覚と産出に関する非音楽的機能と音楽的機能の間に共有する過程はあるか．
- ある機能において，音楽が非音楽的機能を促進あるいは最適化できる共有過程はあるか．

もしメカニズムを促進あるいは最適化する可能性のある共有過程が存在するのであれば（少なくとも理論上あるいは音楽領域内で），この効果の可能性を調査する第3段階へと進むことになる．

この共有過程の調査について，三つの例を挙げて説明する．
- 非音楽的であれ，音楽的であれ，運動学習においてはタイミングを最大限に利用

することが不可欠である．音楽における運動のタイミングは，音楽の聴覚リズム構造によって駆動される．では時間的な鋳型としての聴覚リズムは，楽器の運動学習を促進するだけでなく，上肢や下肢の機能的な非音楽的運動の（再）訓練においても神経筋制御と運動企画を促進できるのだろうか．

◆ 音楽と発話は，特に歌唱時において，聴覚，音響，時間，神経筋，神経，コミュニケーション，表現などのパラメーターに関する複数の制御過程を共有している．では音楽は共有するこれらのパラメーターに関与することによって，発話・言語の知覚と産出を促進したり（たとえば代替の発話経路にアクセスしたり，発話運動の出力のタイミングを制御したり，呼吸や神経筋の発話制御を強化することによって），コミュニケーション記号の理解や言語学習を促進したり，あるいは声の高さや抑揚，声色，声量などの発話音響を変容させたりできるのだろうか．

◆ 時間的処理（たとえば順序付けなど）は，注意や記憶形成，実行制御などの認知機能において重要な役割を果たす．音楽は内在する時間的構造によって，注意や記憶，実行制御に多大なる影響を与える抽象的な聴覚的言語である．では音楽の構造によって，音楽以外の認知過程，たとえば非音楽的な注意や記憶などを促進することができるのだろうか．

1.2.3　第3段階：媒介モデル

　この段階では，第2段階で発見されたことに基づいて仮説を立て，その調査・研究を進める．非音楽的な行動・脳機能に与える音楽の影響についてこの段階で行う調査には，健常者や臨床群を対象とした研究が含まれるが，この段階では，この後に臨床研究を行うに足る根拠を示すためにメカニズムや短期効果に目を向ける．この段階で行う調査・研究の課題は，たとえば音楽リズムによる合図が運動制御（歩行や腕の運動）にもたらす影響や，上肢リハビリテーションにおける腕や手の機能的な運動を模倣した楽器演奏の効果などである．発話，言語領域においては，リズムによるタイミングの合図に従うことで発話の流暢性や明瞭度が促進されうるかどうかを調べた研究がある．認知研究では，健常者や患者を対象とし，音楽による気分誘導によって自身で認識する気分状態が変化するのかどうか，また，歌は記憶を補助する手段あるいは非音楽的情報を覚える足がかり（scaffold）となりうるのかどうかを調べたものがある．この第3段階で音楽が臨床に関連する非音楽的行動に有意な変化をもたらすことが見出されれば，次の第4段階に進むことになる．

1.2.4　第4段階：臨床研究モデル

この段階では，第3段階での調査結果を引き継ぎ，それらを臨床場面での調査に適用する．第4段階での研究・調査は臨床群を対象に進め，脳や行動機能の（再）訓練において音楽が有意な治療効果をもたらすかどうかをみる．この段階では，長期にわたる学習や訓練による介入効果あるいは介入モデルについて研究する．忘れてはならない重要なことは，NMTでは治療やリハビリテーションを必要とする機能を訓練するために，あるいは回復および脳の可塑性を促進する代替経路にアクセスするために，ほとんどの技法において音楽の構造的知覚特性を利用しているということである．**音楽的心理社会性訓練とカウンセリング**（music in psychosocial training and counseling: MPC, 第27章参照）として知られる技法だけは，音楽反応の解釈機能と情動的表現機能も利用している．また，**連合的気分・記憶訓練**（associative mood and memory training: AMMT, 第26章参照）として知られる技法による活動は，古典的条件付けによる学習と記憶に関するパラダイム（Hilgard & Bower, 1975），および気分と記憶促進を結びつける連合ネットワーク理論のメカニズム（Bower, 1981）に基づくものである．

1.3　まとめ

神経学的音楽療法（NMT）は，根拠に基づく医療，神経科学に基づくリハビリテーション，およびデータに基づく治療などの原理に従うことで，瞬く間に治療とリハビリテーションの主流として定着した．さらに，NMTは生物学的言語としての音楽，つまりその構造要素，知覚特性，および表現性が我々の脳に包括的かつ複雑な方法で関与することに注目した治療法である．治療手段としての音楽を文化的な産物として用いるのではなく，人間の脳の基幹的言語（core language）として用いるのである．臨床家や科学者，および音楽家たちにとってこのような音楽の機能，つまり損傷を負った脳に学習させ再訓練する言語としての機能は十分理解できるものであり，また評価できるものであろう．NMTは根拠に基づく上級レベルの音楽療法実践であるが，臨床技法の基盤および音楽が脳に影響を与えるメカニズムは脳・行動の神経生物学的原理に基づいているため，リハビリテーションに必要な多職種連携アプローチの中に音楽を融合させることができるのである．

参考文献

Bower, G. H. (1981). Mood and memory. *American Psychologist, 36,* 129-48.

Gaston, E. T. (1968). *Music in Therapy.* New York: MacMillan Company.

Hilgard, E. L. and Bower, G. H. (1975). *Theories of Learning.* Englewood Cliffs, NJ: Prentice Hall.

Sear W W (1968). Processes in music therapy. In: E. T. Gaston (ed.), *Music in Therapy.* New York: Macmillan Company. pp. 30-46.

Thaut, M. H. (2005). *Rhythm, Music, and the Brain: scientific foundations and clinical applications.* New York: Routledge.

Unkefer, R. F. and Thaut, M. H. (2002). *Music Therapy in the Treatment of Adults with Mental Disorders.* St Louis, MO: MMB Music.

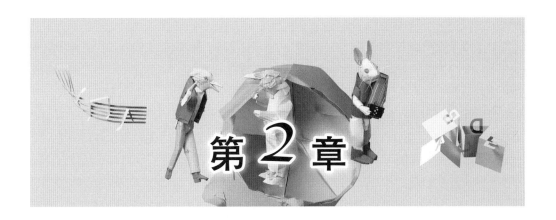

第2章

神経内科医からみた神経学的音楽療法

フォルカー・ホムベルク（Volker Hoemberg）

　すべてのリハビリテーションの目的は，患者の肉体的・精神的自立を促すことであり，また改善した機能や能力を日常生活の中で使用する機会を増加させることである．患者とのコミュニケーション手段として，言語がその汎用性と理解の得やすさからよく用いられるのは当然であろう．リハビリテーションという環境においては特に，医師や看護師，療法士，介護士が患者に話しかけて適切な感覚刺激を与えることがきわめて重要である．その点でいえば，非言語的な聴覚刺激でありながら言語のような意味構造および構文様構造をもつと考えられる音楽は，患者の機能改善を促進することが可能であろう．それゆえ，リハビリテーション神経学において音楽を治療ツールとして最大限に利用する道が模索されるのは必然であろう．

　リズムは音楽のもつ主要な特徴のひとつである．一方で神経科学においてもリズミカルな「振動」は重要な役割をもつ．脳波計や脳磁図によって検出される脳波は，その最たる例である．ガンマ帯と呼ばれる40ヘルツ以上の高周波脳波は，感覚受容における基本メカニズムを理解する手がかりを与えてくれる（Engel et al., 1999; Gold, 1999）．

　脳幹や脊髄に存在する中枢パターン発生器（central pattern generator）は，脊椎動物における自発運動調節の要である（Duysens & van de Crommert; 1998; Grillner & Wallen;

1985).

　このような背景から興味深いある疑問が湧き起こる．音楽をはじめとした複雑なスペクトルかつ時間性のあるリズム構造を有する感覚刺激は，認知機能や知覚機能，運動機能の基盤となる内因性の律動的な脳の電気活動を引き起こしたり変化させたりできるのだろうか（Crick & Koch, 1990）．

　ここ10年間で，ニューロリハビリテーションにおける新しい運動療法の発明や治療計画，およびその評価方法に関する興味の対象は劇的に変化してきた．それは三つのパラダイム変化が起こったためである．一つめのパラダイム変化は，経験からの「自認（confess）」から，根拠に基づいた「公認（profess）」への変化である（すなわち，従来の非科学的な経験主義的アプローチから，科学的根拠に基づくアプローチをより重要視するようになったということである）．二つめは，「直接介助（hands-on）」から「間接介助（hands-off）」への変化（手を取って教えるやり方からよりコーチング的な指導となり，これは現在最も効果があると広く認識されている方法である）．この治療哲学の変化はセラピスト自身の認識にも大きな影響を与えた．すなわち，自らを患者を治療する立場（treater）としてではなく，教える立場（teacherやcoach）として考えるようになったのである．そして三つめは，先に述べた二つの変化によって，それまでの「直感的に手を取って教える一対一治療」から「質の高いグループ治療」への変革をもたらしたことである．

　この期間における神経科学と行動科学の進歩と並行して，「根拠に基づく医療（evidence-based medicine, EBM）」型式の統計学的でバイオメトリカルな手法を導く，あるいはより洗練するための新規アプローチが数多く発表された．EBMを構築する研究要素として最も強調されてきたものは，ランダム化比較試験（randomized controlled trial: RCT）の研究デザインであった．これは神経リハビリテーションにおける治療アプローチの効果判定法として，今日ますます頻用されている（Hoemberg, 2013のレビュー参照）．

- ボバース派や「固有受容体神経筋促通療法」派などの古典的な理学療法学派も同様に，EBMによる理論的根拠を得ようとさまざまな努力を重ねてきた．付け加えると，彼らの主張する「合理的な神経生理学的原理」は長年批判を受け続けている．
- 次に，EBMの概念は，特に運動神経リハビリテーションの領域での治療法選択において影響力がますます強くなりつつあり，アメリカ全土にわたる多くのニューロリハビリテーション関連学会によって刊行される神経リハビリテーション診療ガイドラインを作成する際にも大きな影響を与えている．

◆ EBMに基づいた概念をもつことによる利点がいくつかある．特に大きな利点は，疑陽性（統計学の世界ではタイプⅠエラーとして知られる）を排除して，バイオメトリカルに高い信頼性をもたらすことである．さらにEBMの枠組みでは，複数のRCT結果を集めてメタ分析を行うことにより，データはさらに濃縮される．セラピストや臨床家はその結果を受け，ある治療法の有効性に関する主張を批判的に吟味することができる．

しかしながら，RCTを過信しすぎるとそこにはいくつかの落とし穴がある．RCTを理論的根拠として神経リハビリテーションの治療法を選択することについての妥当性には，以下のような反対意見もある．RCTの概念はもともと薬理学研究用に考案されたもので，今でもこの分野において最も使用される研究手法であるが，通常この分野の研究では被験者数が非常に多い．そのためこのような研究を実施するためには大量の資金が必要となり，通常は製薬会社がスポンサーに付いて行われる．それを考えると，神経リハビリテーション分野で行われる少人数かつ不均一な患者群を対象とした研究において，EBMの概念が適しているとは言い難い．治療法を選択する際にメタ分析を過度に信頼してしまうと，付加誤差や標本の偏り（sample bias）を引き起こす可能性がある．結局のところ，個々人の治療反応性（例　遺伝的素因など）にそれぞれ精確に対応することは不可能なのである．

そうなると，我々は治療法を選択する際にEBMというものの何を信頼すればよいのかという疑問が生じる．この臨床におけるジレンマを解消する何か他の有用なアプローチは存在するのだろうか．言うまでもなく，RCTとそれに関係するメタ分析の結果は慎重に読み込む必要があり，偽陰性（タイプⅡエラー）を除外するように解釈することが必要である．したがって我々は，メタ分析結果を読み解く際，陰性結果よりも陽性結果を重視すべきであろう．

しかし我々臨床家がEBMに基づいて臨床判断を下したり，治療計画を立案したりするために利用できるもうひとつの重要な科学的情報があることも忘れてはならない．それは，過去の神経科学や神経行動学研究からもたらされた脳機能における基本的ルールやメカニズムに関する豊富な科学的知識であり，EBMという枠組みでは根拠が存在しない場合であっても，臨床家が合理的な治療方針を立てる手助けをしてくれるだろう．一例として，運動リハビリテーションのアプローチ法のほとんどは運動学習と関係しているが，神経科学と行動科学から得られた運動学習の基礎的知識は，新規かつ効果的な治療戦略を考案する際のヒントを与えてくれる．

表2.1にはまさに運動学習研究から得られた基本的ルールを列挙している．これらは運動リハビリテーションにおける治療計画を立案する際，あるいは計画をより洗練しようとする際に有用である．

表2.1 学習志向の運動療法における基本的ルール
◆ 反復
◆ フィードバック（結果の知識）
◆ 合図
◆ 課題指向
◆ 能動的学習
◆ 生態学的妥当性
◆ 段階づけ（課題の難易度を患者の能力に合わせて調整すること）
◆ 動機づけ

　運動学習における最も重要な基本的ルールのひとつは，反復であろう．何度も繰り返し反復練習を行うことは，最適な運動軌道を得るために必要である．これは患者（Butefisch et al., 1995; Sterr et al., 2002）のみならず，健常者（Fitts & Posner, 1967）においてもこのルールが有効であることを過去の優れた研究が証明している．

　もうひとつの重要な基本的ルールは，フィードバックの利用である（すなわち，学習者もしくは患者に行っている運動の質とその正確性の改善度を知らせること）．このルールも過去の素晴らしい実証研究によって十分な検証結果が得られている（Mulder & Hulstijn, 1985 はそのよい例である）．

　また，外部刺激の存在も患者を導くための重要な基本的ルールのひとつであり，特にその患者が運動を制御するための内因性刺激を喪失している状態では有用となる．運動を予期したり計画したりするための合図となる刺激については，特に注目すべきである．リズムによる時間的合図は非常に重要な役割を果たすのである（Thaut et al., 1999a）．

　さらに，最善の学習効果を得るためには学習者のモチベーションを最適なレベルに保つということもまた重要である．そのためには，課題の難易度を学習者の能力に応じて調整もしくは段階づけする必要がある．指導者は，退屈すぎる状況（簡単すぎる課題）に陥るのも，フラストレーションが溜まる状況（難しすぎる課題）に陥るのも，避けなければならない．そうなると，最善かつ最適な課題難易度を選ぶことがセラピストの役割であるといえる．

　付け加えると，選択する課題は，患者が習得したい日常動作に効率良く転移させるために，実生活の状況に即したものを選ぶべきである．すなわち，あまりにも「抽象的」であったり「非日常的」な課題は避けるべきであり，機能的に関連した運動を選

択する必要がある．

　神経学的音楽療法（neurologic music therapy: NMT）の技法や原理は，「EBM アプローチ」と「運動学習原理に基づいた新しい運動リハビリテーションの概念」の両者がほどよく調和している．運動障害のある患者の治療における神経生物学的知識に基づいた音楽の利用法として，まず最初に挙げられ，そして最も重要でもあるのは，**聴覚リズム刺激法**（rhythmic auditory stimulation: RAS，第 8 章参照）の科学的発展である．

　治療原理と根底にある神経生理学的メカニズムは主に，コロラド州立大学のマイケル・タウト（Michael Thaut）らの研究室において発展をみせた．この技法の背景にある基本的な考え方は，反復するリズムによる音響感覚信号に周期的な反復運動（rhythmic movements）が同調（entrain）し，その運動を促進するというものである．

　これまでに RAS がさまざまな運動機能障害患者の運動機能を改善させた報告がなされてきた．たとえばパーキンソン病（Thaut et al., 2001），ハンチントン病（Thaut et al., 1999b），脳卒中（Thaut, 1993a, 1993b, 1997）などである．このようなタウトらによる研究成果は多くの研究グループによって再現され，特に脳卒中とパーキンソン病治療の分野における適用が拡がっていった．

　近年の神経画像研究で，頭頂葉と前頭葉および小脳領域がリズム処理に関与していることが明確に示された（Thaut et al., 2009）．上肢運動や全身協調運動を周期的に反復できるパターン化した一連の動作として構造化することによって，これらの運動をリズムによる合図で促進することができる．このアプローチの例として，パターン化感覚強化法（patterned sensory enhancement: PSE，第 9 章参照）で聴覚リズム合図を用いた研究では，脳卒中後の患者において麻痺側上肢の到達運動時の軌道が顕著に短縮（最適化）した（Thaut et al., 2002）．

　運動の組織化とその制御への効果の根底にあるメカニズムは，リズムの同調化（rhythmic entrainment: リズムの引き込み現象ともいう）理論に基づいている．これは聴覚リズムが聴覚と運動それぞれの神経反応に同調し，歩行合図に関しては，脳幹と脊髄にある中枢パターン発生器を連携させることによってもたらされる（Duysens & van de Crommert, 1998）．

　過去 10 年にわたって行われてきた音楽と脳機能に関するトランスレーショナル（橋渡し）研究によって，神経学的音楽療法の応用範囲は運動機能以外の領域，たとえば知覚，認知，言語，情動などにも拡がってきている．音楽は比類なく質感豊かで時間的に構造化された聴覚環境を提供するものであり，それによって聴覚的注意を促したり，空間無視側の注意を喚起したり，意識障害患者への感覚刺激となったり，記憶訓練における記憶の「足場（scaffolds）」を提供したり，代替的言語中枢にアクセスして訓練したり，遂行機能訓練において「創造的な論理的思考戦略」を訓練するなど，さ

まざまな場面で有用なツールとなるのである．

　間違いなくいえるのは，NMTを裏付ける研究の証拠およびNMTにおける学習や訓練の論理的根拠は十分に証明されており，他のリハビリテーション領域の研究からもそれを支持する結果が出ている．神経学的音楽療法士は診断の専門家あるいは認知行動や運動行動に限定した専門家ではなく，発達障害や行動障害，神経障害など幅広い領域それぞれに適したNMT技法と音楽刺激を扱う専門家であるといえる．そしてそれが実行できれば，患者中心治療の多職種チームにおいて個々の専門職を「つなぐ」，重要な一員として迎え入れられるだろう．

参考文献

Butefisch, C., Hummelsheim, H., Denzler, P., and Mauritz, K. H. (1995). Repetitive training of isolated movements improves the outcome of motor rehabilitation of the centrally paretic hand. *Journal of the Neurological Sciences, 130*, 59-68.

Crick, F. and Koch, C. (1990). Towards a neurobiological theory of consciousness. *Seminars in the Neurosciences, 2*, 263-75.

Duysens, J. and van de Crommert, H. W. A. A. (1998). Neural control of locomotion; Part 1: The central pattern generator from cats to humans. *Gait and Posture, 7*, 131-41.

Engle, A. K. et al. (1999). Temporal binding, binocular rivalry, and consciousness. *Consciousness and Cognition, 8*, 128-51.

Fitts P and Posner M (1967). *Human Performance*. Belmont, CA: Brooks/Cole Publishing Co.

Gold, I. (1999). Does 40-Hz oscillation play a role in visual consciousness? *Consciousness and Cognition, 8*, 186-95.

Grillner, S. and Wallen, P. (1985). Central pattern generators for locomotion, with special reference to vertebrates. *Annual Review of Neuroscience, 8*, 233-61.

Hoemberg V. (2013). Neurorehabilitation approaches to facilitate motor recovery. In: M Barnes and D Good (eds), *Handbook of Clinical Neurology*. Volume 10. New York: Elsevier. pp. 161-74.

Mulder, T. and Hulstijn, W. (1985). Sensory feedback in the learning of a novel motor task. *Journal of Motor Behavior, 17*, 110-28.

Sterr, A., Freivogel, S., and Voss, A. (2002). Exploring a repetitive training regime for upper limb hemiparesis in an in-patient setting: a report on three case studies. *Brain Injury, 16*, 1093-107.

Thaut, M. H., McIntosh, G. C., Rice, R. R., and Prassas, S. G. (1993a). The effect of auditory rhythmic cuing on stride and EMG patterns in persons residing in the community after stroke: a placebo-controlled randomized trial. *Archives of Physical Medicine and Rehabilitation, 84*,

1486-91.

Thaut, M. H., McIntosh, G. C., Rice, R. R., and Prassas, S. G. (1993b). The effect of auditory rhythmic cuing on stride and EMG patterns in hemiparetic gait of stroke patients. *Journal of Neurologic Rehabilitation, 7*, 9-16.

Thaut, M. H., McIntosh, G. C., and Rice, R. R. (1997). Rhythmic facilitation of gait training in hemiparetic stroke rehabilitation. *Journal of the Neurological Sciences, 151*, 207-12.

Thaut, M. H., Kenyon, G., Schauer, M. L., and McIntosh, G. C. (1999a). The connection between rhythmicity and brain function: implications for therapy of movement disorders. *IEEE Engineering in Medicine and Biology Magazine, 18*, 101-8.

Thaut, M. H. et al. (1999b). Velocity modulation and rhythmic synchronization of gait in Huntington's disease. *Movement Disorders, 14*, 808-19.

Thaut, M. H., McIntosh, G. C., McIntosh, K. W., and Hoemberg, V. (2001). Auditory rhythmicity enhances movement and speech motor control in patients with Parkinson's disease. *Functional Neurology, 16*, 163-72.

Thaut, M. H. et al. (2002). Kinematic optimization of spatiotemporal patterns in paretic arm training with stroke patients. *Neurosychologia, 40*, 1073-81.

Thaut, M. H. et al. (2009). Distinct cortico-cerebellar activations in rhythmic auditory motor synchronization. *Cortex, 45*, 44-53.

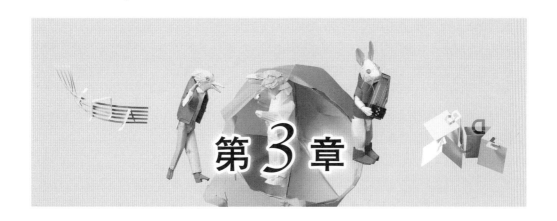

第3章

神経学的音楽療法のための音楽テクノロジー

エドワード・A. ロス（Edward A. Roth）

3.1　はじめに

　電子音楽技術の洗練度，音質の自然度，使いやすさが増すとともに，その使用度も過去10〜15年ほどの間に増加した．しかし，おそらく音楽療法士は集団としてみると，臨床の現場では従来の楽器の使用を好み，電子音楽技術を活用するという面においては遅れを取っていよう．音楽療法士の中には音楽療法で音楽テクノロジーを使ってみようという者と使いたがらない者の両者が存在し，それぞれ理由はいくつか挙げられる．クライエント一人ひとりあるいは集団に対する治療サービスの提供条件が一セラピストの提供できる範囲を超えているために，電子テクノロジーの使用に頼るというセラピストもいる．あるいは，重度の身体障がいのあるクライエントの活動や相互交流を容易にし，最低限の行動で最大限の音量を実現させるために使用するセラピストもいる．逆説的ではあるが，この点が，一部の臨床家の中で音楽テクノロジーの使用に対する抵抗感をもたらしているといえる．また一部のセラピストにとっては，かかる費用が利用の妨げになっているかもしれない．ハードウェアとソフトウェアのテクノロジーはすぐに旧式になってしまうので，最新式に保つために継続的な出費が

必要になることを懸念する人もいるだろう.

　マギー（Magee, 2006, 2011; Magee & Burland, 2008）は，イギリスとアメリカの音楽療法士は一般的に，医療における音楽テクノロジーの重要な要素として，クライエントとセラピストが同じように利用できるものと評価しているようであると報告している. 機能や適した患者群，有用性，および求める結果に基づいてさまざまなツールを選択する方法をより理解できていれば，より多くの臨床家がさまざまなテクノロジーを利用するだろう，とマギーは主張している. 本章では紙幅制約のため，そして何よりもテクノロジーにあまり詳しくない人を圧倒するほどの詳細な情報提供を避けるため，電子ハードウェア（楽器）とソフトウェア，および携帯端末機器の概要と初歩的な活用について説明する.

3.2 MIDI（電子楽器デジタル・インターフェイス）

　利用可能なハードウェアとソフトウェアについて説明する前に，二つの機器間を相互交信させる器具あるいは「言語」について説明する. 音楽アプリケーションにおけるテクノロジーの利用を検討したことがある人は，MIDI を使ったことや聞いたこと，あるいは目にしたことがあるだろう. MIDI（musical instrumental digital interface）は，過去 15～20 年間の音楽テクノロジー上の重要な開発で，爆発的な成長を促した立役者であり，あらゆるレベルの音楽家が演奏や作曲目的で電子楽器を使用するのを可能にした. MIDI の誕生時期は 1980 年初頭で，異なる製造社の電子楽器を同じ電子符号化を使ってつなぎ，音符，タイミング，パッチ（楽器），およびペダルを制御するというのが初期の目的であった. これは当初，単にケーブルを使って機器を単一コントローラーにつなぐことで実現していたが，のちにコントローラーはコンピューターの登場により取って代わられた.

3.2.1 基礎

　MIDI の初心者にとって初めにぶつかる壁，そして一般的に最も厄介な問題は単純に，楽器やコンピューター，インターフェイス，および音声出力・アンプ装置などの MIDI 機器をどのようにつなぐかということであろう. すべての MIDI 楽器には他の楽器やコントローラー，音声モジュール，あるいはコンピューターと情報をやりとりするための一連のポート，つまり MIDI IN, MIDI OUT, および MIDI THRU ポート（あるいはジャックやレセプタクル）が装備されている. MIDI 楽器はこれらを経由する配線でつながる. MIDI IN ポートは情報を受信し，MIDI OUT ポートは情報を送信し，MIDI THRU ポートは複数の楽器を連結させることができる. 覚えておくべきことは単純で，

第 3 章　神経学的音楽療法のための音楽テクノロジー　*47*

　おおまかにいえば，接続する MIDI 楽器やインターフェイス，その他の機器の種類にかかわらず，二つのポート間の接続は常に MIDI IN から MIDI OUT を経由するということである（図 3.1 参照）．

　これを概念化するひとつの方法は，各ポートが入力あるいは出力する機能を果たすということである．MIDI OUT は MIDI IN に出力し，MIDI IN はそれを入力する．もちろん例外はあるが，一例を挙げると，コンピューターを楽器のキーボードなど単一の機器に接続するときである．この場合，コンピューターの USB ポートからキーボードの MIDI ポートあるいは USB ポートに単一のケーブルをつなぐだけですむ．ただし，MIDI キーボードやドラムセット，ギター，およびマレット楽器など複数の楽器を使用する場合は，コンピューターと複数の楽器を接続するために MIDI インターフェイスとよばれる仲介機器が必要になることが多い．一連の接続は，まずコンピューターの USB ポートから MIDI インターフェイスの USB ポートにつなぎ，次にインターフェイスと各種楽器をつなぐ（図 3.2 参照）．

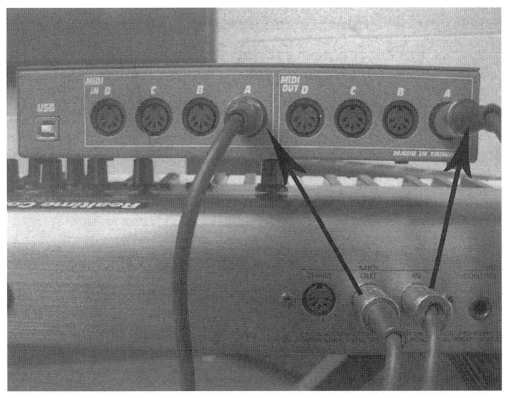

図 3.1　音源（MIDI キーボード：下）と MIDI インターフェイス（上）の主な接続

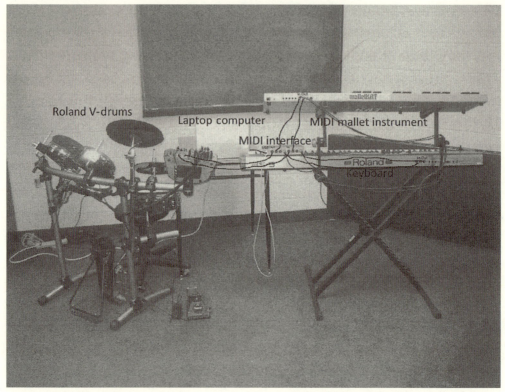

図 3.2 MIDI ワークステーション．ラップトップ・コンピューター，キーボード，ドラムセット，およびマレット楽器すべてが MIDI インターフェイスを介して接続されている．

3.3 ハードウェア

3.3.1 楽器とトリガー

　MIDI 対応楽器はすべて，実質的にはトリガー（プログラムに特定動作を起こさせる入力）として機能する．つまり，楽器の演奏者はたたく，かき鳴らす，あるいは空気圧を与えることによって楽器内のセンサーに力を加え，音を発する．楽器の形状と外観にかかわらず，音の生成源（通常はキーボードかコンピューター）に同様の信号を送る．楽器が電子キーボードであろうとも，弦楽器，マレット楽器，あるいは吹奏楽器型の機器であろうとも，これらはすべて音のオン・オフ信号，音色，速度，音の長さ，および振幅プロファイルを表す数値データの伝達機器として機能する．これらのデータが演奏者やセラピストによって選択された音（サウンド）に変換される．楽器の種類や質により，加わる力に対する応答性の度合いはさまざまで，クライエントの治療的

ニーズに応じて音再生の振幅が大きくなるようにも小さくなるようにも調整できる．前述したように，これは，強度や動作範囲の点で運動能力に制限のあるクライエントが楽器に軽く触れるだけで最大の音を出すことを可能にする．もちろん逆の場合も同様である．たとえば，筋力を強化する訓練において，アコースティック楽器を演奏するときよりも大きな力で演奏しなければ音がならないように楽器を調整することも可能である．

3.3.1.1 キーボード

ほとんどのワークステーションでは，コンピューターとキーボードが二つの中央操作機器として機能する．いくつか設定すれば，キーボードは音楽を生み出し治療活動を提供する単一あるいは中心の装置として機能する．市場にはさまざまな性能と価格を備えた MIDI 対応のキーボードが存在する．軽量で携帯可能な 2～4 オクターブのキーボードであれば，執筆時点で約 12,000 円以下で見つけることができる．一方，何百ものサウンド（単一の楽器のサウンド，フルバンドとオーケストラ伴奏，自然音，効果音など）を含むサウンドバンクがある加重キーあるいは半加重キーを備えたキーボードであれば，価格は数万円から数十万円までと幅広い．セラピストが臨床場面でどのようにキーボードを用いるかを決めた上で，ニーズに最も適したものを選ぶのがよいだろう．施設内の部屋から部屋への移動が必要か？ クライエントがクリニックやスタジオ，あるいは治療室を訪問してくるのか？ 現場間を移動するのに車を使用するのか？ セラピストあるいはクライエントが実際にキーボードを演奏するのか，それとも単に他の MIDI 楽器の音源を使って鳴らすだけなのか？ クライエントがキーボードを演奏する場合はどのような目的で演奏するのか？ たとえば，治療的楽器演奏法（TIMP）による巧緻性や筋力の向上を目的とした活動のために使用するのか，あるいは音楽的注意コントロール訓練（MACT）や音楽的遂行機能訓練（MEFT），音楽的心理社会性訓練とカウンセリング（MPC）による認知や感情，社会的経験を目的とした活動で使用するのか？ 筋力の強度と協調を促進するためにクライエントがキーボードを演奏する場合には，鍵盤を押す際の抵抗感を調整し鍵盤の重さを変えることのできるキーボードが役立つ．また，携帯性を重視する場合，あるいは音楽入力は最小限で主にサウンドバンクとして使用する場合は，鍵盤数が少なく，加重キー仕様ではないキーボード（あるいは MIDI コントローラー）で，小さいケースやバッグで持ち運べるもののほうがよいだろう．カシオ（Casio），カワイ（Kawai），コルグ（Korg），カーツウェル（Kurzweil），エム・オーディオ（M-Audio），ローランド（Roland），ヤマハ（Yamaha）などの多くのブランドが，こういったさまざまな種類のキーボードを製作している．

セッション現場の移動が少なかったりキーボードを移動させる必要がなく，さらに

十分な予算がある場合は，ヤマハの Disklavier（ディスクラビア）がリハビリテーションに非常に有用な楽器である．これはある意味で自動演奏が可能なアコースティック楽器で，プレーヤーピアノの現代版といえるが，機能的にははるかにそれを超えるものである．たとえば，神経学的音楽療法士は TIMP とパターン化感覚強化法（PSE）の活動で用いる一連の合図の流れを Disklavier に録音しておくと，Disklavier はリアルタイムでそれを再生できるので，セラピストは必要に応じて身体的援助を入れることができる．さらに情報はデジタル保存されているので，労力とセッションの中断を最小限に抑えながら患者のニーズに合わせて調整できる．アコースティック楽器としての信ぴょう性はおそらく非常に望ましく，「本物」の楽器のようでありながら，優れた技術で他の機器と接続できる．Disklavier はこれらを見事に両立させた MIDI 楽器である．セッションで使用する上で一番障害となるのは，その価格が多くの治療部門や個々のセラピストの年間出費予算相当，あるいはそれを超えるものである場合が多いことである．

3.3.1.2　ドラムと打楽器

ドラムセットやドラムモジュール，ハンドドラム，マレット楽器など，複数の電子打楽器やデジタル打楽器がある．

- ◆ ドラム：ドラムセットは複数の企業が生産し流通している．アレシス（Alesis），ローランド（Roland），シモンズ（Simmons），ヤマハ（Yamaha）は，約 4 万 2 千〜31 万 6 千円の価格で多くの実用的なモデルを制作している．機能の違いとして，使用可能なサウンド，オンボード録音，ドラムとシンバルパッドの数，ハードウェアの品質，打感を調整できるか否か，およびドラムヘッドの素材（軟質ゴムから柔軟性のあるナイロン，あるいは本物のドラムシェルやヘッドを使ったハイエンドモデルなど）などがある．これらのドラムセットは下肢・上肢および体幹のコントロール訓練のために空間的な配置を調整したり，角度を変えたりできるので，TIMP 活動において特に有用である．

- ◆ ハンドドラム：ローランド（Roland）は HandSonic（ハンドソニック）とよばれるデジタル・ハンドドラムを制作している．このドラムには V-drums（V-ドラムス）というドラムセットで使用されている技術が多く含まれている．15 種類のパッドを備えており，同時に最大 15 種類の音を出すことが可能であるため，個別セッションや小集団セッションで使用できる（同時に演奏するために 15 名がドラムを囲むことは難しい）．HandSonic15（ハンドソニック 15）には，バンドやオーケストラで用いられる典型的な楽器や世界中の伝統的な楽器など 300 種類以上の打楽器音が収録されている．音の自然度は非常に優れており，他の打楽器と組み合わせて演奏

した場合，アプリケーション・システムの品質によっては本来の楽器との違いを見抜くことが困難である．V-drums（および他の同様のデジタルドラムセット）と同様に，パッドはタッチセンサー式であるため高い表現力を有し，クライエントのリハビリのニーズに基づいて TIMP 活動で使用するために調整することができる（極度の筋力低下を伴う人が使用する場合，HandSonic および他の MIDI 打楽器には，触れ方によっては時間差で音が発生する可能性があるという問題がある）．HandSonic には MIDI IN/OUT ジャックが付属しているため，クライエントの演奏を再生および分析するために使用したり，コンピューターや他の機器から MIDI 信号を受信して使用することもできる．執筆時の小売価格は約 12 万 7 千円である．

◆ マレット楽器：MalletKat（マレットキャット）はビブラフォンの外観をもつ MIDI 対応のマレット楽器である．アコースティック楽器のシロフォンやマリンバとの違いは，半音の「黒鍵」（ピアノになぞらえて）の列が主要列より高い位置に設置されていないところである．3 オクターブが標準装備されており，その範囲を 4 オクターブあるいは 5 オクターブまで拡張する拡張モデルが購入可能である．パッドは柔らかい発泡体のような素材で作られており，マリンバやビブラフォンのマレットで演奏することを意図している．この楽器は肩や肘，手首の可動域を対象とした運動訓練で使用されている．他の MIDI トリガーと同様に，音源に記憶されているさまざまな音を利用できるので，治療活動の目的に応じて豊かな柔軟性を発揮する．

3.3.1.3 吹奏楽器

MIDI 対応の吹奏楽器コントローラーは，楽器を演奏して作成するデータ源として機能するという点では打楽器のものと同様であり，データは音源に送信され音声出力される（音源はキーボードやコンピューターである場合が多いが，現在サウンドモジュールはほとんどのモデルに付属している）．主な違いはもちろん，鍵盤やパッドをたたくのではなく，感圧センサーや咬合板に空気を通すことで音が出るという点である．これらの楽器は治療的楽器演奏法（TIMP）（指の巧緻性や強度，協調性のため）および口腔運動・呼吸訓練（OMREX）（口腔運動や呼吸訓練のため）において有用である．ほとんどのモデルは，個々のクライエントのニーズに合わせてさまざまな運指構成をカスタマイズすることが可能である．他の MIDI トリガーと同様に，「演奏」データを収集，分析，表記して，定量化可能な用語でクライエントの回復を実証することができる．しかし，データは臨床言語ではなくデジタル音楽パラメーターで表されるので，セラピストが音楽データ（たとえば，呼気の速度および持続時間）を臨床に関連する結果に読み換える過程が必要となる．アカイ（Akai）とヤマハ（Yamaha）はいくつかのモデルを制作し

ており，執筆時点の価格は 3 〜 7 万円である．

3.3.2　動作センサー
3.3.2.1　Soundbeam

　Soundbeam（サウンドビーム）は空間を移動する身体の動きを音に変換するモーションセンサーを基にしたシステムである．ビデオを基にした音波システムを使う他のシステム（Lem & Paine, 2011）に対し，Soundbeam は機器で生成された信号（あるいは光線）の摂動を追跡し，MIDI あるいはサウンドモジュールを経て音波処理のためにセンサーに返送される．他の MIDI トリガー機器と同様に，データを独自のサウンドモジュールあるいはコンピューターに送って音声出力に変換する．他の MIDI 楽器と同様に，生成される音は，接続されているモジュールやキーボード，あるいはコンピューター上に記録されているサウンドに基づく．全身や各身体部位，あるいはドラムスティックやマレットなどでさえも空間を移動すると，センサーはその動きを追跡し，空間的データを音源に送り返して変換および音声生成を行う．この過程は動きと音再生とが同時に起こる速さで行われる．空間を自由に動くことができる人だけでなく運動に制限のあるクライエントも，利用可能な音声すべてにアクセスできるように，必要な運動の距離と移動量を調節することができる．数センチの動きであっても何メートルの動きであっても，全オクターブ域を利用できるように設定できるのである．Soundbeam は音楽的感覚適応訓練（MSOT）や治療的楽器演奏法（TIMP），パターン化感覚強化法（PSE），および音楽心理社会性訓練とカウンセリング（MPC）などの介入において役立つツールである．

　MSOT によって意識が回復した後の段階にあるクライエントは，自身が行った動作に対する聴覚フィードバックを得ることにより，自身の行動と外の世界を再びつなぐことができる．Soundbeam の音は電子的に生成されるので，臨床に適切な音量レベルに調整することができ，和声構造は使いたい音の組み合わせあるいは和音進行だけが鳴るように電子的に調整することができる．

　Soundbeam は，TIMP 活動でも効果的なツールとして用いることができる．セラピストやクライエントが選んだ楽器をセンサーが追うようにし，アコースティック楽器を鳴らすのと同じ空間上の動作音が生じるように調整し，音量コントロールによって最小限の動きで最大音量が出るように設定することができる．これは，このような機器を用いてクライエントが成功体験を得られるよう，セラピストが注意深く観察し判断すべき重要な臨床的検討事項である．そして Soundbeam の使用によって運動障害を過剰に補いすぎないよう，徐々に機能が改善していくように導いていくことも重要である．

PSE においては，主に聴覚的合図の流れを作成するのに役立てられている．コンピューターに接続した場合，セラピストは動作の順序を記録しておくことができるため，たとえば座位から立位への移動など，クライエントはセッション後にも練習できるし，動作の空間的および時間的特性を Soundbeam センサーがとらえるので，最適な聴覚的合図の流れを生み出すことができる．Soundbeam に欠けている重要な要素は，動作の流れの力学的特性をとらえて再現する機能である．これは，筋肉の収縮と弛緩の連続的な合図が音の動的表現を通して適切に伝わるように，ソフトウェアを操作しなければならないだろう．

Soundbeam を MPC に使用するのも有益である．運動が非常に制限された状態にあるクライエントであっても，目的的に，「対等に」，かつ美的に満足のいく方法で，能動的に即興演奏活動に参加することができる．

3.3.3　デジタル携帯端末機器

携帯音楽機器は，おそらく一般的に最も広く利用されている音楽技術であり，治療の開始時から使用できる（Nagler, 2011）．

3.3.3.1　iPod／iPad

本章で挙げているさまざまな電子楽器やソフトウェアの全機能やアプリケーションについて十分に説明するのが難しいのと同様に，Apple 社が製造する iPad や iPod についてもここで十分に説明しきることはできない．両機器ともに携帯できる音楽再生機器であるという大きな利点があり，聴覚リズム刺激法（RAS）や治療的楽器演奏法（TIMP），および音楽的心理社会性訓練とカウンセリングにおける気分誘導（MPC-MIV）などでの治療的音楽介入に有用な機器である．iPod では聴覚 – 運動合図に使用する曲を複数の周波数（60 bpm，63 bpm，66 bpm など）でプレイリストに保存しておき，クライエントのその時点での機能とリハビリの進捗状況に応じて再生することができる．環境的に必要な場合にはヘッドホンを使用することができるし，ヘッドホン分配器を利用するとクライエントとセラピストが同時に音楽を聴くこともできる．これは特に，クライエントが運動に取り組む上でセラピストの援助を必要とするために，セラピストが生の音楽で合図を提供することが不可能な場合に有用である．

また，iPad や iPod 用に作成された音楽ソフトウェア・アプリケーション（アプリ）も多数あり，iPad や iPod を電子シーケンサーやループジェネレーター／レコーダー，作編曲補助機器，あるいはタッチセンシティブ機器に変えることもできる．これら三つの機能（およびその他の機能）をすべて備えているアプリもいくつかあり，クライエントはコード進行を作成し，あらかじめ読み込ませておいたループや録音しておいた

ループを加え，楽器画像をタップして楽器音を鳴らすことによって即興演奏を行うことができる．領域に特化した目標の達成（例　運動，発話，認知）を促進することに加え，このような機器は，入院中および長期間の治療中によく見受けられる社会からの隔離および引きこもりを減少させる目的で使うこともできる．

3.3.3.2　Kaossilator

コルグ社の Kaossilator（カオシレーター）は，機器の表面にあるタッチパッドの操作に応じて音を生成する．「演奏者」のさまざまなタッチパッドの触れ方に応じて低音，リアルな楽器音，電子楽器音，および一連の打楽器音あるいはドラム・ビートなどによる連続した音を生成することで，音楽およびリズムのみのフレーズを作成する機能を備える．タッチレスポンス機能を備えたシンセサイザーであるだけでなく，ループ・レコーダーとしても機能し，1，2，4，8，16 ビートの複数トラックの多重録音が可能で，グルーブ，ビート，エフェクトなどのバラエティー豊かなアレンジを生み出すことができる．Kaossilator のこのような機能は，音楽的遂行機能訓練（MEFT）時の作曲アプリケーションとして用いると，意思決定や整理・体系化する能力を促進する有用なツールとなりうる．Soundbeam と同様に Kaossilator も，非常に限られた運動能力や指の器用さ，筋強度のクライエントが限られた指の動きでタッチパッド全体を操作し，満足のいく方法で音を作ることができる有用な手段となりうる．クライエントによってはそれが意欲の向上につながるため，音楽的心理社会性訓練とカウンセリング（MPC）において，気分の変化を目的とした作曲活動の効果的なツールにもなりうる．執筆時の価格は 1 万 3 千〜3 万 8 千円である．

3.4　ソフトウェア

3.4.1　GarageBand

GarageBand（ガレージバンド）は Apple 社が iLife スイートの一部として制作した Mac 専用のソフトウェアで，リハビリテーションで音楽を使用するのに適した複数のアプリケーションを備えている．GarageBand はいくつかの創造的なアプリケーションと多くの機能を備えているが，主として，何百ものデジタルおよびあらかじめ録音されたオーディオループを含む音楽制作ソフトウェアであり，アコースティック楽器用のオンボードミキサーやレコーディングスタジオとしても機能する．たとえば音楽的遂行機能訓練（MEFT）などにおいて，セラピストとクライエントは基本ソフトウェアに付属しているループ素材や追加で購入できるループ素材を利用して，一連の「トラック」を使った曲を作成できる．クライエントにあるテーマかシナリオを選んでも

らい，それに関する曲を作っていく．利用可能なループ（効果音シリーズも含む）から，選択したテーマやシナリオに適した音楽表現を選ぶようにすると，クライエントに抽象的思考と意思決定の両方を実践する機会を与えることができる．違ったトラックや音色を重ね合わせることで，物事を順序付ける力や整理・体系化する力を訓練することができる．クライエントには，選択した作曲テーマを表現するために最も適した作曲素材を考えて選択することが求められる．アコースティック楽器の演奏や声をライブ録音すれば，トラックとしてその曲に直接追加することができる．これは単なる一例にすぎず，このソフトウェアは録音や演奏，および即興演奏を目的とした幅広く複雑な機能を，わかりやすい方法で提供している．

3.4.2　Band-in-a-Box

Band-in-a-box（BIAB：バンド・イン・ア・ボックス）は PG Music が制作した音楽制作ソフトウェアで，楽曲制作にリード・シートによる視覚的なインターフェイスを使用している．Windows 版と Mac 版の両方がある．ユーザーは単にジャズ／ポップ／ロックのリード・シートのようにコードを入力（C, F7, Dm, G13b9 など）し，何百ものスタイル・プリセットから選択すると，BIAB がスタイル的に合うように，ピアノやベース，ドラム，ギター，弦，管楽器などを選んで編曲してくれる．編曲の質は長年にわたって劇的に改善され，現バージョンはデジタル録音されたサンプルを含んでいるため，音声出力の品質も向上している．簡単な操作で臨床目的に応じた使い方ができる．たとえば，即興演奏時に「trade 4's」（二名の奏者が 4 小節ごとに「trade＝即興しあう」こと）する機能，リアルタイムでテンポを変更する機能，一連の繰り返しを含んだ作曲マップに追従する機能，またそれを個別にカスタマイズする機能などがある．これは演奏や即興演奏活動で役に立つ．BIAB はコンピューター上にある音も利用することができ，かつ MIDI とも互換性があるため，ユーザーの MIDI キーボードの音にアクセスして利用することもできる．便利な機能のひとつとして，曲を MIDI（.mid）形式で保存し，別のアプリケーション（GarageBand など）にエクスポートして編集したり，mp3 形式や AAC 形式に変換したり，携帯音楽機器にエクスポートしたりできる機能がある．

3.4.3　Ableton Live

Ableton Live（エイブルトン・ライブ）は，作曲機能や即興演奏機能をもつ多くのアプリケーションの中で，ユーザーが事前に録音した音楽をインポートおよび処理できる非常に有能なソフトウェア・アプリケーションである．たとえば，クライエントの歩行訓練（聴覚リズム刺激法）用に使用する音楽作成にあたり，MIDI 楽器や生の音楽の

審美性を損なわず，かつクライエントの好みの音楽を利用したい場合，Ableton Live はオリジナルレコーディングを操作して，臨床上有用な曲を作成することができる．クライエントの音楽の好みを調査し，その時点での歩行の共鳴周波数に最も近い曲を見出した後，Ableton Live にその曲をインポートすれば，調性を変えずにテンポを操作できる（例　音程を下げることなくテンポを下げ，音程を上げることなくテンポを上げることができる）．この機能は複数のアプリケーションで使用できる．しかし Ableton Live の優れた特色は，歩行時の踵接地を合図する際に，ユーザーが選んだ音色（クラベス，ウッドブロック，カウベルなど）のメトロノーム音を強拍部に取り入れることができ，また，振幅変調パターンを生成して音楽の強拍部にアクセントをつけることができるという点にある．これは拡張可能な機能で，最適な運動同期を促すために必要な合図を出しつつ，クライエントの美的体験も保守できる音楽を作成することができる．

3.5　リハビリテーションにおけるブレイン・コンピューター・音楽インターフェイスと音楽ビデオゲーム

　過去数年にわたり，脳活動（通常は脳波記録［EEG］によって検出され分析される）によって音楽を創出する過程を改良しようとする試みがなされてきた．簡潔に説明すると，その過程の最も一般的なものは，脳活動を数学的に表現したものを聴覚的バイオフィードバックという形で所定の類似する音楽に変換し，それを基にした音楽の流れに EEG 信号を変換するものである．この概念は，クライエントがある種の機能あるいは行動（例　視線，覚醒レベル，注意の状態）を制御する能力を得ることによって生じる脳活動が結果的に音楽出力を制御するということである．ミランダら（Miranda, et al., 2011）はある脳卒中後の成人患者に対し，このようなシステムを効果的に使用した例を概念実証論文で報告している．この患者は意図した行動と結果的に生じる音楽の手順を迅速に理解して利用することができた．ミランダらは，この種のブレイン・音楽インターフェイス・システムを使用することによって，中枢神経系の損傷による後天性の重度身体障がい患者に，認知および感情リハビリテーションを目的とした能動的な音楽制作活動を行いながら彼らが自身の環境を好きなように調節する練習ができる機会を与えられると提言している．集団形態のセッションにおいて複数のユニットを同時に使用するという，社会的交流の増加を目的としたシステムの応用についても論じている．

　神経損傷あるいは神経疾患を負った人は一般的に，感情の安定性や自己意識が低下する．バンヴェニストら（Benveniste et al., 2012）は，アルツハイマー病や明らかな認知機能の低下，および社会的孤立，引きこもり，自尊心の低下といった問題を抱える患

者を対象としたビデオゲーム形式での音楽の使用について論じており，軽度から中等度のアルツハイマー病患者と即興演奏や演奏活動を行うために任天堂Wiiのゲーム機を使用した例を報告している．患者はセラピストの援助を受けながら，Wiiリモコン（携帯リモート）を使ってテレビあるいはビデオスクリーンをさし，白点をコントロールして画面に現れる8あるいは12個の音符から選択する．患者がWiiリモコンをクリックすると，その音が鳴る．この制作過程ではセラピストからの高度な支援が必要であるが，実際には音楽を作り上げていく過程で必要であった他者との相互交流が満足度の高いものであったと患者自身が述べている．課題や音声出力，およびオンスクリーン画像のパラメーターによって患者は音楽作りによる達成感を味わうことができ，鮮明で包括的な回想がもたらされ，それによって意欲が高まり，社会的つながりを経験するに至ったのであろう．また，著者らは「失敗のないゲームプレイ」というものを考案し，ゲームプレイを通して促進される音楽的なやりとりについて強調している．

　臨床現場における音楽テクノロジーの有用な適応および応用に向けて大きく進歩してきたが，今後は，治療的音楽介入を提供する上で臨床的論理や美的な質に関して妥協しなくてもすむように，さらなる改良が必要であろう．リハビリテーション医学において使用する音楽ハードウェアと音楽ソフトウェアの開発に関して，ラムジー（Ramsey, 2011）は重要な問題をいくつか指摘している．これらの問題は，運動リハビリテーション療法での特定の目的に見合うように現在彼らが開発を進めている楽器やソフトウェア・アプリケーションの説明書に示されている．これらはまだ開発試作品の段階のようであるが，ざっと見たところ，効果を期待できそうなツールである．このようなソフトウェアや楽器が市場で入手可能になるまで，音楽療法士は音楽療法サービスを提供していく中で，臨床目的に合わせてMIDIハードウェアとソフトウェアの両方のアプリケーションに修正を加えたり応用させたりしていく必要があるだろう．

　治療と医学において音楽テクノロジーを利用することには賛否両論ある（Whitehead-Pleaux et al., 2011）が，優れた治療倫理に則した臨床体験を提供する上で，テクノロジーの臨床応用について追求し続けることは重要である．マギーら（Magee et al., 2011）が指摘しているように，治療過程を第一に考えながらテクノロジーを使った支援を考案することは，神経的音楽療法士がテクノロジー主体のアプローチに陥るのを避け，既存のテクノロジーを活用した治療目標中心のケアを展開するのに役立つだろう．

参考文献

Benveniste, S., Jouvelot, P., Pin, B., and Pequignot, R. (2012). The MINWii project: renarcissization of patients suffering from Alzheimer's disease through video game-based music therapy. *Entertainment Computing, 3,* 111-20.

Lem, A. and Paine, G. (2011). Dynamic sonification as a free music improvisation tool for physically disabled adults. *Music and Medicine, 3,* 182-8.

Magee, W. L. (2006). Electronic technologies in clinical music therapy: a survey of practice and attitudes. *Technology and Disability,18,* 139-46.

Magee, W. L. (2011). Music technology for health and well-being: the bridge between the arts and science. *Music and Medicine, 3,* 131-3.

Magee, W. L. and Burland, K. (2008). An exploratory study of the use of electronic music technologies in clinical music therapy. *Nordic Journal of Music Therapy, 17,* 124-41.

Magee W L et al. (2011). Using music technology in music therapy with populations across the life span in medical and educational programs. *Music and Medicine, 3,* 146-53.

Miranda E R et al. (2011). Brain-computer music interfacing (BCMI): from basic research to the real world of special needs. *Music and Medicine, 3,* 134-40

Nagler 1 C (2011). Music therapy methods with hand-held music devices in contemporary clinical practice: a commentary. *Music and Medicine, 3,* 196-9.

Ramsey D W (2011). Designing musically assisted rehabilitation systems. *Music and Medicine, 3,* 141-5.

Whitehead-Pleaux, A. M., Clark, S. L., and Span, L. E. (2011). indications and counterindications for electronic music technologies in a pediatric medical setting. *Music and Medicine, 3,* 154-62.

役立つウェブ・サイト

Ablcton Live. www.ableton.comulivc
Alternate Mode Malkt KAT. wwwalternatcmode.com/malktkat.shtml
Apple Inc. www.apple.com
Korg Kaossilator. www.korg.com/KAOSSILATOR
PG Music Band-in-a-Box. www.pgmusic.com
Roland. www.roland.com
Soundbeam. www.soundbeam.co.uk

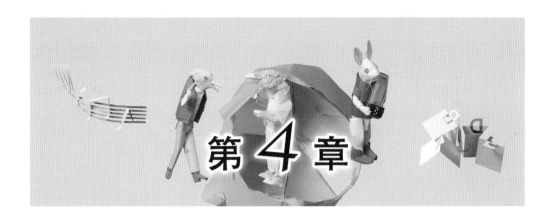

第4章

神経学的音楽療法における臨床的即興演奏

エドワード・A. ロス（Edward A. Roth）

4.1 はじめに

　即興演奏は，音楽療法士が幅広い患者群に対しさまざまな治療成果をねらってよく用いる手法である．神経学的，心理学的，生理学的な疾患や障がいのあるクライエントのアセスメントや治療，および再アセスメントあるいは評価において即興演奏が有益な手法であることは，音楽療法分野内で広く認められている．文献には，認知行動，感情行動，感覚運動行動，およびコミュニケーション行動の発達において，個別形態においても集団形態においても効果があることが多く報告されている．特に自己表現の手段として，また適切な社会情動的機能の発達やリハビリテーションを目的として用いられることが多い（Davis & Magee, 2001; Gooding, 2011; Hilliard, 2007; McFerran, 2010; Silverman, 2007; Wigram, 2004）．治療（therapy）や医療（medicine）の中で即興演奏を用いる際の理論や用例，およびさまざまな議論は，文献レベルでは豊富に展開されている．しかし一方で，即興演奏が臨床家によって広く用いられているのに対し，大学レベルでの指導においては全米の教育プログラムで一貫性がなく，また限定的であることを，ヒラー（Hiller, 2009）が指摘している．この一章の中で臨床的即興演奏について包括的

に述べるのは不可能であるが，神経学的音楽療法（NMT）においても臨床的即興演奏は重要な手法として位置付けられており，さまざまな治療的音楽介入（therapeutic music interventions: TMIs）で使用される治療体験のうちのひとつである．

　よって本章では主に，NMTで使用される臨床的即興演奏の音楽素材と基本的な例をいくつか示す．臨床的即興演奏の基本構造を提示しておくと，臨床目的で使用する音楽について議論する上で役に立つと思われるので，ひとつの定義として以下に示しておきたい．

　　　楽器，声，あるいはその他の表現手段や動きなどを用いて行う即興演奏は，アセスメントや治療的介入，あるいは評価を目的として，セラピストとクライエント，あるいはクライエント同士が互いに関係し合う過程である．即興演奏活動は通常，クライエントのニーズや活動のねらいに基づいた一連の定義に沿って，ルールのある枠組みの中で実施される．臨床目的で行われる即興演奏の主な役割は，クライエントに非音楽的な機能や行動を経験したり練習したりする機会を提供することにある．

　臨床的即興演奏の活動を考案する過程では，**変換デザインモデル（transformational design model: TDM）**（Thaut, 2005; 第6章）を参照して，（第1段階の評価と第2段階の治療目標設定後に）ねらいとする機能的な非音楽的行動を特定し，音楽療法以外の治療法で実施される訓練方法を把握しておくことが重要である（第3段階）．その後TDMの第4段階に進み，機能的な非音楽的刺激や体験を，治療目的に見合った機能的な音楽刺激や音楽体験に変換する．この変換過程において，ねらいとする非音楽的な行動のさまざまな特性に類似した適切な音楽刺激や音楽体験を選択することが重要となる．これが治療の効果と効率に直接的な影響をもたらすことになるからである．適切な音楽刺激や音楽体験の特徴は当然，クライエントの診断，主症状，実施形態，治療目標，年齢，およびその他の特徴によって大きく異なり，臨床的即興演奏活動を考案する際に注意深く考慮しなければならない．たとえば，他者と社会的相互交流を図る体験を臨床的音楽体験に変換するとき，訓練する必要のある相互交流の形態を考え，それを類似した適切な即興演奏活動の中でクライエントが体験できるように計画すべきである．また，即興演奏の中でクライエントが担う非音楽的な役割は何かといったことや，ねらいとする非音楽的行動・体験を促進するために音楽のさまざまな特性，たとえば調性や音色，ダイナミクス，および時間的要素をどのように利用することができるかといったことについても十分に考慮すべきである．ねらいとする非音楽的行動・体験の構造と音楽活動の構造が類似していることが重要なのである．これはつまり，即興演奏上の体験と非音楽的行動の構造・機能がどの程度似通っているかということが，治療の有効性およびクライエントの日常生活への般化を決定づけるということである．

4.2 音楽的概念と素材
4.2.1 時間を構成する要素

　即興演奏の時間的側面を成す主な要素としてパルス（拍），拍子，リズム，テンポがある．我々は，これらすべての要素がもつ特性によって音楽における時間を定義し，構造化する．これらの要素は，その音楽の統語構造（フレージング）や情動的性質，エネルギー，および動きのパラメーターなどを含めて，我々が音楽を全体として知覚する上で役立っている．したがって，クライエント集団や個々のクライエントにとって即興演奏が音楽的に何を「意味」しているかの大部分は，基本的にはこれらの要素が伝達している．

4.2.1.1 パルス（拍）

　音楽における時間的構造の中核あるいは基礎はパルスとされており，「基本拍（basic beat）」と表現されることが多い．この「パルス（pulse）」と「ビート（beat）」を区別して考える人もいる．この場合，ビートとは単独の音響事象のことをいい，これが時間的に等間隔で繰り返し起こるときに「パルス」という感覚を生み出すのであって，これはそう聞こえるというよりもそう「感じられる」ものと考える．つまり，この最も基本的な時間の構造は，周期的に繰り返される安定した振幅変調をパターンとして感じることによるものなのである．パルスは単なる事象（すなわちビート）そのものの知覚にとどまらず，各音響事象間の時間的間隔によって予測可能性を与える．パルスを感じる感覚を生み出す個々のビートが，時間の流れの中での一貫した標点となっているが，安定感や予測可能性，および場合によっては心地よさが生じるのは，おそらく各ビート間の等しい間隔を知覚することによるものであろう．

4.2.1.2 拍子

　パルスの連なりが振幅変調の位置（あるいはアクセントの種類）によって短い周期的な繰り返しを生み出す．このより大きな区分（まとまり）を「拍子（meter）」という．拍子の感覚というのは，基本拍の中で振幅変調が予測可能な反復した形で起こることにより，音が二つのグループ（2拍子）や三つのグループ（3拍子）にまとめられたときに生じる．アクセント（音のまとまりの最初のビートにくることが多い）は反復的な2ビートや4ビート，3ビートの連続を感じる感覚を生み出すために使用される．これはパルス構造が主に長いリズムフレーズからなる西洋音楽においてであって，西洋音楽以外の音楽では異なる場合もある．拍子には複数の組み合わせや連なりが存在し，リズムパターンを形作るためにパルス内で時間的構造の二次的な層を成す．

4.2.1.3 リズム

リズムあるいはリズムパターンは歌や即興演奏の拍節構造内のより小さな区分（まとまり）である．リズムやリズムパターンは各事象あるいは各音の長さの変動，音と音との間隔，および音の連なりの中でのアクセントの位置によって生み出される．リズムの複雑さ（あるいは単純さ）は，パルスを小さく区分したものから拍子をさまざまなレベルで区分した高度に複雑な連なりのものまで連続体で存在する．この連続体の中には，アクセントパターンや数的構造がパルスの拍節構造外にくる複雑なリズムも存在する．リズムはおそらくパルスや拍子以上に即興演奏の「感触や感覚（feel）」や「ノリ（groove）」を生み出し，拍子の中でフレーズを知覚するのに役立つ．リズムやリズムパターンは，運動の合図から文化的アイデンティティーまで多様な情報の流れを伝達する役割を担っている（ラテン・アメリカ文化に関係するリズム，たとえばボサノバ，マンボ，メレンゲ，ルンバなどを考えてみるとよくわかる）（図4.1 参照）．

4.2.1.4 テンポ

テンポはほぼ例外なく，音楽の「スピード」あるいは「速度」として理解されている．ある一定の時間枠内で繰り返されるビートの頻度によって決まる．これは通常1分間におけるビートの数（beats per minute: bpm）で表され，一般的には40〜200bpm の範囲内である．テンポはさまざまな反応，たとえば運動活動から音楽における情動の知覚，覚醒，意欲にまで可変的に影響を与える．テンポが上がると筋収縮の増強が促される傾向にあるのに対して，ゆっくりとしたテンポは筋弛緩を伴う傾向にある．テンポは音楽の雰囲気の知覚にも影響を与える．しかしこれは音楽の雰囲気に直接的に影響を与えるというよりも，テンポが覚醒に与える影響によってもたらされるものであろう．テンポは我々がどのような気分状態を経験するかといったことに部分的に影響を与える増幅器として機能するようにみえるが，音楽の雰囲気により大きな影響を与えるのは音楽の調性，特に施法や音階であろう．

第4章 神経学的音楽療法における臨床的即興演奏 63

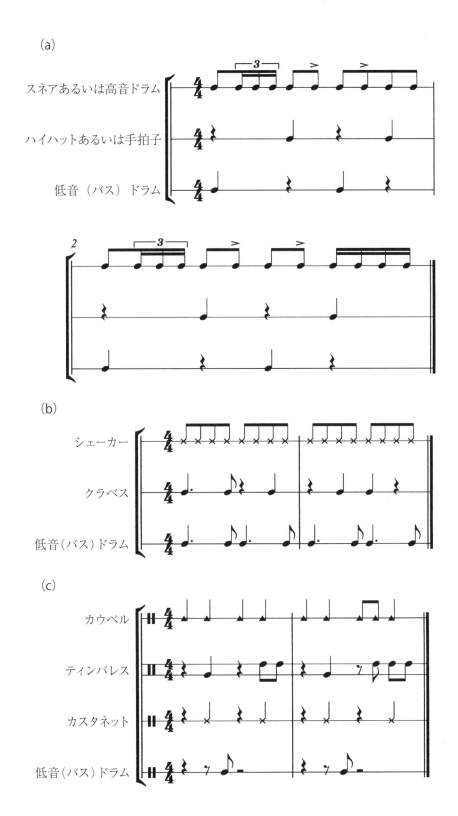

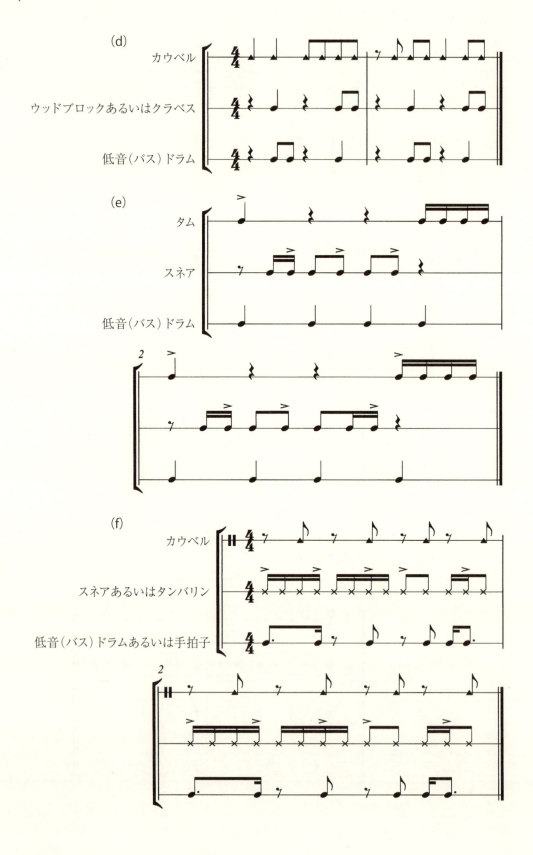

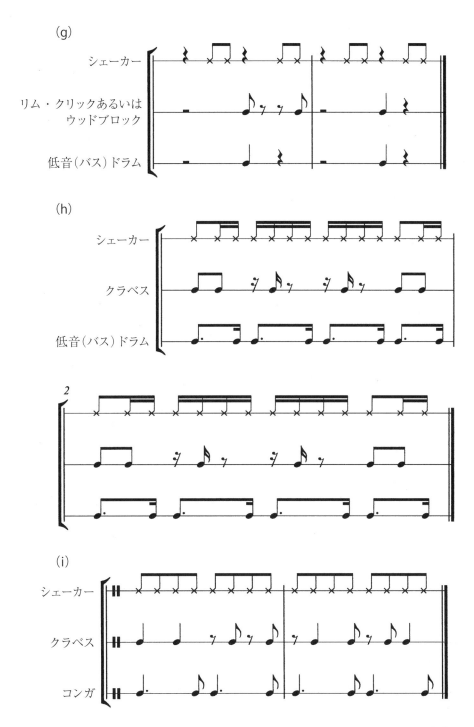

図 4.1 ラテン系のリズム (a) ボレロ（ダンスホール・ルンバ）(b) ボサノバ（ブラジル）(c) チャチャ（アフロ・キューバン）(d) マンボ（アフロ・キューバン）(e) メレンゲ（ドミニカ共和国）(f) ニューオリンズ・セカンドライン (g) レゲエのワンドロップ（ジャマイカ）(h) サンバⅠ（ブラジル）(i) サンバⅡ（ブラジル）

4.2.2 調性を構成する要素

即興演奏で用いられる調性の特徴は音高（ピッチ）の構造によって垂直方向（複数音を同時に演奏する場合）にも水平方向（音の連なりを演奏する場合）にも生み出され，一般に旋律や和声，旋法，および調性と称される．

4.2.2.1 旋法

臨床的即興演奏活動において調性の特徴を構造化する際，旋法音階や旋法多声音楽を利用することで得られる利点がいくつかある．これまでの歴史において音楽に一貫した参照的意味や推論を与えようとする試みは失敗に終わってきた（Berlyne, 1971; Meyer, 1956）が，旋法に関しては特に，生まれたときから西洋音楽の構造に馴染んできた聴取者にいくつか観察可能な知覚パターンがみられる．これに関連してブラウンとジョーダニア（Brown & Jordania, 2011）は，音楽行動において文化を超えてみられる推定特徴を確率論的に割り出す音楽の普遍性を一覧にし，説明を加えたものを示している．音楽は本質的には音楽以外の意味を伝達しないことと矛盾するし，この音楽の本質について承認しているが，少なくとも訓練を受けた音楽家においてはさまざまな旋法構造に対する知覚や反応に多少の類似性がみられる．表 4.1 に示すデータを見てほしい．このデータは 2009 ～ 2012 年の 8 学期間にわたり，筆者の臨床的即興演奏コースを履修した音楽療法専攻の学部生たちから収集したものである．学生たちにはピアノで個々に即興演奏課題を行った後，それを二人一組になって行うことも課した．そしてこれらの課題を行っているときに生じた考えや気分，イメージがあればどのようなことでもノートに書き出すよう指示した．このデータはもともと研究や出版を目的として集めたものではないが，本章の内容と関連した情報であるので掲載しておく．

ガードストロム（Gardstrom, 2007）は，すべての旋法と音階の開始音をレの音に統一した役立つ表を呈示している．レを開始音として旋法や音階を示すと，幹音に加えて数音の派生音が付属する多くの鍵盤打楽器で演奏できる音の並びになることを論理的に示している．オルフ楽器のザイロフォンとメタルフォンは通常，ドの音が最も低い音であるか開始音であることが多く，音板を追加購入することによってさまざまな音階と旋法を奏でることができるため，ガードストロムの表をドの開始音版に改訂したものを以下に掲載する（表 4.2 と図 4.2）．

即興演奏目的で旋法を用いる上で最も明らかな利点はおそらく，クライエントが不協和音ととらえたり「間違えた」と感じたりする音や音の組み合わせが存在しない，あるいはそれが少ないことであろう．これでクライエントが即興演奏活動における音楽の質に好反応を示すことが保証されるわけではもちろんないが，旋法の枠組みを使用することによって調性構造を提供でき，扱いやすい調性形式の中でクライエントの

音楽的表現を整え，導き，発展させ，そして解釈することができる．コード（和音）の縛りがないので，クライエントは即座にセラピストや他のクライエントと似通った旋律で一緒に音楽を創り出すことができるのである．これは美学的にみて美しいし，臨床的にみても有益である．ペンタトニック旋法は音数が5音に限られているため，臨床において特に役立つ．あまり複雑でない活動を要するクライエントにとって，とっつきやすい旋法であろう．ペンタトニック旋法を使って即興演奏を行う際，その旋法の美しさと単純さを維持しつつ即興演奏の複雑性を高めたいときには，各旋法の正格構造と変格構造を組み合わせて用いるのもよい．「正格」「変格」という用語は旋法の音階と主音に関係し，旋律を奏でる音域や範囲を意味する．正格構造の音階は主音から主音までの範囲（我々が通常思い描く音階）であり，変格構造の音階の範囲は第五音の属音から属音までとなる（表4.3）．正格旋法と変格旋法を組み合わせて同時に使用することによって，より豊かなテクスチュアになり，おもしろい音の組み合わせが生まれる可能性が高まり，より覚醒や注意が促され，認知機能全般が刺激されることになるだろう．

　ペンタコルド旋法は，ド・レ・ミ・ファ・ソ，レ・ミ・ファ・ソ・ラ，ミ・ファ・ソ・ラ・シ，ファ・ソ・ラ・シ・ド，（ソ・ラ・シ・ド・レ），（ラ・シ・ド・レ・ミ），シ・ド・レ・ミ・ファといった，全音階から連続した5音を取り出した音で構成される音階である．丸括弧内の二つの音階は最初の二つの音階と同じ間隔なので，ペンタコルド音階の種類は五つあるということになる（表4.4）．ペンタトニック音階の正格と変格の組み合わせを使用するのと同じように，ペンタコルド旋法も5音域という特徴を保ちつつ即興演奏の複雑性を高めてさらに趣深いものにできるが，本章に掲載した五つのペンタトニック音階に存在する跳躍進行がペンタコルド旋法にはないというのがこの施法の特徴である．これは，鍵盤が固定された楽器（たとえばピアノ，キーボード，数種類の鍵盤打楽器など）で即興演奏をする場合，およびクライエントの関節可動域など何らかの身体的制限があるために隣接する鍵盤以上の動きが難しい場合などに有益である．

表 4.1 旋法の特徴比較

ドリア	フリギア	リディア	ミクソリディア	エオリア	ロクリア	イオニア
短音階、不安定、素朴な、重苦しい、差し迫った、より短音階の響きを感じる	堂々とした、力強く立派な、威厳的な、暗い、怒り、決断、原動力、迫力のある、不安定させる、謎めいた、不安	幸せな、生き生きとした、ゆったりとした、思いやりのある、絶望的な、瞑想的な、明るい	道半ば（岐路）、待ち望んでいる、前向きな	空っぽ、激しい、暗い、旅	平坦な、中心のない、解決しない、実体のない、基盤のない	丘を走っている列車、手押し車、野原で転がっている、日の出、長く曲がりくねった道、風に吹かれているタンポポ
緩やかな、思慮深い、絶望的な、孤独な、瞑想的な、夢のような、悲しい	力強い、背中を押されているような、ゾッとさせる、鋭い、突きつけるような、夢のような、謎めいた	快い、甘美な、光、前向き、気持ちが高まる、わずかな物悲しさ	断固とした、早足で歩いている、明るい、踊っている、平然とした、ひたむきな、動いている、どっちつかず	アラビアン・ナイト、追いかけっこ、暗い、スタスキャロル、旅	この世のものとは思えない、悲しげな、不安定な、空虚な	教会、パッハ、平穏、空っぽ、多い、広い、広さ
厳粛な、悠然とした、断固とした、不安げな、短音階のような、不穏な	ゾッとさせる、断固とした、教会のような、孤独の念、耳をつんざくような、謎めいた	幸せな、生き生きとした、自由、目的、旅、間に挟まれた	許し、新しい始まり、新鮮な、大失敗を取り戻そうとしている、漠然とした希望、平然とした、動いている	虚無感、（不快なほどに）温かい、穏やかな、ほろ苦い	静かな、（不快なほど）温かい、穏やかな、憂鬱な、ほろ苦い	陽気な、元気な、スキップしている、楽しんでいる、教会のベル、楽しんでの出会い
不穏な、力強い、時折光が差す暗闇、夜、水、突き動かされる、深刻な	不安定な、未解決な、憂鬱な、物思いに沈んだ、郷愁の念に捉えられた、孤独な人、高揚の瞬間	明るい音、小さな子どもがその辺りをジャンプして回っているような感じ	アイルランド共和国、暖かな、散歩道、気楽な、希望に満ちた	幸せでも憂鬱でもない、成熟した、自立した、でも不満足げな、解消した痛み、耐えうる痛みと	気味悪く付きまとう、ホラー映画、とても不快だけど止めたくない	幸せで温かくて穏やかな、風船が浮かぶ青緑な公園の絵
長調と短調が入り交じった感じ、興奮とエネルギーの瞬間、ゆっくりとした、不確実、戸惑い	興奮、攻撃、苛立たしさ、ころどころで受動攻撃的な、戦争のような感じ	かわいい、バレエのような、フォークソング	旅をしている、夢のような、快活な、野原を歩いて（スキップして）いる	真面目な、息苦しい、悲しげな、空っぽ	混沌とした、不安でとても緊張詰めた、何かに向かって突き進む、どこかに映画のサウンドトラックを思い出す	平安で心穏やかな、懐かしい音楽のように聞こえる、神聖な
逃げている、走り去っている、暗くて謎めいた、素朴な、土、青色、気楽でない、ゆったりした、行き詰まった、閉鎖された、茶色、物悲しい	宝石、暗く謎めいた、情熱、闇のエロティシズムを要求する	空間、地に足がつかない、高校の楽団、流動的な、ねらいをもった	旅の途中にどこかでハイキングやサイクリングをしている、「次のステップ」を待ち望んでいる	（リズムの動きが速いとき）断固とした、尊大な、英雄的な	暗い、恐ろしい、気味が悪い、かすかな怒りと敵意を伴った激しさ	神聖な
重苦しい、差し迫った、変化する感覚、無気力な、満足感と不満足感の移ろい	不安、黒色、疲れた、落胆、見捨てられる、孤独、内的葛藤、助けを求めての泣き	灰色、空っぽ、無関心、無感覚な、目的のない、動的な、魂のない、遊び気分、楽しい、啓蒙的な、開放感		（リズムの動きがゆっくりなとき）悲しげ、憂鬱的な、意気消沈した、死を悼む	脅迫的な、卑劣な、不快な、好奇心をそそる、未解決な、ときどき悪魔のような、まとわりついている、ゾッとするような	快活な、雄大な、ときどきはしゃいだ子どものようにふるまう、幸せな、満足している、落ち着いた
ゆっくりしたテンポだと重苦しい感じ、物思いにふけった、ゾッとさせる、激しい、突き動かされた、決断、信頼感のある、美しいメロディーの主題	ゾッとさせる、暗い、不吉さを増し迫った、暗い、不快感、暗い、雨の日を思わせる、無気力な、安定した、絶望的な、深い孤独感、整然とした	興味、日課の変化、ときどき不快な、暗い、不確かな、突発的な動き、決断、全体的な動き、楽しい、野原を走っている、平穏な、雄大な				歌や何か親しみを感じるもののように聞こえる、和音の使い方によって感じ方が変わると思う
未完成の、根本的には楽観的な、空想にふけった、さきめて優美な、一貫したリズムを求めてもがいている	怒り、決心、感情を表に出している、挑戦的なエネルギーが駆り立てている	ドビュッシー風、平和な、希望に満ちた、風変わりな、ゆったりと主穏な感じ、ジャズ大				

表 4.2 ドを開始音にした音階と旋法

	C	C#/Db	D	D#/Eb	E	F	F#/Gb	G	G#/Ab	A	A#/Bb	B	(C)
半音階	C	C#/Db	D	D#/Eb	E	F	F#/Gb	G	G#/Ab	A	A#/Bb	B	(C)
イオニア	C		D		E	F		G		A		B	(C)
ドリア	C		D	Eb		F		G		A	Bb		(C)
フリギア	C	Db		Eb		F		G	Ab		Bb		(C)
リディア	C		D		E		F#	G		A		B	(C)
ミクソリディア	C		D		E	F		G		A	Bb		(C)
エオリア	C		D	Eb		F		G	Ab		Bb		(C)
ロクリア	C	Db		Eb		F	Gb		Ab		Bb		(C)
アラビア/ジプシー	C	Db		Eb		F		G	Ab			B	(C)
エジプト	C		D	Eb			F#	G				B	(C)
ペンタトニック1 中国のペンタトニック（1） （長調のペンタトニック）	C		D		E			G		A			(C)
ペンタトニック2	C		D			F		G			Bb		(C)
ペンタトニック3	C			Eb		F			Ab		Bb		(C)
ペンタトニック4 中国のペンタトニック（2）	C		D			F		G		A			(C)
ペンタトニック5 （短調のペンタトニック）	C			Eb		F		G			Bb		(C)
日本のペンタトニック	C	Db				F		G	Ab				(C)
スペイン音階	C	Db		Eb	E	F		G	Ab		Bb		(C)
ブルース（短調）	C			Eb		F	F#	G			Bb		(C)
ブルース（長調）	C		D	Eb	E			G		A			(C)
全音階	C		D		E		F#		G#		A#		(C)

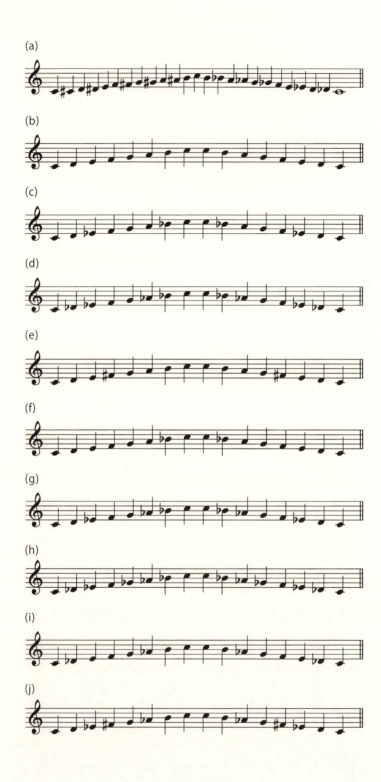

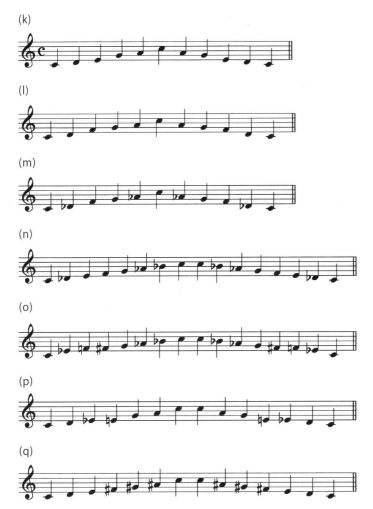

図4.2 旋法と音階 (a) 半音階 (b) イオニア旋法 (c) ドリア旋法 (d) フリギア旋法 (e) リディア旋法 (f) ミクソリディア旋法 (g) エオリア旋法 (h) ロクリア旋法 (i) アラビアン・ジプシー・スケール (j) エジプシャン・スケール (k) 中国のペンタトニック・スケールⅠ (l) 中国のペンタトニック・スケールⅡ (m) 日本のペンタトニック・スケール (n) スパニッシュ・スケール (o) ブルース・スケール（短調） (p) ブルース・スケール（長調） (q) 全音音階

表4.3 正格構造と変格構造のペンタトニック・スケール

旋法	主音	構造		構造	
1	C	正格	C D E G A C	変格	G A C D E G
2	D	正格	D E G A C D	変格	A C D E G A
3	E	正格	E G A C D E	なし	
4	G	正格	G A C D E G	変格	D E G A C D
5	A	正格	A C D E G A	変格	E G A C D E

表 4.4　ペンタコルド旋法

C	D	E	F	G
D	E	F	G	A
E	F	G	A	B
F	G	A	B	C
G	A	B	C	D
A	B	C	D	E
B	C	D	E	F

4.2.3　形式

　論理的に考えると，社会的行動や対人行動と最も似通っている音楽的側面は，音楽形式の複雑な概念にあるといえよう．ある一定の時間にわたって一連の過程が起こる社会的パラダイム（枠組み）と同じように，即興演奏における音楽形式もさまざまな時間の長さに応じて用いることができる．即興演奏の形式に関しては，ある体験との関連や進行中の治療過程との類似性・相違性との関連を考える人もいるだろう．ウィグラム（Wigram, 2004）は，単一の即興演奏活動，友人を作ること，治療的な関係，および治療の全過程などの構造や進行過程とソナタ形式が類似しているとして，この形式について考察している．たとえば，即興演奏の展開過程とソナタ形式にみられる象徴的な類似点についてみてみよう．クライエントが自分の声や楽器の響かせ方や鳴らし方を探るといった初期段階での音の探究は，ソナタ形式でいう「序奏（introduction）」に似ている．初期段階で浮かんだ音楽的アイデアは，「提示部（exposition）」においてセラピストとクライエント間あるいはクライエント間で表現される．その音楽的アイデアは「展開部（development）」でさらに発展する．この展開部ではグループの一人ひとりが何に楽しさや心地よさ，意味，満足感を見出しているかに気を配りながら，提示部で現れたモチーフを用いて一部形を変えたり重ねたりして新しい方向性を探りながら発展していく．「再現部（recapitulation）」で奏者たちははじめの音楽的アイデアに戻り，「結尾部（coda）」では美的で満足のいく終結を迎えられるよう即興演奏を終止に導いていく．

　神経リハビリテーションを必要とする人は後に社会的困難を経験することがある．これはよく「自己意識の揺らぎ（shaken sense of self）」と表現され，個人のアイデンティティーに関する感覚の変化も含まれる．上述したように，社会的交流に関連した目的で行う臨床的即興演奏活動を計画する際には特に，どのような音楽形式をどのように使用するかをよく考えなければならない．これは非常に重要な点である．ロンド形式（A-B-A-C-A-D-A-E-A-F など）は，一連の出来事の見通しが立つ安全な枠組みの中

で社会的機能のさまざまな側面を訓練できる有用な構造のひとつである．「A」では集団で即興演奏を行い，後に続くその他のアルファベット文字の箇所では個々のクライエントがひとりずつ即興演奏を行う．ロンド形式では，全員で一斉に奏でる集団での即興演奏という安全な場所にいつでも引っ込むことができるので，社会情緒面において支持的な枠組みを提供することができる．その枠組みの中で，クライエントは自身の社会的能力を個々に探求できるのである．ロンド形式はこういった機会を提供するために用いられることが多い．

4.2.4 音色

　臨床的即興演奏活動を考案する際に検討すべきもうひとつの重要な点は，どのような音色を使用するかということと，音色が運動反応や認知的反応，感情反応，および社会的反応に与える影響についてである．たとえば運動発達や運動リハビリテーションを目的とした即興演奏活動を計画する場合，優しい音色から荒々しい音色まで多種多様な音色の楽器を準備しておくと，さまざまな筋収縮状態を促すことができる．

　もうひとつの例として，選択性注意の改善を目的とした音楽的注意コントロール訓練（musical attention control training for selective attention skills: MACT-SEL）などで行われる活動での音色の使い方である．聴覚的な「図と地（背景）の関係（figure-ground relationships）」を作り出すために，さまざまな楽器の音色を利用するのである．たとえば選択性注意行動を訓練するために，一人あるいは複数のクライエントが柔らかいマレットで大きな太鼓か低音のブロックバーを静かな音で鳴らすなどして基盤となる安定した構造，つまり地（ground）を作り出し，他のクライエントが主となる要素，つまり図（figure）として機能するような楽器を鳴らす．この例であれば，背景にある音とある程度区別できる対照的な音色をもつ楽器（たとえばトライアングル，ソプラノ・オルフ・ザイラフォン，カリンバ，アゴゴベルなど）を使用するのがよい．そしてその他のクライエントたちには，この音色が聞こえたときにあらかじめ指示された反応を示すという選択性注意行動を求める．つまり，音色の違いを利用することにより，複数の刺激の中からある刺激を選択するという選択性注意訓練を提供できるのである．

4.2.5 ダイナミクス（強弱）

　音楽のダイナミクスは一般的に音の強度あるいは音の振幅の変化のことをいい，よく「強さ（loudness）」や「弱さ（softness）」という語で表現される．即興演奏活動はピアノも含め打楽器を用いて行われることが多いので，ダイナミクスの幅はこれらの楽器に加えられた力の変動によって作り出される．加える力が大きければ大きいほど，あるいはドラムやザイロフォン，トライアングルなどを強くたたけばたたくほど振幅

は増し，逆の場合も同様である．小節をまたいでクレシェンドやデクレシェンドをかけていくというように，ダイナミクスは時間をかけて変化させることもできるし，ある音から次の音に移る際に一瞬にして変化させることもできる．ダイナミクスも望ましい反応を引き出すために用いることができ，筋活動（たとえば，振幅が大きいほど筋収縮は促される）や情動反応（たとえば，即興演奏の最後に徐々にデクレシェンドをかけ，感情が落ち着いてゆくように導く）などを含むさまざまな領域で利用できる．

即興演奏を構造化するあるおもしろい方法がある．これは特に安定した拍の維持が難しいクライエントに有用で，主にダイナミクスの要素を用いて構造化する方法である．音色やテンポ，音域，リズムによるファンファーレ（装飾楽句），グリッサンド，およびある楽器の中断と再開などの組み合わせや変化で創り出す構造化された音風景（サウンドスケープ）を用いることにより，複数の奏者が「拍を安定的に保つ」ことを要求されず，しかし時間的秩序を維持しながら即興演奏を行うことができるのである．次節で，音楽的遂行機能訓練の活動としてこの例を挙げる．

4.3　音楽的遂行機能訓練
（Musical Executive Function Training: MEFT）

MEFT（第23章参照）で即興演奏を用いることにより，個別形態であっても集団形態であっても，抽象的思考や整理・体系化，論理的思考，計画性，過去の経験と現行の作業を結びつけるワーキングメモリの使用，および問題解決能力などを含む遂行機能を効果的に訓練することができる．その他，適切な動作の開始と不適切な動作の抑制，エラー検出と中間軌道修正（間違いに気づいたときにそれを正すこと），無意識の反応ではなく新しい反応の示し方，およびその他習慣化した反応を断つべき行動などの訓練にも効果的である．

こういった行動や機能は，先述のとおり，さまざまなダイナミクスを創り出す音風景を用いた活動の中で訓練することができる．集団形態におけるひとつの適用例として，数名のクライエントと楽器がある環境設定において，1名のクライエントに指揮者の役割を与え，常に状況が変化する特定の場面あるいは環境を選んでその場面あるいは環境と聴覚上類似した音風景を創り出すよう指示する．たとえば海辺の場面を想定した場合，指揮者役のクライエントは何名かのクライエントに波の音のように聞こえるオーシャンドラムを鳴らすよう指示し，他のクライエントには，ウィンドチャイムを鳴らしたり両手をこすり合わせたりして風の音を表現したり，その場面の雰囲気を出すためにオルフ・ザイロフォンでグリッサンドを奏でたりするよう指示を出す．その場面の状況が時間の経過とともに変化していく様子を表す際には，雷を表現する

ために別のクライエントにサンダーシート〔訳註　雷の擬音を奏でる薄い鉄板状の楽器〕や低音のドラムを鳴らすよう指示し，海辺に嵐がやってくる場面では，しとしとと降る雨の音を創るためにまた別のクライエントにレインスティック〔訳註　雨の擬音を奏でる筒状の楽器〕を鳴らすよう指示してもよい．嵐が接近してきてやがて去っていく様子を表現するために，指揮者役のクライエントは，指揮やジェスチャーを使ってグループ全体や個々のクライエントに対して演奏のダイナミクスを変えるように合図を出していく．鳴らし始めるよう指示を出すときには，その楽器を鳴らす仕草とともにアイコンタクトとうなずきを示すとよいし，鳴らすのを止めるよう指示を出すときには，手をストップ・ポジションにもっていって合図を出すとよいだろう．両手の手のひらを上にして上方や外側に向けて動かしていく動きによって音量および強度の増加を指示することができるし，逆に両手の手のひらを下にして下方や内側に動かすことにより音量を下げるよう指示することができる．この方法であれば，リズムや調性といった枠組みのある即興演奏ではなく，大まかな構造の中で変化する時間的構造（おそらく音楽形式と同じような構造）の中で，ダイナミックな即興演奏を行うことができる．

　即興演奏活動を構造化するもうひとつの方法は，本章で前述した音楽素材を使って層を重ねる方法である．図4.3の楽譜は即興演奏を開始するときの枠組みとして使用できる．この楽譜は複数のパートからなっていて，リズムを演奏するパートと音を演奏するパートがある．上の5段が音を演奏するパート（バス・ブロックバーからソプラノ・ザイロフォンに向かって徐々に複雑さが増す）で，下の7段がリズムを演奏するパート（同様に，一番下のバス・ドラムから上のパートに向かって概ね複雑さが増す）である．この楽譜の使い方のひとつとして，集団内で比較的機能が低いクライエントがリズムパートと音パートのそれぞれ下方にあるパートを担当し，少し挑戦が必要なクライエントがより複雑なパートを担当するという方法がある．セラピスト（あるいは指揮者役のクライエント）は演奏の開始と終止のタイミングを身体的合図によって指示し，各パートの演奏の仕方については実演して示すとよい．この楽譜は即興演奏のほんの導入部分である．セラピストは，準備できる楽器およびクライエントが使用可能な楽器は何か，どの程度即興的な演奏がなされるべきか，またどういった音色やリズム，旋律，およびダイナミクスの変化（これはこの楽譜には記していない）が最もクライエントに適しているかなどを見定め，必要に応じて修正を加えて用いる必要がある．

4.4　音楽的心理社会性訓練とカウンセリング
　　　（Music in Psychosocial Training and Counseling: MPC）

　MPC（第27章参照）介入において即興演奏活動を行う場合，気分の安定，感情の表

現，思考の明晰さ，および適切な社会的機能を促進する目的で音楽を用いる．活動を入念に計画する必要があるし，各クライエントと集団のニーズや脆弱性を十分に考慮して実施しなければならない．実際，音楽が気分に強い影響をおよぼすことは歴史を通じてよく知られているし，アリストテレスは他者の気分を操作できてしまう音楽の影響力を認め，音楽をかなり下劣な専門的職業と考えていたほどである．臨床家にとって，臨床的即興演奏の動的性質とその機構原理を理解しておくことが即興演奏活動を注意深く計画し実施する上で役立つ．多くの音楽家や音楽療法士が思考や概念，感情状態を表現するために即興演奏を行うが，即興的な音楽創造の根底にある神経機構についてはほとんど理解されていない．

リムとブラウン（Limb & Braun, 2008）はプロのジャズピアニストを対象とした研究で，何年も演奏してきた曲を演奏しているときの神経活動パターンと即興演奏を行っているときの神経活動パターンが異なることを示した．彼らは機能的磁気共鳴画像法（fMRI）を用いて脳活動の顕著な解離パターンを見出した．即興演奏によって内側前頭前皮質が賦活する一方で，背外側前頭前皮質と外側眼窩前頭皮質の活動が抑制されたことを発見したのである．彼らはこの脳反応を行動反応と結び付けて，自伝的情報の生成を含めた自己表現に関与すると考えられる脳領域の活動が増し，自己監視や自己抑制に関与する領域の活動が低下したと説明している．彼らはまた，他の研究（Patel, 2010）と同様に，二名の奏者間でやりとりを繰り返す「トレーディング・フォー（trading 4's）」とよばれるジャズ・ミュージシャンがよく用いる形式で即興演奏を行っているとき，左後下前頭回が賦活することも特定した．このブローカ野ともよばれる領域は言語産出と最も関連しているため，この結果は，この実験の参加者たちが即興演奏の中で社会的コミュニケーションを経験していたことを示唆していると考えられる．

4.4.1 MPCにおける社会的能力訓練（social competence training）（MPC-SCT）

MPC-SCTでは，クライエントが音楽を用いて他者と適切で有益な社会的交流を図る上で必要となるスキルを高められるよう支援する（Gooding, 2011）．音楽が心理社会的機能のメタファー（象徴）として機能するというよりは，この要素を利用して，クライエントが他者と交流を図るときに行うさまざまな行動を直接的に練習するために音楽を使用するのである．活動例を以下に示す．

目標領域：　　　　社会性
具体的スキル：　　相互交流の開始と応答
治療目標：　　　　クライエントは他者との相互的なやりとりを適切に開始し，その

やりとりを続けることができる．

必要な用具： ドラム（ジャンベ，トゥバーノ，ドゥンベックなど）を含む打楽器，オルフ楽器のザイロフォンとメタロフォン

セッション形態： 集団（2〜10名）

手順：

1. 応答しやすい「挨拶」の特徴について考えるよう促す．必要に応じて，具体的にさまざまな面を取り上げながら（たとえば，声の大きさ，抑揚，長さ，速さ，ぎくしゃくした声のかけ方のほうがよいか人当たりのよい声のかけ方のほうがよいか），考えてみるよう促す．

2. 次に，その特徴に対応する，あるいは類似した音楽の要素（たとえば，声の大きさであれば「音量」，声の高さや抑揚であれば「音高」，話す速さであれば「テンポ」，声のかけ方であれば「リズム」）を特定する（たとえば，音量はどれくらいが適切か）．

3. 同じように，感じのよい，あるいは相手が満足する「返答」のフレーズを考え，そのフレーズの特徴と類似した音楽の要素を特定する．

4. 感じのよい「挨拶」とそれに対する「返答」として考えた非音楽的な特徴と音楽の要素を使って，クライエント一人ひとりが「挨拶」として簡単なフレーズを演奏し，他のクライエントはそれに対して演奏で「返答」する．この音楽的な交流を開始する役が，クライエント全員に少なくとも一度は回るまで続ける．

5. これを中断するタイミングを見計らって，「返答」を誘うのに最も優れていた「挨拶」の音楽的な特徴がどのようなものであったかを尋ねる．続けて最も感じがよいと感じた「返答」の特徴について尋ねるのもよい．

6. 最も効果的な「挨拶」と感じのよい「返答」の音楽的な特徴を特定した後，その特徴を反映させた即興演奏をもう一度同じ手順で行う．

7. その後，この体験を言語的に処理するのが適切な場合には，このセッションでの音楽体験と，日常における他者との交流場面での自身の当面の目標とを関連させてみるよう促すとよい．臨床的即興演奏体験と自身の長期目標や実生活で遭遇する場面とを結び付けられるよう支援することにより，治療的音楽体験と非音楽的行動とのつながりが促進され，さらに深められることになろう．

(a)

ボレロ

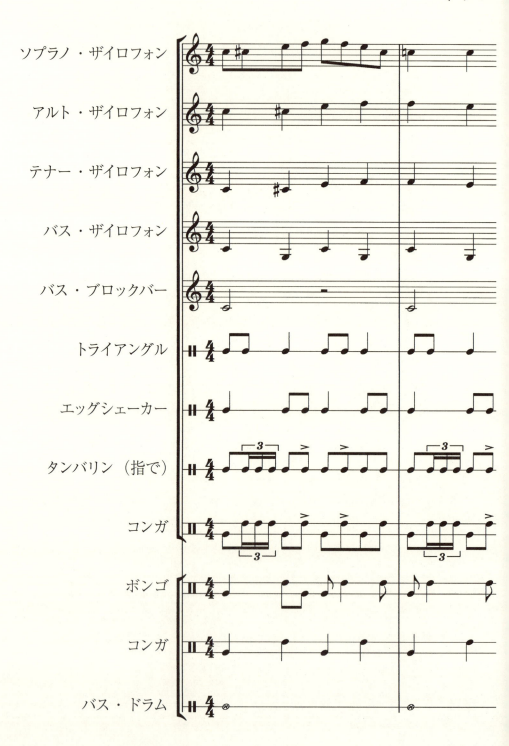

のリズムとアラビア旋法

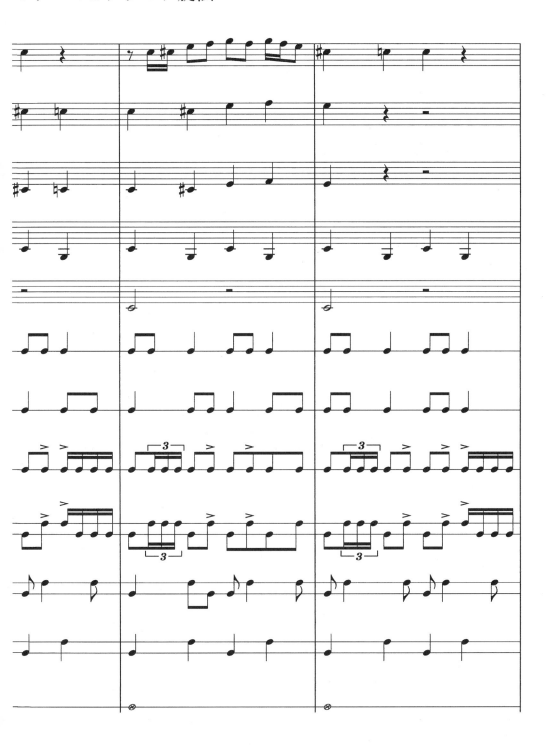

(b)

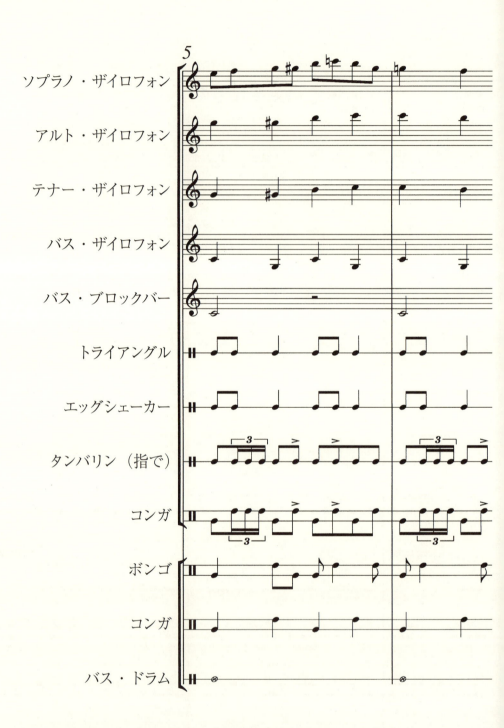

図4.3 ボレロのリズム構造を備えたアラビア旋法

第 4 章　神経学的音楽療法における臨床的即興演奏

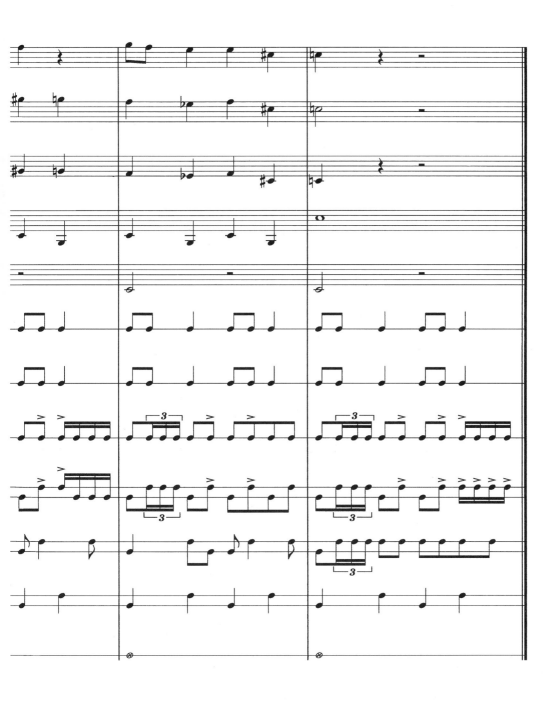

4.4.2 MPCにおける気分誘導（mood induction and vectoring）（MPC-MIV）

音楽から連想した音楽以外の考えやイメージを示した表4.1は，社会的機能や情動的機能の発達，たとえば気分の変容や対人コミュニケーション，感情の表出などを支援するための臨床的即興演奏活動を考案する際に，何らかの役に立つであろう．このような目的で用いられることを意図してこの表を掲載した．たとえて言うならば，正確な方向を伝えるデジタル式の全地球測位システム（GPS）のようではなく，おおまかな指針を与えるアナログ式のコンパスのように活用できるだろう．

MPC-MIV活動の一例を挙げる．

目標領域：　　　情動・感情
具体的スキル：　気分の変容
治療目標：　　　クライエントはリラックス状態と関連する感覚や感情を経験し，それを認識して表現することができる．
必要な用具：　　ドラムを含む数種類の打楽器，オルフ楽器のザイロフォンとメタロフォン，擬音楽器（たとえばオーシャンドラム，レインスティック，ウィンドチャイム，サンダーシート，テンプルブロック）
セッション形態：集団（2～10名）
手順：

1. 鍵盤打楽器（ザイロフォンやメタロフォン）をフリギア旋法かミクソリディア旋法のいずれかの音階に設定し，クライエント全員に配る．音高をもたない打楽器は，この活動の後に気分の誘導と表現を促す目的で使用する．

2. フリギア旋法に設定された楽器をもつクライエントに，1音1音鳴らしながらこの音階で創り出すことのできる音や音の組み合わせを探ってみるよう指示する．これは，誰かが即興的に鳴らしているときに生まれたリズムを使って行うこともできるし，リズム構造なしで一斉に始めてもよい．このとき，即興演奏を行っている間あるいは聴いている間に浮かんできた考えや感情，イメージなどをノートに書き出していくよう，クライエント全員に伝える．

3. しばらくしてこの即興演奏が安定してきたら，ミクソリディア旋法の音階に設定された楽器をもつクライエントに静かに即興演奏をはじめるよう促し，この音階の音の並びによる響きを探ってみるよう指示する．そして徐々に，フリギア旋法で演奏している人たちと同じくらいの音量にまで上げていくよう促す．

4. この即興演奏が安定してきたら，フリギア旋法で演奏しているクライエントに，ミクソリディア旋法で演奏しているクライエントと同じ音あるいは心地よ

く響く音を探るように伝え，それらの音を多く使って演奏するよう指示する．

4.5 おわりに

本章の目的は，冒頭で述べたように，神経学的音楽療法で使用される臨床即興演奏の音楽素材と基本的な例をいくつか示すことであった．ねらいとする非音楽的な行動の構造や機能に応じた臨床的即興演奏活動の理にかなった臨床的論理と治療構造は，臨床家が治療体験を計画し実施する上での指針となるであろう．

参考文献

Berlyne, D. E. (1971). Perception. In: *Aesthetics and Psychobiology.* New York: Meredith Corporation. pp. 96-114.

Brown, S. and Jordania, J. (2011). Universals in the world's musics. *Psychology of Music, 41*, 229-48.

Daivs, G. and Magee, W. L. (2001). Clinical improvisation within neurological disease: exploring the effect of structured clinical improvisation on the expressive and interactive responses of a patient with Huntington's disease. *British Journal of Music Therapy, 18*, 78-9.

Gardstrom, S. C. (2007). *Music Therapy Improvisation for Groups: essential leaderships competencies*. Barcelona: Gilsum (NH).

Gooding, L. F. (2011). The effect of a music therapy social skills training program on improving social competence in children and adolescents with social skills deficits. *Journal of Music Therapy, 48*, 440-62.

Hiller, J. (2009). Use of and instruction in clinical improvisation. *Music Therapy Perspectives, 27*, 25-32.

Hilliard, R. (2007). The effects of Orff-based music therapy and social work groups on childhood grief symptoms and behaviors. *Journal of Music Therapy, 44*, 123-38.

Limb, C. J. and Braun, A. R. (2008). Neural substrates of spontaneous musical performance: an fMRI study of jazz improvisation. *PLoS One, 3*, e1679.

McFerran, K. (2010). *Adolescents, Music and Music Therapy: methods and techniques for clinicians, educators and students*. London: Jessica Kingsley Publications.

Meyer, L. (1956). *Emotion and Meaning in Music*. Chicago: University of Chicago Press.

Patel, A. (2010). *Music, Language, and the Brain*. New York: Oxford University.

Silverman, M. J. (2007). Evaluating current trends in psychiatric music therapy: a descriptive analysis. *Journal of Music Therapy, 44*, 388-414.

Thaut, M. H. (2005). *Rhythm, Music, and the Brain: scientific foundations and clinical* *applications*. New York: Routledge.

Wigram, T. (2004). *Improvisation: methods and techniques for music therapy clinicians, educators, and students*. London: Jessica Kingsley Publishers.

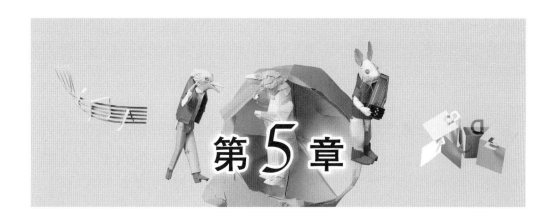

第5章

パターン化感覚強化法(PSE)と拘束誘導運動療法(CIT)：作業療法から多職種連携で行う上肢リハビリテーションへの展望

クリスタル・マッシー (Crystal Massie)

5.1 はじめに

　脳外傷もしくは脳損傷後の脳の変化・再構築能力（すなわち神経可塑性）についての研究分野では，この20〜30年でニューロリハビリテーションに対する考え方が完全に変化した．神経可塑性を得るためには「使用頻度に応じた可塑性（use-dependent plasticity）」を生み出す十分な行動学的メカニズムが必要とされ，そしてその手法を用いた上肢に対する介入法は，脳卒中からの回復において根本的な役割を果たす．脳卒中患者への上肢機能改善に対する試みは，運動学習と運動制御，および神経生理学的原理に基づいた構造化かつ集中的な介入を必要とすることが多い．臨床家やセラピストが用いる介入法や課題は，患者の予後に直接関わってくるため，十分に配慮する必要がある．その一例として，拘束誘導運動療法（constraint-induced therapy: CIT）は最も広く研究されてきた手法のひとつであり，強制使用という考えを軸に，多くの機能重視課題と組み合わせて使用される（一方NMTでは，聴覚運動同調 [auditory-motor entrainment］と反復が重要視されている）．本章では，脳卒中患者における周期的かつ律動的な聴覚刺激を用いた運動戦略に焦点を当てた介入と単一セッションの研究結果を含め，臨床家が配慮すべき詳細について述べることとする．

5.2　拘束誘導運動療法（constraint-induced therapy: CIT）

近年の脳卒中リハビリテーションにおける潮流として，「使用頻度に応じた可塑性（use-dependent plasticity）」を促すよう考案された介入方法に期待が寄せられている．こういった介入方法はいくつかあるが，その中でも CIT は最も広く研究されてきたものの一つである（Wolf, 1989, 2006）．CIT はタウブ（Taub）らによってなされた行動神経科学の研究を基礎としている．その内容とは，運動を制限された状態では学習性不使用（learned non-use）という非常に強力な事象が起こり，これは影響を受けた四肢を強制的に使用することにより修正することができるというものである（Taub & Uswatte, 2003）．同様の学習性非使用状態は脳卒中後の患者でも観察され，このことが CIT の発展に寄与してきた．標準的な CIT プロトコールは 1 日 6 時間の訓練を，連続した 10 日間で行うものであるが，その他にもさまざまな展開法が考案されている（Page, 2008, Wu, 2007a）．訓練にはさまざまな運動学習理論が内包されているが，その核となる原理は以下のように要約できる．

1. 拘束（restraint）：健側を拘束する．典型的な方法としては，分厚いミットを健常肢に装着して強制的に使えないようにするなどである．
2. 課題練習（task practice）：患者はそれぞれに応じて課せられた課題練習を遂行する．課題はおよそ 15 分から 20 分間で終わる反復訓練である．
3. 段階づけ（shaping）：患者のパフォーマンスの向上に伴って，段階的に訓練難易度を引き上げていく．
4. 集中練習（massed practice）：休憩よりも多くの時間を練習に充てる．休憩は疲労を回復するために必要に応じて取るのみとし，それ以外は患者を鼓舞しながらでも訓練に従事してもらう．

これらの要素をそれぞれ訓練期間を通じて組み合わせながら行い，訓練内容は個々の患者に応じた目標や必要とされる機能を考慮して決定していく．典型的な CIT における 1 日の訓練内容を表 5.1 に示した．それぞれの患者に応じたさまざまな課題練習と段階づけを行っていくが，原則的には 1 日の訓練内でこの両方を組み合わせながら進めていく．CIT における課題遂行時には，健常肢をパッド付きミトンで拘束した上で，障がい肢を使うこととなる．障がい肢のみで遂行困難であるようならば，さまざ

まな代替手段を補助として使用する．たとえば，補助器具（カードホルダーなど）を使用したり，セラピストの手を補助手として使用するなどである．我々の施設では，個々の患者の障がいを考慮した上で，その患者が現在有している運動機能で遂行可能な課題を設定するように試みている．たとえば患者の指と手首が 10 ～ 20 度しか伸展しないとしても，そのレベルでの巧緻運動が課題遂行に重要な要素となるような課題設定を行っていく．また，用いる課題には粗大運動，巧緻運動，この両者の組み合わせをそれぞれさまざまな比率で配置したものを用いる．さらに，CIT における段階づけの概念は根幹をなす重要なものであるので，課題は運動機能改善に従って徐々に難しくしていく．これはすなわち，ゆっくりと難易度が上がるような，そして運動機能回復をもたらすための適切なフィードバックが得られるような課題の構成を，臨床家がじっくりと考えて処方する必要があるということである．たとえば，訓練の目標を「缶詰を食器棚に収納すること」に設定した場合，訓練の開始は小さな缶詰を少し高い段に移すことから始めるようにする．そしてそれができるようになれば，台を少しず

表 5.1 典型的な CIT 訓練日における日常活動の例．患者は CIT 原理に沿ってこれらの活動を達成していくために，訓練者と 1 対 1 で取り組む．一つひとつの活動の中で各課題を何度も繰り返して行うために，各活動は約 15 ～ 20 分かけて行われる．

時間	活動
9：00 ～ 9：15	自宅で書いた日記とミトンの使用状況について振り返る
9：15 ～ 9：30	セラピーボールを使って跳ねたりストレッチをしたりする
9：30 ～ 10：00	ドミノを使って微細運動スキルに取り組む
10：00 ～ 10：20	缶詰製品を食器棚の中に入れたり取り出したりする
10：20 ～ 10：30	休憩
10：30 ～ 11：00	手で握って持つ道具を使ってガーデニングをする
11：00 ～ 11：20	回転式名刺ホルダー（Rolodex）を使う
11：20 ～ 11：40	小麦粉の粘土（Play-Doh™）を指や手を使って伸ばして広げる
11：40 ～ 12：00	昼食準備
12：00 ～ 12：30	昼食
12：30 ～ 13：00	後片づけをしてテーブルを拭く
13：00 ～ 13：20	ビー玉や小さな木片を手の上で操る成形活動を行う
13：20 ～ 13：50	バッチボール（屋外で行うボーリングのような球技）をする
13：50 ～ 14：00	休憩
14：00 ～ 14：30	カードゲームをする
14：30 ～ 14：50	ハンガーと衣類を掛ける
14：50 ～ 15：00	1 日のまとめ

つ高くしていき，それができるようになれば，今度は少し大きめもしくは重めの缶詰を使用するようにしていく．臨床家は「ちょうどよい」挑戦を設定する必要がある．それはすなわち，患者にとって少し難しいが，難しすぎてストレスを感じたり能力的に不可能であったりしないような適切な難易度の課題を，段階的に与えていくということである．CITにおける介入の重要性を過小評価してはならず，臨床家は脳卒中後患者の運動機能を改善させるための適切な強度かつ構成の訓練メニューを作成する責任がある．

5.3 拘束誘導運動療法（CIT）と運動制御

　CITは学習性非使用を治療するために発展してきた．実際にこれまでの研究で，1年以上続いている上肢片麻痺がCITによって改善した結果なども報告されている（Wolf et al., 2006）．しかし，運動戦略や運動の質に注目してCITがもたらす影響を評価する試みは今のところあまりなされていない．回復と代償のどちらの尺度でニューロリハビリテーションの介入効果を評価するのがよいかは，今もって議論が続いている（Levin et al., 2009）．運動学的動作解析は集中訓練を受けた後の脳卒中後患者の「到達運動戦略（reaching strategy）」の変化を定量的に評価する技術のひとつである．これによって，目には見えない「運動戦略（movement strategy）」を定量的に評価することがおそらく可能であろうと考えられる．近年になり，CIT前後に運動学的動作解析を行う研究が増えてきている（Malcolm et al., 2009, Massie et al., 2009, Michaelsen et al., 2006, Woodbury et al., 2009, Wu et al., 2007b）．

　我々の施設では運動戦略に与えるCITの影響を定量化するために運動学的動作解析を使用しており（Massie et al., 2009），特にCIT前後に起こる特徴的な代償運動に注目している．我々の研究では，到達運動課題における連続した矢状平面上の2点間移動動作をカメラで記録し，その動作をデジタル化して分析し，体幹運動，肩の屈曲，肘の伸展の代償運動を定量化し，さらに動作時間と速度も測定した．結果，CIT訓練後には体幹代償運動は改善せず，肩の外転距離が増加することが判明した．また肩の屈曲距離は前方把持運動時には著しく増加するが，一方で肘の伸展運動には変化がみられなかった．CIT訓練前後における体幹，肘，肩の運動距離を図5.1に図示する．さらにこの研究では，運動活動記録（Motor Activity Log: MAL）（Uswatte et al, 2006b）とウルフ運動機能検査（Wolf Motor Function Test: WMFT）（Wolf et al., 2001）を用いて実際の上肢使用頻度と運動機能に対する評価を行った．MALでは，脳梗塞後患者に，麻痺側上肢を日常生活動作の中でどの程度使用しているかを主観的に評価してもらった．一方WMFTでは，いくつかの段階的な動作，たとえば手を机上に置く，鉛筆を持ち上げ

る，タオルを畳むといった動作などを行ってもらい，その達成具合を測定して上肢運動機能を評価した．その結果，他の研究と同様に我々の研究でも上肢の使用量増加と運動機能改善を示したが，同時にCITは代償運動による機能改善をもたらさないと報告する初めての論文となった．この結果は別段驚くべきものではない．なぜならばCITは使用する「質」を向上させるというよりは，使用する「量」を増加させるからである．「どうやって」課題を完遂するかに主眼をおいているわけでなく，課題を達成するために「できるだけ動かす」ことを重視している．CITは運動量を改善させるものであって，運動の質は向上しない．翻って考えると，代替療法や代償療法は質と量の両方にアプローチする介入であるということに気づかされる．運動の「質」の改善が得られないということが，その後の機能回復や長期的にネガティブな結果をもたらすかどうかについては，今後も議論の必要がある．少なくとも今日においては，運動の「質」は脳卒中後患者の機能評価に重要であると考えられており，この分野についてさらに深い分析が必要である（Levin et al., 2009）．

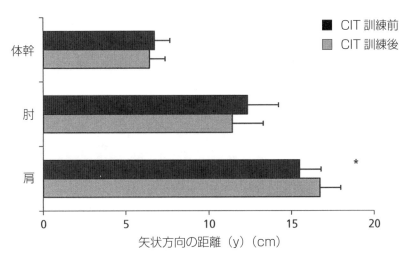

図5.1 一番上が体幹回旋の変化を表すグラフで，体幹の前傾運動の量を表示している．CIT訓練前（黒）後（グレー）で代償的な体幹移動（trunk displacement）の量に変化はなかった．真ん中のグラフは肘を前方に伸ばす到達運動の量を表示している．この値は，肘の伸展の肩の屈曲に対する比率を出し，それを体幹運動の量を除いた後に2点間の距離に当てはめて算出した．CIT訓練後で肘の伸展によって生じた運動量がわずかに減少しているが，統計的に有意ではなかった．一番下のグラフは肩の屈曲によって生じた運動量を表示している．CIT訓練後に肩の屈曲によって生じた運動量の有意な増加（*印で表示）がはっきりと視認できる．
このデータは，Massie, C., Malcolm, M. P., Greene, D., and Thaut, M. (2009). The effects of constraint-induced therapy on kinematic outcomes and compensatory movement patterns: an exploratory study. *Archives of Physical Medicine and Rehabilitation, 90*, 571-9. から引用したものである．

5.4 パターン化感覚強化法(PSE)と運動の質

　これまでの研究結果から，我々は次に，運動の質の向上について介入できるかどうかを研究してみることにした．まず脳卒中後の上肢麻痺患者に対するリハビリテーション計画に神経学的音楽療法（NMT）技法を組み込んだものを作成した．聴覚リズム刺激法（RAS: rhythmic auditory stimulation，第8章参照）をはじめとしたNMT技法は，歩幅の改善や歩行の対称性といった脳卒中後歩行の質の改善をもたらすという報告がある（Thaut et al., 1997）．このRASという技法は，歩行の律動的かつ周期的な性質を最大限に利用するものである．一方，歩行と比べると日常生活における上肢での到達運動というものは複数の運動機構が必要とされ（すなわち周期的な動きだけではない），もう少し複雑である．もちろん日常生活における上肢動作も，多くの部分は周期的な運動で占められている．たとえば机の上を拭く，歯を磨く，鍋をかき混ぜるなどはすべて，ある程度の反復運動要素からなっている．こういった背景から誕生したパターン化感覚強化法（PSE: patterned sensory enhancement，第9章参照）とは，より複雑な上肢運動リハビリテーションに対応することを目的として生み出された技法である．PSEには反復運動とフィードバックという二つの要素が盛り込まれており，上肢運動機能再獲得に対して理想的なアプローチ方法であるといえる．

　脳卒中後患者のリハビリテーションに対するPSE技法の開発過程で，我々は二つの研究を同時に行った．それは聴覚刺激の有用性についてと，到達動作における周期運動（離散動作と比較して）がもたらす特徴的な運動戦略について，それぞれに焦点を当てた研究である．前者の研究では，脳卒中後患者の到達運動はリズムによる聴覚的合図（合図なし条件と同様に，自己選択速度に設定）を加えることにより，即効性の改善効果を得ることが示された（Thaut et al., 2002）．これは，21名の参加者に，矢状面にある二つの的を30秒間往復する到達運動を行ってもらい，それに対して運動学的動作解析を行った．いくつか測定対象はあったが，主要なものとして軌道のばらつきと肘関節の可動域を測定した．メトロノームによる聴覚刺激を加えると，手首の軌道のばらつきは著しく減少し，一方で肘の伸展運動が著しく増加した．この結果を読み解くと，脳卒中後患者はその到達動作を改善させるために，与えられた聴覚刺激に自らの運動を同調させたと考えられる．そして，この聴覚刺激がもたらす効果は即時的である．脳卒中後患者に対するPSEを用いた到達運動訓練は，この即時同調効果をもって広く普及するものと考えている．一方，後者の研究では，到達運動課題を行うことによって運動戦略をどのように変化させるかを調べるために，脳卒中後患者の離散運動と周期運動それぞれでどのように動きが変わるのかを観察した（Massie et al., 2012）．我々は17名の脳卒中後患者に，音楽刺激がない状態で，2種類の前方到達運動課題をそれぞ

れ行ってもらった．ひとつは5回の連続した周期運動であり，もうひとつは5回の離散運動である．我々は参加者に，矢状面上の35cmあけた二つの的の間をできるだけ速くかつ正確に動くよう指示した．この研究でわかった興味深い発見のひとつとして，離散運動に比べて周期運動では体幹の回転が大きくなるということがあった．そして，この代償運動は脳卒中罹患側における運動戦略であることが示唆される（そしてこれはネガティブな代償運動ではないと考えている）．なぜならば健側ではこの回転角度の差はあまり目立たないのである．もうひとつの発見として，周期運動においては物体に触る正確性が参加者間で一定している点である．このことは，運動のパフォーマンスは5回の連続した周期動作が出力されるわけではなく，リアルタイムに生じる求心性フィードバックと遠心性アウトプットで制御されていることを示唆する．以上をまとめると，今回の我々の研究では，脳卒中後患者に周期運動を行わせると，そこには特徴的な運動戦略が存在しており，またそれは，リズムによる聴覚的合図によってパフォーマンスが向上するということが明らかとなった．

　上で述べた，到達運動時における聴覚的合図の影響を調べた研究結果を背景として，我々は脳卒中後患者へのPSE訓練プログラムを発展させた．このプログラムでは直接指導と自宅訓練の組み合わせで成り立っている．患者は研究参加施設において週に3回，1時間の直接指導を受ける．初日はプログラムの概要について説明を受け，訓練プロトコールに慣れる．2日めからはセラピストの指導下で1時間のPSE活動を行い，その後2時間の活動を行う．3日めにはそれが3時間に増える（火・木曜日）．セラピストは，直接指導のない日には患者の家に電話をして訓練の進捗具合を確認し，必要であれば家庭用プログラムの修正を行う．週末は完全に訓練なしとするが，結果的に患者は2週間で30時間の訓練を行うことになる．

　患者は図5.2に示すような訓練用具を渡されて，自宅で訓練を行う．用具は，36インチ×18インチ（約90cm×45cm）の大きさの中に28までの数字が順に6インチ（約15cm）間隔で格子状に配置されたものである．中央に矢印が記してあり，患者はそこに自分の身体の中心を合わせる．訓練用具は基準の高さのテーブルに固定されており，患者は中心の矢印に自分の身体の中心を合わせることで，自宅でも施設と同じ条件で訓練を行うことができる．メトロノームを使用することによって運動周期を設定することができ，患者はその合図に合わせて手を動かすように指導される．開始時のメトロノーム周期は，あらかじめメトロノームなしで練習してもらい，そこで観察された患者の動きに合わせた速度に設定される．

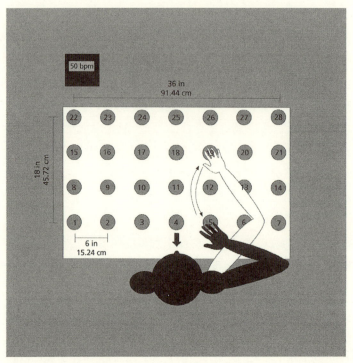

図 5.2　PSE で使用する訓練テンプレートの模式図．セラピストは，患者にとって課題となる運動を見極め，その課題に取り組めるよう，個々の患者のニーズに応じて二つの的を決める．その運動を行う頻度（速さ）についても，表 5.2 に示すように，セラピストが設定する．

　セラピスト指導下の 1 時間で，患者は指示された的の数字を 30 秒間，タッピングし続ける課題を 5 〜 10 回繰り返す．これによって何度も反復運動を行うことになる．これは再学習に最も重要な要素である．また，練習量を確保するために，各練習の間は 15 〜 20 秒間の短い休憩だけが許される（すなわち，休憩よりも練習時間のほうが長い）．1 〜 2 分の比較的長い休憩は，まとまった練習セットの間の大休憩のときのみ許可される．この練習セットはいくつかの課題とメトロノーム周期を組み合わせて構成されている．表 5.2 に実際のセッションでの進行例を示す．この一連の訓練プログラムの特徴は，空間的な動きとその速さをそれぞれ変化させて行うことができる点である．また的となる数字群の設定によって，さまざまな運動角度を設定することができ，訓練したい運動課題を作ることができる．たとえば的の並びを縦に配置したり，横に配置したり，対角線上に配置したりという具合である．この手法を用いることによって，セラピストは患者により複雑な動作を練習させたり，反復して特定の動きを練習させたりすることができる．さらにいうと，運動方向だけでなく，運動の距離も的の設定

表5.2 PSEプロトコールの進行例：設定されたメトロノームの速さで，2点の的を交互にタッピングして腕を動かすよう患者に指示する．患者の進み具合をみながら，治療プロトコールに沿って2点間の距離を長くしていったり，運動の速度を上げていったりする．

訓練日	試行セット	試行回数	完遂した回数	メトロノーム頻度 (bpm)	2点の的
1	1	5	XXXXX	45	3, 10
	2	10		40	2, 11
	3	10		40	4, 10
	4	10		50	2, 9
	5	—			
2	1	10		50	3, 10
	2	5		40	2, 11
	3	5		40	2, 18
	4	5		45	4, 10
	5	5		50	4, 10
	6	—			

によって調節可能である．そして，運動の速さについては，メトロノームを速くしたり遅くしたりすることによって変化させることができる．これらのさまざまなパラメータは，対象となる患者がそれぞれ有する運動障害に応じて調節することが可能であるが，最終的な目標は，このプロトコールを通じて各患者がその運動到達距離と速度を改善することである．

参加した患者は，この訓練プログラムを受ける前と受けた直後でそれぞれ評価された．障がいレベルの評価は，反射神経，屈筋・伸筋共同運動，巧緻運動機能，協調運動をそれぞれ定量化して測定するフューゲル・マイヤー運動機能評価（FMA: Fugl-Meyer Assessment）を用いて行った（Fugl-Meyer et al., 1975）．結果として，患者はおおむねFMAスコアが上昇，すなわち障がいレベルが下がる結果であった．機能的評価にはWMFTを用いた．これは，患者がいかに素早く上肢運動を行えるかを測定することができる．この結果でも，患者は訓練前と比べて素早く課題を完遂させることが可能となっていた．

我々はさらに，患者の到達運動機能について運動学的動作解析手法を用いて定量化した（図5.3）．患者には聴覚的合図なしで縦に並んだ二つの的の間を連続的かつ周期的に運動してもらい，体幹の代償運動，肩関節の屈曲，肘関節の伸展，運動時間，運

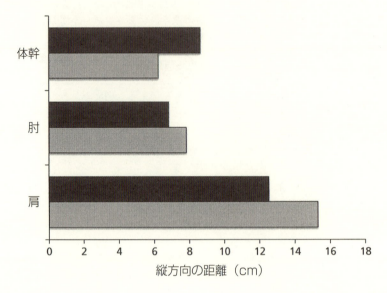

図5.3 図5.2で示したデータと同じように，体幹前部の移動，肘の伸展，肩の屈曲の度合いによって生じた直線距離．一番上のグラフは，PSE訓練前（黒）後（グレー）で身体に近いほうの的と遠いほうの的との間での到達運動中に，体幹を前にかがめた距離を示している．訓練後で，代償的な体幹移動の有意な減少がはっきりと視認できる．この結果は，訓練後に肩の屈曲によって生じた運動量の有意な増加（一番下のグラフで表示）とともに起こっている．統計的に有意ではないが，肘の伸展の度合いのわずかな増加もみてとれる．体幹の代償運動の改善は，肩の屈曲の改善と釣り合いがとられていた．
このデータは，Malcolm, M, P., Massie, C., and Thaut, M. (2009). Rhythmic auditory-motor entrainment improves hemiparetic arm kinematics during reaching movements: a pilot study. *Topics in Stroke Rehabilitation, 16*, 69-79. から引用したものである．

動速度のそれぞれを測定して評価した．その結果，PSE活動施行後の患者では体幹代償運動が有意に減少しており，またそれは肩関節の屈曲運動が増加していることによって達成されていることも判明した．また，訓練終了後には運動速度も上がっていた．周期運動中の運動解析で得られたこれらの実験結果から，周期運動と離散運動には明らかに差異があり，PSEを用いた周期的到達運動課題を行うことによって運動戦略は改善し，良好な運動機能をもたらすことがわかった．

　我々の研究成果として，PSEは体幹の代償運動を減少させる可能性だけでなく，脳卒中罹患上肢と手の機能改善をもたらすことが示唆された（Malcolm et al., 2009）．このことは研究自体にとっても重要な発見であった．というのも，我々が今回研究に用いた訓練には，手の巧緻運動要素は含まれていなかったからである．今回の我々の研究はあくまでPSEが治療介入の道具になる可能性を示した1例であるが，他の数多くの

研究においても，メトロノーム合図が上肢周期運動訓練課題に使用されている（Beckelhimer et al., 2011, Richards et al., 2008, Senesac et al., 2010, Whitall et al., 2000）．その中でも初期の研究であるウィッタールら（Whitall et al., 2000）の研究では，14名の脳卒中慢性期患者に対してリズムによる聴覚的合図を用いた両側上肢反復運動訓練（BATRAC：bilateral arm training with rhythmic auditory cueing）プロトコールを6週間行った．このプロトコールでは週に3回，20分間の訓練の中で，被験者が心地よく感じる運動速度に設定したメトロノームに合わせて，BATRAC装置のハンドルを押し引きさせるものであった．訓練後の追跡期間において，運動機能の改善が認められた．続いて行われたリチャーズら（Richards et al., 2008）による研究は，同じくBATRAC装置を用いて若干異なる訓練を行って評価したものであるが，先行研究ほどは劇的な変化を認めなかった．セネサックら（Senesac et al., 2010）は14名の回復過程にある脳卒中慢性期患者にBATRAC装置を用いて運動評価を行った．この研究の訓練プロトコールでは週に4回，各2.25時間の訓練を2週間にわたって行った．運動学的動作解析をアウトカムとして評価したところ，最大運動速度と到達運動の滑らかさの改善が認められ，また到達運動の軌跡が直線化しているという結果も得られた．彼らの研究グループは，BATRAC装置は単に前方への到達運動を部分的に訓練するだけのようにみえるが，実はこの訓練は脳卒中後患者が回復する過程でめざす「もっと複雑な運動」に必要な運動要素を訓練していると考えている．これら一連のBATRAC装置を用いた研究は，平面上に制限された上肢運動動作の中で，聴覚的合図をどのように用いるかを示した良い例である．他にも脳卒中リハビリテーションに使える2名用の治療装置も彼らは販売しているが，その訓練プロトコールについてはほとんど情報がない（Beckelhimer et al., 2011）．いずれにしろ，これらすべての研究は周期運動に聴覚的合図を組み合わせていることが特徴であり，この種の介入方法は今後も広く導入されていくだろう．

5.5 パターン化感覚強化法（PSE）の臨床応用

PSEの利点として，患者のニーズに応じた訓練を段階的に行ったり，難易度を調整したりすることができる点が挙げられる．たとえば，粗大運動はある程度可能だが，巧緻運動に困難のある患者がいた場合に，目標とする細かい手の運動訓練の前段階としてPSEによる訓練は役に立つだろう．我々が推奨するPSEの使い方として，この例のような場合には，近位粗大運動の改善に重点を置いて使用する．まず近位制御（粗大運動）が可能となれば，そこに費やす労力がなくなる分，次の段階である遠位訓練（巧緻運動）に良い影響をおよぼす．肩やひじの大きな動きが可能となれば，訓練すべき巧緻運動の可動域も広く促されることになる．

またPSEにより，代償運動をすでに獲得してしまった脳卒中後患者に，より質の高い運動への修正を促すことができる可能性がある．通常代償運動を修正することは臨床的に困難であるが，専門知識をもったセラピストが代償運動を予防もしくは制限する動作を設定し，それに聴覚的合図を用いて運動パターンに同調させてやることによって，PSEを用いた質の高い運動を促すことが可能となる．このとき，代償運動が起こらないように数字の的を選んで使用してもよいし，また移動距離が体幹や肩の屈曲による代償運動が起こらなくても十分可能となるように制限して行うことが必要である．たとえば，身体の中心線をまたいだ対角線上の的を選択すれば，肘の伸展と肩の水平屈曲・伸展を促進することとなる．訓練の開始においては，体幹の屈曲が生じないような距離に設定することが重要である．その後，代償運動が生じない範囲で距離を大きくしていくことが可能である．PSEの利点としては，メトロノーム刺激に同期した運動に焦点を当てることができ，その運動の起こし方にはそれほど注意を払う必要がない点が挙げられる．この点は臨床家にとって興味深い領域である．なぜならば課題実行時の注意焦点は到達運動の最中に変化するからである．ファゾーリら（Fasoli et al., 2002）は脳卒中後患者が運動を実行する際に，彼らの「手がどう動くか」あるいは「その運動をどうやって起こすか」に注意を向けさせると，外的注意に従って行う場合と比べて，全体の運動パフォーマンスが低下することを証明した．この考え方を延長させると，PSEがどのように好影響をもたらすかという点がみえてくる．たとえば患者が課題を実行する際にその運動の起こし方に注意を向けるよりも，リズムによる聴覚的合図によって意識下の刺激を与えることにより，運動システムを同期させることができる．

　PSEにおける運動の段階づけは，患者の症状改善や機能回復に応じて無限に設定可能である．たとえば垂直の壁に数字の的を置いて行ったり，的の数を増やすことにより，運動の空間平面を増やして行うことができる．我々の開発した装置は平面設定のみ可能であるが，垂直軸を追加することは容易であると考えられる．また，連続する3点間動作や4点間動作など二つ以上の数字の的を指定することで，課題の段階づけを行うこともできる．また，簡単な巧緻運動要素をPSEプログラムに組み込むことも可能である．たとえば，的をタッピングする際に指を広げて行うように促すと，特別な装置も必要とせずに巧緻運動を要求することができる．また我々は，反復運動中に広げる指を個別に指定したり，的上で指を開閉させたりすることによって，さらなる運動の段階づけを行っている．このようなPSE概念の拡張性や容易な運動の段階づけは，脳卒中後患者の運動訓練に適していると考えられる．

5.6 パターン化感覚強化法(PSE)と拘束誘導運動療法(CIT)の融合

　PSEはさらに複雑な上肢運動課題に応用できると考えている．また，その延長上にはPSEとCITの融合も可能であろう．リズムによる聴覚的合図は周期運動と容易に結びつけることができ，日常生活における台を拭く，鍋をかき回すなどの動作に応用される．もうひとつの例としては，メトローム刺激を用いてパン生地を前後に捏ねる動作である．これら以外にも独立した離散運動をいくつか組み合わせて行う動作は日常的にいくらでも存在し，それらを周期運動に組み込むことが可能である．たとえばカード遊びやドミノ倒しも，患者にそのカードやドミノを聴覚的合図に合わせて特定の場所（や標的）に移動させるよう指示することによって，周期運動要素を取り入れることができる．他にも，缶を食器棚に入れる動作を聴覚的合図に合わせて行うなどもある．このとき患者は，メトロノームに合わせて缶を握り，移動させ，離すよう指示される．この訓練における注意点として，患者の機能レベルに合わせ，おそらく缶を握るときにはゆっくりとしたリズムで行うように設定する必要がある．他にも棒に掛けたハンガーを移動させる運動をメトロノームに同期させるなどの訓練もある．これらの課題を完遂させるためには，PSEのもつフィード・フォワード作用と，CITがもつ課題練習原理や段階づけ作用を組み合わせて使用する必要がある．

　脳卒中後患者に対する上肢機能訓練でPSEを用いる臨床的アプローチは，エビデンスが蓄積されてきており，基礎分野や他分野での研究データもその理論を裏付けている．我々の研究結果からは，脳梗塞後患者は周期的到達運動を行うことによって明らかに有利な運動戦略を獲得しており，さらにそれはパターン化された感覚刺激を加えることによって強化されることが判明した（Thaut et al., 2002）．介入による効果についても，我々（Malcolm et al., 2009）や他の研究チームが報告している．PSEはクリニックレベルで容易に施行可能であり，自宅訓練にも組みこむことができるのが特徴である．また，唯一必要となるのがメトロノームもしくは変調できる他の聴覚刺激装置だけであり，高価な装置を必要としないことも大きな利点である．的については特別な機材は必要でなく，我々は数字を印刷したものを使っているが，色紙や色のついたプラスチックなどで代用し，課題ごとに最適な位置に動かすこともできる．このような柔軟性は運動を制限せず，むしろ反復性や運動パフォーマンスの向上に役立っている．すなわち，運動訓練というのはリハビリテーションの理論的背景に基づいて適切に行うという点が最も重要なのである．運動と聴覚刺激を同調させるPSE技法は，自宅訓練もしくは自宅とクリニックでの訓練を組み合わせることによって容易に施行可能である．

参考文献

Bechelhimer, S. C. et al. (2011). Computer-based rhythm and timing training in severe, stroke-induced arm hemiparesis. *American Journal of Occupational Therapy, 65*, 96-100.

Fasoli, S. E., Trombly, C. A., Tickle-Degnen, L., and Verfaellie, M. H. (2002). Effect of instructions on functional reach in persons with and without cerebrovascular accident. *American Journal of Occupational Therapy, 56*, 380-90.

Fugl-Meyer, A. R. et al. (1975). Post-stroke hemiplegic patient. 1. Method for evaluation of physical performance. *Scandinavian Journal of Rehabilitation Medicine, 7*, 13-31.

Levin, M. F., Kleim, J. A., and Wolf, S. L. (2009). What do motor "recovery" and "compensation" mean in patients following stroke? *Neurorehabilitation and Neural Repair, 23*, 313-19.

Malcolm, M. P., Massie, C., and Thaut, M. (2009). Rhythmic auditory-motor entrainment improves hemiparetic arm kinematics during reaching movements: a pilot study. *Topics in Stroke Rehabilitation, 16*, 69-79.

Massie, C., Malcolm, M. P., Greene, D., and Thaut, M. (2009). The effects of constraint-induced therapy on kinematic outcomes and compensatory movement patterns: an exploratory study. *Archives of Physical Medicine and Rehabilitation, 90*, 571-9.

Massie, C., Malcolm, M. P., Greene, D. P., and Brawning, R. C. (2012). Kinematic motion analysis and muscle activation patterns of continuous reaching in survivors of stroke. *Journal of Motor Behavior, 44*, 213-22.

Michaelsen, S. M., Dannenbaum, R., and Levin, M. F. (2006). Task-specific training with trunk restraint on arm recovery in stroke: randomized control trial. *Stroke, 37*, 186-92.

Page, S. J. et al. (2008). Modified constraint-induced therapy in chronic stroke: results of a single-blinded randomized controlled trial. *Physical Therapy, 88*, 333-40.

Richards, L. G. et al. (2008). Bilateral arm training with rhythmic auditory cueing in chronic stroke: not always efficacious. *Neurorehabilitation and Neural Repair, 22*, 180-84.

Senesac, C. R., Davis, S., and Richards, L. (2010). Generalization of a modified form of repetitive rhythmic bilateral training in stroke. *Human Movement Science, 29*, 137-48.

Taub, E. and Uswatte, G. (2003). Constraint-induced movement therapy: bridging from the primate laboratory to the stroke rehabilitation laboratory. *Journal of Rehabilitation Medicine, 35*, 34-40.

Thaut, M. H., McIntosh, G. C., and Rice, R. R. (1997). Rhythmic facilitation of gait training in hemiparetic stroke rehabilitation. *Journal of Neurological Sciences, 151*, 207-12.

Thaut, M. H. et al. (2002). Kinematic optimization of spatiotemporal patterns in paretic arm training with stroke patients. *Neuropsychologia, 40*, 1073-81.

Uswatte, G. et al. (2006a). Contribution of the shaping and restraint components of Constraint-

Induced Movement therapy to treatment outcome. *Neurorehabilitation, 21*, 147-56.

Uswatte, G. et al. (2006b). The Motor Activity Log-28: assessing daily use of the hemiparetic arm after stroke. *Neurology, 67*, 1189-94.

Whitall, J., McCombe Waller, S., Silver, K. H., and Macko, R. F. (2000). Repetitive bilateral arm training with rhythmic auditory cueing improves motor function in chronic hemiparetic stroke. *Stroke, 31*, 2390-95.

Wolf, S. L., Lecraw, D. E., Barton, L. A., and Jann, B. B. (1989). Forced use of hemiplegic upper extremities to reserve the effect of learned nonuse among chronic stroke and head-injured patients. *Experimental Neurology, 104*, 125-32.

Wolf, S. L. et al. (2001). Assessing Wolf motor function test as outcome measure for research in patients after stroke. *Stroke, 32*, 1635-9.

Wolf, S. L. et al. (2006). Effect of constraint-induced movement therapy on upper extremity function 3 to 9 months after stroke: the EXCITE randomized clinical trial. *Journal of the American Medical Association, 296*, 2095-104.

Woodbury, M. L. et al. (2009). Effects of trunk restraint combined with intensive task practice on poststroke upper extremity reach and function: a pilot study. *Neurorehabilitation and Neural Repair, 23*, 78-91.

Wu, C. Y. et al. (2007a). A randomized controlled trial of modified constraint-induced movement therapy for elderly stroke survivors: changes in motor impairment, daily functioning, and quality of life. *Archives of Physical Medicine and Rehabilitation, 88*, 273-8.

Wu, C. Y. et al. (2007b). Effects of modified constraint-induced movement therapy on movement kinematics and daily function in patients with stroke: a kinematic study of motor control mechanisms. *Neurorehabilitation and Neural Repair, 21*, 460-66.

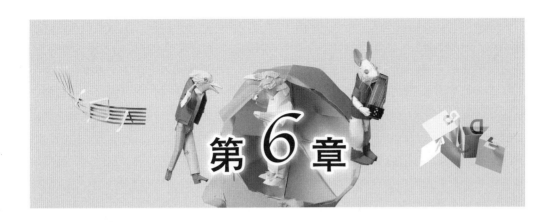

第6章

臨床評価と変換デザインモデル

マイケル・H. タウト (Michael H. Thaut)

6.1 臨床評価の原理

　根拠に基づいた治療を行う上で，評価はきわめて重要な要素である．セラピストが患者の機能レベルに基づいて最適な治療を選択し，治療の経過を追跡していくための枠組みと土台を提供する．したがって評価は，ベストプラクティス（最良実践実績）の基準に従って行う治療の基盤となるものである．このベストプラクティスの基準には，最良の治療成果を得るために，研究で得られた証拠あるいは少なくとも有効性に関する予備的証拠に基づいて治療を選択する過程が含まれる．これに関連して，二種類の評価段階，すなわち診断評価（diagnostic assessment）と臨床評価（clinical assessment）があり，これらを区別しておくことが重要である．

　診断評価には通常，診断を決定するための複雑な医学的あるいは心理学的手続きや検査が含まれる．これらの手続きや検査は疾患や障がいの診断および病因に関する専門的な知識をもつ専門家が行う．

　臨床評価には二つの機能がある．一つは，治療過程を通して患者の機能レベルを追跡する機能である．聴き取り評価（インテーク）から始まり退院するまでの間，定期

に評価を行うことによって，治療期間中の患者の機能レベルに関して最新の情報を把握することができる．この機能はできる限り客観的に治療経過を見定める土台となり，患者に最良の治療成果を保証するデータに基づく治療の枠組みを構築する土台ともなるべきものである．臨床評価の二つめの機能は，最適な治療選択を可能にする機能である．最も成功しそうな治療の選択肢は，患者の機能評価とこれまでの研究データに基づいて見出すことができる．たとえば，いくつかの研究（Pilon et al., 1998; Thaut et al., 2001）で，リズム的発話合図法（Rhythmic Speech Cueing: RSC，第13章）は中度・軽度の構音障害よりも重度の構音障害（明瞭度60％以下）に効果があることがわかっている．よって，構音障害患者の明瞭度を評価し，この臨床研究のデータと照らし合わせることにより，その患者にとってRSCが最も効果を期待できる治療技法であるか否かを判断することができる．

　まとめると，臨床評価は（1）最適な治療選択と（2）治療過程における患者の経過観察を可能にする．ほとんどの場合，セラピストが日々の業務の中で携わるのは臨床評価であろう．よって，本章では臨床評価に焦点を当て，その原理と評価ツールについて述べる．

　評価の結果を意味のある形で臨床実践に反映させるには，治療アプローチの二つの基準を満たさなければならない．一つめの基準は，治療適用（すなわち臨床技法）は何らかの形で一貫性のある治療プロトコールによって規定され，標準化されていなければならないということ，そして二つめは，臨床応用の有効性に関する研究データが存在しなければならないということである．神経学的音楽療法（NMT）の技法は研究で得られたデータを臨床実践のために応用し発展させたものであり，NMTはこれらの両条件を満たしている．そしてNMT実践の一部として有用な臨床評価が行われ，日々の実践に活かされている．

　効果的な臨床評価というのは，患者の状態や機能回復の経過，および新しく学習あるいは再学習している機能的スキルや行動の経過に関して，意味のある情報を与えてくれるべきものである．したがって使用する臨床評価ツールは，信頼性と妥当性が検討され，標準化されている必要がある．標準化された評価ツールは，単に患者が訓練によってどの程度治療目標を達成できているかを示すだけでなく，健康や能力に関する一定の基準値によって，患者の機能レベルに関する情報を提供してくれるからである．言い換えれば，評価とは患者の状態についてのベンチマーク，つまり水準や指標を提供するものである．こういった必須要件に基づき，ほとんどのNMT技法での評価は，治療的音楽活動と切り離して行われる．聴覚リズム刺激法（Rhythmic Auditory Stimulation: RAS，第8章）では歩行評価が臨床プロトコールに組み込まれており，歩行に関する機能的データは訓練活動の中で得られるようになっている．だがRASは現在

20 ある NMT 技法の中では例外的であり，その他の技法では患者の行動や機能を水準と照らし合わせて評価するために別に評価を行う必要がある．RAS においても，セラピストによっては臨床プロトコールとは別に，患者の機能的な運動能力の包括的実態を把握するために，下肢機能全般や歩行適応に関する検査などを用いて評価することもある．

　幸い，この 20 年間で，比較的使用法が簡単で相対的基準となりうる標準スコアが示された，信頼性と妥当性のある臨床評価ツールの開発がかなり進んできている．これらのほとんどが音楽をベースとしたものではないが，音楽療法士もこのようなツールを使えば患者の一般的な機能状態を評価することができる．神経学的評価として実際に使用されている音楽をベースとした検査の一つに，シーショア音楽能力検査（Seashore Test of Musical Ability）のリズムテストがある．このテストを使うと，非言語的聴知覚，聴力，時間的パターン（リズムパターン）の弁別，および聴覚性の持続的注意を調べることができる（Reitan & Wolfson, 2004）．脳損傷患者を対象とした研究では，右側頭葉損傷患者と左側頭葉損傷患者でこのシーショアテストの結果に差がなかったことが示されている（Boone & Rausch, 1989）．このシーショア音楽能力検査のリズムテストは，ハルステッド・ライタン神経心理学総合検査（Halstead-Reitan Neuropsychological Battery）に組み込まれている．

　ほとんどの評価ツールは専門領域が「所有」するものではなく，適切な教育や検査実施訓練を受けた臨床経験のある幅広い医療従事者が施行できるものであり，また適切な患者群に用いるべきものであることを知っておく必要がある．アメリカでは，音楽療法資格認定機構（Certification Board of Music Therapy: CBMT）による公式な実践範囲（scope of practice）とアメリカ音楽療法協会（American Music Therapy Association: AMTA）による実践基準（standards of practice）に「評価」が含まれている．音楽療法士も適切な知識を得れば，運動や発話・言語，および認知リハビリテーションなど各自の実践領域において臨床評価を実施したり，他の専門職の人たちと連携して評価したりすることができるし，そうすべきである．それゆえ NMT 教育では，養成教育においても生涯専門教育においても，臨床家用の評価ツールに関する知識と理解を不可欠な要素としている．患者の音楽の好みや音楽歴，音楽技術などに関する評価は，効果的な治療的音楽活動を提供し，適切な音楽刺激を選択する上で非常に役立つ．しかし，治療経過の追跡や最適な治療選択に必要なデータを得ることはできない．

6.2 変換デザインモデルにおける臨床評価

　神経学的音楽療法（NMT）を実践する上で指針となる**変換デザインモデル**

（Transformational Design Model: TDM）では，二つの段階で，臨床評価が重要な役割を果たす．TDM は臨床家が合理的科学的媒介モデル（Rational Scientific Mediating Model: RSMM）から機能的な音楽療法実践へと研究結果を応用できるように作られたモデルである．RSMM は神経科学や行動科学における音楽の基礎研究を音楽の臨床応用研究へと発展させる方法を示すモデルである．音楽療法士が治療上，どのように音楽を機能的に適用するかを考案する際の基本メカニズムを示し導くのが TDM であり，その音楽適用の妥当性は RSMM に基づく．また，TDM に沿って音楽を治療に応用する方法を計画することにより，従来の治療的音楽介入にみられる二つの潜在的弱点を回避することができる．一つは，治療目標を達成させるために音楽を治療に応用すべきところが，逆に一般的な音楽活動の中に治療目標が組み込まれるという活動主体のアプローチに陥りやすいという弱点である．二つめは，非常に大まかで一般的な治療目標のもとで音楽を治療的に用いても，機能的な治療成果には結びつきにくいという弱点である．当初 TDM は五段階で構成されていた（Thaut, 2005）が，ここで以下の六段階に拡大したい．

1. 患者の診断評価および機能・臨床評価
2. 治療目的・目標の設定
3. 機能的な非音楽的治療活動の構造と刺激の考案
4. 第三段階を機能的な治療的音楽活動に変換
5. 治療成果をみるための再評価
6. 治療で習得した機能やスキルを「日常生活動作（Activities of Daily Living: ADL）」に移行

TDM の第1段階から第3段階と第5，6段階（つまり第4段階以外）は，治療に関係するすべての分野に共通する基本的臨床過程である．第1段階では，患者の診断および病因に関する評価を把握し，最適な治療選択と経過観察を行うための臨床評価を実施する．第2段階では適切で測定可能な治療目的・目標を設定し，第3段階ではその治療目的・目標を達成させるための治療活動や治療構造，および治療刺激を考案する．
　この第3段階は患者の機能的行動に基づいて考案する過程であり，まだ音楽の適用方法を検討する段階ではない．ここでいう治療活動の計画とは，リハビリテーション関連の専門領域で立案される治療計画と似たもの，あるいはその治療計画に基づいたものである．このアプローチは専門領域ごとに立てる専門分野主体の治療プログラムではなく，患者を中心として立てる患者主体の治療プログラムを保証するものである．患者主体のアプローチでは，あらゆる専門領域の臨床家たちが，他職種と協働して連

携を図れる技法をできる限り多く用いて，それぞれ違った観点から同じ治療目標の達成をめざし，一丸となって取り組む．一方，専門分野主体のアプローチ，つまり各専門領域がそれぞれ独自に働きかけを行う場合，患者は個々に異なるリハビリテーション的側面から，協働的な治療計画や訓練などとはほぼ無縁な治療を受けるために，日々のスケジュールに従ってセッションからセッションへと移動しなければならない．

　神経学的音楽療法士にとってきわめて重要な過程が第4段階である．ここで音楽療法士特有の専門的役割，つまり機能的な治療訓練および治療的要素・刺激などを，非音楽的な活動計画と「構造的同値（structure equivalent）」である機能的な治療的音楽活動や音楽刺激に変換（すなわち，機能的な訓練要素すべてを音楽的要素に変換）する専門性が求められる．

　たとえば，社会的相互交流を目的とした活動であれば，相互交流とコミュニケーションを明確に意図した訓練内容を模倣し，音楽を用いたロールプレイを集団即興演奏構造の中で行うという音楽活動に変換できる．感情を伴うコミュニケーションを訓練するための活動であれば，感情表現を促すために，おそらくは非言語的な方法による，集団形態のダイナミックな即興演奏活動に変換できる．心理療法やカウンセリングにおけるポジティブ認知ネットワーク（positive cognitive network）へのアクセスは，誘導的音楽聴取により気分を誘導することによって促進できる．つまり，クライエントがポジティブ認知ネットワークにアクセスできるよう，音楽を用いてクライエントの気分を望ましい状態に変えてゆくのである．

　構音障害のリハビリテーションにおいて発話の速度調節を目的とする場合，音楽刺激としてリズム合図を用いて促進することができる．小集団での即興演奏活動で分配性注意の訓練を行う場合，あるクライエントに対して，セラピストや他のクライエントが二種類の異なる楽器を使って二種類の異なる「行為」をさせる合図を同時に出すと，このクライエントの分配性注意機能を訓練することができる（たとえば，あるクライエントにザイロフォンが鳴ったら演奏を開始し，止まったら演奏を止めるという合図と，高音の太鼓が鳴ったら高い音域で演奏し，低音の太鼓が鳴ったら低い音域で演奏するという二種類の楽器による合図を同時に出す）．

　音楽（たとえば歌，詠唱，韻など）を用いた記憶補助法により，記憶訓練の成果を高めることが期待できる．可動域や四肢の協調運動の訓練は，治療を目的とした楽器演奏活動の構造に変換できる．機能的な到達運動や把握動作の訓練は，リズムによって構造化された拍の連なりやリズムを強調した音楽による合図で促進できる．歩行訓練は，リズム同調と聴覚・脊髄刺激によって促進できる．ここで重要なのは，音楽を応用する際，治療目的・目標を音楽活動に転換するのではなく，機能的な非音楽的訓練・刺激の構造，過程，要素を転換するという点である．

この転換あるいは変換の過程において指針となる原則が三つある．

1. **科学的妥当性**（scientific validity）：この転換過程は RSMM で見出された科学的情報と合致していなければならない．たとえば，音楽の記憶形成と非音楽的な記憶形成に関する研究モデルに適切な結びつきがなければ，認知訓練での記憶補助法として音楽を用いた根拠ある効果的な技法の発展にはつながらない．もし音楽記憶に関する基礎研究や臨床研究の知見，および非音楽的な記憶過程との類似性を考慮することなく音楽を記憶訓練に用いたとしても，それは非機能的で見せかけの効果しかもたらさない技法であろう．

2. **音楽的論理**（musical logic）：治療における音楽体験は，最も基礎的なレベルのものであっても，優れた音楽構成の美的および芸術的原理と適合するものでなければならない．言い換えれば，音楽体験は，能動的な体験であれ受動的な体験であれ（たとえば音楽聴取，即興演奏，何度かの練習を経て行う演奏，音楽に合わせて行う運動），美学的観点からみてうまく構成され，うまく機能するものでなければならない．音楽が治療過程にもたらす有益な影響，つまり知覚，学習，訓練を構造化したり体系化したり促進したりする効果は，音楽の複雑さのレベルに関係なく，最適な音楽パターン内でのみ生じさせることができるのである．しかし我々は，即興演奏のような特定の音楽技法を臨床に適用しても，それ自体が音楽療法実践の理論モデルを構築することにはならないことを覚えておかなければならない．

3. **構造的同値**（structural equivalence）：治療のための音楽活動は，治療の構造や機能において非音楽的な機能構造と同一構造でなければならない．たとえば，心理療法活動を音楽体験に変換する場合，計画した治療過程を真に促進するためには，集団のダイナミクス構造を音楽活動の構造の中に反映させなければならない．また，楽器を演奏することによって腕の可動域を改善させたい場合には，患者にとって有益な訓練となるよう，非音楽的な治療目標である機能的な動作を課す活動でなければならない．したがって音楽療法士は，非音楽的行動・刺激と類似する適切な音楽活動・刺激を創り出す方法を学ぶ必要がある．機能的な音楽体験の論理と創造力，および「非音楽的なものから音楽的なものへ」と転換する思考と論理展開が，機能的な治療と同一の治療構造をもつ機能的な音楽療法に変換する上で必要となる三つめの必須条件である．

TDM の第 5 段階では，第 1 段階での評価と比較して治療の効果をみるために，第 1 段階で使用した臨床評価ツールを用いて患者の経過を再評価する．第 5 段階での評価は毎回のセッション後に行うこともあるし，治療期間中に数回行うこともあるし，治療終了時とフォローアップ時にのみ行うこともある．評価を実施するスケジュールは，

臨床現場や患者のニーズ，および使用する評価ツールによる．1回のセッションあるいは短期間の介入によるわずかな変化を非常に敏感にとらえる評価ツールもあれば，大きな変化しかとらえられないもの，あるいは患者に「検査の学習」効果が生じて評価を複雑にしてしまうものもある．

　第6段階は，臨床現場での訓練から日常生活での動作・活動へと移行させるための取り組みである．この移行の際に考慮すべき最も重要なことは，患者が訓練で得たスキルや機能を練習し続け，使い続けるようにもっていくことである．機能の回復や新たな機能の学習を目的とした訓練の根底にある主たる原理の一つは，神経可塑性に基づいている．これは我々の脳に備わっている力で，新しい神経結合を構築するために脳自体を再編成あるいは「配線し直す」のである．ただ，脳の可塑性は「使わなければ駄目になる」という原理に従うもので，経験することによってのみ生じるものである．患者が効果的にこの移行段階を進められるよう，患者が臨床場面以外でも使用できる電子オーディオ機器や学習教材，楽器などの備品や小道具を準備することもある．

　神経学的音楽療法における変換デザインモデル（TDM）は，評価と治療目標と学習・訓練体験を結びつける機能的で論理的な過程に基づいて目標指向の治療的音楽体験を考案するためのセラピスト用の実践手引きである．科学的理論モデルである合理的科学的媒介モデル（RSMM）を臨床実践用に拡大させたモデルである．治療的活動と同一構造をもつ治療的音楽活動に変換する際の妥当性については，RSMMの第4段階における科学的根拠を物差しにして評価する．たとえば，ある治療的音楽活動で，音楽的論理と変換上の論理は満たされている活動（たとえば，文字を読む力を高める目的で楽譜を見ながら楽器を演奏するというような，構造がしっかりしていて，音楽的にみても創造的で参加意欲を高める活動）でも，その目的のために音楽を適用することに関する音楽の治療価値を示す根拠がない（音符や音楽記号を読むことが文字を読む力を高めることにはつながらない）とすれば，科学的論理に欠けるということになる．したがってRSMMは，TDMシステムの中で発展させた音楽活動の妥当性を確認するものとして機能する．一方，音楽療法士がTDMを用いて治療変数を最適にしようとするとき，RSMMに関連する研究で得られた証拠を調べ，適用できる情報を得ることができる．また，RSMMを用いることによってNMTの知識体系における弱点を確認できたり，NMTにおける新たな研究課題の継続的かつダイナミックな発展を促進できるだろう．このやりとりによって臨床家は，データに基づく治療の三つの基本原理，すなわち懐疑論（skepticism）と決定論（determinism）と経験論（empiricism）を共有することになる．RSMMで示された科学的根拠により，TDMの第4段階（機能的な治療を機能的な音楽療法に変換する段階）が治療過程においてなぜ不必要な回り道ではなく，むしろ「ベストプラクティス」介入を提供する上で治療効果を最大に高める過程であることを

理解できるのである．

6.3 評価ツール

　本節では，一般的な臨床評価ツールを治療領域に分けて記載する．また，評価ツールの主なデータベースもいくつか掲載しているが，購入する際に利用する商業用のものは省いている．評価ツールの進歩は目覚ましく，変化が速いので，ウェブサーチや専門家同士の人脈を活用して各自で継続的に最新情報を得るようにするとよい．本節に掲載している資料は利用できるものすべてを網羅したものではなく，必要な資料を見つけ出す入り口となることを目的としている．評価ツールはデータベースやウェブサーチですぐに見つけることができる．発表論文の中で引用されている文献や参考文献からたどることもできる．その他のものは販売会社から購入する必要がある．評価尺度をまとめて掲載しているハンドブックも市販されている．

6.3.1 QOL 尺度

マクダウェルとニューウェル（McDowell & Newell, 1996）の著書を参照のこと．

6.3.2 神経学的評価尺度

ハーンドン（Herndon, 2006）の著書を参照のこと．

6.3.3 よく使用される尺度

- ◆ Ashworth Scale と Modified Ashworth Scale（痙縮を評価する筋緊張評価スケール）（運動）
- ◆ Walking While Talking（ウォーキング・ホワイル・トーキングテスト）（二重課題，注意・運動）
- ◆ Timed Up and Go（タイムアップ・アンド・ゴーテスト）（運動）
- ◆ Mini Mental State Examination（ミニメンタルステート検査）（認知）
- ◆ Barthel Index of Activities of Daily Living（バーセル指数）（日常生活動作）
- ◆ Rivermead Activities of Daily Living Scales（リバーミード日常生活動作尺度）（日常生活動作）
- ◆ Functional Activity Scale（FAS：機能的活動尺度）（日常生活動作）
- ◆ Functional Independence Measure（FIM：機能的自立度評価法）（運動・認知）
- ◆ Clock Drawing Test（時計描写検査）（認知）

6.3.4 小児発達尺度

- Peabody Picture Vocabulary Test（PPVT：ピーボディ絵画語彙検査）
- Pediatric Evaluation of Disability Inventory（PEDI：小児の能力低下評価表）
- Bruininks-Oseretsky Test of Motor Proficiency（Bruininks-Oseretsky 運動熟練度検査）
- Wide Range Assessment of Memory and Learning（WRAML：記憶学習包括評価）
- Gross Motor Function Measure（GMFM：粗大運動能力尺度）（脳性麻痺対象）
- Purdue Perceptual-Motor Survey（パーデュ知覚運動検査）
- Psychoeducational Profile（PEP：自閉症・発達障害児教育診断検査　心理教育プロフィール）（自閉症とコミュニケーション障害対象）

6.3.5 運動尺度

- Fugl-Meyer Assessment for Motor Recovery after Stroke（FMA：フューゲル・マイヤー運動機能評価）
- Wolf Motor Function Test（WMFT：ウルフ運動機能検査）
- Action Research Arm Test（ARAT：アクション・リサーチ・アームテスト）
- Rivermead Motor Assessment（RMA：リバーミード運動評価）
- Rivermead Mobility Index（RMI：リバーミード運動指数）
- Berg Balance Scale（BBS：バランス機能評価）
- Nine Hole Peg Test（9HPT：ナイン・ホール・ペグ・テスト）（パーキンソン病と多発性硬化症対象）
- Box and Block Test（BBT：ボックス&ブロックテスト）
- 10-Meter Walk Test（10 メートル歩行テスト）
- Motor Activity Log（MAL：運動活動記録）
- Jebson-Taylor Hand Function Test（ジェブソン・テイラー手機能テスト）

6.3.6 認知尺度

- Rey Auditory Verbal Learning Test（RAVLT：レイ聴覚性言語学習検査）（連合的気分・記憶訓練で使用）
- Trail Making Test（TMT：トレイル・メイキング・テスト）パート A とパート B（音楽的遂行機能訓練で使用）
- Digit Span Test（数唱テスト）順唱と逆唱（連合的気分・記憶訓練で使用）
- Seashore Rhythm Test（シーショア・リズム・テスト）（音楽的注意コントロール訓練と適性検査で使用）
- Paced Auditory Serial Addition Test（PASAT：聴覚性連続加算課題）（音楽的注意コント

ロール訓練で使用）
- Albert's Line Crossing Test（アルバート線分抹消テスト）（音楽的視覚走査訓練で使用）
- Star Cancelation Test（星印抹消テスト）（音楽的視覚走査訓練で使用）
- Line Bisection Test（線分二等分テスト）（音楽的視覚走査訓練で使用）
- Montreal Cognitive Assessment（MoCA：モントリオール認知評価検査）（音楽的注意コントロール訓練，連合的気分・記憶訓練，音楽的遂行機能訓練で使用）
- Geriatric Depression Scale（GDS：高齢者用うつ尺度）（音楽的心理社会性訓練とカウンセリングで使用）
- Recognition Memory Test（再認記憶テスト）（連合的気分・記憶訓練で使用）
- Multiple Affect Adjective Check List（MAACL：気分チェックリスト）（音楽的心理社会性訓練とカウンセリングで使用）
- State-Trait Anxiety Inventory（STAI：状態・特性不安検査）（音楽的心理社会性訓練とカウンセリングで使用）

6.3.7　発話・言語尺度
- Stuttering Severity Instrument（SSI：吃音重症度評価法）（リズム的発話合図法で使用）
- Test of Childhood Stuttering（小児期吃音検査）（リズム的発話合図法で使用）
- Peabody Picture Vocabulary Test（PPVT：ピーボディ絵画語彙検査）（音楽的言語発達訓練で使用）
- Correct Information Unit (CIU) analysis（正確な情報単位分析）（メロディックイントネーション療法と音楽的発話刺激法で使用）
- Boston Diagnostic Aphasia Examination（ボストン失語症診断検査）

6.3.8　多数の評価ツールを掲載しているウェブサイト
本章の末尾に掲載している．

参考文献

Boone, K. B. and Rausch, R. (1989). Seashore Rhythm Test performance in patients with unilateral temporal lobe damage. *Journal of Clinical Psychology*, 45, 614-18.

Herndon, R. M. (ed.) (2006). *Handbook of Neurologic Rating Scales*. New York: Demos Medial Publishing.

McDowell, I. and Newell, C. (eds)(1996). *Measuring Health*. New York: Oxford University Press.

Pilon, M. A. McIntosh, K. H. and Thaut, M. H. (1998). Auditory versus visual speech timing cues as external rate control to enhance verbal intelligibility in mixed spastic-ataxic dysarthric speakers: a pilot study. *Brain Injury, 12*, 793-803.

Retan, R. M. and Wolfson, D. (2004). Theoretical, methodological, and validational bases for the Halstead-Reitan Neuropsychological Test Battery. In: G. Goldstein and S. Beers (eds) *Comprehensive Handbook of Psychological Assessment. Volume 1. Intellectual and Neuropsychological Assessment.* Hoboken, NJ: John Wiley & Sons. pp. 105-8.

Thaut, M. H. (2005). *Rhythm, Music, and the Brain: scientific foundations and clinical applications.* New York: Routledge.

Thaut, M. H. McIntosh, G. C. McIntosh, K. H. and Hoemberg, V. (2001). Auditory rhythmicity enhances movement and speech motor control in patients with Parkinson's disease. *Functional Neurology, 16*, 163-72.

多数の評価ツールを掲載しているウェブサイト

StrokEngine-Assess. http://strokengine.ca/assess
The Internet Stroke Center. www.strokecenter.org/professionals/stroke-assessment-scales
Iowa Geriatric Education Center. www.healthcare.uiowa.edu/igec/tools
Society of Hospital Medicine. www.hospitalmedicine.org

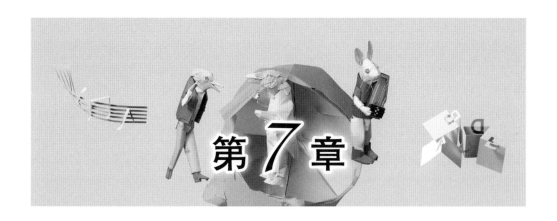

第7章

パーキンソン病患者の歩行訓練における聴覚リズム刺激：研究結果とその展望

ミーク・デ・ドロイ（Miek de Dreu）
ゲルト・クワッケル（Gert Kwakkel）
エルヴィン・ファン・ウェーガン（Erwin van Wegen）

7.1 はじめに

　メトロノームもしくは音楽を用いる聴覚リズム刺激は，パーキンソン病患者にどのような効果をもたらすのだろうか．典型的なパーキンソン病患者は，バランス機能の喪失，加速歩行，すくみ足（freezing of gait: FOG）などによって，狭い歩幅で足を引きずりながらゆっくりと歩き，転倒しやすい．歩行は多くの日常生活動作（ADL）に関わる基本的要素であるため，その障がいは自立性ならびに生活の質（QOL）に大きな影響を与える．

　メトロノームを用いた聴覚リズム刺激は，パーキンソン病患者の歩行に対する比較的単純な介入手法といえるだろう．また，メトロノームの代わりにリズム合図が明確な曲を使用することによって，患者の文化的背景や動機づけにも配慮した訓練を提供することができる．

歩行に対する聴覚リズム刺激の即時効果やその最適な利用法に関する説明をまとめた横断的研究がいくつかある．メトロノームを使用した聴覚リズム刺激の効果を調査したメタ分析研究では，歩行速度と歩幅（重複歩距離）の増大効果が明確な証拠として示されている．また全身運動とダンスを含んだ聴覚リズム刺激に対する二次的なメタ分析研究では，バランス，重複歩距離，6分間歩行テスト（Six-Minute Walk Test: 6MWT），二重課題歩行速度，タイムアップ・アンド・ゴーテスト（Timed Up and Go test: TUG test），パーキンソン病統一スケール（Unified Parkinson's Disease Rating Scale-Ⅱ: UPDRS-Ⅱ），これらすべての項目で改善が認められた．このように有望な証拠が得られてきているが，今後もより広い範囲での応用やより洗練された研究デザインの作成，および聴覚リズム刺激の作用機序の解明に向けて，さらなる研究が必要である．

7.2 背景

パーキンソン病患者に感覚刺激を用いて歩行を促すという試みは，1942年に初めて提唱された（Von Wilzenben, 1942）．1963年には外的（視覚）刺激の歩行に対する効果をマーティン（Martin）が分析している．その数年後，トロンビー（Tromby）博士は，歩行中に重度のすくみ足を呈するパーキンソン病患者であってもダンスを踊っている間はすくみ足が出現しないという事実に気づき，患者の耳に音刺激を入れることによって，歩行機能が持続的に改善する可能性に着目した（Ball, 1967）．音楽をメトロノーム刺激の代わりに聴覚刺激として使用したのは，一年間の長期追跡を行った理学療法リハビリテーションプログラム内であった（Gauthier et al., 1987）．パーキンソン病患者の歩行訓練における聴覚的リズム合図について，最初に体系的な調査を実施したのはタウトら（Thaut et al., 1996）とミラーら（Miller et al., 1996）であった．彼らの研究は，3週間毎日自宅でリズム訓練プログラムを行う群と，音楽を用いずに自身で歩行訓練を行う群，および特別な訓練を何も行わない群の三群間で比較したものであった．訓練前後の評価はリズム刺激を用いずに行った．その研究後，タウトら（Thaut et al., 1996）は**聴覚リズム刺激法**（Rhythmic Auditory Stimulation: RAS）という名称を提唱した〔訳註　本著では，このタウトらによる神経学的音楽療法（NMT）の技法を「RAS」（第8章）と記す．聴覚リズム刺激は幅広く用いられ研究されており，NMTの技法ではない場合は「聴覚リズム刺激」と記す〕．1990年代から2000年代初頭にかけて，聴覚刺激に焦点を当てた科学的検証が盛んに行われ，特にその有用性を検討する研究が多く行われるようになった（例　Cubo et al., 2004; Eversbach et al., 1999; Enzensverger et al., 1997; Freedland et al., 2002; Howe et al., 2003; McIntosh et al., 1997）．これら大多数の方法論は質的にみて評価が低いものであった（Lim et al., 2005）が，これらの証拠に基づいて，パーキンソン病の

歩行訓練ガイドラインにおいて聴覚リズム刺激が理学療法介入の一部として推奨された（Keus et al., 2007）．しかし，聴覚リズム刺激を使用して得られる歩行改善効果を刺激なしで行う日常生活歩行に移行できるかどうか，その当時はまだ不明であった．

7.3 聴覚リズム刺激の定義

聴覚リズム刺激とは，歩行や歩行関連動作の開始や継続を促すために，動作のタイミングを指示するリズミカル（時間的）な聴覚刺激を与える手法である（Thaut et al., 1996; Keus et al., 2007; Lim et al., 2005）．臨床的には，パーキンソン病患者の歩行動作を改善させる比較的単純な手法という位置づけになっている．

RAS ではリズム拍（ビート），一般的にはメトロノーム（Lim et al., 2005），あるいはもう少し複雑な音楽構造（de Bruin et al., 2010），もしくはその両方の併用（すなわち，音楽の中で強めのビートを用いるなど）（Thaut et al., 1996, 1997）を用いて歩行動作を同期させるよう求める．聴覚リズム刺激は歩行リハビリテーションの効果を高める可能性があるにもかかわらず，残念なことにビートによる歩行改善効果を定量化した研究は少ない．聴覚リズム刺激は外的刺激としてリズムを利用する方法のひとつである．他の種類の刺激としては，体性感覚刺激（手首への振動拍刺激）や視覚刺激（特別に考案された眼鏡による光刺激）などがある．過去の研究で，これらの異なる種類の刺激装置の中からどれを使いたいかという選択肢を被験者たちに与えると，パーキンソン病患者を含めた大多数の被験者（103 名）が聴覚リズム刺激を好んで選択した．次いで 51 名が体性感覚刺激を選んだ．最も目立つ場所に置かれていたにもかかわらず，視覚刺激装置を選んだ被験者はいなかった（Nieuwboer et al., 2007; van Wegen et al., 2006b）．聴覚リズム刺激が多く選ばれたのにはいくつかの理由が考えられ，一つにはその高い効果，また使用が容易であることもあったが，この研究の場を離れた場所でも単独で使用でき，しかもそれが周囲から気づかれにくい方法であるということも関係していたと考えられた．一方で，聴覚障害のある人に対しては，聴覚刺激よりも体性感覚刺激のほうが有用であるという結果もある（van Wegen et al., 2006a）.

聴覚リズム刺激はケイデンス（歩行率）に直接的な影響を与える．しかし一方で，歩幅や歩行速度など他のパラメーターに間接的な影響を与える結果も報告されている（Lim et al., 2005）．最近の研究では，言語的に指示を出す（「できるだけ大きな歩幅で歩くように」など）ことによって直接的に歩幅改善効果をもたらすことも知られている（Baker et al., 2007）．他の方法として，たとえば床に白線を描いて示すことによって，直接的かつ効率的に歩幅に影響を与えることもできる（Martin, 1963; Morris et al., 1996）が，聴覚リズム刺激がどのような環境でも容易に利用できるのに対して，白線を用いた視

覚刺激は床に目印を描くなど特別な環境設備が必要となる点で制約がある．

7.4 聴覚リズム刺激の機序

　聴覚リズム刺激がパーキンソン病に影響をもたらす機序については依然よく解っていない．しかし，リズムによる聴覚刺激が脳の代償ネットワークを介して，機能を失った基底核（McIntosh et al., 1997; Rubinstein et al., 2002）を助ける「外的タイムキーパー」として働くという仮説が提唱されている（Thaut, 2005）．これは魅力的な仮説であり，パーキンソン病患者で特に障がいされる「運動タイミング」と「運動のスケーリング」（McIntosh et al., 1997; Morris et al., 1994）に効果をもたらすと考えられるからである．神経画像研究でもこの理論は支持されており，聴覚リズム刺激あるいは他の外的刺激を受けている運動中には代償経路が活性化していると推察されている．たとえばデバーレら（Debaere et al., 2003）は，周期的な手運動を閉眼して行う場合（内因性協調運動）とコンピュータースクリーンに映し出された視覚的フィードバックを得て行う場合（外因性協調運動）を比較する研究を行った．結果，内因性協調運動の際には基底核，補足運動野，帯状回運動野が活性化しているのに対して，外因性協調運動では上頭頂皮質や前運動皮質など異なる領域が活性化していることが判明した（Debaere et al., 2003）．カニングトンら（Cunnington et al., 2002）が行った研究でも，基底核は内因性の手指運動時のみ活性化し，外的刺激に合わせた手指運動では活性化しないことが示された．下肢運動に関する同様の研究でも，脳の活性化領域はほぼ同じような結果であった（Toyomura et al., 2012）．さらに，パーキンソン病患者と健常者の動作中の脳血流を比較した研究では，内因性運動時にはパーキンソン病患者で明らかな血流低下がみられたが，外的刺激を与えた場合には両群間の血流差が減少したという結果も報告されている（Jahanshahi et al., 1995）．

　3週間の聴覚リズム刺激プログラムを受けたあと，3週間後までその改善効果が保持されているという研究結果があり（McIntosh et al., 1998; Rochester et al., 2010a），その学習効果は脳内における内因性時間管理（time-keeping）とリズム形成過程（これは同調メカニズムとして知られている）を担当する脳領域の可塑性が大きな役割を果たしていると考えられている（Thaut, 2005）．このことから，聴覚リズム刺激は単なる代償法というわけでなく，その後の日常生活における非刺激性動作の改善に寄与する訓練法である可能性がある（Lim et al., 2010; Nieuwboer et al., 2007）．

7.5 歩行や歩行関連動作に対する聴覚リズム刺激の影響
7.5.1 これまでの横断的研究

パーキンソン病患者の歩行には，固まった姿勢，緩徐な動作，すり足歩行，狭い歩幅，体幹回旋の減少，腕の振りの減少（動作緩慢）といった一連の特徴が認められる．さらに，加速歩行やすくみ足，姿勢反射障害などもよくみられる特徴である（Morris, 2006; Nieuwboer et al., 2008）．すくみ足とは「歩き出しの最初の一歩が出ないこと」と定義される（Giladi & Nieuwboer, 2008）．すくみ足が出現すると，患者は歩行の開始や継続が困難になり，まるで足が地面に吸いついたかのような感覚を覚える．すくみ足が出現するタイミングを予測するのは難しいが，細い通路を通り抜けるときや方向転換などが引き金となり出現する（Nieuwboer & Giladi, 2008）．

前述したとおり，聴覚リズム刺激や視覚刺激がパーキンソン病患者の歩行能力の改善をもたらす有用なツールとなりうることは，いち早く認識されていた（Lim et al., 2005; Rubinstein et al., 2002）．聴覚リズム刺激による歩行と歩行に関係した課題に対する即時効果については，これまでに実験室環境下での横断的研究が広く行われている（Lim et al., 2005）．表7.1に近年報告された横断的研究の概要をまとめた（Lim et al., 2005）．ほとんどの研究において，各被験者の平均歩数は本人が快適と感じる歩行速度で，外的刺激がない状態での歩数を測定し，それをメトロノーム周波のベースラインとすることによって，歩数の個人差を調整している（Arias & Cudeiro, 2010; Baker et al., 2007; Hausdorff et al., 2007; Lee et al., 2012; Lohnes & Earhart, 2011; Nieuwboer et al., 2009; Rochester et al., 2009; Willems et al., 2006, 2007）．メトロノームによる刺激周波数は，ベースライン周波数を100%としたパーセンテージで表記されている．ケイデンスは通常メトロノーム刺激の周波数とともに変化するため（Howe et al., 2003; Lohne & Earhart, 2011; Willems et al., 2006），パーキンソン病患者のせわしないすり足歩行による歩行にも影響をおよぼしうる．しかしこの結果は，聴覚リズム刺激と歩行が正確に一致していることを保障するものではない（Freeman et al., 1993）．たとえばメトロノーム刺激の周波数が高いときには特に，歩行速度は一般的にベースラインよりも速くなる（Howe et al., 2003; Willems et al., 2007）．また，重複歩時間，ステップ（一歩）時間，遊脚時間のいずれかの変動係数（CV stride T, CV stepT, swingT）として記されている歩行の変動性は，聴覚リズム刺激によるベースライン周波数もしくは110%周波数での刺激で減少した（Arias & Cudeiro, 2008; Hausdorf et al., 2007; Willems et al., 2007）．

一方で，聴覚リズム刺激が重複歩距離におよぼす影響には一貫性がなかった．すくみ足の症状がある患者では低周波数刺激で歩幅が増大したのに対して，すくみ足の症状がない患者では高周波数刺激で歩幅が増大するという結果が得られた（Lee et al.,

2012; Willems et al., 2006). よって，より不均質な被験者群であれば，重複歩距離に対する聴覚リズム刺激の影響は減少していただろう（Arias & Cudeiro, 2010; Howe et al., 2003; Suteerawattananon et al., 2004; Westheimer, 2008）〔訳註　歩幅＝一方の足の踵がついたところからもう一方の足の踵がつくまでの距離．重複歩距離＝一方の足の踵がついたところから同側の足の踵がつくまでの距離〕．

7.5.2　すくみ足に対する聴覚リズム刺激の効果

すくみ足は前方への歩行運動開始が困難になる特徴的な歩行障害である（Giladi & Nieuwboer, 2008）．出現するタイミングが予測できないことから，すくみ足に対する研究はこれまで困難であった．前述のように重複歩距離を除いた歩行要素に関して，聴覚リズム刺激はすくみ足の症状を呈する患者に対して，呈さない患者と同様の歩行改善効果をもたらした（Lee et al., 2012; Willems et al., 2006）（表7.1）．

聴覚リズム刺激は，内服薬によるコントロールが不良状態のパーキンソン病患者（たとえば，ウェアリング・オフ期の患者や内服効果が切れた患者）に対して，すくみ足の頻度と持続時間において明らかな改善効果をもたらした（Arias & Cudeiro, 2010; Lee et al., 2012）．パーキンソン病患者において高頻度にみられる転倒事故にはすくみ足と体幹の不安定さが関与していると考えられているため，この研究結果は重要である（Bloem et al., 2004）．ブロームら（Bloem et al., 2004）の研究によると，地域社会に暮らす高齢者における一年以内の再転倒事故の調査では，非パーキンソン病患者では25％の再発率に留まる（Milat et al., 2011; Pluijm et al., 2006）のに対して，パーキンソン病患者では50％の再発率であった．一般的に，過去に運動中の転倒を経験した患者には恐怖心が芽生え，結果として身体活動を控える傾向がある．歩行は日常生活活動において不可欠な要素であるため，歩行の障がいは彼らの機能と生活自立（Covinsky et al., 2006），ひいてはQOL全般（Ellis et al., 2011; Rahman et al., 2011）に大きな影響をおよぼす．しかしながら，パーキンソン病に対する薬物治療が普及している現在においてすくみ足は稀な症状であり，聴覚リズム刺激の有効性を検証する大規模試験を実施するには一筋縄ではいかない状況である．

最近の研究では，すくみ足予防に対する最適な刺激周波数について，これまでと異なった意見も聞かれるようになっている．重複歩距離の著しい減少と，同時に起こる歩行の変動性の増加は，すくみ足が出現する直前に認められる（Giladi & Nieuwboer, 2008）．歩幅においては刺激周波数を90％に落としたところで増大傾向がみられる（Willems et al., 2006）が，歩行の変動性は刺激周波数110％で減少する（Hausdorff et al., 2007）．内服薬の効果が切れるときにすくみ足を誘発する歩行課題を行った実験では，刺激周波数110％での聴覚リズム刺激ですくみ足の出現頻度が有意に減少した（Arias

第7章 パーキンソン病患者の歩行訓練における聴覚リズム刺激：研究結果とその展望

表7.1 横断的研究の概要

出典	比較	被験者の特徴 被験者 (n)	年齢（歳） M±SD	ヤールの重症度分類 M±SD	オン・オフ期	結果	主な結論
【前方歩行】							
Hausdorff et al. 2007	聴覚刺激下歩行（100%周波数） vs 非刺激歩行	PD=29	PD=67.2±9.1	PD=2.4±0.4	n.r.	GS↑(+)SL↑(+)StrT↑(+) CV StrT CV SwiT	110%周波数での聴覚刺激で歩行のばらつきが減少し、その効果は刺激終了2分後および15分後でも持続していた。
	聴覚刺激下歩行（110%周波数） vs 非刺激歩行	PD=29	PD=67.2±9.1	PD=2.4±0.4	n.r.	GS↑(+)SL↑(+)StrT↓(+) SwiT↑CV StrT↓(+) CV SwiT↓(+)	
Arias et al. 2008	聴覚リズム刺激 vs 視覚刺激（光源付メガネ） vs 両方併用	SPD=9	SPD=71.33±3.20	SPD=3.11±0.33	オン	GS StepL(A↑)(C↑)(+) Ca(A↓)(V↓)(C↓) CV StrT(A↓)(C↓)(+) CV(StepL)	PD患者において、聴覚刺激は視覚刺激よりも歩行を改善した
	聴覚刺激下歩行（周波数を個人のFW歩行周波数の70〜110%の範囲で変化）	SPD=9	SPD=71.33±3.20	SPD=3.11±0.33	オン	GS(90-110↑)(+) StepL(80-110↑)(+) Ca(70-90, 100-110↑) CV StrT(90 and 100↑) (-) CV(StepL)	SPD患者では、高周波数刺激下（90-110% FW）においてより歩行が改善した
すくみ足							
Willems et al. 2006	聴覚リズム刺激下歩行（周波数をBから-20%〜+20%の範囲で変化）	PD+F=10	PD+F=68.4±6.9	PD+F=2.8±0.6	オン	GS(↑-10)(↑B)(↑+20)(+) SL(↑+10)(+)Ca(↑all) DST	PD+F患者では90%周波数を推奨 PD-F患者では100%もしくは110%周波数を推奨
	聴覚リズム刺激下歩行（周波数をBから-20%〜+20%の範囲で変化）vs 低周波数刺激下歩行	PD-F=10	PD-F=60.6±6.2	PD-F=2.7±0.6	オン	GS(↑-10)(B↑)(+10↑)(+) SL(-10↑)(B↑)(+) Ca(all↑)DST(-10↓)(+)	
Arias et al. 2010	聴覚リズム刺激 vs ベースライン歩行	PD+F=9	PD+F=68.2±8.03	PD+F=n.r.	薬効が切れるとき	GS↑ StepL Ca↑ 方向転換時間 N of FOG↓ MD of FOG↓	薬効が切れるタイミングでは、環境的挑戦もあった中、110%周波数の聴覚リズム刺激下にてすくみ足の出現頻度は最少となった。

表 7.1（つづき）

出典	比較	被験者の特徴				結果	主な結論
		被験者 (n)	年齢（歳）M±SD	ヤールの重症度分類 M±SD	オン・オフ期		
[前方歩行]							
Nieuwboer et al. 2009	視覚刺激 vs 聴覚刺激 vs 体性感覚刺激 各刺激下でお盆を取りに行って方向を転換し戻ってくる課題を行う	PD-F=65	PD-F=66±8.1	PD-F=2.5±0.6	オン	N of FOG Turn time(A↓)(S↓)	聴覚刺激はすくみ足の症状の有無を問わず、歩行時方向転換のパフォーマンスを向上させた。また、聴覚刺激は視覚刺激と比較してより効果的であった。
		PD+F=68	PD+F=67.3±6.9	PD+F=2.7±0.7	オン	N of FOG Turn time(V↓)(A↓)(S↓)	
Lee et al. 2012	視覚刺激（床の白線）+ 聴覚刺激歩行 vs ベースライン歩行	PD+F=15	PD+F=69.1±8.1	PD+F=2.3±0.5	オフ	GS(V↑)SL(V↑)(A↑)Ca(V↓)(A↓)DST SST Tstep(V↓)(A↓)N Ttime(V↓)(A↓)N FOG(V↓)(A↑)Pelvic tilt(V↑) HF KF(V↑) AD(V↑)(A↑)	視覚+聴覚刺激はPD+Fの歩行において改善効果を示した。聴覚刺激のみでは、PD-Fの歩行に明らかな改善はなかった。
		PD-F=10	PD-F=63.2±7.6	PD-F=1.60±0.52	オフ	GS(V↓)SL Ca(V↓)(A↓)DST SST Tstep Ttime(V↑) Pelvic tilt(V↑) HF KF(V↑?) AD(V↑)(A↑)	
二重課題							
Baker et al. 2007	PD患者における聴覚リズム刺激下単一課題歩行 vs ベースライン歩行	PD=14	PD=69.3±3.4	PD=2.7±0.4	オン	GS(AT↑)(AAt↑)CV StepT(AAt↓)CV DLS(AT↓)(AAt↓)	聴覚リズム刺激下（特に「大きな歩幅で歩いて」などの指示と組み合わせた場合）では、歩行時のばらつきが減少し、意識性として歩行に要する注意負荷が軽減されることが示唆された。
	PD患者における聴覚リズム刺激下二重課題歩行 vs ベースライン歩行	PD=14	PD=69.3±3.4	PD=2.7±0.4	オン	GS (AT↑)(AAt↑)CV StepT(AAt↓)CV DLS	

第7章 パーキンソン病患者の歩行訓練における聴覚リズム刺激：研究結果とその展望　121

表7.1（つづき）

出典	比較	被験者の特徴 被験者 (n)	年齢（歳）M±SD	ヤールの重症度分類 M±SD	オン・オフ期	結果	主な結論
【前方歩行】							
Lohnes et al. 2011	注意刺激下歩行（At）vs 聴覚刺激（+10%）下歩行 vs 聴覚刺激（-10%）下歩行 vs 注意刺激+聴覚刺激（+10%）下歩行 vs 注意刺激+聴覚刺激（-10%）下歩行 vs ベースライン歩行	PD=11	PD=70.3±6.8	PD=2.2±0.3	オン	単一課題：GS(At↑)(C-10↑)(C+10↑)Ca 二重課題：GS SL Ca	注意戦略が単一課題歩行において有意な効果を示したが、二重課題歩行ではいずれの種類の刺激も有意な変化をもたらさなかった。
方向転換							
Willems et al. 2007	聴覚刺激 vs 刺激なし	PD=19	PD+F=68.1±7.3 PD-F=60.6±6.2	PD+F=2.8±0.7 PD-F=2.6±0.7	オン	方向転換時のStepL StepW StepD CV-StepD ↓	聴覚刺激によって一歩一歩のCVが減少した。これは転倒やすくみ足出現のリスクを低減する可能性を示唆した。
認知障害							
Rochester et al. 2009	具体的な動作指示を伴った聴覚刺激 vs 時間的合図としての聴覚刺激 vs 刺激なし	PDCI=9	PDCI=74.9±6.45	PDCI=2.9±0.5	オン	GS↑ SL↑ CV StepT CV DLS Ca	具体的な動作指示（例「大きな歩幅で」）を伴った聴覚リズム刺激によって、単課題歩行・二重課題歩行ともに有意に改善した。

PD: パーキンソン病（Parkinson's disease）；n: 被験者数（number of subject）；SD: 標準偏差（standard deviation）；GS: 歩行速度（gait speed）；SL: 重複歩距離（stride length）；Ca: ケイデンス（cadence）；StriT: 重複歩時間（stride time）；AMC: 年齢適合対照群（age-matched controls）；n.r.: 記載なし（not reported）；n.a.: 該当なし（not applicable）；CV: 変動係数（coefficient of variation）；StepL: 歩幅（step length）；StepW: 歩隔（step width）；StepD: 一歩に要する時間（step duration）；StepT: 一歩に要する動作時間（次の一歩までに要する時間）（step time）；DST: 両脚支持時間（double support time）；SST: 単脚支持時間（single support time）；SPD: 重症パーキンソン病患者（severe Parkinson's disease）；FW: 速足歩行（fast walking）；PD-F: すくみ足の症状を呈さないパーキンソン病患者；B: ベースライン（baseline）；FOG: すくみ足（freezing of gait）；Tstep: 総歩数（total numbers of steps）；Time: 総時間（total time）；A: 聴覚刺激（auditory cues）；V: 視覚刺激（visual cues）；At: 注意刺激（attentional cue）；AAt: 聴覚刺激+注意刺激（auditory combined with attentional cue）；HF: 股関節屈曲（hip flexion）；KF: 膝関節屈曲（knee flexion）；AD: 足関節背屈（ankle dorsiflexion）
↑: 有意に増加；↓: 有意に減少；+: 結果は低下した状態としては改善；-: 歩行パラメーターが減少

& Cudeiro, 2010).一方,刺激周波数90%で行った同様の歩行実験では,すくみ足に対する明確な効果は確認できなかった（Lee et al., 2012）.

　今後の課題として,すくみ足における生理的運動制御障害がどのように外的刺激によって影響を受けるのかを理解する必要があり,そのためには注意と聴覚刺激との関係性に焦点を当てる必要がある（Nieuwboer & Giladi, 2008）.たとえば最適な刺激周波数を決定する上で,運動パフォーマンスの指標として聴覚刺激と運動がどの程度正確に同期しているかを評価するのであれば,これらの理解は必須である.

7.5.3　歩行の正常化における聴覚リズム刺激の効果

　最近の横断的研究の結果からは,非刺激下での快適歩行時のケイデンスと同期あるいは刺激周波数110%でパーキンソン病患者の歩行特徴を部分的に改善することが示唆されており,特に歩行速度,ケイデンス,すくみ足に対して効果がある.これらの結果はリムら（Lim et al., 2005）によるシステマティック・レビューの分析と一致している.特にすくみ足に関して,これらの研究成果は近年の知識体系における大きな進歩となった.しかし,リムらがレビューを行った2005年当時,質の高いランダム化比較試験（Randomized Controlled Trial: RCT）はエリスら（Ellis et al., 2005）とタウトら（Thaut et al., 1996）によるたった二つの研究のみであり,聴覚リズム刺激の効果に焦点を当てたのは後者のみという状況であった.さらにいうと,ほとんどの研究は実験室環境で行われたものであった.そのため,聴覚リズム刺激という介入法が日々の生活環境での歩行機能を長期的に改善するかどうかという判定はその時点では困難であった.それ以降,聴覚リズム刺激の効果に焦点を当てて厳密にデザインされた研究が行われるようになり,聴覚リズム刺激がもたらす日常生活での長期的効果の検証が行われてきた（表7.2）（Elston et al., 2010; Lim et al., 2010; Morris et al., 2009; Nieuwboer et al., 2007; Rochester et al., 2010a）.次項では,これらの歩行および歩行関連動作に与える聴覚リズム刺激の影響を調べたランダム化比較試験（RCT）の結果について,我々がメタ分析を行った内容を述べることとする.

第7章 パーキンソン病患者の歩行訓練における聴覚リズム刺激：研究結果とその展望

表7.2 ランダム化比較試験の概要

出典	研究の特徴	介入	被験者の特徴 訓練強度（週/時間/分）	被験者数（n）	年齢（歳）M±SD	ヤールの重症度分類 M±SD	評価結果	研究の質（PEDro score）
Thaut et al. 1996	RCT 割り付けの隠蔽：無 ベースラインの比較可能性：無 評価者の盲検化：無 十分な予後追跡に基づい治療意図に基づいた解析：無	聴覚リズム刺激を用いた自宅での歩行練習（通常/少し速い） vs 自身の速さ（self-paced）での歩行練習 vs 介入なし	3/7/30	37 E=15 NT=11 SPT=11	E=69±8 C=71±8 C=74±3	2.3±0.7	1. 歩行速度↑ 2. 前傾歩行速度↑ 3. ケイデンス↑ 4. 重複歩距離↑ 5. 筋電図検査（ばらつき/対称性/タイミング/開始と終了）	4/10
Marchese et al. 2000	RCT 割り付けの隠蔽：無 ベースラインの比較可能性：有 評価者の盲検化：無 十分な予後追跡に基づい治療意図に基づいた解析：無	聴覚リズム刺激を用いた理学療法プログラム vs 聴覚リズム刺激なしの同様の理学療法プログラム	6/3/60	20 E=10 C=10	E=65.0±5.8[1] C=66.9±6.3[1]	E=2.35±0.58[1] C=2.3±0.48[1]	1. UPDRS-Ⅱ 2. UPDRS-Ⅲ	5/10
Ellis et al. 2005	RCT（クロスオーバーデザイン） 割り付けの隠蔽：有 ベースラインの比較可能性：有 評価者の盲検化：有 十分な予後追跡に基づい治療意図に基づいた解析：無	標準医学治療に加え、15分の聴覚リズム刺激を用いた歩行訓練を含む理学療法プログラム vs 標準医学治療のみ	6/3/1.5	68 Ea=35 La=33	64±8.4 Ea=64±8.4 La=63±8.8	2.5±0.5 Ea=2.5±0.5 La=2.4±0.5	1. SIP-68（総合（+）可動性（+）） 2. UPDRS-Ⅰ（+） 3. UPDRS-Ⅱ↓ 4. UPDRS-Ⅲ 5. 歩行速度↑	7/10

表7.2（つづき）

出典	研究の特徴	介入	訓練強度（週/時間/分）	被験者数 (n)	年齢（歳）M±SD	ヤールの重症度分類 M±SD	評価結果	研究の質（PEDro score）
Nieuwboer et al. 2007	RCT（クロスオーバーデザイン）割り付けの隠蔽：有 ベースラインの比較：有 可能性：有 評価者の盲検化：有 十分な予後追跡：有 治療意図に基づいた解析：無	被験者が選択した刺激様式を用いた歩行訓練（聴覚リズム刺激：67%、体性感覚刺激：33%）vs 介入なし	3/3/30	153 Ea=76 La=77	Ea=67.5^2±7.8 La=69^2±7.8	Ea=2.6^2±0.7 La=2.7^2±0.7	1. PG-score↓(+) 2. 10WMT (GS↑/SL↑/Ca↑) 3. FR 4. TSLS & TTS↑ 5. TUG 6. FOGQ 7. NEADL 8. FES↑ 9. PDQ-39 10. CSI	7/10
Morris et al. 2009	RCT 割り付けの隠蔽：有 ベースラインの比較：有 可能性：有 評価者の盲検化：有 十分な予後追跡：有 治療意図に基づいた解析：有	認知戦略と外部合図を用いた歩行、方向転換、椅子からの立ち上がり、障害物回避 vs 全身の健康と機能を高めるための標準的な運動	(2/max16/max45)^3 セッションの平均回数：E=14 C=13	28 E=14 C=14	E=68±n.r. C=66±n.r. 年齢幅：52〜79	n.r.	1. UPDRS-Ⅱ 2. UPDRS-Ⅲ 3. 10WMT 4. TUG 5. 2分間歩行テスト 6. 姿勢反射テスト↑ 7. PDQ-39	8/10

第 7 章 パーキンソン病患者の歩行訓練における聴覚リズム刺激：研究結果とその展望

表 7.2（つづき）

出典	研究の特徴	介入	訓練強度（週/時間/分）	被験者数 (n)	年齢（歳）M±SD	ヤールの重症度分類 M±SD	評価結果	研究の質（PEDro score）
Lim et al. 2010	RCT（クロスオーバーデザイン）割り付けの隠蔽：有 ベースラインの比較可能性：有 評価者の盲検化：有 十分な予後追跡：有 治療意図に基づいた解析：無	被験者が選択した刺激様式を用いた歩行訓練（聴覚リズム刺激：67%、体性感覚刺激：33%） vs 介入なし	3/3/30	153 Ea=76 La=77	Ea=67.5^2±7.8 La=69^2±7.8	Ea=2.6^2±0.7 La=2.7^2±0.7	費やした時間の割合: 1. 動的動作時間 ↑^{4} 2. 静的動作時間 ↑^{4} 3. 座位時間 ↓^{4} 4. 立位時間 ↓^{4} 5. 歩行時間 ↑^{4} 6. N 歩行時間 > 5s/時 ↑^{4} 7. N 歩行時間 > 10s/時 ↑^{4}	7/10
Rochester et al. 2010a	RCT（クロスオーバーデザイン）割り付けの隠蔽：有 ベースラインの比較可能性：有 評価者の盲検化：有 十分な予後追跡：有 治療意図に基づいた解析：無	被験者が選択した刺激様式を用いた歩行訓練（聴覚リズム刺激：67%、体性感覚刺激：33%） vs 介入なし	3/3/30	153 Ea=76 La=77	Ea=67.5^2±7.8 La=69^2±7.8	Ea=2.6^2±0.7 La=2.7^2±0.7	1. 単一課題／刺激無し SL/Ca↑ 2. 単一課題／聴覚・体性感覚刺激 GS/SL↑ 3. 二重課題／刺激なし GS/SL↑ 4. 二重課題／聴覚・体性感覚刺激 GS/SL↑	7/10

表 7.2（つづき）

出典	研究の特徴	介入	被験者の特徴 訓練強度（週/時間/分）	被験者数 (n)	年齢（歳）M ± SD	ヤールの重症度分類 M ± SD	評価結果	研究の質（PEDro score）
Elston et al. 2010	RCT（クロスオーバーデザイン）割り付けの隠蔽：有ベースラインの比較可能性：無評価者の盲検化：無十分な予後追跡：無治療意図に基づいた解析：無	快適な歩行速度に設定したメトロノーム刺激訓練のみ	4/n.a./n.a	42 Ea=21 La=20	Ea=71.5 ± 11.3 La=70.4 ± 8.7	Ea=2.1 ± 0.3 La=2.3 ± 0.5	1. PDQ-39 2. SF-36 3. 転倒記録 4. 10MWT	4/10

n: 被験者数 (numbers)；M: 平均値 (mean)；SD: 標準偏差 (standard deviation)；H&Y: ホーエン＆ヤールの重症度分類 (Hoehn and Yahr)；RCT: ランダム化比較試験 (randomized controlled trial)；E: 実験群 (experimental group)；NT: 非訓練群 (no training)；SPT: 自己訓練群 (self-paced training)；C: 対照群 (control group)；EMG: 筋電図検査 (electromyography)；UPDRS-II: パーキンソン病統一スケールの第2部「日常生活動作」；UPDRS-III: パーキンソン病統一スケールの第3部「運動能力検査」；Ea: 早期介入群 (early group)；La: 後期介入群 (late group)；SIP: 疾病影響プロファイル (sickness impact profile)；PG score: 姿勢＆歩行立位テスト (posture and gait score)；10MWT: 10メートル歩行テスト (10-meter walking test)；FR: 機能的リーチテスト (functional reach test)；TSLS and TTS: 片脚立位テスト＆継ぎ足立位テスト (combined timed single leg stance and timed tandem leg stance)；TUG: タイムアップアンドゴーテスト (Timed Up and Go test)；FOGQ: すくみ足質問票 (Freezing of Gait Questionnaire)；NEADL: ノッティンガム拡大日常生活動作尺度 (Nottingham Extended Activities of Daily Living Scale)；FES: 転倒恐怖感尺度 (Falls Efficacy Scale)；PDQ-39: パーキンソン病質問票 (Parkinson's Disease Questionnaire-39)；CSI: 介護者負担感指数 (Carer Strain Index)；n.r.: 記載なし (not reported)；max: 最大値 (maximum)；s: 秒 (seconds)；n.a.: 該当なし (not applicable)；SL: 重複歩距離 (stride length)；Ca: ケイデンス (cadence)；GS: 歩行速度 (gait speed)；SF-36: 自己報告式健康状態調査票 (Short Form-36)

1. この値が平均偏差 (SD) なのか標準誤差 (SE) なのかは明記されていない。
2. 平均値の代わりに中央値が提示されている。
3. 患者の状態を考慮し、セラピストが適宜判断を行った。
4. グループ内の結果のみが提示されている。
†: 有意に増加；↓有意に減少；(+) 結果は低下したが状態としては改善

7.6 パーキンソン病患者の歩行に対する聴覚リズム刺激の影響 ～文献的システマティック・レビュー～

7.6.1 パーキンソン病患者における歩行要素，日常生活動作（ADL），生活の質（QOL）に対する聴覚リズム刺激訓練の効果

7.6.1.1 文献検索

PubMed において以下の MeSH（Medical Subject Headings）用語で検索を行った：パーキンソン病（Parkinson disease），合図（Cues），音楽（Music），音楽療法（Music Therapy），歩行（Gait），歩行障害（Gait Disorders），神経科学（Neurologic），ウォーキング（Walking），運動制限（Mobility Limitation），ロコモーション（Locomotion），理学療法的手段（Pysical Therapy Modalities），運動（Exercise），運動療法（Exercise Therapy），運動動作技法（Exercise Movement Techniques）．さらに以下の用語でも検索した：パーキン*（Parkin*），合図（cueing），聴覚（auditory），感覚（sensory），外的（external），リズム的（rhythmic），刺激（stimulus, stimulation, stimuli）．これらの検索は 2004 年以降に英語およびオランダ語で出版されたものに限定した（2004 年以降とした理由は，それ以前の文献についてはリムらが 2005 年にシステマティック・レビュー〔Lim et al., 2005〕を行っているからである）．この検索は 2012 年 3 月に行い，結果として 117 文献が挙がった（この詳細については筆者に請求すれば入手可能）．これらのうちで 81 文献は論文の題名で除外，20 文献は要旨で除外，10 文献は本文で除外し，6 文献が最終的に分析対象として残った（Elston et al., 2010; Morris et al., 2009; Thaut et al., 1996; Lim et al., 2010; Nieuwboer et al., 2007; Rochester et al., 2010a）．このうちの 3 文献（Lim et al., 2010；Neunboer et al., 2007；Rochester et al., 2010a）については，一つの介入研究から得られた 3 種類の結果を別々に発表したものである．表 7.2 には個別に記載しているが，メタ分析においては一つの研究として取り扱っている．またこの介入研究の結果は，持ち越し効果と学習効果を排除するため，早期介入の効果のみを評価した．参考文献をたどり，さらにもう 1 文献が挙がった（Marchese et al., 2000）．最終的に 8 文献（表 7.2 参照）348 患者が分析対象となった．

7.6.1.2 方法論的検討

表 7.2 で分析対象とした八つの研究の PEDro スコア（ランダム化比較試験の質を 10 項目で評価した点数）を示している．また，割り付けの隠蔽（concealed allocation），ベースラインの比較（baseline comparability），評価者の盲検化（blind assessors），および十分な予後追跡（adequate follow-up）がなされたかどうかをそれぞれ記載した．これをみると，抽出された研究は比較的質の高い方法で行われたといえる．しかしながら一点，モリ

スらの研究（Morris et al., 2009）を除いて，その他の研究で治療意図に基づく解析（intention-to-treat analysis：ITT 解析）がなされていないことは残念である．

7.6.1.3　定量分析

聴覚リズム刺激に有利であった有意平均差（mean difference: MD）は，歩行速度［MD（random）: 0.114, 95% CI, 0.028-0.200; Z=2.519; p<0.01; I2=57%］，重複歩距離［MD(fixed): 0.085, 95% CI, 0.022-0.148; Z=2.654; p<0.01; I2=47%］（図 7.1 森林プロット図参照）の二項目であった．これらの結果は，聴覚リズム刺激の使用が部分的であるエリスら（Ellis et al., 2005）の研究を除いて，治療法別でみた感度分析において一貫した傾向がみられた．治療法別にみた感度分析では QOL の項目において有意な平均差が得られた［MD(fixed): 3.400, 95% CI, 0.215-6.586; Z=2.092; p=0.04; I2=40%］（図 7.1 には記載なし）．ケイデンス，タイムアップ・アンド・ゴーテスト（TUG test），平衡感覚については聴覚リズム刺激介入に伴う有意な効果は認めなかった．各研究間におけるケイデンスの差異は，それぞれ使用した刺激周波数が異なることで説明可能であると考えられた．具体的には，タウトら（Thaut et al., 1996）の研究では段階的に刺激周波数を高くしているのに対し，ニーウボーアら（Nieuwboer et al., 2007）の研究では刺激周波数の変化について明記していない．パーキンソン病統一スケール−ⅡとⅢ（UPDRS−ⅡとⅢ）の項目については，本メタ分析では解析不可能であった．

7.6.1.4　データ解釈

研究における介入期間が比較的短期（ほとんどが 3〜4 週間）ということを考慮しても，聴覚リズム刺激を併用した治療がその後の日常歩行において，重複歩距離だけでなく歩行速度にも影響をおよぼしていると考えられた．歩行速度は ADL（歩行関連動作だけでなく，入浴や更衣などの歩行非関連動作も含む）（Verghese et al., 2011），地域でのウォーキング（Elbers et al., 2013），QOL（Ellis et al., 2011），健康活動および生存率（Studenski et al., 2011），これらすべてにおける重要な予後予測因子であるとの報告がある．ここから考えると，聴覚リズム刺激が歩行速度の改善をもたらすという結果は重要な意味を帯びてくる．歩行速度がこれらに影響をおよぼす理由としては，身体能力，認知機能，気分（Verghese et al., 2011），および歩行における運動効率（Studenski et al., 2011）などが関係するためであろう．これらの改善効果が得られることにより，今度は在宅で合図に合わせて歩く訓練を行ったパーキンソン病患者がその後に日常生活で行う身体活動（主に歩行）の時間が増えると考えられ，それらはつまり，その後の機能予後改善にも寄与すると考えられる（Lim et al., 2010）．

重複歩距離については複数の介入研究で改善が示されているにもかかわらず，横断

第7章 パーキンソン病患者の歩行訓練における聴覚リズム刺激：研究結果とその展望　129

研究名	結果	平均差	標準誤差	分散	下限	上限	Z値	p値	平均と95%信頼区間
Thaut et al. 1996 (1)	歩行速度 (m/s)	0.400	0.115	0.013	0.175	0.625	3.484	0.000	
Thaut et al. 1996 (2)	歩行速度 (m/s)	0.100	0.102	0.010	−0.099	0.299	0.985	0.325	
Ellis et al. 2005	歩行速度 (m/s)	0.100	0.052	0.003	−0.002	0.202	1.915	0.055	
Nieuwboer et al. 2007	歩行速度 (m/s)	0.110	0.035	0.001	0.042	0.178	3.164	0.002	
Morris et al. 2009	歩行速度 (m/s)	0.000	0.064	0.004	−0.126	0.126	0.000	1.000	
		0.114	0.044	0.002	0.028	0.200	2.591	0.010	
Thaut et al. 1996 (1)	重複歩距離 (m)	0.300	0.125	0.016	0.055	0.545	2.404	0.016	
Thaut et al. 1996 (2)	重複歩距離 (m)	0.000	0.095	0.009	−0.186	0.186	0.000	1.000	
Nieuwboer et al. 2007	重複歩距離 (m)	0.080	0.036	0.001	0.010	0.150	2.249	0.025	
		0.085	0.032	0.001	0.022	0.148	2.654	0.008	
Thaut et al. 1996 (1)	ケイデンス (歩数/分)	9.100	4.844	23.462	−0.394	18.594	1.879	0.060	
Thaut et al. 1996 (2)	ケイデンス (歩数/分)	13.500	4.680	21.902	4.327	22.673	2.885	0.004	
Nieuwboer et al. 2007	ケイデンス (歩数/分)	−0.500	2.216	4.911	−4.843	3.843	−0.226	0.821	
		6.640	4.752	22.580	−2.673	15.954	1.397	0.162	
Nieuwboer et al. 2007	TUG (s)	0.400	0.528	0.279	−0.635	1.435	0.758	0.449	
Morris et al. 2009	TUG (s)	0.500	1.023	1.046	−1.505	2.505	0.489	0.625	
		0.421	0.469	0.220	−0.498	1.340	0.898	0.369	
Ellis et al. 2005	SIP-86	−0.123	0.243	0.059	−0.599	0.353	−0.506	0.613	
Nieuwboer et al. 2007	PDQ-39	0.448	0.164	0.027	0.127	0.769	2.739	0.006	
Morris et al. 2009	PDQ-39	−0.012	0.378	0.143	−0.752	0.729	−0.031	0.975	
Elston et al. 2010	PDQ-39	−0.009	0.345	0.119	−0.686	0.668	−0.025	0.980	
		0.208	0.120	0.014	−0.027	0.443	1.737	0.082	

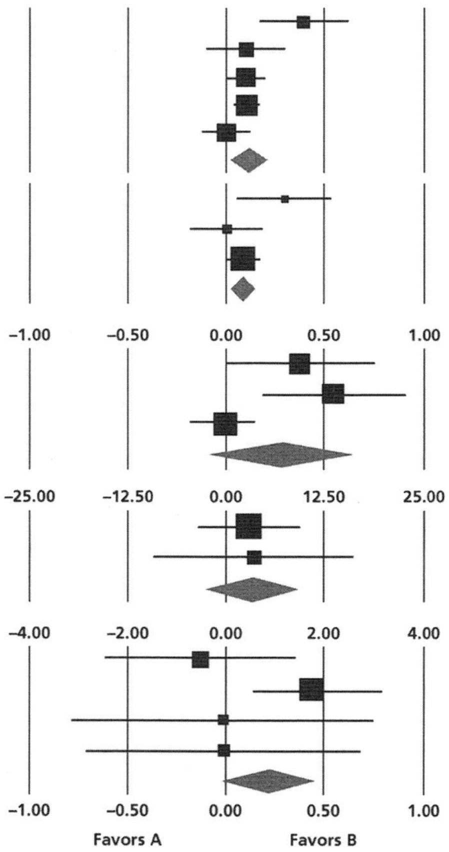

図 7.1　聴覚リズム刺激の森林プロット

的研究の結果では明らかな証拠は得られなかった（表7.1と7.2参照）．聴覚リズム刺激を用いた訓練の期間がもう少し長ければ重複歩距離の改善結果が得られていた可能性が考えられるが，考慮しておくべき事柄として，歩幅に関しては，聴覚リズム刺激に加えて，論文中に記されていない別の具体的な指示があった可能性もある．パーキンソン病患者のケイデンスは健常者と比べて高いことが多いと報告されているため，重複歩距離と歩行速度が一定のケイデンスのもとで増加していれば，歩行パターンの正常化が起こっているといえる（Morris et al., 1994; Willems et al., 2007）．

このメタ分析の結果では聴覚リズム刺激による介入がQOLの改善に対して好ましい傾向を示しているが，この解釈にも注意が必要である．この効果に寄与している介入研究は一つだけ（Nieuwboer et al., 2007）であり，なおかつその原著論文ではQOLの有意な改善については言及されていない．我々の解析では早期介入の結果のみを汲み上げているからであり，これは十分に起こりうる事態である．さらにいうと，メタ分析における標準的手法である平均差（MD）の算出方法（事前介入値は考慮しない）についても，観察結果に影響をおよぼしている可能性がある（図7.1参照）．

ケイデンスそれ自体は影響を受けないという結果は，使用された刺激周波数が研究によって，非刺激下での快適歩行周期に合わせたり（Elston et al., 2010; Nieuwboer et al., 2007），特に規定していなかったり（Ellis et al., 2005; Marchese et al., 2000; Morris et al., 2007）とばらつきがあったことが関与していると考えられた．ただ一つ，タウトらの研究（Thaut et al., 1996）では訓練中の刺激周波数を段階的かつ計画的に増加させており，結果ケイデンスが増加したことを報告している．

パーキンソン病患者は自動運動課題を実行するときに，健常者と比較してより多くの脳活動を必要としており，これはすなわち健常者での無意識下自動運動を意識的な運動制御で行っていると考えられている．このことからパーキンソン病では，運動の自動性が損なわれていることが示唆される（Mentis et al., 2003）．患者が自身の歩行の歩幅に注意をしっかり向けている状況では，大きな歩幅で歩行することが可能である（Baker et al., 2007）．しかし，日常生活活動における歩行では，しばしば複数課題に注意を分配する必要がある状況が起こりうる（歩きながら会話するなど）．歩行障害が複数課題下で行われると悪化するこの事実が，パーキンソン病患者にとって大きな問題なのである（O'Shea et al., 2002）．

聴覚リズム刺激併用下での注意喚起（「ビートに合わせて大きく踏み出して」など）によって，注意を向ける労力を低減させることが示唆された（Baker et al., 2008）．この仮説は聴覚リズム刺激併用歩行時に複数課題を行うと，より円滑に注意を向けることができるという報告にも支持される（Rochester et al., 2010b）．すなわち，聴覚リズム刺激併用下での歩行動作はより自動運動に近くなり，運動に払う注意労力を低下させてい

ると考えられる（Rochester et al., 2010a）．

　今回調査対象としたほとんどの介入研究では，歩行以外の領域における聴覚リズム刺激の効果，たとえば日常生活動作（ADL）やバランスなど（Elston et al., 2010; Nieuwboer et al., 2007）に対する効果を報告していない．ただ一つ例外的に，マルケーゼら（Marchese et al., 2000）が聴覚リズム刺激によってADLの改善をもたらしたと報告している．これらの効果は介入した期間と頻度（3週間ではなく6週間，日に1.5時間だけでなく3時間）に相関しており，歩行訓練に引き続いて，姿勢制御訓練や可動訓練を行ったかどうかにも影響を受けていた．また，どのような介入を行うにしても訓練の強度，持続時間，頻度の設定は期待する効果を得るための最も基本的な項目である（Lopopolo et al., 2006）．今回の調査対象となった介入研究群における訓練量（一週間における訓練時間）は1.5時間から3.5時間と幅があった．2006年にロポポロら（Lopopolo et al.）は訓練量の多さ（high-dose 訓練：3.0時間／週以上と定義）が健常高齢者における歩行速度の改善に関連する唯一の因子であったと報告している．今回のメタ分析に使用した研究群のうち，三つの研究（Ellis et al., 2005; Marchese et al., 2000; Thaut et al., 1996）がロポポロの定義する high-dose 訓練群に該当するが，これらの研究における患者数は全患者数の50％以下を占めるにすぎなかった（216名中91名）．また，研究群のうち，1.5時間／週と最も訓練量が少ないニーウボーアら（Nieuwboer et al., 2007）の研究で歩行速度の有意な改善が得られている事実は注目すべき点である．聴覚リズム刺激の訓練強度に関しては，正常歩行と変わらない程度の強さ（2.2〜3.0 MET）であったとの報告がある（Ainsworth et al., 2000）が，今回の調査対象である介入研究内においてはその点が十分に評価されておらず，今後のさらなる研究が期待される．

　聴覚リズム刺激は歩行やその関連動作の改善を目的とした自宅訓練として有用であると考えられ（Nieuwboer et al., 2007; Thaut et al., 1996），歩行速度，ケイデンス，すくみ足に対する即時的な改善効果から，代償法としても使用することができるだろう．しかし，聴覚リズム刺激を短期訓練として用いた場合，訓練終了後3週間程度までの評価では重複歩距離および歩行速度の改善と非刺激時歩行への移行効果が認められていた（Nieuwboer et al., 2007; Thaut et al., 1996）が，その改善効果は6週間後には急速に失われていたとの報告（Nieuwboer et al., 2007）もある．

　聴覚リズム刺激の効果に関する報告はまだ少なく，理想的な訓練量や内容については不明な点が多い．そのため，さまざまな訓練強度に対する効果の研究（dose-response study）が行われることが望ましい．さらにいうと，患者の聴覚リズム刺激訓練下での運動同期能力とその治療効果についてはこれまでに十分議論されていない．こういった研究結果を分析することにより，聴覚リズム刺激の最適な使用方法が導かれるであろう．

7.7 聴覚リズム刺激の新たな応用法
7.7.1 音楽

近年，歩行訓練で聴覚リズム刺激として音楽を応用した報告がある（de Bruin et al., 2010; Thaut et al., 1996）．音楽はビート（拍）によってメトロノーム刺激と同様に時間的構造を与える．すなわち，ビートは「時間的に等間隔に配置されたパルス信号」と表現できる（Large & Palmer, 2002）．メトロノーム刺激は単純かつ定型の音でしかない（Large & Palmer, 2002）が，音楽を用いることで，等間隔であるだけでなく音量や音高（ピッチ），音色，和声，音の長さなど複数の要素構造をもつビートを与えることになる（Grahn, 2009; Krumhansl, 2000）．近年に得られた証拠では，ビートを知覚するには基底核機能が必要であることが示されている（Grahn & Brett, 2009; Teki et al., 2011）．しかし，音楽では前述のように複数の要素によってビートが強調されるため，基底核機能に異常があっても効果がある可能性がある（Grahn, 2009）．このように，音楽はその複雑な構造によって，単純なメトロノーム刺激と比べ，患者の運動同期に有用な可能性がある．

音楽の有用性に関する根拠のひとつとして，音楽構造の中に取り入れたリズム刺激によって単純なメトロノーム刺激時と比べて指打ち（タッピング）のばらつきが顕著に減少したことをタウトらが報告している（Thaut et al., 1997）．この結果は，音楽がもつ運動の同調（entrainment）および正確な同期（synchronization）を促進するという一般的な機能的観点と一致する（McIntosh et al., 1997; Madison et al., 2011）．我々は特に音楽に注意を払っていないときでも，無意識下で聴覚リズム刺激に合わせて自身の運動のタイミングを図っている（Molinari et al., 2003）．運動をリズムに同期させることへの抗いがたさは，ビートに合わせて指打ちするよりもそのビート間に指打ちを行うほうが困難であるという研究結果でも示されている（Krumhansl, 2000）．しかしその一方で，ビートを聞いてそれに体の動きを同期させる難しさがあるのも，ダンスを思い浮かべてみればわかる．つまり，音楽を聴くことによって注意が分散し，潜在的に歩行動作に悪影響をおよぼす可能性もあるということである（Brown et al., 2009, 2010）．音楽を聴覚リズム刺激の形態として使用するためには，リズム知覚を促進するような独特な音楽構造が必要となるだろう．

メトロノームは単純にリズムを刻むだけであるが，音楽では音高とリズムが組み合わさることにより旋律パターンを形成する（Krumhansl, 2000）．旋律（メロディ）とは通常短い音の連なりであり，曲全体を通じてさまざまな形で繰り返される（Krumhansl, 2000）．ラウッカ（Laukka, 2006）は高齢者を対象とした実験で，ほとんどの被験者（88%）が音楽を聴いている時間のうち，その１／３以上の時間で感情の昂ぶりを覚え

ることが示された．音楽による感情の昂ぶりは，聴取者がその音楽をよく知っており，またその聴取者の文化的背景に配慮されることにより，最も効果的にもたらされる (Fritz et al., 2009)．しかし一方で，音楽を通じて表現される主な情動は，ある一定の異文化間で共通して認識されることがわかっている (Fritz et al., 2009)．また，強烈な快感をもたらす音楽は報酬系と情動に関連する生理的快感を誘発するといわれている (Blood & Zatorre, 2001; Boso et al., 2006)．音楽聴取中のこれらの感覚は，島・帯状回皮質や視床下部，海馬，扁桃体，前頭前皮質などの特別な脳領域の活性化と関連しているようであり，さらにはエンドルフィン，内因性カンナビノイド，ドパミン，一酸化窒素などの脳内生化学物質が音楽体験に重要な役割を果たしているともいわれている (Boso et al., 2006)．音楽には気分を変える効果もあるといわれ，よってパーキンソン病患者におけるうつ病の合併にも効果をもたらす可能性があり (Chaudhuri et al., 2006)，長期間の訓練意欲を保つために役立つ可能性がある．さらには疲労感を軽減する効果も報告されている (Hayakawa et al., 2000; Lim et al., 2011)．

　音楽を併用した聴覚リズム刺激訓練を日常的に受けたパーキンソン病患者は，聴覚リズム刺激なしの訓練群と比較して歩行機能が有意に改善し，その改善が持続した (Thaut et al., 1996)．イトウら (Ito et al., 2000) の研究では，一カ月間毎日音楽によって聴覚リズム刺激を聴いた被験者は，歩行訓練を行っていないにもかかわらず有意な歩行速度と歩幅の改善を示したと報告している．すなわち聴覚リズム刺激を併用した歩行訓練の効果は，実際には歩行訓練そのものではなく，聴覚リズム刺激によってもたらされている可能性がある．

　我々の知りうる範囲では，これまでにパーキンソン病患者に対する音楽を用いた歩行訓練を検討したランダム化比較試験（RCT）は二つあり (de Dreu et al., 2012; Thaut et al., 1996)，前述したように，我々が行ったメタ分析に含まれるこれらの研究では，重複歩距離と歩行速度において有意な改善を認めた (de Dreu et al., 2012)．この結果はメトロノームによる聴覚リズム刺激を用いた研究結果と一致する．

7.7.2　ダンス

　パートナーとともに踊るダンスに音楽を用いるのは，はるか昔から行われてきたことである．ウェストブック（Westbook）とマッキベン（McKibben）がその研究結果より，パーキンソン病に対するダンス治療の可能性について初めて述べたのが1989年であった．次いで，ハックニー（Hackney）らがパーキンソン病患者に対する治療としてのタンゴダンスの効果について研究結果を発表した (Earhart, 2009)．それ以外にも，パートナーとともに，もしくは単独で踊るタンゴダンスは身体機能（たとえば歩行速度，筋力，バランス感覚）を高める代替療法として，心疾患 (Belardinelli et al., 2008) や

肥満（Shimamoto et al., 1998），認知症などさまざまな病態に適用されてきた．認知症患者へのダンス教室は，患者同士の社会的交流を刺激する方法としても使用されている（Palo-Bengtsson & Ekman, 2002）．ダンスの運動強度は，少なくとも心疾患患者においては身体機能を高めるのに十分であると報告されている（Belardinelli et al., 2008）．

特にパーキンソン病患者にとって，リズムダンス教室は有望な治療法となりうるだろう．なぜならば，そこでは現在の自身の制限された運動機能を悲観する代わりに，音楽に合わせて動く楽しさや美的感覚に焦点を当てつつ，集団運動（社会的交流や病気に対する同胞意識，仲間内での助け合いなど）を伴う合図技法（cueing technique），認知運動戦略（cognitive movement strategy），バランス感覚，および身体運動（Keus et al., 2007），これらすべての要素が組み合わさっているからである（de Dreu et al., 2012）．しかし，ダンス活動に新たなスキル（たとえばダンスのステップ）の習得が必要とされる場合には，パーキンソン病患者はその運動制御を得るために新たな挑戦を求められることとなるだろう．

最近の知見をまとめるために，我々はパーキンソン病患者に対する治療法として音楽とダンスによる全身運動刺激を用いたすべての研究論文を検索した（de Dreu et al., 2012）．その内訳は，音楽を用いた歩行訓練について二件（De Bruin, 2010; Thaut, 1996），音楽療法について一件（Pacchetti et al., 2000），パートナーとともに行うダンス療法について三件（Hackney & Earhart, 2009a, 2009b; Hackney et al., 2007）であった．我々のレビューが発行された後，1年間のタンゴダンス教室の効果について一件のRCT（Duncan & Earhart, 2012）が発表されており，その結果についてもここでまとめて述べることとする．

有意な標準化平均差（standardized mean difference: SMD）はバランス機能評価（Berg Balance Scale）の項目でみられ，音楽とダンスを用いた聴覚リズム刺激に有利であった［SMD（fixed）：0.894, 95% CI, 0.510-1.277; $Z=4.566$; $p<0.01$; $I^2=0\%$］．複数回の運動停止，再開，および方向転換は後ろ向き歩行，体重移動，およびダンス中の複数課題と同様に，バランス機能に影響をおよぼした（de Dreu et al., 2012）．これらの研究結果は，健常者において日常的にダンスをしている群が，そうではない群と比較してより良いバランス感覚をもっているという疫学調査の結果（Kattenstroth et al., 2010; Verghese, 2006; Zhang et al., 2008）からも裏付けられる．これらの結果は重要な意味をもつ．なぜなら，パーキンソン病におけるバランス障害はほとんどの症例でドパミン製剤をはじめとする抗パーキンソン病薬に治療抵抗性であり（Grimbergen et al., 2004），実際の転倒と同様に，転ぶかもしれないという恐怖だけでも患者の活動は大きく制限を受け，重大な社会経済的損失となるためである（Tinetti & Williams, 1997）．

重複歩距離の項目でも聴覚リズム刺激に有利な有意平均差が得られた［MD（fixed）：

0.113, 95% CI, 0.037-0.19; Z=2.918; p<0.01; I^2=9%]．年齢補正した健常な対照群と比較してパーキンソン病患者では歩幅が小さくなっていることを考慮すると，歩行パターンの重要な正常化が起こっているといえる（Hausdorff et al., 2007; Williams et al., 2006）．さらに歩行速度においても有意かつ臨床的に意味のある改善効果が認められた［MD（fixed）: 0.127, 95% CI, 0.013-0.241; Z=2.179; p=0.03; I^2=48%］（Perera et al., 2006）．

複数課題における歩行速度の有意な改善も得られており［MD（fixed）:0.171, 95% CI, 0.024-0.319; Z=2.218; p=0.02; I^2=0%］，歩行運動の自動化が反映されていると考えられた（Rochester et al., 2010b）．パーキンソン病患者では自動性が損なわれ，自動化された運動課題を実行する際により大きな脳活動が必要となる点から考慮すると，この結果は重要な発見である（Mentis et al., 2003）．

6分間歩行テスト（Six-Minute Walk Test: 6MWT）でも歩行距離の有意な延長が認められ，明らかな心肺機能改善と体力向上が得られていた［MD（fixed）:46.306, 95% CI, 15.553-77.059; Z=2.951; p<0.01; I^2=0%］（Perera et al., 2006）．

音楽とダンスを併用した聴覚リズム刺激の効果はタイムアップ・アンド・ゴーテスト（TUG test）［MD（fixed）:2.221, 95% CI, 1.155-3.288; Z= 4.083; p<0.01; I^2=0%］でもパーキンソン病統一スケール（UPDRS-Ⅱ）［MD（random）:4.672, 95% CI, 0.570-8.774; Z=3.631; p=0.03; I^2=57%］でも認められており，歩行と日常生活動作を容易にさせていると考えられた（Kwakkel et al., 2007）．前述したように，この結果には介入期間と訓練内容が関与していると考えられる．そのため，日常生活動作とかかわりの深い因子を同定するためのさらなる研究が今後必要であり，その結果は他の神経疾患リハビリテーションにも応用可能であると考えられる．リハビリテーションは基礎疾患には効果をもたらさないといわれている（Olanow et al., 2009）が，定期的な運動は脳由来神経栄養因子（brain-derived nerve growth factor: BDNF）の分泌を促し，神経保護作用をもたらすという報告もある（Ahlskog, 2011）．UPDRS-Ⅲにおいて認められたダンスと音楽を併用した聴覚リズム刺激による改善傾向は，1年程度のより長い訓練期間でみた場合，リハビリテーション療法が疾患の進行を遅らせる可能性があることを示唆している．

7.8 まとめと今後の研究における展望

これまで多く実施されてきたメトロノームを用いた聴覚リズム刺激の研究は，高度な方法論に基づいて行われてきた．しかし，その多くは少人数における結果であり，また訓練量を考慮した解析がなされていない．こういった第Ⅱ相臨床試験の結果を蓄積することにより，歩行訓練と併用された聴覚リズム刺激が歩行速度と歩幅の改善をもたらすことを示す強い証拠が明らかになる．パーキンソン病患者の多くが示すゆっ

くりとした小刻みな歩行を考慮すると，聴覚リズム刺激による歩行正常化効果は非常に大きな意味をもつと考えられる．

　今後の研究においては，パーキンソン病に特徴的な加速歩行やすくみ足，固縮，寡動などの歩行症状に対する最適な刺激を検討し，聴覚リズム刺激がもたらす歩行改善の神経生理学的メカニズムをより深く理解することをめざすべきである．また，メトロノームや音楽などさまざまな形態で提供される聴覚リズム刺激と足取り（footfall）との同期エラーを解析することによって，さらなる刺激の最適化が得られるだろう．そして，さまざまな聴覚リズム刺激の強度や使用期間と，歩行訓練や運動療法，理学療法とを組み合わせた研究を行い，最も良い訓練内容が議論されることが望ましい．

　パートナーとともに行うダンス教室では，動機づけや達成感，およびパートナー間のみならず仲間との絆を強くするであろう楽しい集団行動，これらすべてを内包した興味深い訓練形態が提供される．こうした新しい応用法によりバランス能力（バランス機能評価に反映された）や重複歩距離，複数課題における歩行速度，6分間歩行やTUG，UPDRS-Ⅱにおけるパフォーマンスの向上などで幅広い改善効果をもたらし，また歩行速度とUPDRS-Ⅲにおいても有意ではなかったものの改善傾向を示した．これらの研究も質の高い方法論に基づいて行われているが（PEDro score 4～7点），やはり少人数であることと，ダンカンとエアハート（Duncan & Earhart, 2012）以外では「治療意図に基づく解析（ITT解析）」が行われていないこと，タウトら（Thaut et al., 1996）以外では適切な追跡調査が行われていないことなどの問題点がある．また「割り付けの隠蔽（concealed allocation）」については半数の研究（de Bruin et al., 2010; Duncan & Earhart, 2012; Hackney & Earhart, 2009a, 2009b）でしか行われていなかった．さらに従来の聴覚リズム刺激研究と同様に，訓練量を考慮した解析がなされていないことも問題である．今後行われる研究では，これらの不十分な点を心がけるべきである．これまでのところ，聴覚リズム刺激が運動機能に影響を与える機序として，運動戦略の適応を介しているのか，それとも神経可塑性による神経機能障害の軽減によるものなのかは，未だ解明されていない．

　今回のメタ分析の解析からは，新しい形態での聴覚リズム刺激が患者の日常生活動作に対する改善効果をもたらすことが示唆されたが，生活の質（QOL）を高めるのかどうかは依然不明である．グループ活動や仲間との支え合いなどの要素はQOLの向上に寄与する可能性があるが，実臨床における効果の証明はない．この分野のこれからの研究として，ダンス療法を行うことによってパートナー（多くの場合は介護者でもある）の負担がどのように変化するかについても検討が必要である．

　本章で述べた多くの研究知見の集積から，パーキンソン病患者に対する聴覚リズム刺激はメトロノーム刺激，音楽のビート，両者の併用のいずれの刺激でも効果がある

ことがわかった．音楽には一時的な気分高揚作用などの付加価値も見出された（Blood & Zatorre et al., 2001）．今後の研究では，音楽のいずれの要素が最適な運動同期に効果をおよぼしているかを，メトロノーム刺激と比較しながら検証していくことが重要である（Grahn, 2009; Teki et al., 2011）．

謝辞

本研究は国際パーキンソン病基金（International Parkinson Fund）（認可番号：IPF-VUmc-2010.1）からの部分的補助を得て行われました．また，メタ分析の解析では A. S. D. van der Wilk 氏と E. Poppe 氏にご協力いただきました．

参考文献

Ahlskog, J. E. (2011). Does vigorous exercise have a neuroprotective effect in Parkinson disease? *Neurology, 77,* 288-94.

Ainsworth, B. E. et al. (2000). Compendium of physical activities: an update of activity codes and MET intensities. *Medicine and Science in Sports and Exercise, 32*(9 Suppl.), S498-504.

Arias, P. and Cudeiro, J. (2008). Effects of rhythmic sensory stimulation (auditory, visual) on gait in Parkinson's disease patients. *Experimental Brain Research, 186,* 589-601.

Arias, P. and Cudeiro, J. (2010). Effect of rhythmic auditory stimulation on gait in Parkinsonian patients with and without freezing of gait. *PLoS ONE, 5,* e9675.

Baker, K., Rochester, L., and Nierwboer, A. (2007). The immediate effect of attentional, auditory, and a combined cue strategy on gait during single and dual tasks in Parkinson's disease. *Archives of Physical Medicine and Rehabilitation, 88,* 1593-600.

Baker, K., Rochester, L., and Nieuwboer, A. (2008). The effect of cues on gait variability – reducing the attentional cost of walking in people with Parkinson's disease. *Parkinsonism & Related Disorders, 14,* 314-20.

Ball, J. M. (1967). Demonstration of the traditional approach in the treatment of a patient with parkinsonism. *American Journal of Physical Medicine, 46,* 1034-6.

Belardinelli, R. et al. (2008). Waltz dancing in patients with chronic heart failure: new form of exercise training. *Circulation. Heart Failure, 1,* 107-14.

Bloem, B., Hausdorff, J., Visser, J., and Giladi, N. (2004). Falls and freezing of gait in Parkinson's disease: a review of two interconnected, episodic phenomena. *Movement Disorders, 19,* 871-84.

Blood, A. J. and Zatorre, R. J. (2001). Intensely pleasurable responses to music correlate with activity in brain regions implicated in reward and emotion. *Proceedings of the National Academy of Sciences of the USA, 98,* 11818-23.

Boso, M., Politi, P., Barale, F., and Enzo, E. (2006). Neurophysiology and neurobiology of the musical experience. *Functional Neurology*, *21*, 187-91.

Brown, L. A. et al. (2009). Novel challenges to gait in Parkinson's disease: the effect of concurrent music in single- and dual-task contexts. *Archives of Physical Medicine and Rehabilitation*, *90*, 1578-83.

Brown, L. A. et al. (2010). Obstacle crossing among people with Parkinson disease is influenced by concurrent music. *Journal of Rehabilitation Research and Development*, *47*, 225-31.

Chaudhuri, K. R., Healy, D. G., and Schapira, A. H. V. (2006). Non-motor symptoms of Parkinson's disease: diagnosis and management. *Lancet Neurology*, *5*, 235-45.

Covinsky, K. E., Hilton, J., Lindquist, K., and Dudley, R. A. (2006). Development and validation of an index to predict activity of daily living dependence in community-dwelling elders. *Medical Care*, *44*, 149-57.

Cubo, E., Leurgans, S., and Goetz, C. G. (2004). Short-term and practice effects of metronome pacing in Parkinson's disease patients with gait freezing while in the 'on' state: randomized single blind evaluation. *Parkinsonism & Related Disorders*, *10*, 507-10.

Cunnington, R., Windischberger, C., Deecke, L., and Moser, E. (2002). The preparation and execution of self-initiated and externally-triggered movement: a study of event-related fMRI. *Neuroimage*, *15*, 373-85.

de Bruin, N. et al. (2010). Waking with music is a safe and viable tool for gait training in Parkinson's disease: the effect of a 13-week feasibility study on single and dual task walking. *Parkinson's disease*, *2010*, 1-9.

de Dreu, M. J. et al. (2012). Rehabilitation, exercise therapy and music in patients with Parkinson's disease: meta-analysis of the effects of music-based movement therapy on walking ability, balance and quality of life. *Parkinsonism & Related Disorders*, *18*, S114-19.

Debaere, F. et al. (2003). Internal vs external generation of movements: differential neural pathways involved in bimanual coordination performed in the presence or absence of augmented visual feedback. *NeuroImage*, *19*, 764-76.

Duncan, R. P. and Earhart, G. M. (2012). Randomized controlled trial of community-based dancing to modify disease progression in Parkinson disease. *Neurorehabilitation and Neural Repair*, *26*, 132-43.

Earhart, G. M. (2009). Dance as therapy for individuals with Parkinson disease. *Europian Journal of Physical and Rehabilitation Medicine*, *45*, 231-8.

Ebersbach, G. et al. (1999). Interference of rhythmic constraint on gait in healthy subjects and patients with early Parkinson's disease: evidence for impaired locomotor pattern generation in early Parkinson's disease. *Movement Disorders*, *14*, 619-25.

Elbers, R. G., Van Wegen, E. E. H., Verhoef, J., and Kwakkel, G. (2013). Is gait speed a valid measure to predict community ambulation in patients with Parkinson' s disease? *Journal of Rehabilitation Medicine*, *45*, 370-75.

Ellis, T. et al. (2005). Efficacy of a physical therapy program in patients with Parkinson's disease: a randomized controlled trial. *Archives of Physical Medicine and Rehabilitation, 86*, 626-32.

Ellis, T. et al. (2011). Which measures of physical function and motor impairment best predict quality of life in Parkinson's disease? *Parkinsonism & Related Diorders, 17*, 693-7.

Elston, J. et al. (2010). Do metronomes improve the quality of life in people with Parkinson's disease? A pragmatic, single-blind, randomized cross-over trial. *Clinical Rehabilitation, 24*, 523-32.

Enzensberger, W., Oberlander, U., and Stecker, K. (1997). [Metronome therapy in patients with Parkinson disease][article in German]. *Nervenarzt, 68*, 972-7.

Freedland, R. L. et al. (2002). The effects of pulsed auditory stimulation on various gait measurements in persons with Parkinson's disease. *NeuroRehabilitation, 17*, 81-7.

Freeman, J. S., Cody, F. W., and Schady, W. (1993). The influence of external timing cues upon the rhythm of voluntary movements in Parkinson's disease. *Journal of Neurology, Neurosurgery & Psychiatry, 56*, 1078-84.

Fritz, T. et al. (2009). Universal recognition of three basic emotions in music. *Current Biology, 19*, 573-6.

Gauthier, L., Dalziel, S., and Gauthier, S. (1987). The benefits of group occupational therapy for patients with Parkinson's disease. *American Journal of Occupational Therapy, 41*, 360-65.

Giladi, N. and Nieuwboer, A. (2008). Understanding and treating freezing of gait in parkinsonism, proposed working definition, and setting the stage. *Movement Disorders, 23*(Suppl. 2), S423-5.

Grahn, J. A. (2009). The role of the basal ganglia in beat perception: neuroimaging and neuropsycholgial investigations. *Annals of the New York Academy of Sciences, 1169*, 35-45.

Grahn, J. A. and Brett, M. (2009). Impairment of beat-based rhythm discrimination in Parkinson's disease. *Cortex, 45*, 54-61.

Grimbergen, Y. A. M., Munneke, M., and Bloem, B. R. (2004). Falls in Parkinson's disease. *Current Opinion in Neurology, 17*, 405-15.

Hackney, M. E. and Earhart, G. M. (2009a). Effects of dance on movement control in Parkinson's disease: a comparison of Argentine tango and American ballroom. *Journal of Rehabilitation Medicine, 41*, 475-81.

Hackney, M. E. and Earhart, G. M. (2009b). Health-related quality of life and alternative forms of exercise in Parkinson disease. *Parkinsonisum & Related Disorders, 15*, 644-8.

Hackney, M. E., Kantorovich, S., Levin, R., and Earhart, G. M. (2007). Effects of tango on functional mobility in Parkinson's disease: a preliminary study. *Journal of Neurologic Physical Therapy, 31*, 173-9.

Hausdorff, J. M. et al. (2007). Rhythmic auditory stimulation modulates gait variability in Parkinson's disease. *European Journal of Neuroscience, 26*, 2369-75.

Hayakawa, Y., Miki, H., Takada, K., and Tanaka, K. (2000). Effects of music on mood during bench stepping exercise. *Perceptual and Motor Skills, 90*, 307-14.

Howe, T. et al. (2003). Auditory cues can modify the gait of persons with early-stage Parkinson's disease: a method for enhancing parkinsonian walking performance? *Clinical Rehabilitation, 17*, 363-7.

Ito, N. et al. (2000). *Music Therapy in Parkinson's Disease: improvement of parkinsonian gait and depression with rhythmic auditory stimulation.* New York: Elsevier Science.

Jahanshahi, M. et al. (1995). Self-initiated versus externally triggered movements. I. An investigation using measurement of regional cerebral blood flow with PET and movement-related potentials in normal and Parkinson's disease subjects. *Brain, 118*, 913-33.

Kattenstroth, J., Kolankowska, I., Kalisch, T., and Dinse, H. (2010). Superior sensory, motor, and cognitive performance in elderly individuals with multi-year dancing activities. *Frontiers in Aging Neuroscience, 2*, 31.

Keus, S. H. et al. (2007). Evidence-based analysis of physical therapy in Parkinson's disease with recommendations for practice and research. *Movement Disorders, 22*, 451-60; quiz 600.

Krumhansl, C. L. (2000). Rhythm and pitch in music cognition. *Psychological Bulletin, 126*, 159-79.

Kwakkel, G., de Goede, C. J., and van Wegen, E. E. (2007). Impact of physical therapy for Parkinson's disease: a critical review of the literature. *Parkinsonism & Related Disorders, 13*(Suppl. 3), S478-87.

Large, E. W. and Palmer, C. (2002). Perceiving temporal regularity in music. *Cognitive Science, 26*, 1-37.

Laukka, P. (2006). Uses of music and psychological well-being among the elderly. *Journal of Happiness Studies, 8*, 215-41.

Lee, S. J. et al. (2012). The effects of visual and auditory cues on freezing of gait in patients with Parkinson disease. *American Journal of Physical Medicine & Rehabilitation, 91*, 2-11.

Lim, H. A., Miller, K., and Fabian, C. (2011). The effects of therapeutic instrumental music performance on endurance level, self-perceived fatigue level, and self-perceived exertion of inpatients in physical rehabilitation. *Journal of Music Therapy, 48*, 124-48.

Lim, I. et al. (2005). Effects of external rhythmical cueing on gait in patients with Parkinson's disease: a systematic review. *Clinical Rehabilitation, 19*, 695-713.

Lim, I. et al. (2010). Does cueing training improve physical activity in patients with Parkinson's disease? *Neurorehabilitation and Neural Repair, 24*, 469-77.

Lohnes, C. A. and Earhart, G. M. (2011). The impact of attentional, auditory, and combined cues on walking during single and cognitive dual tasks in Parkinson disease. *Gait & Posture, 33*, 478-83.

Lopopolo, R. B. et al. (2006). Effect of therapeutic exercise on gait speed in community-dwelling elderly people: a meta-analysis. *Physical Therapy, 86*, 520-40.

McIntosh, G. M., Brown, S. H., and Rice, R. R. (1997). Rhythmic auditory-motor facilitation of gait patterns in patients with Parkinson's disease. *Journal of Neurology, Neurosurgery, & Psychiatry*, *62*, 22-6.

McIntosh, G. M., Rice, R. R., Hurt, C. P., and Thaut, M. H. (1998). Long-term training effects of rhythmic auditory stimulation on gait in patients with Parkinson's disease. *Movement Disorders*, *13(Suppl. 2)*, 212.

Madison, G., Gouyon, F., Ullen, F., and Hornstrom, K. (2011). Modeling the tendency for music to induce movement in humans: first correlations with low-level audio descriptors across music genres. *Journal of Experimental Psychology. Human Perception and Performance*, *37*, 1578-94.

Marchese, R. et al. (2000). The role of sensory cues in the rehabilitation of parkinsonian patients: a comparison of two physical therapy protocols. *Movement Disorders*, *15*, 879-83.

Martin, J. P. (1963). The basal ganglia and locomotion. *Annals of the Royal College of Surgeons of England*, *32*, 219-39.

Mentis, M. J. et al. (2003). Enhancement of brain activation during trial-and-error sequence learning in early PD. *Neurology*, *60*, 612-19.

Milat, A. J. et al. (2011). Prevalence, circumstances and consequences of falls among community-dwelling older people: results of the 2009 NSW Falls Prevention Baseline Survey. *New South Wales Public Health Bulletin*, *22*, 43-8.

Miller, R. A., Thaut, M. H., McIntosh, G. C., and Rice, R. R. (1996). Components of EMG symmetry and variability in Parkinsonian and healthy elderly gait. *Electroencephalography and Clinical Neurophysiology*, *101*, 1-7.

Molinari, M. et al. (2003). Neurobiology of rhythmic motor entrainment. *Annals of the New York Academy of Sciences*, *999*, 313-21.

Morris, M. E. (2006). Locomotor training in people with Parkinson disease. *Physical Therapy*, *86*, 1426-35.

Morris, M. E., Iansek, R., Matyas, T. A., and Summers, J. J. (1994). The pathogenesis of gait hypokinesia in Parkinson's disease. *Brain*, *117*, 1169-81.

Morris, M. E., Iansek, R., Matyas, T. A., and Summers, J. J. (1996). Stride length regulation in Parkinson's disease. Normalization strategies and underlying mechanisms. *Brain*, *119*, 551-68.

Morris, M. E., Iansek, R., and Kirkwood, B. (2009). A randomized controlled trial of movement strategies compared with exercise for people with Parkinson's disease. *Movement Disorders*, *24*, 64-71.

Nieuwboer, A. and Giladi, N. (2008). The challenge of evaluating freezing of gait in patients with Parkinson's disease. *British Journal of Neurosurgery*, *22(Suppl. 1)*, S16-18.

Nieuwboer, A. et al. (2007). Cueing training in the home improves gait-related mobility in Parkinson's disease: the RESCUE trial. *Journal of Neurology, Neurosurgery, & Psychiatry*, *78*, 134-40.

Nieuwboer, A., Rochester, L., and Jones, D. (2008). Cueing gait and gait-related mobility in patients with Parkinson's disease: developing a therapeutic method based on the international classification of functioning, disability, and health. *Topics in Geriatric Rehabilitation, 24*, 151-65.

Nieuwboer, A. et al. (2009). The short-term effects of different cueing modalities on turn speed in people with Parkinson's disease. *Neurorehabilitation and Neural Repair, 23*, 831-6.

Olanow, C. W., Stern, M. B., and Sethi, K. (2009). The scientific and clinical basis for the treatment of Parkinson disease. *Neurology, 72(Suppl. 4)*, S1-136.

O'Shea, S., Morris, M. E., and Iansek, R. (2002). Dual task interference during gait in people with Parkinson disease: effects of motor versus cognitive secondary tasks. *Physical Therapy, 82*, 888-97.

Pacchetti, C. et al. (2000). Active music therapy in Parkinson's disease: an integrative method for motor and emotional rehabilitation. *Psychosomatic Medicine, 62*, 386-93.

Palo-Bengtsson, L. and Ekman, S. L. (2002). Emotional response to social dancing and walks in persons with dementia. *American Journal of Alzheimer's Disease and Other Dementias, 17*, 149-53.

Perera, S., Mody, S. H., Woodman, R. C., and Studenski, S. A. (2006). Meaningful change and responsiveness in common physical performance measures in older adults. *Journal of the American Geriatrics Soiety, 54*, 743-9.

Pluijm, S. et al. (2006). A risk profile for identifying community-dwelling elderly with a high risk of recurrent falling: results of a 3-year prospective study. *Osteoporosis International, 17*, 417-25.

Rahman, S., Griffin, H. J., Quinn, N. P., and Jahanshahi, M. (2011). On the nature of fear of falling in Parkinson's disease. *Behavioural Neurology, 24*, 219-28.

Rochester, L. et al. (2009). Does auditory rhythmical cueing improve gait in people with Parkinson's disease and cognitive impairment? A feasibility study. *Movement Disorders, 24*, 839-45.

Rochester, L. et al. (2010a). Evidence for motor learning in Parkinson's disease: acquisition, automaticity and retention of cued gait performance after training with external rhythmical cues. *Brain Research, 1319*, 103-11.

Rochester, L. et al. (2010b). The effect of cueing therapy on single and dual-task gait in a drug naïve population of people with Parkinson's disease in northern Tanzania. *Movement Disorders, 25*, 906-11.

Rubinstein, T. C., Giladi, N., and Hausdorff, J. M. (2002). The power of cueing to circumvent dopamine deficits: a review of physical therapy treatment of gait disturbances in Parkinson's disease. *Movement Disorders, 17*, 1148-60.

Shimamoto, H., Adachi, Y., Takahashi, M., and Tanaka, K. (1998). Low impact aerobic dance as a useful exercise mode for reducing body mass in mildly obese middle-aged women. *Applied Human Science, 17*, 109-14.

Studenski, S. et al. (2011). Gait speed and survival in older adults. *Journal of the American Medical Association, 305*, 50-58.

Suteerawattananon, M. et al. (2004). Effects of visual and auditory cues on gait in individuals with Parkinson's disease. *Journal of the Neurological Sciences, 219*, 63-9.

Teki, S., Grube, M., Kumar, S., and Griffiths, T. D. (2011). Distinct neural substrates of duration-based and beat-based auditory timing. *Journal of Neuroscience, 31*, 3805-12.

Thaut, M. H. (2005). The future of music in therapy and medicine. *Annuals of the New York Academy of Sciences, 1060*, 303-8.

Thaut, M. H. et al. (1996). Rhythmic auditory stimulation in gait training for Parkinson's disease patients. *Movement Disorders, 11*, 193-200.

Thaut, M. H., Rathbun, J. A., and Miller, R. A. (1997). Music versus metronome timekeeper in a rhythmic motor task. *International Journal of Arts Medicine, 5*, 4-12.

Tinetti, M. E. and Williams, C. S. (1997). Falls, injuries due to falls, and the risk of admission to a nursing home. *New England Journal of Medicine, 337*, 1279-84.

Toyamura, A., Shibata, M., and Kuriki, S. (2012). Self-paced and externally triggered rhythmical lower limb movements: a functional MRI study. *Neuroscience Letters, 516*, 39-44.

van Wegen, E. et al. (2006a). The effect of rhythmic somatosensory cueing on gait in patients with Parkinson's disease. *Journal of the Neurological Sciences, 248*, 210-14.

van Wegen, E. et al. (2006b). The effects of visual rhythms and optic flow on stride patterns of patients with Parkinson's disease. *Parkinsonism & Related Disorders, 12*, 21-7.

Verghese, J. (2006). Cognitive and mobility profile of older social dancers. *Journal of the American Geriatrics Society, 54*, 1241-4.

Verghese, J., Wang, C., and Holtzer, R. (2011). Relationship of clinic-based gait speed measurement to limitations in community-based activities in older adults. *Archives of Physical Medicine and Rehabilitation, 92*, 844-6.

Von Wilzenben, H. D. (1942). *Methods in the Treatment of Postencephalic Parkinson's*. New York: Grune and Stratten.

Westbrook, B. K. and McKibben, H. (1989). Dance/movement therapy with groups of outpatients with Parkinson's disease. *American Journal of Dance Therapy, 11*, 27-38.

Westheimer, O. (2008). Why dance for Parkinson's disease. *Topics in Geriatric Rehabilitation, 24*, 127-40.

Willems, A. M. et al. (2006). The use of rhythmic auditory cues to influence gait in patients with Parkinson's disease, the differential effect for freezers and non-freezers, an explorative study. *Disability and Rehabilitation, 28*, 721-8.

Willems, A. M. et al. (2007). Turning in Parkinson's disease patients and controls: the effect of auditory cues. *Movement Disorders, 22*, 1871-8.

Zhang, J. G. et al. (2008). Postural stability and physical performance in social dancers. *Gait & Posture, 27*, 697-701.

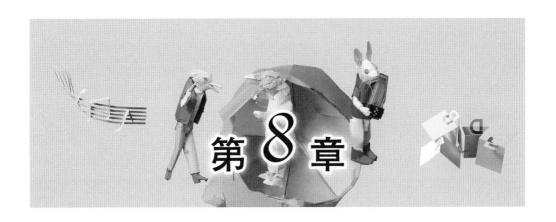

第8章

聴覚リズム刺激法
（Rhythmic Auditory Stimulation: RAS）

コリーン・P. タウト (Corene P. Thaut)
ルース・ライス (Ruth Rice)

8.1 定義

　聴覚リズム刺激法（RAS）は，本質的かつ生物学的に律動的（rhythmical）な運動のリハビリテーション，発達，および維持を促進するために用いられる神経学的な技法である．主には歩行が対象となるが，歩行に伴う腕の振りも律動的に起こる運動であるので，RASの対象となる．RASでは，聴覚リズムが運動系に与える生理学的作用を利用する．神経障害によって著しい歩行障害が認められる患者に対し，歩行の機能性，安定性，および適応性の向上を目的としたリハビリテーションで運動制御を改善するために，この生理学的作用を利用するのである（Thaut, 2005）．RASには，研究によって効果が明らかにされている方法が二通りある．ひとつは，運動時にリズム合図を与え，即時的な同調を促す刺激として用いる方法である．もうひとつは，より機能的な歩行パターンの獲得を目的とした訓練において，その刺激効果を促進する方法である．

8.2 対象

聴覚リズム刺激法（RAS）は，パーキンソン病，脳卒中，外傷性脳損傷，多発性硬化症，脳性麻痺，整形外科患者など，歩行パターンに問題のあるさまざまな患者群に対して用いられる．

RASは，パーキンソン病患者の適切な安全歩行を妨げる障害因子に対して，非常に効果がある．典型的なパーキンソン病歩行の特徴として，立位や歩行時の屈曲姿勢あるいは前屈姿勢，股関節および膝関節運動時の可動域の減少，足関節背屈の減少，体幹や骨盤運動の減少，歩幅の減少，腕振りの減少，踵接地の減少に伴うつま先歩行，すり足歩行，極端に遅い歩行，前屈前傾姿勢を伴う突進現象，歩行の開始困難，すくみ足，歩行時の方向転換や出入り口の通り抜けの困難，バランスの不均衡，および，小さい歩幅によるケイデンス（歩行率）の増加と重複歩距離（ストライド長）の減少による歩行速度の減少などが挙げられる（O'Sullivan & Schmitz, 2007）．

脳卒中患者においても，安全で適切な歩行運動を妨げる多くの課題がある．片側上下肢にみられる低緊張あるいは筋緊張の低下および痙縮や筋緊張の亢進，片側麻痺や筋力低下，遊脚相でのつま先引きずり歩行，歩行パターンの協調性喪失，バランスの不均衡，姿勢や体幹の制御，関節の拘縮や可動域制限，歩幅の左右不均等，患側への体重負荷減少，ケイデンスと重複歩距離の減少，歩行速度の減少，片側の腕の振りと踵接地の減少などが挙げられるが，RASを用いた取り組みによってこれらの問題の改善を図ることができる（O'Sullivan & Schmitz, 2007）．

外傷性脳損傷患者には，脳卒中患者と似た特徴が多くみられる．しかし外傷性脳損傷患者には，両側性の障害と顕著な認知障害がみられる場合が多い．神経・筋の機能障害としては，筋緊張異常，感覚障害，運動制御の低下，平衡機能の障害，知覚異常などが挙げられる（O'Sullivan & Schmitz, 2007）．RASは，患者が示す特定の問題によって，歩行の質，バランス，歩行速度，ケイデンス，重複歩距離，筋力，持久力などの改善に向けた取り組みに用いられる．歩行速度を過剰に増加させると，上肢や下肢の筋緊張の増加をまねく可能性があるので，留意しなければならない．

多発性硬化症患者では，顕著な歩行障害が多くみられる．片側および両側の上下肢の筋力低下，前脛骨筋力低下によって起こる下垂足，疲労，バランスの不均衡，失調性歩行，痙縮，ふらつき，不安定な足の位置による不均等な歩幅，協調運動障害などがみられるが，RASはこれらの問題に取り組む上で効果的である（O'Sullivan & Schmitz, 2007）．

人工膝関節全置換術や人工股関節全置換術，あるいはその他の**整形外科的関節疾患**もRASの適応となる．RASは患側下肢への体重負荷を促し，患側の関節可動域を拡大させ，患側肢の筋力の改善を促すのに有効である．

8.3 研究のまとめ

　健常者と神経損傷を負った人の上肢および下肢の運動制御に対するリズムの影響を調査する基盤となった一連の研究論文は，1991年にタウトら（Thaut et al.）によってまず発表された．それ以降，運動リハビリテーションにおいて音楽を使用することを支持する基礎科学研究や臨床研究が急激に増えてきている．歩行に対する聴覚リズム刺激の効果を調べた最近の研究としては，パーキンソン病（de Dreu et al., 2012; Kadivar et al., 2011），外傷性脳損傷（Hurt et al., 1998），多発性硬化症（Baram & Miller, 2007; Conklyn et al., 2010），脊髄損傷（de l'Etoile, 2008），痙直型両麻痺のある脳性麻痺（Baram & Lenger, 2012; Kim et al., 2011）などを対象としたものがあり，歩行中の姿勢の改善，ケイデンスと重複歩距離の改善，より効率的で左右対称的な下肢の筋活動パターンなどが報告されており，歩行運動におけるリズムの顕著な効果が示されている．後天的脳損傷に対する音楽療法のコクラン・レビュー（Bradt et al., 2010）では，聴覚リズム刺激研究から導き出された結論として，聴覚リズム刺激は脳損傷患者の歩行速度，ケイデンス，重複歩距離，歩行の対称性を含めた歩行パラメーターの改善に有益であろうと提言されている．

8.4 治療機序

　聴覚リズム刺激法（RAS）は四つの神経学的原理に基づいている．それは，リズム同調，プライミング，運動周期の合図，限界周期の段階的リズム同調である．

　リズム同調（rhythmic entrainment）とは，運動系が聴覚系と結合して運動パターンを引き起こす運動系の能力である．**中枢パターン発生器**（central pattern generators：CPGs）とは，入力された感覚情報と運動ニューロンとをつなぐ回路であり，脊髄に局在している．CPGsは，脳からの入力がなくても四肢の協調運動を形成することができる．したがって，運動パターンを同期させ同調させる聴覚リズムのこの引き込み現象は，意識的知覚のレベル下で起こり，認知的学習がなくても起こる．リズム同調のわかりやすい例は，廊下を歩いているときにみられる．高いヒールを履いた人がメトロノーム音のようにコツコツコツと音をさせながら後ろから近づいてくると，その歩調と同調しないよう意識的に努力しても，自分の歩調で歩き続けるのは難しいであろう．

　プライミング（priming）とは，外部聴覚刺激に対して脊髄レベルで運動ニューロンの漸増を刺激する能力で，これにより運動系が準備状態になる．この能力があるがゆえに，歩行の際，聴覚的合図に対して脚の筋活動パターンの同調がもたらされる．1991年にタウト（Thaut et al.）らは，聴覚リズムが粗大運動課題遂行中の二頭筋と三頭筋の筋電図（EMG）パターンに与える影響について調べた．EMGパターンの発現，持続時間，およ

び変動を調整するために，聴覚リズムがタイムキーパーとしてどのように働くかを分析する研究を行ったのである．その結果，聴覚リズムの入力があると運動課題中の筋活動の変動が減少した．これは，巧みな運動において必要となる運動単位がより効率的に漸増したことを示す．この結果が示唆していることは，患者がより効率的に筋を使用できれば，より長い時間，作業や課題を遂行することが可能になるということである．タウトら (Thaut et al.) は1992年には，正常歩行における歩幅周期の時間的パラメーターとEMG活動に対する聴覚リズムの影響について調査した．被験者たちはリズム条件において，左右の下肢の歩幅周期の改善，腓腹筋の筋活動の遅発とより短い筋活動時間，および腓腹筋の総合振幅比の増加を示した．この結果は，リズムによる聴覚的合図があると，プライミングの効果によってプッシュオフ（蹴り出し）時に集中的で一貫した筋活動が起こることを証明している．同様の結果が，タウトら (Thaut et al., 1993) による半身麻痺のある脳卒中患者の歩行を対象とした研究でも報告されている．

　次なる概念は**運動周期の合図** (cueing of the movement period) である．これは，リズム同調と運動同期メカニズムに関する1997年の研究 (Thaut et al., 1997) に起因する．この研究で，リズムへの運動同期は，運動反応とリズムビート間の事象同期や位相同調ではなく，主に間隔適応や周波数同調によって引き起こされるという証拠が得られた．これは，リズムを運動に対する合図として用いる際，リズム同調が起こることにより，運動が継続する時間全体および運動の軌道全体にわたって時間の安定性が促進されることを意味している．つまり，リズム同調が起こっているということは，ただリズムビートに運動の始点と終点が合っているというだけではないのである．これは，図8.1に示すように，リズムありとリズムなしの条件で二つの的を交互にタッピング（指打ち）する課題中の手関節の速度プロファイルによっても明らかである．

　限界周期とは，個々人の歩行が最適に機能するケイデンスあるいは周波数のことである．歩行パターンに異常をきたす神経疾患や神経損傷によって，この限界周期が変わることがある．**限界周期の段階的リズム同調** (step-wise limit cycle entrainment: SLICE) とは，まず患者のその時点での限界周期にリズムを同調させ，ケイデンスを発病前の運動周波数に徐々に近づけていくために段階的にリズム合図を調整していく過程をいう．この過程は六つの段階を経て達成されるため，RASによる歩行訓練のプロトコールはこの六段階で構成されている．

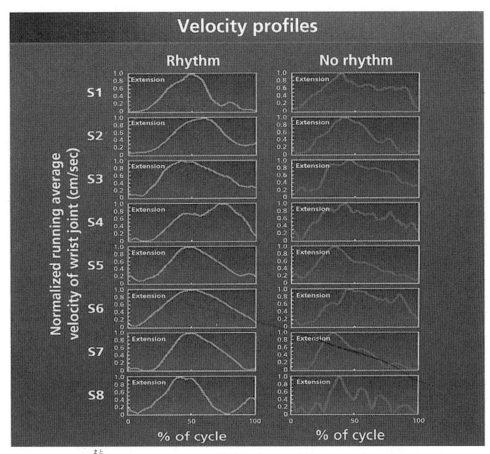

図8.1 二つの的を交互にタッピング（指打ち）する課題中の手関節の速度プロファイル：リズムあり条件とリズムなし条件での比較

8.5 臨床プロトコール

8.5.1 歩行運動学の原理

　歩行リハビリテーションで聴覚リズム刺激法（RAS）をどのように用いるかを理解するためにはまず，正常歩行の運動学に関する基礎理解が重要となる．人間の歩行は素晴らしく単純なものであると同時に，驚くほど複雑なものでもある．歩行は，我々にとって最も基本的な機能的自立活動のひとつである．しかし，何らかの理由でうまく機能しなくなるまで，あまり考えることのない活動でもある．この能力は，失うと誰もがまず取り戻したいと望む能力であるが，改善や回復は非常に困難で，相当の努力を要する．

　歩行の基本単位は「歩行周期」であり，「重複歩」ともよばれる．これは，歩行の距離と要した時間によって算出できる．歩行周期とは，我々が歩く際に両下肢が繰り返す一連

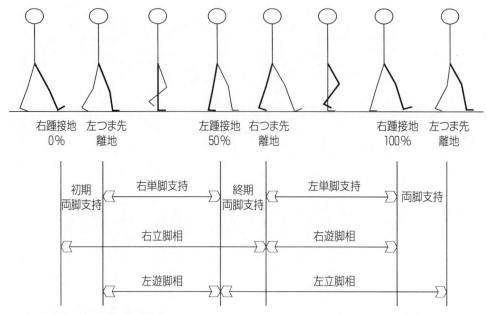

図 8.2 歩行周期（重複歩）

の動作である（図 8.2 参照）．**立脚相**とよばれるのは地面に足がついている時期であり，**遊脚相**とよばれるのは足が地面を離れ空中を移動している時期であり，両脚が交互に歩行周期を繰り返す．立脚相は歩行周期のおおよそ 60％を占め，遊脚相はおおよそ 40％を占める．

重複歩あるいは歩行周期は，片足が地面に接地し立脚相が開始したときに始まり，この立脚相の後にくる遊脚相が終わって同側の足が再び地面に接地したところで終わる．歩行周期には両足が地面についている時期が 2 回あり，これを**両脚支持期**という．各両脚支持期は歩行周期のおおよそ 10％を占め，2 回あるので合計 20％の割合となる．これは最も安定した歩行の歩行周期における割合であり，異常歩行パターンであれば，身体の安定性を高め転倒リスクを減らそうとするため，両脚支持の時間が増加することが多い．

歩行を成す要素としては他に，**ステップ（一歩）**がある．ステップの評価は，片足が地面に着いた時間からもう一方の足が地面に着くまでの時間を測る．一分間のステップ数（歩数）やケイデンスを算出するために，ステップ数を数えたりする（図 8.3 参照）．

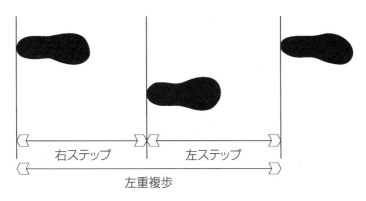

図8.3 重複歩と歩幅

　歩行の相を言い表す専門用語は2種類ある．従来から用いられている用語とランチョ・ロス・アミーゴ国立リハビリテーションセンターのランチョ・ロス・アミーゴ研究教育機関（Ranchos Los Amigos Research and Education Institute Inc.: LAREI）によって開発された用語である（Pathokinesiology Service and Physical Therapy Department, 2001）．

　荷重の受け継ぎには，初期接地（initial contact）と荷重応答期（loading response）が含まれる．この時期には，ほぼまっすぐに伸ばされた脚に体重がすばやく移っていき，衝撃の吸収が起こる．この時期は歩行周期における最初の両脚支持期，つまり両足が地面についている時期である．

　初期接地（従来の用語では「踵接地」）は立脚期の始まりである．踵（正常歩行の場合）あるいは足の他の部位（異常歩行の場合）が最初に地面に接触する瞬間である．

　荷重応答期（従来の用語では「足底接地」）は，ほぼまっすぐに伸ばされた脚に体重が移行し，足がしっかりと地面についている相である．この相は，反対側の脚（対側脚）が地面から離れるまで続く．

　単脚支持には，立脚中期（mid stance）と立脚終期（terminal stance）が含まれる．この時期では単脚を越えて身体が前方に動き，対側脚が地面につくまで続く．このとき体重は中足骨頭に移動し，踵が地面から離れる．

　立脚中期（従来の用語でも「立脚中期」）の始まりは対側脚が地面から離れた瞬間で，身体が立脚肢の上にくるまで続く．

　立脚終期（従来の用語では「踵離地」）とは，身体が立脚肢の上から前方に動き続け，体重が前足部に移動する相をいう．この相は対側脚が地面につく直前で終わる．

　遊脚肢の前方への動きには，前遊脚期（pre-swing），遊脚初期（initial swing），遊脚中期（mid swing），および遊脚終期（terminal swing）が含まれる．この時期では，足が地面から離れ，体重が対側脚に移動する．足は次の踵接地に備えて，身体の後方から前方へ

と動く.

前遊脚期（従来の用語では「つま先離地」）は立脚期最後の相で，歩行周期における2回めの両脚支持期である．体重は対側脚に移動し，つま先が地面から離れて足が持ち上げられた瞬間にこの相が終わる.

遊脚初期（従来の用語では「加速期」）とは，足がさらに持ち上げられて，大腿部が前方に進みはじめ，足を地面から離すために膝関節が最大60度屈曲した状態になる遊脚期の一部をいう．この相は，遊脚肢が立脚肢を交差したところで終わる.

遊脚中期（従来の用語でも「遊脚中期」）は，遊脚肢が立脚肢を交差した瞬間に始まる．この遊脚期では大腿部は地面から離れる足とともに前方へ進み続け，脛骨が垂直になったところで終わる.

遊脚終期（従来の用語では「減速期」）は，脛骨が垂直になっている状態で始まり，初期接地の直前で終わる．膝関節は踵接地に備え，この相では伸展する.

8.6 RASプロトコールの段階

聴覚リズム刺激法（RAS）による歩行訓練は，六段階から成る．各段階に要する時間はクライエントの機能レベルによるが，全段階を実施するようにし，以下の順序で行う.

1. 歩行パラメーターの評価
2. 共鳴周波数の同調と歩行前訓練
3. 5〜10%単位での周波数変調
4. 応用歩行訓練
5. 音楽刺激の減退
6. 歩行パラメーターの再評価

8.6.1 第1段階：歩行パラメーターの評価

RASによる歩行訓練セッションは毎回，クライエントの歩行パラメーターを評価することから始める．クライエントに10メートル歩いてもらい，ケイデンス（歩数／分）と速度（メートル／分），および重複歩距離（メートル）を算出して評価する．これに加えて，歩行の対称性，筋力の低下，体幹の回旋運動，腕振り，姿勢，踵接地，つま先離地，単脚支持と両脚支持の時間，および歩行補助具の効果的な利用など，歩行運動の評価も行う必要がある.

ケイデンス（歩行率）とは，1分間の歩数のことをいう．これは，クライエントに30秒あるいは60秒間歩いてもらい，その間の歩数を数えることによって簡単に測定できる．すぐに疲れてしまうために，この秒数間歩くことが難しいクライエントの場合には，10

メートル歩いてもらってその間の歩数と秒数を計る．そして以下の公式を用いると，ケイデンスを算出できる．

　　　ケイデンス＝ 60 ／時間（秒）×歩数

歩行速度とは歩く速さのことであり，メートル／分を測る．臨床現場であれば，10 メートル歩行で得た情報を用いて算出することもできる．

　　　歩行速度＝ 60 ／時間（秒）× 10 メートル（距離）

重複歩距離（ストライド長）とは，片側の重複歩の長さ，つまり片側の踵が接地したところから同側の踵が次に地面に接地したところまでの距離をいう．重複歩距離は，歩行速度をケイデンスで割った数値を 2 倍して算出できる．

　　　重複歩距離＝歩行速度／ケイデンス× 2

10 メートル歩行と歩行観察に加え，標準化された歩行評価，たとえば，バランス機能評価（Berg Balance Scale: Berg et al., 1992）やタイムアップ・アンド・ゴーテスト（Timed Up and Go test: Podsiadlo & Richardson, 1991）などを用いて，正常歩行から逸脱した歩行に関する付加情報を得ることもできる．

8.6.1.1　足関節，膝関節，股関節によくみられる逸脱運動
8.6.1.1.1　足関節
　前脛骨筋の弱化により足関節によくみられる逸脱運動には，初期接地の時期でのフットスラップ（足が制御されずにパタンと地面に落ちていく現象）とフットフラット（足が地面に平行になり足底面すべてが初期接地する現象）がある．また，遊脚相ではフットドロップ（下垂足）やトゥドラッグ（つま先の引きずり）がみられることが多く，代償運動として，股関節屈曲と膝関節屈曲の増大や，足を地面から上げて離す（足部クリアランス）ためにヒップハイキング（骨盤の引き上げ）や分廻しなどがみられることもある．

　腓腹筋とヒラメ筋の弱化による逸脱運動としては，立脚相における過度の背屈と制御されていない脛骨の前方移動，遊脚相に向けてのプッシュオフ（蹴り出し）の欠如，および遊脚相に向けて足全体を地面から持ち上げる際の踵離地とつま先離地の欠如などがみられる．

　この他，制限のある足関節可動域（10°未満の背屈と 15°未満の底屈）あるいは足関節筋

の過度の緊張によって，逸脱運動が起こることもある（O'Sullivan & Schmitz, 2007）．

8.6.1.1.2 膝関節

大腿四頭筋の弱化により膝関節によくみられる逸脱運動として，初期接地の時期から立脚中期にわたってみられる膝関節の過度の屈曲が挙げられる．代償運動として，股関節屈曲の増大によって生じる膝関節の過伸展，体幹の前傾，および足関節の底屈がみられることがある．大腿四頭筋の弱化により，初期接地に備えた遊脚終期で膝関節の伸展不足が生じることもある．

ハムストリング筋が弱い場合には，膝関節の屈曲不足が生じ，遊脚相でトゥドラッグ（つま先の引きずり）がみられる．足部クリアランスを確保するための代償運動パターンとして，股関節屈曲の増大，ヒップハイキング（骨盤の引き上げ）と分廻し，および対側の伸び上がりなどがある（O'Sullivan & Schmitz, 2007）．

8.6.1.1.3 股関節

大殿筋とハムストリング筋の弱化により股関節によくみられる逸脱運動には，立脚相でみられる過度の股関節屈曲と，さらなる股関節屈曲を防ごうとする体幹後傾の代償運動があり，遊脚相では踵接地に備えた脚の配置を困難にする一因となる．中殿筋の弱化では，健側の骨盤の落ち込みがみられるトレンデレンブルグ歩行が現れることがある．代償運動として，患側への体幹の側屈がみられる．股関節屈筋の弱化，主に腸腰筋，長内転筋，薄筋，および縫工筋の弱化は，遊脚相に移るときの股関節屈曲の開始を困難にすることがあり，遊脚相において足の前進運動や足部クリアランスを確保するために，ヒップハイキング（骨盤の引き上げ）や分廻しを生じることがある（O'Sullivan & Schmitz, 2007）．

8.6.2 第2段階：共鳴周波数の同調と歩行前訓練

RASによる歩行訓練の第2段階では，メトロノームか音楽あるいは両方を使って，強い2／4拍子でリズム合図を入れていく．このときのテンポは，第1段階での評価で得られたクライエントの内的ケイデンスに設定する．リズム合図が常に運動を引き起こすよう，そしてクライエントの歩行速度につられて音楽リズムが変動しないように聴覚リズム刺激を用いる．そのためにはメトロノームを使用すべきである．メトロノーム音は，クライエントには聞こえなくてもよいが，セラピストには聞こえていなければならない．クライエントの歩行の同調を促すために，最初は言語的合図を与える必要があるかもしれないが，その言語的合図は徐々になくしていき，リズムによる聴覚刺激が運動パターンを引き起こすようにする．リズムが歩行運動にもたらすあらゆる即時効果，たとえば歩幅の増大や対称性，あるいは単脚支持や両脚支持の時間の変化などについて観察する必要がある．

第2段階では，共鳴周波数の同調に加えて，歩行前訓練として筋力低下による特定の逸脱運動や代償運動パターンにも取り組む．この歩行前訓練では，**パターン化感覚強化法**（patterned sensory enhancement: PSE, 第9章参照）を用いて，バランス，筋力と持久力，神経筋再教育，正常な運動パターンの発達など，歩行に関連する問題に取り組む．

　典型的な歩行前訓練で取り組む運動には，体重移動，行進運動，前方後方への踏み出し，棒を用いた体幹の回旋と腕振り運動，踵・つま先のロッキング（揺り），足の蹴り上げ運動，および脚の外転・内転など，座位で行うものもあれば立位で行うものもある．この第2段階に費やす時間は，クライエントの機能レベルや持久力による．疲労しやすいクライエントであれば，RASによる歩行訓練セッションの大半を歩行前訓練に費やし，実際に歩かせる時間を極力少なくすることもある．高い機能をもつクライエントであれば，高度な応用歩行訓練（第4段階）に重点的に取り組むことになるだろう．

8.6.3　第3段階：5〜10%単位での周波数変調

　第2段階での歩行前訓練によってクライエントの歩行パターンを変容させていくと，限界周期（あるいは自然なケイデンス）は通常増加しはじめる．歩行パターンは正常化しはじめ，速度を上げて歩くことができるようになる．この周波数変調の段階では，リズムによる聴覚的合図の速度を5〜10%程度上げていき，限界周期がより正常な範囲に近づくように取り組んできた歩行パターンを維持できるかどうかをみる．

　症例によっては，歩行の安全性を高め，より正常な歩行パターンを促進するために，クライエントのケイデンスを下げていく必要がある場合もある．これは，短い重複歩距離と遅い歩行速度に伴い，正常あるいは高いケイデンスを示すパーキンソン病患者のケースに多い．

8.6.4　第4段階：応用歩行訓練

　RASによる歩行訓練の第1〜3段階では，管理された状況下で歩行と可動性の最も基本的な側面に取り組む．しかし，日々の生活において問題なく歩いて移動するためには多くの課題を解決しなければならない．たとえば，方向の転換，加速や減速，不整地上の歩行，歩行の停止と開始，障害物を避けながらの歩行，階段の昇降，および歩行補助具使用時および不使用時の歩行などである．第4段階では，聴覚リズム刺激を用いて，こういった日常生活の中で必要となる高度な歩行を訓練する活動を行う．

　例として，次のような活動が挙げられる．

1. 障害物が置かれているでこぼこした地面上を，障害物を避けながらリズム合図に合わせて歩く．
2. 音楽が始まれば歩き始め，音楽が止まれば停止するのを繰り返す．

3. リズム合図に合わせて後ろ向きに歩く．
4. テンポが変動する音楽のビートに合わせて歩く．
5. 向きを変える練習として8の字形で歩く．
6. 屋外に出て，さまざまな種類の地面（たとえば芝生，斜面，歩道）上を歩く．

8.6.5 第5段階：音楽刺激の減退

RASによる歩行訓練の第5段階では，聴覚リズム刺激を徐々に取り除いていき，クライエントが音楽なしでも改善した歩行パターンを維持できるかどうかをみる．リズム合図に合わせて歩いているときに徐々に音楽やメトロノーム音を弱めていくが，クライエントが歩行パターンを維持することが難しそうであれば，言語的合図を与える必要がある．リズム合図を戻したり取り除いたりするのを何度か繰り返すことが必要な場合もあるだろう．

8.6.6 第6段階：歩行パラメーターの再評価

RASによる歩行訓練の最後の段階では，第1段階で使用した評価法を用いて歩行パラメーターを再評価する．

8.7 主な患者群を対象とした実践における提案

8.7.1 脳卒中

1. 左右の歩幅が等しくなることに意識を向けて取り組むよう指導し，両足ともビートに合わせて踵を打ちつけるように歩くことを重視する．
2. 踵から歩く歩行パターンに改善するために，踵接地を重視する．
3. 両足ともビートに合わせながら，患側の脚にできるかぎり体重を負荷するよう促す．必要に応じて，逸脱した歩行動作の減少にも取り組む．
4. 腕の振りと体幹の回旋に取り組む．
5. 歩行時の姿勢（体幹と上体，および骨盤・腰部）に取り組む．
6. 歩行速度を上げていくが，歩行の質をなおざりにしない．歩行時の悪い癖や筋緊張の亢進を強めてしまわないようにする．
7. 機能的な持久力を高めるために，歩行時間を少しずつ長くしていく．

8.7.2 パーキンソン病

1. より大きな歩幅で歩くよう促し，重複歩距離の増加に取り組む．
2. 踵接地を重視する．踵から歩く歩行パターンを促すことにより，つま先歩きが減少する．

3. 必要に応じてケイデンスの改善に取り組むが，より重視すべきなのは歩幅の増大である場合が多い．
4. バランスを保つことも意識しながら姿勢の改善に取り組むよう指導する．安定性を高めて転倒リスクを減らすために，バランス訓練が必要となるクライエントも多い．
5. 歩行の開始や協調運動に取り組む際には，リズム合図を出しながら行う「ストップ・アンド・ゴー（止まれ・歩け）」活動を利用するとよい．
6. 歩行時の腕振りと体幹回旋の改善に取り組む．
7. 機能的な持久力を高めるために，訓練プログラムの時間を長くしていく．
8. リズム刺激のビートに合わせて歩きつつ，出入り口を通り抜ける能力の改善に取り組む．
9. 方向転換の改善に取り組む際，必要に応じて，その場でビートに合わせて足踏みを続けながら向きを変えるよう促すとよい．

8.7.3 多発性硬化症
1. クライエントが疲れ果ててしまわないよう，歩行時間は短くし，歩行の質の改善により重点的に取り組む．
2. ケイデンスや重複歩距離の改善，および歩幅の改善にも取り組む．
3. 歩行の効率性と質を高めることを治療目標とすべきである．必要に応じてバランスの改善も治療目標に含める．

8.7.4 外傷性脳損傷
1. クライエントが抱える問題によって，歩行の質，バランス，速度（ケイデンスと重複歩距離を含む），および持久力に対する取り組みを必要とする場合が多い．
2. 歩行速度を上げすぎると，上肢や下肢の筋緊張の増加を引き起こしてしまうこともある．このことを考慮しながらプログラムを進める必要がある．
3. 踵接地や踵から歩く歩行パターンの重視，左右均等な体重負荷，姿勢矯正，腕の振り，体幹の回旋，および運動パターンの制御の改善など，脳卒中者と同様のニーズをもつクライエントが多い．

参考文献

Baram, Y. and Miller, A. (2007). Auditory feedback control for improvement of gait in patients with multiple sclerosis. *Neurological Sciences*, *254*, 90-94.

Baram, Y. and Lenger, R. (2012). Gait improvement in patients with cerebral palsy by visual and auditory feedback. *Neuromodulation, 15*, 48-52.

Breg, K. O., Wood-Dauphinee, S. L., Williams, J. I., and Maki, B. (1992). Measuring balance in the elderly: validation of an instrument. *Canadian Journal of Public Health, 83* (suppl. 2), S7-11.

Bradt, J. et al. (2010). Music therapy for acquired brain injury. *Cochrane Database of Systematic Reviews, 7*, CD006787.

Conklyn, D. et al. (2010). A home-based walking program using rhythmic auditory stimulation improves gait performance in patients with multiple sclerosis: a pilot study. *Neurorehabilitation and Neural Repair, 24*, 835-42.

de Dreu, M. J. et al. (2012). Rehabilitation, exercise therapy and music in patients with Parkinson's disease: a meta-analysis of the effects of music-based movement therapy on walking ability, balance and quality of life. *Parkinsonism & Related Disorders, 18* (suppl. 1), S114-19.

de l'Etoile, S. K. (2008). The effect of rhythmic auditory stimulation on the gait parameters of patients with incomplete spinal cord injury: an exploratory pilot study. *International Journal of Rehabilitation Research, 31*, 155-7.

Hurt, C. P., Rice, R. R., McIntosh, G. C., and Thaut, M. H. (1998). Rhythmic auditory stimulation in gait training for patients with traumatic brain injury. *Journal of Music Therapy, 35*, 228-41.

Kadivar, Z., Corcos, D. M., Foto, J., and Hondzinski, J. M. (2011). Effect of step training and rhythmic auditory stimulation on functional performance in Parkinson patients. *Neurorehabilitation and Neural Repair, 25*, 626-35.

Kim, S. J. et al. (2011). Changes in gait patterns with rhythmic auditory stimulation in adults with cerebral palsy. *Neuro Rehabilitation, 29*, 233-41.

O'Sullivan, S. B. and Schmitz, T. J. (2007). *Physical Rehabilitation*, 5th edition. Philadelphia, PA: F. A. Davis Company.

Pathokinesiology Service and Physical Therapy Department (2001). *Observational Gait Analysis*, 4th edition. Downey, CA: Los Amigos Research and Education Institute, Inc, Rancho Los Amigos Rehabilitation Center.

Podsiadlo, D. and Richardson, S. (1991). The timed "Up & Go" : a test of basic functional mobility for frail elderly persons. *Journal of the American Geriatrics Society, 39*, 142-8.

Thaut, M. H. (2005). *Rhythm, Music, and the Brain: scientific foundations and clinical applications*. New York: Routledge.

Thaut, M. H., Schleiffers, S., and Davis, W. B. (1991). Analysis of EMG activity in biceps and triceps muscle in a gross motor task under the influence of auditory rhythm. *Journal of Music Therapy, 28*, 64-88.

Thaut, M. H., McIntosh, G. C., Prassas, S. G., and Rice, R. R. (1992). Effects of auditory rhythmic pacing on normal gait and gait in stroke, cerebellar disorder, and transverse myelitis. In: M. Woollacott and F. Horak (eds) *Posture and Gait: control mechanisms*. Volume 2. Eugene, OR: University of Oregon Books. pp. 437-40.

Thaut, M. H., Rice, R. R., McIntosh, G. C., and Prassas, S. G. (1993). The effect of auditory rhythmic cuing on stride and EMG patterns in hemiparetic gait of stroke patients. *Physical Therapy, 73*, 107.

Thaut, M. H., Rice, R. R., and McIntosh, G. C. (1997). Rhythmic facilitation of gait training in hemiparatic stroke rehabilitation. *Journal of Neurological Sciences, 151*, 207-12.

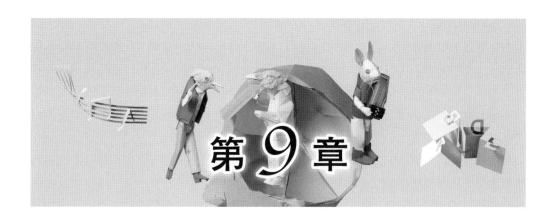

第9章

パターン化感覚強化法
(Patterned Sensory Enhancement: PSE)

コリーン・P. タウト (Corene P. Thaut)

9.1 定義

　パターン化感覚強化法（PSE）は，日常生活における機能的な動きを反映させた運動，あるいは日常生活動作の基礎をなす基本的運動パターンに対して，音楽の要素であるリズム，旋律，和声，ダイナミクスなどを用いて時間的，空間的，力学的合図を与える技法である．PSEは，元来律動的（rhythmical）でない動作に適用される．たとえば着衣時や座位から立位への体位変換時にみられる動作は機能的で順序立ってはいるが，そのときに行われる腕や手の動作はほとんど律動的ではない．このような場合にPSEでは，音楽パターンを用いて，そのような単一の離散動作（たとえば，到達運動や把持運動時の腕や手の動作）を機能的な運動パターンあるいは連続した運動としてまとめ上げるのである．PSEによる訓練では，運動ゲシュタルトを促進し調整する音楽のゲシュタルトパターンによって，運動の時間的，空間的，力学的なダイナミクスが訓練されるのである．PSEは，体力や持久力の向上，バランスと姿勢の改善，および上肢の機能的な運動能力の向上などを目的とした取り組みにおいて用いられることが多

い（Thaut, 2005）.

　PSEを臨床現場で用いる方法には二通りある．ひとつは，単純で反復的な運動を促進する方法である．この方法は，さまざまな患者群を対象に，幅広い目的で用いることができる（表9.1参照）．この方法によるPSE活動では，何度も繰り返し行う運動を方向付け促進するために，運動の空間的，時間的，力学的側面に合図を出す音楽パターンを反復して用いる．

　もうひとつは，空間的パラメーターやタイミング，筋ダイナミクスが異なる数種の離散動作からなる機能的な一連の運動パターンを促進する方法である．こういった運動パターンの例としては，物に手を伸ばしそれを掴んで持ち上げたり，取っ手を握ってドアを開けたり，あるいは仰臥位から立位への体位変換などが挙げられる．これらはいずれも，大きな一連の運動を達成するために細かい動作がいくつか組み合わさっ

表9.1　上肢および下肢の自動的可動域訓練の例

訓練	運動	説明
肩回し	肩甲骨の挙上	肩を前に後ろに円を描くように回す．
肩上げ	肩甲骨の挙上	肩をすぼめておろす．
肩の圧迫	肩甲骨の内転	肩をすぼめずに肩甲骨を締めつける．
腕の挙上	肩関節の屈曲	親指が上に向き，肘がまっすぐの状態になるよう，頭の上まで手を持ち上げる．
腕回し	肩関節の外転	肩の高さで腕を両脇に広げ，円を描くように時計回りに回す．
側面での腕の挙上	肩関節の外転	手のひらを上にして腕を身体の側面で持ち上げる．
二頭筋カール（上腕二頭筋伸縮運動）	肘関節の屈曲・伸展	肘を曲げて伸ばす．
行進	股関節の屈曲	膝を曲げながら脚を持ち上げて下げる．
踵すべり	膝関節の屈曲・伸展	座位をとり，足を前方・後方に滑らせる．
脚の蹴り上げ	膝関節の伸展	座位をとり，脚を完全伸展の状態まで持ち上げる．
踵・つま先のロッキング（揺り）	背屈・底屈	踵とつま先を交互に上げ下げする．
サイドステップ	股関節の外転・内転	膝を正面に向けたまま，足を持ち上げて左右に一歩踏み出す．
姿勢調整	骨盤傾斜・体幹伸展・首の伸展	椅子に座った状態で，上体を前に倒し，上体を起こして背筋を伸ばした座位に戻る．

ている運動パターンの例である．この方法による PSE 活動では，根底にある一貫したタイミング構造の存在が重要であり，これが運動に対する合図となる．

9.2 対象

パターン化感覚強化法（PSE）は，筋力，持久力，バランスと姿勢，可動域，およびその他上下肢の機能的運動スキルに関連した治療目標に取り組むために用いられる．よって，さまざまな神経学的および整形外科的疾患のある子どもから高齢の患者まで，幅広く適用できる．

9.3 研究のまとめ

これまでに行われてきた数多くの研究で，上下肢の運動遂行を促進し組織化するためのリズム合図の使用が支持されている（http://www.colostate.edu/depts/cbrm，2013 年 7 月 1 日）．タウトらによる初期の研究（Thaut et al., 1991）では，粗大運動課題時にリズム合図を使用すると，上腕二頭筋と三頭筋の筋電図（EMG）パターンの発現，持続時間，および変動の調整に効果的であったことが示され，リズム合図による先行刺激と聴覚・脊髄促進（audio-spinal facilitation）が支持された．外部から聴覚リズム刺激を与えることにより，パーキンソン病患者の手と腕の運動が顕著に改善することも，これまでに十分立証されてきた（たとえば，Freeman et al., 1993; Georgiou et al., 1993）．パンら（Peng et al., 2011）による研究では，脳性麻痺児を対象にパターン化感覚強化法（PSE）を用いて座位と立位の体位変換を繰り返す活動を行った結果，膝関節の伸筋の筋力が増強し，より円滑で速い運動が可能となったことを報告している．運動リハビリテーションにおいて機能的な動きを学習したり訓練したりする上で，運動パターンを時間的に構造化し統合化する音楽の力が効果的なツールとなることに疑いの余地はない（Brown et al., 1993; Buetefish et al., 1995; Effenberg & Mechling, 1998; Goldshtrom et al., 2010; Luft et al., 2004; Pacchetti et al., 1998; Thaut et al., 2002; Whitall et al., 2000; Williams, 1993）．

9.4 治療機序

聴覚リズム刺激法（RAS）は生物学的にみて律動的な運動をねらいとした技法であり，パターン化感覚強化法（PSE）は本質的に律動的でない複雑な運動のリハビリテーションや発達，および維持を目的として発展した技法であるが，RAS の神経学的メカニズムは PSE にも適用される．PSE では運動に対するプライミングとタイミングを用

いて，聴覚的合図による運動制御に関する感覚運動統合原理を利用しているが（Paltsev & Elner, 1967; Rossignol & Melvill Jones, 1976），RAS よりもさらに複雑な脳での感覚運動統合過程にアクセスしている．すなわち，RAS でも同じようにリズムとタイミングを使用するが，それに加えて PSE では，高度にパターン化された音楽構造を用いて，複雑な運動の空間的，力学的，時間的な情報をパターン化し，情報処理を容易にするのである．

PSE では元来律動的でない動作を扱うことが多いが，その場合でも一貫したリズム反復がリズム同調（rhythmic entrainment）による運動系と聴覚系の結合をもたらし，その結果として運動パターンが引き起こされることを覚えておくべきである．それゆえ，PSE を用いる際にはリズムが常に運動を引き起こしていることを確認するためにメトロノームを使用し，クライエントの運動にセラピストが音・音楽を合わせているだけではないという確認が非常に重要となる．

9.5　臨床プロトコール

パターン化感覚強化法（PSE）を実施する際，音楽を運動の伴奏として用いるのではなく，運動を促進するものと考えて用いることが重要である．この概念は，研究分野においてソニフィケーション（sonification）と称され，音のさまざまな構成要素を用いて情報を伝達する手法を意味する．音高の高低や音量の違いなどを用いて情報を音に変換し知覚できるように提示する手法である．音楽療法士は時に，ギターやキーボードを使い，自身が歌う歌に合わせて，あるいはクライエントの運動に合わせて，心地よい背景音楽のような伴奏を提供しがちである．しかしこうした音楽提供では，音楽で運動を引き出すチャンスを逃していることになる．さまざまな音楽の要素をうまく操ることにより，もともと音楽に備わっている空間的，時間的，および力学的な合図を利用して，求める運動を引き出すのである．音楽を運動の伴奏としてではなく，運動を促す目的で適切に用いることによって，クライエントの運動がよりよく組織化され，期待された運動反応が起こるのである．

臨床現場で PSE を実施する際に用いる楽器としては，幅広い音域と多様な和声，および豊かなダイナミクスを提供できるキーボードやオートハープが最も効果的である．複雑で機能的な一連の運動に取り組む際には，キーボードの音域とダイナミクスの豊かさが特に効果的である．

9.5.1　合図の種類
9.5.1.1　空間的合図

PSE で運動に合図を与える際に非常に重要となるのが，運動の空間的要素である．音楽には，運動の大きさと方向に影響を与える主要な要素が四つある．それは，音高（pitch），ダイナミクス，音の長さ（sound duration），および和声（harmony）である．

9.5.1.1.1　音高

垂直面上で身体を動かす運動であれば，その運動の方向を明確に示す音楽の要素は音高である．音高が上がっていくと動きを上げていく合図となり，音高が下がっていくと動きを下げていく合図となる．図 9.1 に示した肩関節の屈曲運動時における腕の上げ下げを示す音の使い方の例を参照してもらいたい．

行進運動（図 9.2 参照）や足の蹴り上げ（図 9.3 参照），および二頭筋カール（上腕二頭筋伸縮運動）（図 9.4 参照）も，音高によって動きの上げ下げを示すことのできる運動の例である．

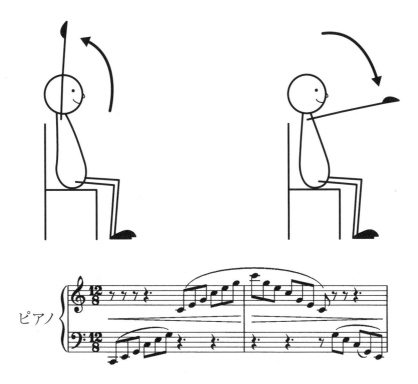

図 9.1　肩関節の屈曲運動

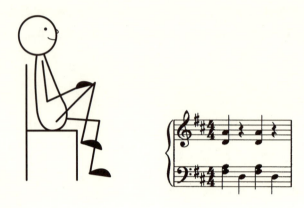

図 9.2 行進運動

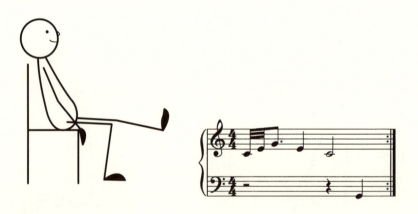

図 9.3 足の蹴り上げ

9.5.1.1.2 ダイナミクス（強弱）

なかには，音高では動作の方向を正確に示すことが難しいが，ダイナミクスであれば動きの空間的側面を効果的に促進できる運動もある．図 9.5 のような，動作が身体から離れていき身体のほうへ戻ってくる運動などである．

第 9 章　パターン化感覚強化法　167

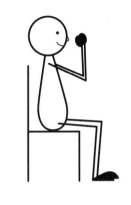

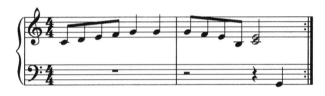

図 9.4　二頭筋カール

9.5.1.1.3　音の長さ

　音高とダイナミクスに加えて，音の長さも運動の空間的側面に影響を与える．クライエントに滑らかな動きを促したい場合はレガート奏法（音と音の間を滑らかに続けて演奏する方法）を用いるのが効果的であるし，突発的な速い動きや硬い動きの場合にはスタッカート奏法（一音符ずつ短く区切って演奏する方法）を用いて合図を出すのが効果的である．

9.5.1.1.4　和声

　和声も運動の空間的質に影響を与えることのできる音楽の要素である．構成音が密集している和音は空間的に閉じるような動きが促される感覚を与えるし，逆に構成音が開離している和音は大きく広げるような動きの合図として用いることができる．図 9.6 は，閉じた状態から広げる動作に対する合図となる和声の使い方の例である．

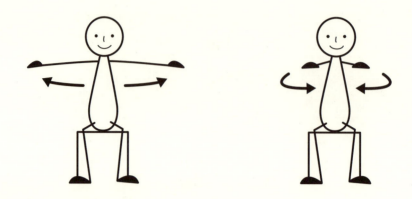

図 9.5　上肢が身体から離れていき身体のほうへ戻ってくる運動

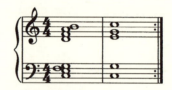

図 9.6　閉じた状態から広げる動作に対する合図の例

9.5.1.2　時間的合図

時間的合図はおそらく，PSE を実践する上で最も重要な要素といえよう．もし音楽が運動の時間的構造と正確に一致していなければ，音楽によってクライエントの運動を促すことは難しい．運動の時間的構造には四つの側面がある．それは，テンポ（あるいはタイミング），拍子（meter），リズムパターン，および形式（form）である．

9.5.1.2.1　テンポ

運動への合図として音楽を与える前にまず行うべきことは，クライエントとともにその運動を行ってみて，最も効果的なテンポを見出すことである．これは最も重要な段階である．また，クライエントが運動とその運動の重要なポイントを理解できるように，言語的な合図を出すことも必要であろう．たとえば「上げて，下げて」や「右

に，左に」，あるいは「内に，外に」など簡単な言葉を使ってその運動の重要な点を示すと，タイミング構造の骨組みを作るのに役立つ．この段階では，視覚的合図（モデリング）や言語的合図に加えて，メトロノームを用いることも重要である．音楽を加える際のテンポを見出すためである．最も簡単な方法は，メトロノームのタップ機能〔訳註　電子メトロノームのタップボタンをある程度定まったテンポで打つと，そのテンポのBPM（拍／分）を見出してくれる機能〕を用いる方法である．

9.5.1.2.2　拍子

すべての運動には，時間的構造内に拍子が存在する．たとえばスキップや体重移動などの動きは8分の6拍子（6／8拍子）であるし，行進や歩行などの運動は4分の2拍子（2／4拍子）である．臨床現場においては，その運動を行うねらいとどのくらいの速さで行わせるかによって，拍子は変わってくる．

9.5.1.2.3　リズムパターン

運動に対して音楽で合図を出す際，すべての拍で音楽的合図を出す必要はなく，運動の鍵となる点（たとえば，体重の移動時や方向の転換時，あるいは的への到達時など）を最もうまく強調できるリズムパターンを，その運動の拍子の中で見出すことが重要である．図9.7に体重移動運動での例を示している．この運動は8分の6拍子（6／8拍子）の動きであるが，リズムパターンとしては，この動きに対して1拍めと4拍めにあたる外側の終点（身体を左右に揺らす運動の両端の終点）での合図と，3拍めと6拍めにあたる身体の片側から反対側に体重を移動させる部分での合図のみとなっている．

9.5.1.2.4　形式

運動に時間的構造を与える最後の要素は，音楽の形式である．この要素についても，PSEを用いる際にはよく考えなければならない．形式とは，運動に対する合図で用いる時間的パターンの全体的な構造をいう．いくつかの運動，特に機能的な一連の運動に取り組むPSE活動では，異なるリズム構造を要する複数の動きが組み合わさった運動を扱う場合がある．たとえば，クライエントによっては行進運動時の足を上げる動作には4拍要し，足を下げる動作は2拍のみで，あとの2拍は休むというリズム構造になることもある．

音楽の形式とは，楽曲におけるより大きな構造を意味することもある．たとえば，二種類の異なる運動を取り入れたいときにはABA形式（三部形式）の歌を用いることができる．歌のAパート（第1部と第3部）では一つめの運動パターンである上腕二頭筋伸縮運動を促す合図を出し，歌のサビの部分（第2部）になると，二つめの運動パ

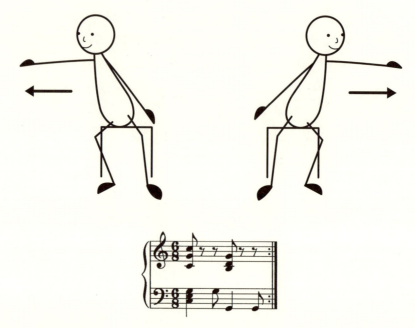

図9.7 体重移動運動

ターンである前腕の回外・回内運動に切り替えるよう指示し，この運動を促す合図に変えるといったように，音楽の形式を利用したPSE活動を考案することもできる．

9.5.1.3 力学的合図（筋ダイナミクス）

PSEでセラピストが運動に対して出す三つめ最後の合図は，力学的合図（筋ダイナミクス）である．この力学的合図について考える際，「この運動をクライエントが行うとき，労力を要する部分はどこか」と考えると，どこで力学的合図を出すべきかがわかる．音楽の要素の中には，動作にどれくらいの筋力を要するかといった筋力的側面に影響を与えることのできるものがある．それは，**テンポ**，**ダイナミクス**，および**和声**である．

9.5.1.3.1 テンポ

テンポは，ある運動を行うために必要な力や強さだけでなく，筋ダイナミクスにも大きな影響を与える．しかしその動きを速いテンポで行うのかゆっくりとしたテンポで行うのかといった判断は，潜在的な利点と危険性を比較検討して下すことが重要である．たとえば座位から立位への運動を促す場合，力学的合図として力強く速めのテ

ンポで出す合図が効果的であろうが，立位から座位に戻るよう合図を出す際にはゆっくりと制御されたテンポのほうが安全であろう．

9.5.1.3.2 ダイナミクス（強弱）

ダイナミクスは，運動における力の増加を引き起こすために非常に効果的に用いることができる．大きな音が連続する合図は，筋力をさらに加える必要はなくその位置にとどまることを指示する場合が多いのに対して，クレシェンド（次第に強く）は筋力を強めていく感覚を引き起こすことができる．一方，デクレシェンド（次第に弱く）は筋力を弱めていく感覚を引き起こし，小さな音量で続く合図は，静止が促されている感覚を伝えることができる．

9.5.1.3.3 和声

トーン・クラスター（狭い音程の間に多数の音を密集させて一度に鳴らす音楽技法）や未解決な和音進行を用いると，非常に効果的に運動時の筋緊張を引き起こすことができる．和音進行の中で，ある和音が筋緊張を生じさせたとき，和声が解決するまでその強度を緩めないよう筋に対して合図を出すことができ，和声を解決させるときには筋の弛緩を合図することができる．

図9.8と図9.9に示す音楽的合図の例は，二種類のクライエントに対する脚の伸展運動時の例である．一つめの例は，両脚の膝関節置換術からの回復途上にあるクライエントを想定したものである（図9.8）．この運動の目的は膝関節可動域の増大であるため，最も重要な点は脚の伸展である．この場合にクライエントが最も労力を要するのは脚を持ち上げているときなので，ここで音楽による力学的合図を強調させる必要がある．二つめの例は，脳卒中後の下肢リハビリテーションにおいて用いる音楽的パターンの例である（図9.9）．この場合，運動の目的は膝関節の伸展および屈曲時の筋力と筋制御を高めることである．したがって，脚を持ち上げるときだけでなく，床に足を戻す動作の制御を促す部分でも，強い力学的合図が必須である．

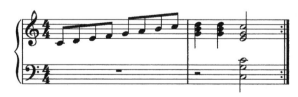

図9.8　両脚の膝関節置換術を受けた患者

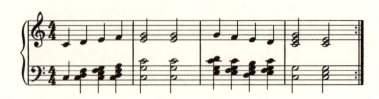

図9.9　脳卒中患者

9.6　パターン化感覚強化法の実践に役立つヒント

　PSEを実践する際，セラピストは音楽構造を成す多くの層について考え，音楽の各側面がどのように運動に影響するかを考えながら音楽を提供しなければならないので，非常に複雑な技法といえる．しかし，PSEの効果を上げるために，提供する音楽を派手で複雑なものにする必要はない．これは覚えておくべき重要な点である．以下の手順に沿って実践するとよい．

1. クライエントとともに運動を行いつつ，メトロノームのタップ機能を使ってその運動の最適なテンポを見出す．
2. メトロノームを鳴らしながら，ビートに合わせて「上げて，下げて」や「右に，左に」，あるいは「前に，後ろに」など簡単な言語的合図を出し，リズミカルにその運動を示す．
3. 言語的合図はそのまま続け，様子を見ながら音楽を加えていく．音楽は単純なものから始め，徐々に音楽の要素を重ねていき，空間的，時間的，力学的合図を与える．
4. 言語的合図を徐々に弱め，音楽で運動を促進する．

参考文献

Brown, S. H., Thaut, M. H., Benjamin, J., and Cooke, J. D. (1993). Effects of rhythmic auditory cueing on temporal sequencing of complex arm movements. In: *Proceedings of the Society for Neuroscience*, 227.2 (abstract). Washington, DC: Society for Neuroscience.

Buetefish, C., Hummelsheim, H., Denzler, P., and Mauritz, K. H. (1995). Repetitive training of isolated movements improves the outcome of motor rehabilitation of the centrally paretic hand. *Journal of Neurological Sciences, 130*, 59-68.

Effenberg, A. O. and Mechaling, H. (1998). Bewegung horbar Machen-Warum? Zur

Zukunftsperspektive einer systematischen Umsetzung von Bewegung in Klaenge [abstract in English]. *Psychologie und Sport, 5*, 28-38.

Freeman, J. S., Cody, F. W., and Schady, W. (1993). The influence of external timing cues upon the rhythm of voluntary movements in Parkinson's disease. *Journal of Neurology, Neurosurgery, & Psychiatry, 56*, 1078-84.

Georgiou, N. et al. (1993). An evaluation of the role of internal cues in the pathogenesis of Parkinsonian hypokinesia. *Brain, 116*, 1575-87.

Goldshtrom, Y., Knorr, G., and Goldshtrom, I. (2010). Rhythmic exercises in rehabilitation of TBI patients: a case report. *Journal of Bodywork and Movement Therapies, 14*, 336-45.

Luft, A. R. et al. (2004). Repetitive bilateral arm training and motor cortex activation in chronic stroke: a randomized controlled trial. *Journal of the American Medical Association, 292*, 1853-61.

Pacchetti, C. et al. (1998). Active music therapy and Parkinson's disease: methods. *Functional Neurology, 13*, 57-67.

Paltsev, Y. I. and Elner, A. M. (1967). Change in the functional state of the segmental apparatus of the spinal cord under the influence of sound stimuli and its role in voluntary movement. *Biophysics, 12*, 1219-26.

Peng, Y.-C. et al. (2011). Immediate effects of therapeutic music on loaded sit-to-stand movement in children with spastic diplegia. *Gait Posture, 33*, 274-8.

Rossignol, S. and Melvill Jones, G. M. (1976). Audio-spinal influence in man studied by the H-reflex and its possible role on rhythmic movements synchronized to sound. *Electroencephalography and Clinical Neurophysiology, 41*, 83-92.

Thaut, M. H. (2005). *Rhythm, Music, and the Brain: scientific foundations and clinical applications.* New York: Routledge.

Thaut, M. H., Schleiffers, S., and Davis, W. B. (1991). Analysis of EMG activity in biceps and triceps muscle in a gross motor task under the influence of auditory rhythm. *Journal of Music Therapy, 28*, 64-88.

Thaut, M. H. et al. (2002). Kinematic optimization of spatiotemporal patterns in paretic arm training with stroke patients. *Neuropsychologia, 40*, 1073-81.

Whitall, J. et al. (2000). Repetitive bilateral arm training with rhythmic auditory cueing improves motor function in chronic hemiparetic stroke. *Stroke, 31*, 2390-95.

Williams, S. M. (1993). Perceptual principles of sound grouping. In: *The Proceedings of SIGGRAPH '93: an introduction to data sonification (course notes 81)*. Anaheim, CA: SIGGRAPH.

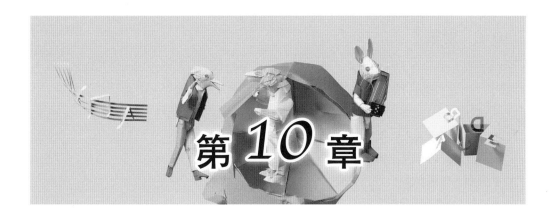

第10章

治療的楽器演奏法
（Therapeutical Instrumental Music Performance: TIMP）

キャスリン・マーテル (Kathrin Mertel)

10.1 定義

治療的楽器演奏法（TIMP）は，運動リハビリテーションを目的とした神経学的音楽療法（NMT）技法の三つのうちの一つである．TIMP では，障がいのある運動機能を訓練して機能的な運動パターンを回復あるいは向上させるために，楽器を利用する．

楽器の選択，その楽器の空間的配置，および治療上効果的な演奏法の考案，これらすべてが機能的な運動スキルの訓練を促進する上で重要となる．TIMP は，筋力や持久力，および運動制御を高めると同時に，不健康な代償戦略から抜け出させるためにも役立つ技法である．

その他，TIMP を用いることにより，適切な可動域，四肢の協調，指の巧緻性と把持，屈曲・伸展，内転・外転，回旋，上肢の回外・回内などを目的として取り組むことができる．

10.2 対象

神経損傷を負った人のほとんどが多種多様な運動障害，たとえば四肢の麻痺，筋力の低下，痙縮，運動失調，アテトーシス，振戦，および硬直などの症状を呈する．これらの症状は，以下のようなさまざまな非進行性の疾患に起因する．

- 多発外傷を含む外傷性脳損傷
- 対麻痺を伴う脊髄損傷
- 低酸素性脳損傷
- 虚血性および出血性脳卒中
- 二分脊椎
- 毛細血管拡張性運動失調症
- 脳性麻痺
- ポリオウイルス感染症

これらすべての疾患は脳の運動野に損傷をきたすことが多く，それゆえに運動や姿勢に障がいをもたらすのである．運動異常の種類は特定の脳病変の種類と関連していることを認識しておく必要がある．たとえば，中枢神経系の錐体路に損傷をきたすと痙性病変を呈するが，純粋なアテトーシスの病変には錐体外路のみが関連している．

中枢神経系の損傷が原因となって引き起こされる中枢神経障害と，末梢神経系の神経の損傷が原因となって引き起こされる末梢神経障害との違いを知っておくことも重要である．中枢神経障害の場合，末梢神経系（すなわち，脳と脊髄以外の神経と筋）は損傷を受けておらず，末梢神経障害の場合，多くは神経軸索の損傷が原因である．病変の種類によって運動にさまざまな種類の異常が現れる．効果的な治療プログラムを考案するためには，病変部位と関連させて障がいを理解することが必須である．

多くの患者が示す症状として，バランス能力の低下，運動の反射パターンの弱さあるいは低下，異常な筋緊張，筋群間のアンバランス，および選択的筋制御と協調性の喪失が挙げられる．

痙縮のある患者は，腕と脚の筋が正常な状態よりも緊張し，つっぱった状態となる．そのため患者が腕や脚を伸ばそうとしたり急に動こうとしたりすると，不適切な強さの収縮が起こりやすい．いくつかの重要な筋反射を妨げ，異常な姿勢や運動パターンを引き起こすこともある．

アテトーシスの患者には，四肢に不随意で目的のない動きがみられたり，目的的な運動時にねじれるような動作がみられる．

運動失調患者においては，多くの場合，バランス障害および固有感覚（すなわち，空間における身体の位置がわかる感覚）の障がいがみられる．運動失調患者の典型として，

運動の協調が困難で，ガニ股歩行で体幹を揺らしながらゆっくり歩き，バランスを維持しようとするために腕が伸びたままであることが多い．

　このような症状はたいていの場合単独で生じるのではなく，複数の種類の障がいがいくつか入り交じって生じる症例が多いことに留意すべきである．痙縮とアテトーシスの両方の症状を示す患者も稀ではない．さらに，数ある障がいの中でも特に神経学的問題を抱える患者は，ある程度の振戦と運動失調を呈する場合が多い．

　運動障害の程度を分類する別の方法として，いずれの四肢が影響を受けているかによる分類がある．最もよくみられる症状として，以下が挙げられる．

- 単麻痺：片手あるいは片足のみに麻痺がある状態
- 片麻痺：身体の片側の上下肢に麻痺がある状態
- 対麻痺：両下肢に麻痺がある状態
- 両麻痺：四肢に麻痺があり，上肢よりも下肢に強い麻痺がある状態
- 三肢麻痺：四肢のうち三肢に麻痺がある状態
- 四肢麻痺：四肢すべてに麻痺がある状態

脳損傷患者のほとんどは複数の障がいを呈する．上述したような感覚運動障害に加えて，精神遅滞，発作，および注意の散漫性，集中力の欠如，不十分な注意持続時間といった認知障害が多くみられる．この他によくみられる症状として，損傷を負った脳領域による支配を受けていた身体部位の感覚障害が挙げられる．神経系の損傷部位によっては，膀胱や腸管系の麻痺を伴うこともある．後天的脳損傷の場合，急性期を乗り越えた後，最終的に何らかの形での言語療法が必要となる患者も多い．

　同じような症状が，次のような神経変性疾患やその他の疾患の患者にもみられる．

- 脳や脊髄，あるいは末梢神経系の炎症
- 脳腫瘍や脊髄腫瘍
- パーキンソン病
- 多発性硬化症
- ハンチントン病
- 筋ジストロフィー

これらの疾患における病状の経過は多くの場合進行性であり，時が経つにつれて症状が悪化することが多い．そのため，残存能力を維持し症状の進行を遅らせるリハビリテーション訓練が，多くの利益をもたらす．

　神経疾患あるいは神経損傷をもつ患者に加えて，整形外科的リハビリテーションを要する患者や以下のような症状のある人々も，治療的楽器演奏法（TIMP）の適応となる．

- 先天性股関節脱臼

- ◆ 関節拘縮
- ◆ 骨形成不全症
- ◆ 熱傷
- ◆ 後天的切断

切断手術を受けた患者を対象としたリハビリテーションにおいては，治療によって補装具や義肢の使用を最大限に高められるよう支援することに力を注ぐ．治療では，機能の回復よりも，新たな補装具を用いて日常生活動作をこなす能力の向上に焦点を当てる場合が多い．

10.3 研究のまとめ

音楽は脳に，時間に関する感覚情報を伝達する．この時間的感覚情報は，機能の発達や学習，回復に計りしれない影響をもたらす．さらに音楽は，脳の広範囲にわたって運動機能，発話・言語機能，認知機能などに関わる複数の神経回路を活性化させる．

研究によって，リズムの聴知覚が運動系を準備させて時間を調整するのに役立つことが立証されている．1960年代および1970年代にさかのぼると，脳幹から脊髄への連絡を経由した聴覚系と運動系との直接的神経連絡，すなわち聴覚網様体脊髄伝導路（auditory reticulospinal pathway）について説明した研究者たちがいる（Paltsev & Elner, 1967; Rossignol & Melvill Jones, 1976）．リズムが音楽における時間的構造の主要素として，運動反応を時間的に構成するために安定した明確な鋳型を作り出しながら，運動制御を促進する力をもつのである．

1990年代以降，数え切れないほど多くの研究プロジェクトによって，聴覚刺激が運動機能にもたらす影響について解明されてきた．タウトら（Thaut et al., 1997, 2002）は，リズムパターンによる聴覚刺激に対する感覚運動の直接的な同期（同調）について説明している．これは，リズムが安定した内的時間の基準間隔を作り出し，運動の開始および調整を促すのに有用であるために起こると推定される．

現代の神経画像技術によって，音楽が神経系でどのように処理されているかについては，さまざまな研究グループがこれまでに詳細に検討してきた．これらの研究によって，認知学習や運動学習の経験は行動の変化をもたらすだけでなく，脳の構造や機能の変化をももたらすことが見出されてきた．音楽家と非音楽家を比較した研究では，聴覚リズムが皮質と皮質下で同時に，しかも広範な領域で，どのように処理されているかが実証されてきた．また，音楽的訓練が脳の感覚野と運動野の可塑性をもたらし，音楽的訓練の強度と受けてきた期間によって変化の度合いが異なることもわかってきた（Gaser & Schlaug, 2003）．

その他の研究では，メトロノーム音に合わせて指打ち（タッピング）をさせ，メトロノーム音の速さが変わると人はどのようにその指打ちを同期させ順応させるのかを調べ，リズムに同調する過程に関してさらに深い明察が得られてきた（Hasan & Thaut, 1999; Stephan et al., 2002; Thaut & Kenyon, 2003; Thaut et al., 1998a, 1998b）．これらの研究の結果，脳はごくわずかなテンポの変化であっても迅速に運動を順応させられることが判明した．非常に興味深いことに，これらの研究の参加者たちは，**テンポの変化が意識的知覚のレベル以下であっても**，指打ちを順応させていたのである．2005 年にモリナーリら（Molinari et al.）は，小脳に病変があっても，リズム的な運動反応を聴覚リズムに同調させる能力には影響がおよばないことを報告した．同様の研究結果がベルナツキィら（Bernatzky et al., 2004）によっても示された．彼らの研究では，パーキンソン病患者に音楽を聴かせた後，腕と指の運動の正確さに改善がみられたのである．

音楽聴取は，能動的な楽器演奏と同様，運動機能と感覚機能，および認知機能に関連する広範に分布した皮質および皮質下神経回路の活性化をもたらす（Penhune et al., 1998; Platel et al., 1997; Schlaug & Chen, 2001）．要するに，音楽の時間的な複雑性およびスペクトルの複雑性は，脳内での時間的な情報処理に対して絶大な影響をもたらすということである（Harrington & Haaland, 1999; Rao et al., 2001）．

本質的に律動的で，生理的パターン発生器によって制御されていると考えられる歩行パターン（Grillner & Wallen, 1985）とは異なり，ほとんどの機能的な身体の動きは連続的なものではなく個々に分離したものであり，生物学的にみて律動的でなく随意的なものである．しかしながらこのような運動パターンであっても，適切に構造化されればリズム合図が効果的に作用する．脳卒中患者において，麻痺のある腕の到達運動という単一の離散運動をリズムによってパターン化（統合化）し，リズム合図を与えて周期的な反復運動として行わせると，運動制御に有益な改善（たとえば，正常な運動戦略により近い体幹回旋の増加とそれに伴う体幹屈曲の減少）をもたらすことが最近示された（Massie et al., 2012）．運動をリズムによってパターン化することにより，運動リハビリテーションで効果的かつ重要な「反復」を容易にするのである（Btefisch et al., 1995）．

1982 年にサフラネクら（Safranek et al.）は，聴覚リズムが腕の運動時の筋肉の活性化に与える影響について調べた．この研究者らは，リズム刺激があるときとないときの運動パターンを比較した．リズム刺激については，安定した拍と不規則な拍を用いた．結果，安定拍に合わせて動いている際の筋活動の変動に明らかな減少がみられ，不規則な拍やリズム刺激なしの条件ではこの減少はみられなかった．この研究結果はのちにタウトら（Thaut et al., 2002）によっても確認された．彼らの研究では，リズム合図が麻痺側の腕の連続的な到達運動の時空制御におよぼす影響を検討した．メトロノーム

によるリズム合図がある場合とない場合を比較した結果，連続的な運動をリズムと同調させて繰り返し行ったときには，即時的に腕の運動の変動が減少した．また，リズムは手関節の加速度と速度プロフィールにおける有意な運動の円滑化とともに肘関節可動域の有意な増大をもたらした．ウィッタールら (Whitall et al., 2000) は，メトロノームを用いた上肢片麻痺の自宅訓練（リズムによる聴覚的合図を用いた両側上肢反復訓練，bilateral arm training with rhythmic auditory cueing: BATRAC) を 6 週間にわたって行わせると，機能的な運動スキルが改善し，2 カ月後に実施した測定においてもその改善が明らかであったと報告している．シュナイダーら (Schneider et al., 2007) とアルテンミュラーら (Altenmüller et al., 2009) は，入院中の脳卒中患者を対象としたリハビリテーションプログラムにおいて，能動的な楽器演奏を含む機能的な音楽訓練が有益であるかを調べた．3 週間の音楽訓練後，患者たちは微細運動だけでなく，腕の運動の速さ，正確さ，滑らかさといった粗大運動においても顕著な改善を示した．従来型の運動療法を受けた対照群では，ほとんど変化はみられなかった．音楽訓練後の改善には，皮質結合の強化および運動皮質の活性化増強の証拠となる電気生理学的変化が伴っていた．

　治療を目的とした楽器演奏が感覚運動に効果をもたらすだけでなく，音楽は治療を支える付加的な効果，たとえば意欲を高めたり，ポジティブな情動状態を促したりできるものでもある (Pacchetti et al., 2000).

10.3.1　治療機序

　音楽は多くの神経学的な影響をもたらすものであり，音楽を演奏する行為は脳機能の運動的，感覚的，および認知的側面に関連する広範に分布した皮質および皮質下神経回路を活性化させる (Penhune et al., 1998; Platel et al., 1997; Schlaug & Chen, 2001).

　音楽，特にリズムの使用が，予測可能な神経学的反応を誘発する．これは過去 20 年間の研究の中で何度も示されてきた．リズム刺激は，網様体を経由した聴覚・運動神経路間の密接な結合を利用して運動機能を始動させ，運動反応を時間的に構造化するための安定した明確な鋳型を創り出すことができる (Harrington & Haaland, 1999; Rao et al., 2001). 意識的知覚のレベル以下であっても，大きな認知的努力がなくても，この効果が運動とリズムの同期性を可能にし，運動パターンを同調させるのである．

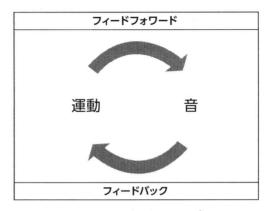

図10.1　フィードフォワード・フィードバックのループ

　治療を目的とした楽器演奏は，日常生活で使用する機能的な非音楽的運動パターンを刺激し，効率的かつ反復的な方法で訓練することができる．音楽は，時間的に運動パターンを構造化し調整する強力な感覚合図として機能する．楽器を演奏しているとき，音によって誘起される運動系の準備状態（プライミング，第8章参照）と楽器から得られる聴覚フィードバック，およびリズム合図による同調がフィードフォワード・フィードバックのループ（図10.1参照）を作り出すため，クライエントはより効率的な方法で運動を計画し，予測し，遂行することができる．鳴らした楽器から得られる音のフィードバックは，意味のある「結果の知識」フィードバック（表2.1参照）を生み出し，楽器から出る音を外部刺激である一定のリズム合図に同期させることにより，運動リハビリテーションにおける効率のよい（再）学習および機能的な運動訓練活動の遂行を促進するフィードバック・フィードフォワードのループを生み出すのである．

　ある特定の運動を（再）訓練するために構造化された楽器演奏は，運動学習の基本原則（表2.1参照）のうちの少なくとも五つの原則を満たしている．その原則とは，反復，課題指向，フィードバック，段階づけ（シェーピング：課題の複雑性を段階的に高めていくこと），および動機づけである（図10.2参照）．音楽家たちが楽器の練習をする際に行っている反復的で課題指向の運動は，感覚運動と聴覚に関わる脳領域の明らかな発達をもたらすとともに，脳の特定の領域間の結合を強化する（Bermudez et al., 2009）．あらかじめ定められた運動パターンを練習するためには記憶も大いに関係してくる．音楽の構造および拍節によって組織化された音楽活動は運動記憶と強く結びつく．それゆえに，楽器演奏というより質の高い連続した運動であっても，日常生活に容易に移行させることができるのである．

最後に，治療的楽器演奏法（TIMP）による訓練は集団形態で実施することにより，音楽を主体とした機能訓練において，個々の患者のために考案された訓練活動に取り組みつつ，耳なじみのある音楽構造の中で楽器を鳴らして曲を奏でながら，クライエントたちがともに訓練に励むという機会を提供できる（表10.1～10.7参照）．このような状況は，おそらく他の個別で行われる身体運動プログラムよりも達成感や協調性，および治療目標に向かう意欲を高めることができるだろう．さらに，集団で行う訓練には，特に小さな子どもたちの場合，他のメンバーを見真似ることによって運動学習が促進されるという利点もある．

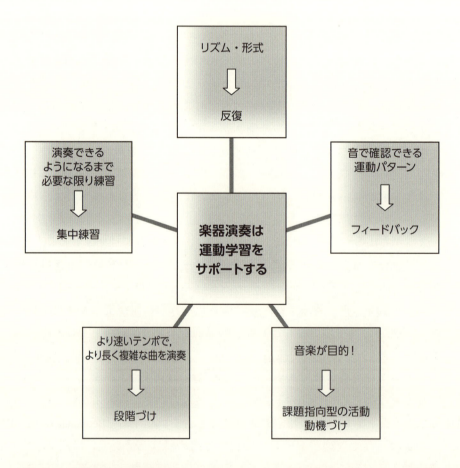

図10.2　運動学習の基本原則

10.4 臨床プロトコール

　臨床現場における楽器の配置方法について考えるとき，その可能性はほぼ無限であることが想像できよう．楽器は，期待される運動のパラメーターを規定する役割と運動を方向付ける標的としての役割を果たす．つまり，目的に応じて明確に配置された楽器は視覚的に運動パラメーターを規定するが，先述したように，標的とする楽器にクライエントがうまく触れて鳴らすことができれば，聴覚と運動感覚の両方でフィードバックを受けとることもできる．

　簡潔に言えば，治療的楽器演奏法（TIMP）は，標的に向かって動く，あるいはいくつかの標的間を行ったり来たりすることをクライエントに促す機能訓練に用いることができる．セラピストはこの種の訓練法によってクライエントの機能的なニーズ，たとえば腕や脚の屈曲・伸展，指の強さや巧緻性，特定の筋群の強化などに対処できるのである．その他の目的も含めて，TIMPによる訓練活動を表10.1〜10.5に例示している．

　楽器は治療上適したものを選択する必要がある．クライエントの身体能力と運動制限に関する十分な評価とともに，楽器を演奏する際に必要な運動機能の運動学的な分析が必要となる．クライエントに損傷や障がいがあると，弓やピック，マレット（バチ）などを従来の使用法で使うことが困難な場合が多い．よって，個々のクライエントに合わせて楽器を使いやすく改良したり調節したりする必要がある．クラークとチャドウィック（Clark & Chadwick, 1980）は，肢体不自由のある人たちのために楽器を臨床的に改良するための包括的な手引書をまとめている．エリオット（Elliot, 1982）は，種々さまざまな楽器を演奏するための身体的要件（たとえば姿勢，可動域，使用する筋群）について詳述したマニュアルを提供している．このような手引書は，セラピストが個々のクライエントの能力に適合した楽器を選択したり，特定の治療目標に基づいた楽器を選択したりする上で役に立つ．

　打楽器は音楽家でなくとも簡単に音を鳴らすことができるので，最も手軽に利用できる楽器群といえよう．幅広い大きさのものがあり，音色もさまざまである．治療で用いる上で重要なことは，打楽器は基本的に同じような腕や手の動きで演奏するものであり，楽器を空間的にどう配置するかによって身体の動きを変えたり調整したりできるという点である．また，ほとんどの打楽器は音高（ピッチ）をもたないので，集団設定において柔軟に組み合わせて用いることができる．打楽器を用いることによってあらゆる粗大運動および微細運動機能を訓練することができるし，TIMPの訓練目的で鍵盤楽器を利用すると，指や手首，および腕の運動を訓練する上で特に効果的である．

表10.1 体幹の強化、直立、前屈、回転を目的とした体幹訓練

運動	楽器	内容	図
座位での体幹の屈曲・伸展	フロアタム 1 スタンド上のシンバルあるいはフレームドラム 1	両手で1本のマレットを持ち、身体を前に傾けて正面にあるフロアタムをたたく。そして身体を戻して背筋を伸ばし、後ろの高い位置に配置されたシンバルをたたく。	
座位と立位での体幹の回旋と直立	ティンパニー 2 スタンド上のシンバルあるいはフレームドラム 1	三つの楽器の間に立つか座る。両手で1本のマレットを持ち、三つの楽器を順にたたく。	
座位での体幹の回旋と直立	フロアタム 1 スタンド上のシンバルあるいはフレームドラム 1	二つの楽器の間に座る。両手で1本のマレットを持ち、横上にあるスタンド上のシンバルをたたき、正中線を交差して反対側にあるフロアタムをたたく。	

第 10 章　治療的楽器演奏法　185

表 10.1 （つづき）

運動	楽器	内容	図
立位での体幹の回旋と直立	フロアタム 1 スタンド上のシンバル あるいはフレームドラム 1	二つの楽器の間に立つ。両手で 1 本のマレットを持ち、後ろ側にあるフロアタムをたたき、正面に向き直ってシンバルをたたく。	
座位と立位での体幹の回旋	スタンド上のコンガ 2	二つのコンガの間に立つか座る。左右の大鼓を両手で交互にたたく。あるいは、正中線上で交差しながら左手で右にあるコンガをたたき、右手で左にあるコンガをたたく。	
座位での横かがみ	音積木 2	二つの音積木の間に座る。左側に身体をかがめて床上の音積木をたたき、右側に身体をかがめて床上にあるもう一つの音積木をたたく。	

表10.2 バランスと立位姿勢の安定に焦点を当てた訓練

運動	楽器	内容	図
立位姿勢の安定： 立位で左右に身体を揺らす	コンガ 2	二つのコンガの間に立つ。体重を左右に移動させながら、両脇に配置されたコンガをたたく。	
バランス・体重移動： 座位で左右に身体を揺らす	スタンド上のシンバルあるいはフレームドラム 2	二つの楽器の間に座る。体重を左右に移動させ、腕を伸ばして臀部を持ち上げ、両脇に配置された楽器をたたく。	
立位姿勢の安定： 立位で脚を伸ばす	スタンド上のフレームドラムあるいはタンバリン 2	二つの楽器の間に立つ。両脇に配置された楽器をそれぞれ左足と右足で交互にたたく。	
立位姿勢の安定： 立位で前後に身体を揺らす	ティンパニー 1 スタンド上のシンバル 1	足を前後に開いて立った状態で、両手で1本のマレットを持ち、正面にあるシンバルをたたいて、斜め後ろにあるティンパニーをたたく。	

第 10 章　治療的楽器演奏法　187

表 10.2（つづき）

運動	楽器	内容	図
バランス・体重移動・太もも：立位で左右に身体を揺らす	コンガ 2	二つのコンガの間に足を左右に開いて立つ。左側のコンガをたたくときには左膝を曲げ、右側のコンガをたたくときには右膝を曲げ、左右に身体を揺らしてたたく。	
バランス・腕のストレッチ：座位での到達運動	スタンド上のフレームドラムあるいはティンパニー 2	二つの楽器の間に座る。体重を左右に移動させながら、腕を伸ばして左右に配置された楽器をたたく。	
バランス：片足での安定した立位姿勢	高さが異なるドラム 2安定しない下敷き 1足置き 1	安定しない下敷きの上に立ち、片足を足置きに置く。両手で 1 本のマレットを持ち、身をかがめて床上のドラムをたたき、背筋を伸ばして正面の高い位置にあるドラムをたたく。	
バランス：筋力と持久力	スタンド上のドラム 1スタンド上のボンゴ（立位時の肩の高さで）1柔らかいマット	柔らかいマットの上に片膝をつき、正面にあるドラムを両手でたたき、両手を伸ばして立位時の肩の高さに配置されたボンゴをたたく。	

表10.3 下肢に特化したリハビリテーション：股関節運動

運動	楽器	内容	図
股関節の屈曲： 座位あるいは立位での行進運動	スタンド上のタンバリン 1～2	正面にタンバリンを配置して座るか立つ。脚を持ち上げて膝でタンバリンをたたく（片脚のみ、あるいは両脚を交互に）。	
股関節の屈曲と足関節の底背屈： 立位での踵・つま先のロッキング（揺り）	音積木 2 （右足、左足の前に一つずつ配置）	音積木をまたいで足を前に出し、踵から床につける。そしてまた音積木をまたいで足を後ろへ戻すとき、今度はつま先から床につける。逆の脚と交互に行う。	
股関節の屈曲と外転・内転： 座位あるいは立位での左右への踏み出し	音積木 2	二つの音積木の間に座るか立つ。右足で右にある音積木をまたいで踏み出し、戻す。左足で左にある音積木をまたいで踏み出し、戻す。これを交互に繰り返す。	
股関節のストレッチとバランス訓練： 立位での足打ち	ディスコタップ 1 スタンド上のタンバリン 1	タンバリンを後ろに配置して立つ。足を前に振り出しディスコタップを付けたつま先で床を軽く打ち、その足を後ろに振っては踵でタンバリンをたたく（タンバリンはより上にあげて（蹴り）上げて鳴らすようにしてもよい）。	

（訳註：ディスコタップ（disco tap）：タップダンスで使用するタップシューズのタップス。マジックテープが付いたゴム紐で足や靴に装着できる楽器）

第10章　治療的楽器演奏法　189

表10.4　下肢に特化したリハビリテーション：脚, 膝, 足首の運動

運動	楽器	内容	図
膝関節の伸展・屈曲：座位での踵すべり	レインスティック1	椅子に座り、レインスティックの上に両足をのせて前後に動かす。	
膝関節の伸展：座位でのストレッチ	スタンド上のタンバリン1	椅子に座り、脚を蹴り上げ、つま先でタンバリンをたたく。	
太ももの強化と膝関節の伸展・屈曲：立位での大腿四頭筋	ティンパニーあるいはドラム1	ティンパニーの前に立つ。両手に1本ずつマレットを持ち、膝を曲げてティンパニーをたたき、膝を伸ばす。	

表10.4（つづき）

運動	楽器	内容	図
立位での膝関節の屈曲	スタンド上のタンバリン 1～2	タンバリンを後ろに配置して立つ。足を後ろに蹴り上げて踵でタンバリンをたたいて戻す（片脚のみ、あるいは両脚を交互に）。	
足関節の背屈：座位でのつま先上げ	ディスコタップ 1～2 スタンド上のタンバリン 1～2 マレット 1～2	椅子に座り、片足にディスコタップとマレットを取り付ける。つま先を上げてマレットでタンバリンをたたき、足を戻してディスコタップで床を軽く打つ（片足のみ、あるいは両足を交互に）。	
座位での足関節の底背屈	音積木 1～2 スタンド上のタンバリン 1～2 足置き 1～2 マレット 1～2	高い椅子に座り、足を足置きに置く。マレットを足に取り付けて、つま先を下げて足置きよりに下に配置してある音積木をマレットでたたき、つま先を上げて上にあるタンバリンをマレットでたたく（片足のみ、あるいは両足を左右交互に）。	

表 10.5 上肢に特化したリハビリテーション：肩、肘、手首、手、指の運動

運動	楽器	内容	図
肩関節の屈曲： 座位あるいは立位で腕を上げる	ティンパニー 2 スタンド上のシンバル 2 手に持つシンバル 2 マレット 2	両手にシンバルを一つずつ持ち、頭上で打ち鳴らす。 両手にマレットを1本ずつ持ち、両脇の低い位置に配置されたティンパニーをたたき、次に腕を伸ばして両脇の高い位置に配置されたシンバルをたたく。	
肩関節の伸展： 座位あるいは立位で腕を後ろへ動かす	スタンド上のシンバルあるいはタンバリン 2 マレット 2	両手にマレットを1本ずつ持ち、後ろに配置された楽器をたたく。	
肩関節の伸展・屈曲： 座位あるいは立位での腕振り	スタンド上のシンバルあるいはフレームドラム 4 マレット 2	両手にマレットを1本ずつ持ち、前と後ろに配置された楽器を、左右交互にたたく。	

表10.5（つづき）

運動	楽器	内容	図
肘関節の伸展・屈曲：座位あるいは立位での上腕二頭筋伸縮運動	マラカス 2	両手に持ったマラカスを上下に交互に動かす。	
肘関節の屈曲と肩関節の伸展：座位での上腕二頭筋伸縮運動（特に長頭）	スタンド上のフレームドラム 1、スタンド上のシンバル 1、マレット 1	両手で1本のマレットを持つ。腕を持ち上げて肘を曲げ、後ろに配置されたシンバルをたたき、腕を前に伸ばして正面に配置されたドラムをたたく。	
手関節の回内・回外：座位あるいは立位での回内・回外運動	ティンパニー 2、スネアドラム 1、マレット 2	両手にマレットを1本ずつ持ち、両手で同時に正面にあるスネアドラムをたたき、両手首を返して（手のひらを上に向けた状態で）スネアドラムの両脇に配置されたティンパニーをたたく。	
手関節の背屈：座位で	スタンド上のボンゴ 1、床上に配置したコンガ 1	椅子に座り、コンガを正面に配置する。コンガより高く、腕をまっすぐ前に伸ばした位置にボンゴを配置する。コンガを手のひらでたたき、手を持ち上げてボンゴをたたく。	

第10章　治療的楽器演奏法　193

表10.5（つづき）

運動	楽器	内容	図
手関節の背屈：座位で	ディスコタップ 1〜2 机 1	ディスコタップを手に取り付けて机の前に座る。手のひらを開いて下に向け、前腕を机の上に置く。机上で手のみを持ち上げて、ディスコタップで軽く打つ。前腕は机の表面に付けたままにする（片手のみ、あるいは両手を交互に）。	
手の開閉：指の伸展・屈曲	ギター 1 机 1	机の横に座り、片方の前腕を机の端に置き、親指が天井を向くように手を横たえる。机上に置いた手の場所に弦がくるように、ギターを膝上にまっすぐ立てて置く。手を開閉させながら、指先で弦をかき鳴らしてギターを弾く。	
指の巧緻性（親指以外）	ギター 1 机 1	正面にある机上にギターを横たえて置き、1本の指で弦を1本1本はじく。指では動作パターンを、1-2、1-2-3、1-1-2-2-3-3、1-4-2-3（1：人差し指、2：中指、3：薬指、4：小指）など変えながら行う。前腕を机の端において、ギターを膝上にまっすぐ立てた状態で行うことも可能。	

表 10.5（つづき）

運動	楽器	内容	図
指の巧緻性 （すべての指）	ピアノ あるいはキーボード 1 必要に応じて机 1	各指で1音ずつ鍵盤を鳴らす。さまざまな指の組み合わせで鳴らしてみる（例 1-2-3-4-5, 1-3-2-4-3-5, 1-1-2-2-3-3-4-4-5-5 など）。もし腕を持ち上げたままにしておくのが難しければ，鍵盤の手前に机を置き，その上に前腕を置いて行うとよい。	
把握 （2～3本の指）	ギター あるいはオートハープ 1 音積木 3～4 軽いマレット 1 机 1	机上にギターかオートハープを置き，親指と人差し指と中指でピックを持ち（三脚把握），弦をかき鳴らす。 机上に音積木を並べ，軽いマレットを親指と人差し指でつまんで持ち，さまざまなパターンで音積木をたたく。	
把握 （ペンを持つ）	オートハープ 1 ドラムスティック 1 音積木 5～6 軽いマレット 1 机 1	オートハープを机上に置き，ペンを持つように弦をドラムスティックで弾き，オートハープの弦を手前から向こう側に向けてかき鳴らす。机上に音積木をくっつけて並べ，ペンを持つように音積木に軽くマレットを持ち，左から右へマレットを滑らせて鳴らす。	

(訳註) オートハープ (autoharp)：楽器上のボタンを押して36本ある弦をかき鳴らすと和音が鳴る弦楽器

第10章　治療的楽器演奏法　195

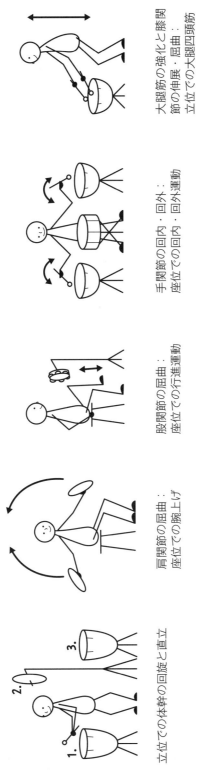

表10.6　5名のクライエントを対象としたTIMPによる集団セッションの一例

立位での体幹の回旋と直立　　肩関節の屈曲：　　股関節の屈曲：　　手関節の回内・回外：　　大腿筋の強化と膝関
　　　　　　　　　　　　　　座位での腕上げ　　座位での行進運動　　座位での回内・回外運動　　節の伸展・屈曲：
　　　立位での大腿四頭筋

表10.7 パートナー活動の例

クライアント1	活動	クライアント2
●座位での体重移動 ●体幹のストレッチング ●肩関節の伸展 ●肘関節の伸展	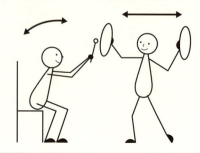	●立位での体重移動 ●体幹の直立 ●肩関節の伸展 ●肘関節の伸展
●肩関節の伸展 ●肘関節の屈曲・伸展	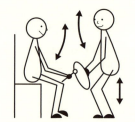	●大腿四頭筋（膝伸筋の強化） ●肩関節の伸展 ●肘関節の屈曲・伸展
●座位での前傾・後傾 ●肘関節の屈曲・伸展による到達運動	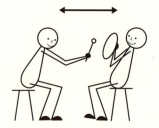	●座位での前傾・後傾 ●肘関節の屈曲・伸展による到達運動
●把握：麻痺側と健側の手による楽器の保持	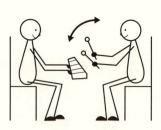	●把握：マレットの三脚把握と手関節の背屈

訓練活動中に歌を用いるときには，クライエントにとってなじみ深く，曲の構成が単純な歌を選ぶとよい．しかし子どもや注意に問題のあるクライエントなどでは，なじみのある歌を使うと一緒に歌おうとして楽器演奏の妨げになってしまう場合がある．このような場合には，単純な旋律が繰り返されるなじみ深い歌詞のものであれば，集団内に効果的な相互作用がもたらされ，より機能的な運動遂行を促進することができるだろう．また，クライエントの認知レベルを把握しておくことも重要である．クライエントの中には楽器を演奏することと歌を聴くことを同時にこなすことが負担となり，圧倒されてしまう人もいる．このような場合は，パターン化感覚強化法（PSE，第9章参照）の要素を用いてリズム構造をわかりやすく提示するだけでもより効果的な治療となり，より楽しく取り組むことのできる活動となろう．

　こういった指針を踏まえると，TIMPの訓練活動は以下の三つの要素に基づいて考案することが重要である．

- ◆ **音楽の構造**は，時間と空間の中で運動を組織化するのを促進し，力学的なダイナミクスを伝達する．したがって，PSEのメカニズムはTIMP訓練の中で取り入れやすい．たとえば運動に対する空間的な合図は，クライエントのニーズに見合うよう楽器を配置すればかなり強化される．
- ◆ **楽器の選択と演奏方法**の両方が治療における有益な運動を促進する．身体の特定部位に焦点を当てた訓練，あるいはある特定の微細運動スキルや粗大運動スキルに取り組む訓練では，それぞれにより適した楽器がある場合がある．
- ◆ **楽器の適切な空間的配置**によって身体の位置や姿勢が整いやすくなるだけでなく，四肢が望ましい軌道で動くよう促進できる．

　TIMP訓練は個別療法にも集団療法にも適用でき，理学療法士，作業療法士，および神経学的音楽療法士による優れた多職種連携アプローチが可能である．どのような集団であっても，理想的には，リハビリテーションにおけるクライエントのニーズレベルと治療中の許容範囲（たとえば持久力など）の両方に見合う内容を実施すべきである．各集団に具体的な訓練のねらいを設定し，セッションの長さはクライエントの回復状態，持久力，および注意レベルによって判断する．セッションでは準備運動からはじめ，その後TIMP訓練に移るとよい．

　準備運動では，1〜2番の歌詞しかない歌ではなく多数の歌詞からなる歌（旋律は同じで歌詞が複数ある歌）を用いて，簡単な運動をいくつか取り入れるとよい．たとえば，ある歌の1番の歌詞を歌いながら上腕二頭筋伸縮運動を行い，2番の歌詞では肩回しを行い，3番の歌詞では行進運動を行うなどである．

　TIMP訓練では，そのセッション全体で目的をひとつ設定して重点的に取り組むとよい．集団設定で行う訓練活動であっても変換デザインモデル（TDM）（Thaut, 2005）

の段階に沿って計画すべきである．

　集団設定でのTIMP訓練において，その集団の治療目標に応じて優先的に取り組むとよい運動訓練の例を表10.1～10.5に示している．

10.4.1　上肢に特化したリハビリテーション

　虚血性および出血性脳卒中は，長期にわたって不全片麻痺をきたす代表疾患である．子どもにおける長期脳障害の主要な原因は，今もなお脳性麻痺である．不全片麻痺のあるほとんどのクライエントに上肢の筋力低下と機能障害がみられ，下肢より上肢に影響が出やすい．1990年代にエドワード・タウブ（Edward Taub）は，非麻痺側の上下肢を毎日数時間使えないように抑制し，麻痺側の上下肢を動かす練習を促す**拘束誘導運動療法**（CIT: 非麻痺側上肢抑制療法ともいう．第5章参照）を発展させた（Taub et al., 1999）．この治療法では，麻痺のある腕や手に対して，非特異的であるが集中的な反復的訓練を行うことによって，脳の機能的再編をもたらすことが実証されてきた．しかしバンガートら（Bangert et al., 2006）は，特定の運動パターンで楽器を鳴らす運動によって，さらに迅速な塑性的順応が起こることを確認した．こういった楽器演奏では，皮質運動野だけでなく，聴覚野と統合的な聴覚・感覚運動回路も関与することになる．

　治療的楽器演奏法（TIMP）による訓練では，タイミングと多関節の協調と運動の効率性が統合される．演奏時の聴覚リズム刺激による構造化された空間的パラメーターおよび経時的パラメーターによって，課題中の迅速な運動調節を生じさせるフィードフォワード・プランニング・メカニズムが作動する．マルコムら（Malcolm et al., 2008）によると，聴覚リズム刺激を組み合わせたCITは，到達運動の代償戦略の大幅な減少に伴い，動作の運動学的変数に相当な影響を与える．

　オートハープをかき鳴らす運動は手首と腕の運動精度を高めるのに優れた方法である．たとえば，子どもの手の微細運動を訓練する目的で親指と人差し指と中指（三脚把握）でピックあるいは柔らかい素材のスティックを持たせてオートハープを鳴らす活動を取り入れると，就学前の子どもたちであれば，創造的な方法で，書字スキルを習得するために必要な筋力と持久力を高めることができる．

　TIMPによる集団セッションは全身の訓練を目的とした場合にも理想的である．楽器を使って行う一つひとつの運動パターンをクライエントたちが順に行えるよう，サーキットトレーニングのように組み立てるのである．このような活動においてもクライエントのニーズと能力を考慮することは重要である．軽い運動から困難だがやりがいを感じられる運動まで幅広い訓練活動を設定することもできるし，身体下部の運動から上部の運動へと進めるようにも設定できる．

　各訓練活動のために配置された楽器の場所から場所へと各クライエントが移動する

際にも音楽的な方法を取り入れることができる．椅子から椅子へとただ単に歩いて移動する代わりに，全員でリズム伴奏に合わせて横歩きや後ろ歩きをしたり，コウノトリのように膝を高く持ち上げながら歩いたり，あるいはつま先歩きをするなどして移動する方法がある．

　TIMPによる訓練を設定する際，クライエント同士で行うパートナー活動を訓練活動の一つとして取り入れることもできる（表10.7参照）．集団の相互交流を支援することにもなるし，クライエント同士がコミュニケーションを図るきっかけにもなる．

　TIMPによる訓練の最後にはパターン化感覚強化法（PSE）を用いて肩回しや足首回し，あるいは呼吸パターンなどを促し，軽い運動による短いクールダウンでセッションを終えるとよい．

参考文献

Altenmüller, E., Marco-Pallares, J., Muente, T. F. and Schneider, S. (2009). Neural reorganization underlies improvement in stroke-induced motor dysfunction by music-supported therapy. *Annals of the New York Academy of Sciences*, *1169*, 395-405.

Bangert, M. et al. (2006). Shared networks for auditory and motor processing in professional pianists: evidence from fMRI conjunction. *NeuroImage*, *30*, 917-26.

Bermudez, P. et al. (2009). Neuroanatomical correlates of musicianship as revealed by cortical thickness and voxel-based morphometry. *Cerebral Cortex*, *19*, 1583-96.

Bernatzky, G. et al. (2004). Stimulating music increases motor coordination in patients afflicted by Morbus Parkinson. *Neuroscience Letters*, *361*, 4-8.

Bütefisch, C., Hummelsheim, H., and Denzler, P. (1995). Repetitive training of isolated movements improves the outcome of motor rehabilitation of the centrally paretic hand. *Journal of Neurological Sciences, 130*, 59-68.

Clark, C. and Chadwick, D. (1980). *Clinically Adapted Instruments for the Multiply Handicapped.* St Louis, MO: Magnamusic-Baton.

Elliot, B. (1982). *Guide to the Selection of Musical Instruments with Respect to Physical Ability and Disability*. St Louis, MO: Magnamusic-Baton.

Gaser, G. and Schlaug, G. (2003). Brain structures differ between musicians and nonmusicians. *Journal of Neuroscience*, *23*, 9240-45.

Grillner, S. and Wallen, P. (1985). Central pattern generators for locomotion, with special reference to vertebrates. *Annual Review of Neuroscience*, *8*, 233-61.

Harrington, D. L. and Haaland, K. Y. (1999). Neural underpinnings of temporal processing: a review of focal lesion, pharmacological, and functional imaging research. *Reviews in the Neurosciences*, *10*, 91-116.

Hasan, M. A. and Thaut, M. H. (1999). Autoregressive moving average modeling for finger tapping with an external stimulus. *Perceptual and Motor Skills, 88*. 1331-46.

Malcolm, M. P. et al. (2008). Repetitive transcranial magnetic stimulation interrupts phase synchronization during rhythmic motor entrainment. *Neuroscience Letters, 435*, 240-45.

Molinari, M. et al. (2005). Sensorimotor transduction of time information is preserved in subjects with cerebellar damage. *Brain Research Bulletin, 67*, 448-58.

Pacchetti, C. et al. (2000). Active music therapy in Parkinson's disease: an integrative method for motor and emotional rehabilitation. *Psychosomatic Medicine, 62*, 386-93.

Paltsev, Y. I. and Elner, A. M. (1967). Change in the functional state of the segmental apparatus of the spinal cord under the influence of sound stimuli and its role in voluntary movement. *Biophysics, 12*, 1219-26.

Penhune, V. B., Zartorre, R. J., and Evans, A. (1998). Cerebellar contributions to motor timing: a PET study of auditory and visual rhythm reproduction. *Journal of Cognitive Neuroscience, 10*, 752-65.

Platel, H. et al. (1997). The structural components of music perception: a functional anatomical study. *Brain, 120*, 229-43.

Rao, S. M., Mayer, A. R., and Harrington, D. L. (2001). The evolution of brain activation during temporal processing. *Nature Neuroscience, 4*, 317-23.

Rossignol, S. and Melvill Jones, G. (1976). Audio-spinal influence in man studied by the H-reflex and its possible role on rhythmic movements synchronized to sound. *Electroencephalography and Clinical Neurophysiology, 41*, 83-92.

Safranek, M. G., Koshland, G. F. and Raymond, G. (1982). The influence of auditory rhythm on muscle activity. *Physical Therapy, 2*, 161-8.

Schlaug, G. and Chen, C. (2001). The brain of musicians: a model for functional and structural adaptation. *Annals of the New York Academy of Sciences, 930*, 281-99.

Schneider, S., Schönle, P. W., Altenmueller, E., and Muente, T. F. (2007). Using musical instruments to improve motor skill recovery following a stroke. *Journal of Neurology, 254*, 1339-46.

Stephan, K. M. et al. (2002). Conscious and subconscious sensorimotor synchronization-prefrontal cortex and the influence of awareness. *NeuroImage, 15*, 345-52.

Taub, E., Uswatte, G., and Pidikiti, R. (1999). Constraint-Induced Movement Therapy: a new family of techniques with broad application to physical rehabilitation-a clinical review. *Journal of Rehabilitation Research and Development, 36*, 237-51.

Thaut, M. H. (2005). *Rhythm, Music, and the Brain: scientific foundations and clinical applications.* New York: Routledge.

Thaut, M. H. and Kenyon, G. P. (2003). Fast motor adaptations to subliminal frequency shifts in auditory rhythm during syncopated sensorimotor synchronization. *Human Movement Science, 22*, 321-38.

Thaut, M. McIntosh G. C., and Rice R. R. (1997). Rhythmic facilitation of gait training in hemiparetic stroke rehabilitation. *Journal of Neurological Sciences, 151*, 207-12.

Thaut, M. H., Miller, R. A., and Schauer, M. L. (1998a). Multiple synchronization strategies in rhythmic sensorimotor tasks: period vs phase correction. *Biological Cybernetics, 79*, 241-50.

Thaut, M. H., Hurt, C. P., Dragon, D., and McINtosh, G. C. (1998b). Rhythmic entrainment of gait patterns in children with cerebral palsy. Developmental Medicine and Child Neurology, *40*, 15.

Thaut, M. et al. (2002). Kinematic optimization of spatiotemporal patterns in paretic arm training with stroke patients. *Neuropsychologia, 40*, 1073-81.

Whitall, J. et al. (2000). Repetitive bilateral arm training with rhythmic auditory cueing improves motor function in chronic hemiparetic stroke. *Stroke, 31*, 2390-95.

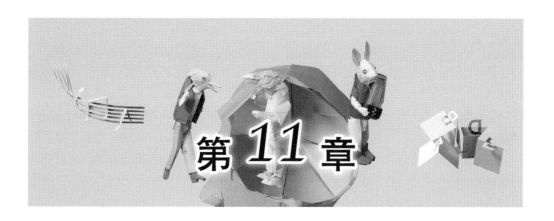

第11章

メロディック・イントネーション療法
(Melodic Intonation Therapy: MIT)

マイケル・H. タウト (Michael H. Thaut)
コリーン・P. タウト (Corene P. Thaut)
キャスリーン・マッキントッシュ (Kathleen McIntosh)

11.1　定義

　メロディック・イントネーション療法（MIT）は失語症患者の言語リハビリテーションを支援する治療技法で，発話を促すために，フレーズや単語の抑揚パターンを作る旋律（melody）とリズムの要素を用いる．クライエントには実用的なフレーズを歌ったり抑揚をつけて発話するよう求めるが，その際，音楽的なプロソディー（声の調子や抑揚など）は通常の発話の抑揚パターンに限りなく合わせる．MIT の基本的な理論的根拠によると，損傷を受けていない大脳右半球の言語対応領域を関与させるために音楽のリズム要素を用いることを重視する．MIT は 1970 年代初期に神経科学者たち（Albert et at, 1973; Sparks et al., 1974; Sparks & Holland, 1976）によって開発され，以来継続して発展し，適用されてきた（Helm-Estabrooks & Albert, 2004）．

11.2 対象

メロディック・イントネーション療法（MIT）の研究のほとんどが表出性失語症あるいはブローカ失語症に対して行われており，非流暢性失語症者に有益な治療法として推奨される．また，限られた研究成果ではあるが，失行症（Helfrich-Miller, 1994; Roper, 2003）や自閉スペクトラム症（Wan et al., 2011），ダウン症（Carroll, 1996）などの患者群や言語障害にも効果があることが報告されている．MIT の適用を判断するために，次の基準が用いられている（Helm-Estabrooks & Albert, 2004）．

1. 十分な聴覚的理解力がある
2. 自己修正能力がある
3. 言語産出に明らかな困難を伴う
4. 注意を一定時間持続できる
5. 情緒が安定している

受容性失語症（ウェルニッケ失語症）や超皮質性失語症，伝導性失語症，あるいは脳損傷により読解力や言語理解力が低下した患者には MIT は適さない．また，全失語症への適用に関する研究は非常に限られており，その効果はまだ不確定とみなすべきであろう（Belin et al., 1996）．

11.3 研究のまとめ

1970年半ば以降，かなりの数の研究によって表出性失語症に対するメロディック・イントネーション療法（MIT）の効果が実証されてきた（Bolin et al., 1996; Bonakdarpour et al., 2003; Boucher et al., 2001; Breier et al., 2010; Conklyn et al., 2012; Goldfarb & Bader, 1979; Hebert et al., 2003; Popovici, 1995; Racette et al., 2006; Schlaug et al., 2009; Seki & Sugishita, 1983; Stahl et al., 2011, 2013; Straube et al., 2008; Wilson, 2006; Yamadori et al., 1977; Yamaguchi et al., 2012）．しかし失語症研究においては，損傷箇所や症状の一貫性の観点から同質の研究サンプル（標本）を見つけるのが非常に困難なため，これらの研究の多くは小さいサンプルサイズ（標本の大きさ）で行われており，研究結果の解釈には注意が必要である．いくつかの研究（たとえば Belin et al., 1996; Breier et al., 2010; Schlaug et al., 2009）において，損傷を受けた左半球から右半球の言語対応領域（language-capable regions）に発話経路が切り替えられるという神経可塑性が MIT によってもたらされた証拠が示されている．長期にわたる MIT 訓練ではこれが逆転し，左半球の発話回路が再活性化することも示されている（Belin et al., 1996; Schlaug et al., 2008）．修正版 MIT プロトコルも提案されて研究されており（Conklyn et al., 2012），良好な成果が示されている．スタール

(Stahl et al., 2011) による最近の研究では，リズムの要素が旋律の要素と同じくらい，あるいは当初考えられていた以上に重要な要素であることが示されている．

11.4　治療機序

　脳画像研究において，損傷を負った左半球から右半球の相同領域である言語対応領域へ発話経路が切り替えられるという証拠が示されている．また，長期にわたるメロディック・イントネーション療法（MIT）が，発話優位である左半球の発話制御領域を再活性化させるという証拠もある．この大脳半球間の移動は，1970年代前半に MIT の発案者が最初に提案した推定メカニズムであった．発話経路の機能的な切り替えは主に，旋律と歌唱を主要な音楽の要素として用い，右半球を優位に関与させることで引き起こされると考えられていた．しかし近年の研究では，リズムの要素（MIT 中のメトロノームを使った速度調整 [pacing]，手によるリズム打ち [tapping]，およびリズムに合わせた発話）が旋律や歌唱と同等あるいはそれ以上に，右半球の言語源にアクセスする要素として重要であることが示唆されている．

　以下に示す MIT の要素は，発話のために右半球ネットワークを優先的に関与させる主要メカニズムとみなされる．

- ◆ 旋律とリズムをつけて話すように歌う際は，発話時よりもゆっくりとした音声産出になる．歌唱には音節を伸ばしたり，区切ってまとまりを作ったり，パターンを作ったりする特徴があり，これらが音声産出の減速をもたらす．右半球はゆっくり変調する信号を処理するのに適している．よって，話し言葉の抑揚を音楽的なプロソディーに変換することにより，右半球の言語ネットワークが優先的に活性化されるのである（Patel, 2008）．
- ◆ 音楽の処理は右半球ネットワークを関与させる．よって，損傷を負った大脳左半球の言語ネットワークを迂回するのに役立つ（Stephan et al., 2002）．
- ◆ リズムによる速度調整とリズム同調には主に右半球の聴覚，前頭前野，および頭頂部の領域が関与する（Stephan et al., 2002）．
- ◆ 話し言葉と腕の動きは同じ運動制御ネットワークによって制御されているので，左手を使ったリズム打ちは右半球の言語ネットワークを活性化させる（Gentilucci & Dalla Volta, 2008）．

11.5 臨床プロトコール

メロディック・イントネーション療法（MIT）の本来のプロトコールは四つの段階に分かれている．第一段階では，セラピストがある単語あるいは短いフレーズ（練習句）の自然な抑揚を活かした旋律をハミングしながら，そのリズムとアクセントに合わせてクライエントが左手でタッピング（ハンドタッピング）するのを補助する．リズムと旋律は，練習句の音高の変化とアクセントの変化を反映させたものにする．第二段階では，クライエントははじめにセラピストのハミングに合わせてハミングし，その後セラピストが練習句にリズムと抑揚をつけて繰り返し，クライエントに斉唱を促す．そしてセラピストは徐々に声量を小さくしていく．その後，セラピストの練習句に続いて，復唱を促す．この段階中，ハンドタッピングは継続して行う．第三段階は第二段階の終わりから引き継がれるが，クライエントがセラピストに続いて練習句を復唱する前に，数秒の間を空ける．この段階の最後に，セラピストは練習句を使って応えられる質問を詠いかけ，クライエントがハンドタッピングなしで適切に応えられるかをみる．第四段階では，リズムと抑揚をつけていた練習句を「語り歌い（sprechgesang）」へ，そして通常の発話へと段階的に移行させていく．ハンドタッピングも徐々になくしていき，最終段階では通常の発話で質問し応える（例 セラピストが「何が飲みたいですか？」と質問し，クライエントは練習句「コーヒーを飲みたい」で応える）．

MITはクライエントの特定のニーズを満たすよう修正を加えて適用されることが多い．子どもへの適用時における重要な修正点が提案されており，第一段階は成人モデルと同様であるが，第二段階では成人モデルの第三段階を，最後の第三段階では成人モデルの第四段階を用いる．また，ハンドタッピングの代わりに手話を使うこともある（Roper, 2003）．

近年，六段階からなる短縮版MITが開発された．本来のMITと同じ階層的構造を保ちつつ，臨床効率を考慮して実施過程を縮小したものである（Thaut, 1999）．その六つの段階とは以下のとおりである．

1. セラピストはクライエントの手を持ってタッピングしながら練習句（単語や短いフレーズ）をハミングする．クライエントはセラピストのハミングを聴く．
2. セラピストはクライエントの手を持ってタッピングしながら，練習句を何回か繰り返し歌う．クライエントはセラピストが歌っているのを聴く．
3. セラピストはクライエントに斉唱を促し，何回か繰り返し歌う．セラピストは引き続きクライエントのハンドタッピングを補助するが，最終的にはクライエントが自身でタッピングできるように，徐々に補助を弱めていく．

4. 斉唱を続けながら，セラピストは徐々に声量を小さくする．ハンドタッピングは続ける．
5. セラピストが歌い，続いてクライエントに復唱を促す．これを何回か繰り返す．ハンドタッピングは続ける．クライエントが自身で単語あるいはフレーズを引き出してくる力を高められるように，繰り返す中で徐々に「待ち時間」を長くする．
6. セラピストは練習句を使って応えられる質問を一つ以上する．クライエントは歌って応えても通常の発話で応えてもどちらでもよい．セラピストはハンドタッピングの補助を入れないが，クライエントはハンドタッピングをしながら応えてもよいし，しなくてもよい．

　この六段階モデルでは，「語り歌い（sprechgesang）」の要素は明確には取り入れられていない．それは，クライエントのイントネーション（抑揚）の音高と音程がすでに狭く，「語り歌い」の抑揚に似ていることが臨床の場でよく観察されるためである．もう一つよく観察されるのは，最終段階でセラピストによる質問が発話モードになると，クライエントも自発的により発話のような抑揚になる傾向がみられることである．よってこのモデルには，「歌唱」から「語り歌い」へ，そして「通常の発話」へと移行させる段階を切り離して設けてはいない．最近の研究で，クライエントの発話能力を引き出していくためには，実際にはアクセントとリズムを維持することが重要であると示唆されている（Stahl et al., 2011）．

　通常，セラピストはクライエントの正面に座り，手のひらを下にしたクライエントの左手を上から軽く握る．そしてもう一方の手で「聴いて」と「応じて」という簡単な合図を送る．MITの創始者たちは以下の原則を強調しており，実践の際には細心の注意を払うべきである．

　第一に，使用する言語素材の長さと難易度に関しては慎重に判断しながら進め，セラピストの関与の度合いも徐々に減らしていかなければならない．第二に，エラー修正は1回のみの再試行あるいは一段階戻る方法に限定するべきである．それでも修正されない場合には，その練習句をやめるべきである．繰り返しエラー修正を求めると，エラーの繰り返しに固執してしまうことがよくあり，かえってエラーを強化してしまうことになる．第三に，セラピストは刺激の提示とクライエントが反応するまでの間の「待ち時間」を作るタイミング，およびその使い方に注意を払わなければならない．反射的な習慣反応になってしまわないよう，待ち時間を徐々に長くすべきである．第四に，日常生活への意味のある般化を阻害するような「練習効果」が起こるのを避けるために，クライエントにとって役立つさまざまな素材（練習句）を扱うようにすべきである．毎回のセッションで同じ練習句を何度も繰り返し使うべきではない．第五に，セラピストの練習句以外の発言は極力控えるべきである．熱心に褒めたり言語に

よるフィードバックを返したりすると，表出性失語症者にとってはストレスや混乱につながる．クライエントの正しい反応に対しては笑顔やうなずきで応えるのが適切であり効果的である．第六に，MITは高頻度での介入を必要とし，回復の初期段階では数週間にわたって毎日あるいは1日2回の頻度が望ましい．介入頻度が制限される場合，入院時から外来および在宅ケアにわたり，介護者や配偶者，あるいはその他の家族が協力者として援助できるよう訓練することが必須である．最後に，「反復」は効率的な訓練手段としてMITの核を成す．ただし，二つめの原則（エラー修正）と四つめの原則（さまざまな素材の使用）においては「反復」を避ける必要がある．

参考文献

Albert, M., Sparks, R. W., and Helm, N. (1973). Melodic intonation therapy for aphasics. *Archives of Neurology, 29*, 130-31.

Belin, P. et al. (1996). Recovery from nonfluent aphasia after melodic intonation therapy. *Neurology, 47*, 1504-11.

Bonakdarpour, B., Eftekharz-adeh, A., and Ashayeri, H. (2003). Melodic intonation therapy in Persian aphasic patients. *Aphasioiogy, 17*, 75-95.

Boucher, V., Garcia, J. L., Fleurant, J., and Paradis, J. (2001). Variable efficacy of rhythm and tone in melody-based interventions: implications for the assumption of a right-hemisphere facilitation in non-fluent aphasia. *Aphasiology, 15*, 131-49.

Breier, J., Randle, S., Maher, I. M., and Papanicolaou, A. C. (2010). Changes in maps of language activity activation following melodic intonation therapy using magnetoencephalography: two case studies. *Journal of Clinical and Experimental Neuropsychology, 32*, 309-14.

Carroll, D. (1996). *A study of the effectiveness of an adaptation of melodic intonation therapy in increasing communicative speech of young children with Down syndrome.* Unpublished dissertation. Montreal; McGill University.

Conklyn, D. et al. (2012). The effects of modified melodic intonation therapy on nonfluent aphasia: a pilot study. *Journal of Speech, Language, and Hearing Research, 55*,463-71.

Gentilucci, M. and Dalla, Volta. R. (2008). Spoken language and arm gestures are controlled by the same motor control system. *Quarterly Journal of Experimental Psychology, 61*, 944-57.

Goldfarb, R. and Bader, E. (1979). Espousing melodic intonation therapy in aphasia rehabilitation: a case study. *International Journal of Rehalniitation Research, 2*, 333-42.

Hebert, S., Racette, A., Gagnon, L., and Peretz, I. (2003). Revisiting the dissociation between singing and speaking in expressive aphasia. *Journal of Neurology, 126*, 1838-51.

Helfrich-Miller, K. R. (1994). Melodic intonation therapy with developmentally apraxic children.

Seminars in Speech and Language, 5, 119-26.

Helm-Estabrooks, N. and Albert, M. (2004). *Manual of Aphasia and Aphasia Therapy*. Austin, TX: PRO-ED Publishers.

Patel, A. (2008). *Music, Language, and the Brain*. Oxford: Oxford University Press.

Popovici, M. (1995). Melodic intonation therapy in the verbal decoding of aphasics. *Revue Romaine de Neurologic et Psychiatric, 33*, 57-97.

Racette, A., Bard, C., and Peretz, I. (2006). Making non fluent aphasics speak. Sing along! *Brain, 129*, 2571-84.

Roper, N. (2003). Melodic intonation therapy with young children with apraxia. *Bridges: Practice-Based Research Synthesis, 1*, 1-7.

Schlaug, G., Marchina, S., and Norton, A. (2008). From singing to speaking: why singing may lead to recovery of expressive language function in patients with Broca's aphasia. *Music Perception, 25*, 315-23.

Schlaug, G., Marchina, S., and Norton, A. (2009). Evidence for plasticity in white-matter tracts of patients with chronic Brocis aphasia undergoing intense intonation-based speech therapy. *Annals of the New York Academy of Sciences, 1169*, 385-94.

Seger, C. et al (2013). Corticostriatal contributions to musical expectancy perception. *Journal of Cognitive Neuroscience, 25*, 1062-77.

Seki, K. and Sugishita, M. (1983). Japanese-applied melodic intonation therapy for Broca's aphasia [article in Japanese]. *No to Shinkei, 35*, 1031-7.

Sparks, R. W. and Holland, A. L. (1976). Method: melodic intonation therapy for aphasia. *Journal of Speech and Hearing Disorders, 42*, 287-97.

Sparks, R. W., Helm, N., and Albert, M. (1974). Aphasia rehabilitation resulting from melodic intonation therapy. *Cortex, 10*, 313-16.

Stahl, B. et al (2011). Rhythm in disguise: why singing may not hold the key to recovery from aphasia. *Brain, 134*, 3083-93.

Stahl, B. et al. (2013). How to engage the right brain hemisphere in aphasics without even singing: evidence for two paths of speech recovery. *Frontiers in Human Neuroscience, 7*, 1-12.

Stephan, K. M. et al. (2002). Conscious and subconscious sensorimotor synchronization: cortex and the influence of awareness. *Weuroftnage, 15*, 345-52.

Straube, T. et al. (2008). Dissociation between singing and speaking in expressive aphasia: the role of song familiarity. *Neuropsychologia, 46*, 1505-12.

Thaut, M. H.. (1999). Training Manual for Neurologic Music Therapy. Fort Collins, CO: *Center for Biomedical Research in Music*, Colorado State University.

Wan, C. Y. et al. (2011). Auditory motor mapping training as an intervention to facilitate speech output in non-verbal children with autism: a proof of concept study. *PLoS One, 6*, e25505.

Wilson, S.. I. (2006). Preserved singing in aphasia: a case study of the efficacy of melodic intonation therapy. *Music Perception, 24*, 23-6.

Yainadori, A., Osumi, Y., Masuhara, S., and Okubo, M. (1977). Preservation of singing in Broca's aphasia. Journal of Neurology, *Neurosurgery, & Psychiatry, 40*, 221-4.

Yamaguchi, S. et al, (2012). Singing therapy can be effective fora patient with severe nonflucnt aphasia. *International Journal of Rehabilitation Research, 35*,78-81.

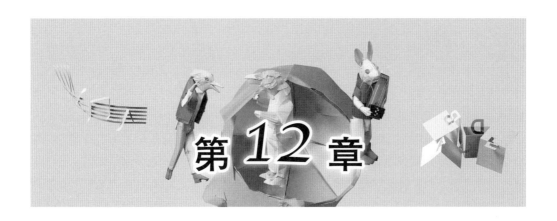

第12章

音楽的発話刺激法
(Musical Speech Stimulation: MUSTIM)

コリーン・P. タウト (Corene P. Thaut)

12.1 定義

　音楽的発話刺激法（MUSTIM）は，非流暢性失語症に対して適用される神経学的音楽療法の技法である．歌や韻，詠唱（chant），音楽フレーズなどの音楽素材を使って発話の韻律的な表現を模倣し，自動的発話（automatic speech）を誘発する（Thaut, 2005）．失語症者の多くは非意図的な反射性発話が保たれているため，慣れ親しんだ音楽フレーズや歌を用いて自発話（spontaneous speech）の産出を刺激することができる．MUSTIMは，認知機能の低下がみられたり認知症を伴う原発性進行性失語があるがゆえにメロディック・イントネーション療法（MIT，第11章参照）の適応基準を満たさないクライエントを選定するのに適した技法でもある．また，MITによる介入後に機能的言語が増え始め，意図的な自発話を増やしていく準備が整ったクライエントに対しても，後続技法として適用できる．

12.2 対象

　左大脳半球に脳卒中あるいは脳損傷を負った患者の多くが非流暢性失語を発症し，自発話が障がいされる．集中的な治療を施しても発話の回復がみられないケースが多いが，なじみのある旋律と歌詞を歌う能力の保持が観察されてきた（Yamadori et al., 1977）．音楽的発話刺激法（MUSTIM）は，非意図的な反射的発話を産出する能力が保たれている非流暢性失語症者の損傷を受けていない皮質の視床発話回路にアクセスするために考案された神経学的音楽療法（NMT）介入である．MUSTIMの適応となるのは，認知機能の低下がみられる非流暢性失語症者（ブローカ失語症や原発性進行性失語症など）である．また，MITの複雑な介入手順に従うことが難しく，機能的な般化に結びつかないクライエントも適応となる．これは脳卒中やびまん性の外傷性脳損傷による場合もあるし，アルツハイマー病や認知症による場合もある．その他に適応となるのはブローカ失語症で，MITによって改善がみられ，MITセッションで取り組んだフレーズ以外にも機能的な言語使用が増えはじめたクライエントである．この場合，MUSTIMは機能的な自発話（単語やフレーズ）の産出を刺激する方法として優れた代償戦略となりうる．

12.3 研究のまとめ

　多くの研究によって非流暢性失語症者の非意図的な発話を誘発するための歌唱（sing）と抑揚やリズムをつけた発話（intone）の使用が支持されている（Basso et al., 1979; Cadalbert et al., 1994; Lucia, 1987; Yamadori et al., 1977）．ストロウブら（Straube et al., 2008）は，重度の表出性失語症患者の一部において，歌唱が単語やフレーズの産出に役立つことを見出した．これはおそらく長期記憶において旋律と歌詞が結びついているためであろう．ヤマグチら（Yamaguchi et al., 2012）の事例研究では，重度の認知障害を呈する患者であっても，歌唱が重度の非流暢性失語症に効果的な介入手段でありうることが示唆された．

　研究者の間で，音楽的な発話課題と非音楽的な発話課題における神経活性化パターンに強い類似性があるだけでなく，明確な相違性もあることが認められている（Brown et al., 2006; Patel, 2003, 2005; Stewart, 2001）．ブラウンら（Brown et al., 2006）は即興的に旋律フレーズを奏でたときと言語フレーズを発話したときの脳活動パターンを直接比較した．結果，ほぼ同じ機能的脳領域が活性化していたが，側性傾向もみられ，言語課題時には左半球の優位性がみられた．さらにブラウンらは，複雑な音構造を生成（音韻論）する際にみられる音楽と言語の類似システムと，情報内容を処理（意味論）する

際にみられる明確に異なった神経システムについて述べている．またパテル（Patel, 2005）は，言語における統語的プライミング課題の成績と音楽における和声的プライミング課題の成績を比較した．研究参加者たちはいずれのプライミング課題においても成績不良を示したが，音楽的なプライミング課題・非音楽的なプライミング課題の成績と失語症の重症度・多様性との関連を比較するさらなる研究が必要であると結論づけている．

12.4 治療機序

オズデミルら（Ozdemir et al., 2006）の研究結果では，歌唱時および抑揚をつけた発話時の両方で両半球の音声産出ネットワークが活性化し，加えて歌唱時のみ右半球の上側頭回，下中心弁蓋部および下前頭回が活性化することが示唆された．これは，左半球損傷による非流暢性失語症者の臨床でよく観察される，歌詞を歌うことはできるがその歌詞を話すことはできないという現象を説明できるものであろう．

12.5 臨床プロトコール

音楽的発話刺激法（MUSTIM）はクライエントの治療目標と機能レベルに応じてさまざまな複雑度で実践することができる．たとえば，なじみのある歌に出てくる単語やフレーズを空所にしてクライエントに歌うよう促したり，よく使うフレーズに音楽をつけてそのフレーズに含まれる単語を埋めて歌うよう促したり，あるいはさまざまな応答語で完成させることのできるフレーズを使って発話を刺激する訓練などがある．

最も基本的な適用例は，セラピストがなじみのある歌のフレーズを歌い，そのフレーズの最後の語をクライエントが埋め合わせられるよう，歌を止めて促すというものである（たとえば，歌『*My Bonnie*』のフレーズ「My bonnie lies over the (ocean)」の最後の語「ocean」を埋めるよう，セラピストの歌を「the」で止めて促す）．次の段階として，セラピストがフレーズ前半を歌ってクライエントがフレーズの後半を歌うといった交互唱に発展させることができる．さらに，今度はクライエントがフレーズの前半を歌ってセラピストがフレーズの後半を歌うように発展させ，発話の開始を促すこともできる．最後の段階では，音楽伴奏があってもなくてもよいが，セラピストの援助なしで最初から最後まで歌うよう促す．この場合のMUSTIMの目的は，(1)認知症者において，できる限り多くの言語産出をできる限り長く続けること，あるいは(2)脳卒中や脳損傷後の表出性失語症に対する初期のリハビリテーションにおいて，自発語の産出を促進することである．

二つめの適用例は，クライエントが自身で文を完成させる手始めの取り組みとして，文の完結がわかりやすい，過剰学習された一般的な文を用いるものである．使用する旋律は，自然なプロソディーと文の抑揚を模倣したものにする（たとえば，質問文であれば文の最後は上行形のアルペジオや音階にする）．例文として，「How are you (today)?（今日の調子はどうですか？）」「My name is (John).（私の名前はジョンです）」「Thank you very (much).（どうもありがとう）」などが挙げられる（図 12.1 参照）．このなじみのあるフレーズを用いた MUSTIM の目的は，音楽的合図を与えて，クライエントがなじみのある文を自動的発話によって完成させることができるよう促すことである．

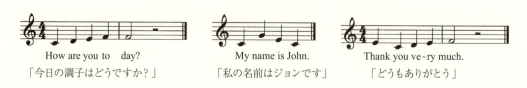

図 12.1

三つめの適用例は，さまざまな文末語で完成できる文を使って意図的発話を促すものである．まずは旋律をつけて文を提示し，いくつかの語を使って応答するよう促す．代表的な例文は，「I would like to (＿＿＿).（私は〜したい）」である（図 12.2 参照）．このレベルの MUSTIM では，数多くの選択肢の中から応答語を選び，意図的発話の産出を促進することが目的となる．

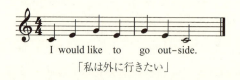

図 12.2

この適用例の展開として，「I want ＿＿＿.（〜がほしい）」や「I don't want to ＿＿＿.（〜はほしくない）」のように，質問に対して二つの異なる応答を音楽的フレーズを用いて促すこともできる．この場合，患者が二つの答えを区別しやすくし，発話の開始をより容易にするために，まずはそれぞれ異なる音楽的フレーズを使って始めるべきである．セラピストが「Do you want something to eat?（何か食べたいですか）」と質問し，ク

ライエントが「I want something to eat.（食べたいです）」あるいは「I don't want something to eat.（何も食べたくありません）」と答えるなどである．（図 12.3 参照）．

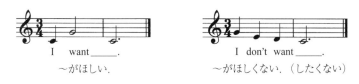

図 12.3

　まとめると，音楽的発話刺激法（MUSTIM）は非流暢性失語症者の非意図的な自発語の産出を刺激する目的で考案された技法であり，高機能失語症者の意図的な発話の開始を促進する代償戦略として用いることもできる．MUSTIM はクライエントのニーズや治療目標に応じてさまざまな複雑度で実施することができる．

参考文献

Basso, A., Capitani, E., and Vignolo, L. A. (1979). Influence of rehabilitation on language skills in aphasic patients. *Archives of Neurology*, *36*, 190-96.

Brown, S., Martinez, M. J,, and Parsons, L. M. (2006). Music and language side by side in the brain: a PET study of the generation of melodies and sentences. *European Journal of Neuroscience, 23*, 2791-803.

Cadalbert, A., Landis, T., Regard, M., and Graves, R. E. (1994). Singing with and without words: hemispheric asymmetries in motor control. *Journal of Clinical and Experimental Neuropsychology, 16*, 664-70.

Lucia, C. M. (1987). Toward developing a model of music therapy intervention in the rehabilitation of head trauma patients. *Music Therapy Perspectives, 4*, 34-9.

Osdemir, E., Norton, A., and Schlaug, G. (2006). Shared and distinct neural correlates of singing and speaking. *NeuroImage, 33*, 628-35.

Patel, A. D. (2003). Rhythm in language and music: parallels and differences. *Annals of the New York Academy of Sciences*, *999*, 140-43.

Patel, A. D. (2005). The relationship of music to the melody of speech and to syntactic processing disorders in aphasia. *Annals of the New York Academy of Sciences*, *1060*, 59-70.

Stewart, L., Walsh, V., Frith, U., and Rothwell, J. (2001). Transcranial magnetic stimulation produces speech arrest but not song arrest. *Annals of the New York Academy of Sciences, 930*,

433-5.

Straube, T. et al. (2008). Dissociation between singing and speaking in expressive aphasia: the role of song familiarity. Neuropsychologia, *46*,1505-12.

Thant, M. H. (2005). *Rhythm, Music, and the Brain: scientific foundations and clinical applications*. New York: Routledge.

Yamadori, A., Osumi, Y., Ma suhara, S., and Okubo, M. (1977). Preservation of singing in Broca's aphasia. *Journal of Neurology, Neurosurgery, & Psychiatry, 40,* 221-4.

Yamaguchi et al. (2012). Singing therapy can be effective for a patient with severe nonfluent aphasia. *International Journal of Rehabilitation Research, 35,* 78-81.

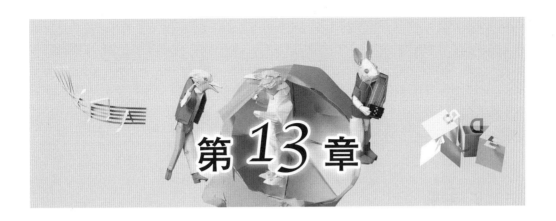

第13章

リズム的発話合図法
（Rhythmic Speech Cueing: RSC）

ステファン・マインカ（Stefan Mainka）
グリット・マリエン（Grit Mallien）

13.1　定義

　リズム的発話合図法（RSC）は，聴覚リズムを用いて発話速度の調整を図り，発話の流暢性や明瞭度（articulation），休止時間，および了解度（聞きとりやすさ；intelligibility）など発話の時間特性を改善するための技法である．発話速度は吃音のような流暢性障害の治療において主な焦点となりうるし，構音の正確性と発話の了解度を高める上で媒介的な役割を果たしうる．RSCでは聴覚刺激に合わせて発話するよう教示する．聴覚刺激はメトロノームの拍合図やリズムパターン（楽器やシンセサイザーでの生演奏）によって，あるいはより複雑な楽曲形式の中で提示する．この技法による治療において，テンポは最も重要な要素であるため，研究データと具体的な治療目標に照らして正確に設定しなければならない．

　発話産出に対して聴覚的合図を出す方法として，拍打ち合図（metric cueing）とパターン化合図（patterned cueing）がある．拍打ち合図では一定の拍を打つ聴覚刺激を用

いる（通常はメトロノームで提示する）．クライエントは一拍ごとに一音節あるいは一単語を発するよう促す．パターン化合図では，文にあらかじめリズムをつけて構造化しておき（例「今日の調子はどうですか？」の文に「タータ　タータタ　タータタタ」のリズムをつける），クライエントにはそのリズムに合わせて発話するよう促す（例　詠唱や歌を歌うように）．拍打ち合図とは対照的に，音節の長さは同じではなく，長い音節や短い音節が含まれることになる．

13.2　対象

　リズム的発話合図法（RSC）の適応となる主な対象は，運動障害性構音障害である．これは，調音筋の遅い動きあるいは急いた動きと弱く非協調的な動きによって特徴づけられる神経系の運動発話障害である．発話の明瞭度が低下し，それがコミュニケーションの困難につながる．結果として社会的孤立と抑うつ状態に発展する可能性がある．RSCは，一般的な特徴として構音障害が挙げられるパーキンソン病患者に対して有効であることが示されている．パーキンソン病患者の発話は，単調なプロソディー，気息性嗄声，調音の異常などを伴って，軟調（発声不全）になることが多い．左半身の症状が優位な患者においてはさらに，急いた発話が観察されることもある（Flasskamp et al., 2012; Hammen et al., 1994; Yorkston et al., 1990）．この現象は**発話の加速**（festination of speech）ともよばれ，加速歩行（小幅で加速する引きずり歩行）と関連する（Moreau et al., 2007）（図13.1参照）．パーキンソン病における発話の加速は脳深部刺激療法によって悪化する可能性がある（Tripoliti et al., 2011）．注目すべきは，患者自身が発話速度の加速と不明瞭な発話を認識できていないことが多いことである．この自己認識の欠如は重大であり，神経心理学者ジョージ・プリガターノ（George Prigatano）はこれを病態失認に分類している（Prigatano et al., 2010）．

　運動低下性構音障害と発話の加速，およびこれらの症状の認識がないことにより発話の問題を正したり補ったりできないといった特徴が組み合わさり，この患者群の発話了解度レベルは非常に低いことが多い（♪音声サンプル13.1の正常な発話と13.2の構音障害のあるパーキンソン病患者の発話を比較）．このような症状はRSCを用いて効果的に治療することができ，発話速度が下がってより聞きとりやすい発話になる（Hammen et al., 1994; Thaut et al., 2001; 図13.1と♪音声サンプル13.3参照）．発話の加速がみられなかったり主な症状ではない場合，パーキンソン病の構音障害は音声イントネーション療法（VIT，第15章参照）で治療するほうがよいだろう．

＊本章の音声サンプルはwww.oup.co.uk/companion/thautで参照できる．

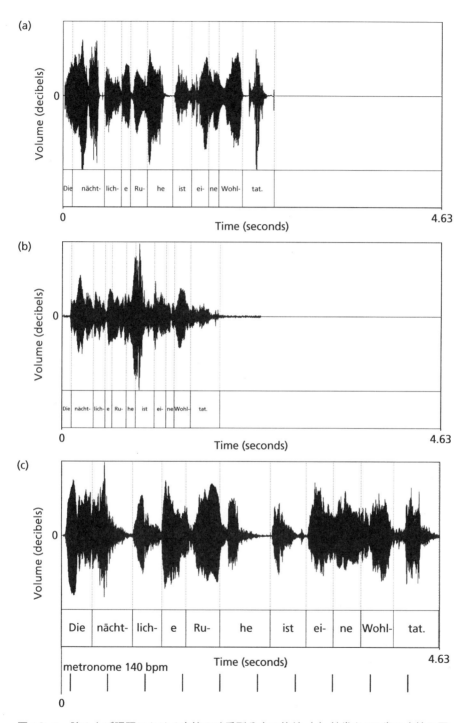

図 13.1 読み上げ課題における音節の時系列分布の比較 (a) 健常な 74 歳の女性の正常な発話，(b) パーキンソン病による構音障害のある 69 歳の女性の発話，および (c) (b) の患者の発話に対するリズム刺激の影響を比較した．♪音声サンプル 13.1，13.2，13.3 を参照のこと．

他の病因による構音障害，すなわち失調性構音障害，痙性構音障害，および混合性構音障害もRSCの適用となる（臨床記述についてはDuffy, 2005を参照のこと）．これらの構音障害は，外傷性脳損傷後および退行性神経疾患によって起こりうる．これらの構音障害では症状として発話速度の低下を認めることも多いが，これらの患者の発話速度を下げたい場合は，発話速度制御を促す技法が最も効果的である（Pilon et al., 1998; van Nuffelen et al., 2010; Yorkston et al., 1990）．

RSCの適用となる三つめの症状は，吃音である．吃音は明瞭性にはほぼ影響はないが，流暢性に問題がみられることの多い症状である．歌唱が吃音の克服に役立つことが示されている（Glover et al., 1996）．他の速度制御技法と同様に効果的なのが，拍打ち合図である（Ingham et al., 2009, 2012）．

最後に，あるランダム化比較試験により，発語失行に対して信頼性の高い治療効果がある証拠が示されている（Brendel & Ziegler, 2008）．

13.3 研究のまとめ

パーキンソン病による重度の運動障害性構音障害において，エビデンスのレベル分類Ⅲの証拠がある．タウトら（Thaut et al., 2001）は，軽度から重度の構音障害があるパーキンソン病患者20名を対象とした臨床試験を実施した．この試験において，開始時点で明瞭度が低かった患者（明瞭度が60％未満）で有意な改善がみられた．

リズム合図は習慣的な発話速度の60％で最も効率的であった．最も効果的な合図法は，一拍に一音節をあてる合図であった（♪音声サンプル13.4参照）．さらに研究結果によると，軽度から中等度の構音障害の症状を示すパーキンソン病患者では，RSCの効果は限定的なようである（Thaut et al., 2001）．

他の速度制御技法に関するいくつかの研究では，失調性，痙性，および混合性の運動障害性構音障害のほぼすべてで発話速度の低下がみられるという事実にもかかわらず，技法を用いて発話速度を下げることがこれらの運動障害性構音障害に効果的であることが実証されている．さらに，軽度から中等度の構音障害には速度制御技法の効果がみられないことが示されている（Iiaminen et al., 1994; Pilon et al., 1998; van Nuffelen et al., 2010; Yorkston et al., 1990）．リズム的発話合図法（RSC）と他の速度制御技法を比較したデータはまだ限られている．

ピロンら（Pilon et al., 1998）は混合性構音障害のある外傷性脳損傷患者3名を対象とした研究を行った．速度を下げた歌唱時にRSCを用いた条件（80％に下げた速度で拍打ち合図を出し，一拍ごとに一単語を発する条件）とペーシングボードを用いた条件（小さなボードに五つの印をつけ，印をタッチしながら一単語ずつ発する条件）を比較した．こ

の症例研究において，RSCで最も改善したのは発話の了解度であった．

失調性，痙性，および混合性の運動障害性構音障害の治療におけるRSCの長所と短所ははっきりしないままであるが，この患者群に対する効果的な治療の選択肢と考えるべきである．

吃音者においては，拍打ち合図（一拍ごとに一音節）が他の流暢性促進技法と同様に流暢性の改善に効果的であることが示されている．合図を出す速度は，90〜180bpmの範囲内で患者自身が選択したテンポに設定された（Ingham et al., 2009, 2012）．これらの刺激頻度は，おそらくすべての患者の発話速度を減速させるものであった．読み上げ課題における正常な発話速度は1分あたり200〜360音節の範囲内である（Breitbach-Snowdon, 2003）．

歌唱は吃音者に対しても効果がある．グローバーら（Glover et al., 1996）の研究結果では，歌唱指導後に吃音が減少した．研究参加者が実際に歌っていたかを確認しなかったことに言及しているが，歌唱指導が発話行動に影響を与えたことは明らかであった．発話の正常な速度と速い速度を比較しても，どちらも同様に十分な効果があった．したがって，吃音者を対象とした歌唱活動ではテンポを下げる必要はないのかもしれない．

ブレンデルとジグラー（Brendel & Ziegler, 2008）は，発語失行症に対する治療において有意な効果を見出した．ランダム化比較試験で，軽度から重度の脳卒中後患者10名がRSCを用いたクロスオーバーデザイン（交差試験）で訓練を受けた．対照条件では発語失行の治療として確立されている技法がいくつか用いられた．介入条件であるRSCでは，1分あたり60〜240音節の刺激速度で拍打ち合図を出した．RSCのテンポは患者の発話能力に応じて設定され，非常に遅いテンポから始めて患者の進み具合をみながら徐々にテンポを上げた．結果，拍打ちによる速度合図によって発話速度，流暢性，および文節の正確さが顕著に改善した（Brendel & Ziegler, 2008）．

13.4　治療機序

リズム的発話合図法（RSC）の治療機序について検討する際には，運動障害性構音障害の治療と吃音の治療とを区別する必要がある．運動障害性構音障害の発話了解度を高める上で主に影響するのは，発話速度を下げることである．パーキンソン病においてRSCは，自身の発話速度を正確に知覚し調節する力を改善するのに役立つようである．リズム刺激はクライエント自身が調節可能な安定した時間基盤を築く役目を果たす．第二に，発話は多数の筋肉が関与する非常に複雑な感覚運動機能であり，リズム構造は調音筋のよりよい協調運動を促進する．その意味では，粗大あるいは微細運

動機能でみられるように，発話運動機能もリズム同調に対して同様の感度を示す．言い換えれば，聴覚リズムは発話の過程でよりよい運動プログラミングを促進するということである．これは確かに，筋機能が損なわれている運動障害性構音障害の全タイプに有効であろう．

なぜ発話速度の減速が特に運動障害性構音障害に効果的であるかについてはいくつかの仮説がある．最適化された発話運動によって発話の明瞭性が鮮明になることに加えて，聞き手がやや不明瞭な発話を分析する時間が増えるということもあるのかもしれない．

流暢性に問題のあるクライエント，特に吃音や発語失行において，RSC は発話行動の時間的調節を促すため，呼吸と発声の最適な協調をもたらす可能性がある．さらに，聴覚に対するリズム刺激は，単に聴くだけや合図なしの歌唱であっても，発話の流暢性を安定させるようである．

13.5 臨床手順

13.5.1 診断と評価から始める

訓練を開始する前に，言語病理を把握することが不可欠である．構音障害あるいは吃音の程度を測定するのは複雑である．評価ツールとしては，フレンチャイ構音障害評価（Frenchey Dysathria Assessment）（Enderby, 1983），UNS（Untersuchung neurologisch bedingter Sprech- und Stimmstörungen, 構音障害の発話検査）（Breitbach-Snowdon, 2003），ミュンヘン明瞭度プロファイル（Munich Interligibility Prefile: MVP）（Ziegler & Zierdt, 2008）などがある．しかし，ほとんどの臨床家は記述形式で記録し，症状の重症度を見定めている．

病因から臨床症状の経過と全体像を把握しておくことも重要である．

次に，クライエントの見解を考慮に入れる必要がある．何が原因で，どのような経過をたどってきたのか．発話機能の改善を望んでいるのか．つまり，治療を要する客観的ニーズを評価した上で，クライエントの主観的側面および個人のコミュニケーション的資源（すなわち社会的環境）に目を向ける必要がある．訓練を開始する際には，クライエントが快く治療に応じられるようにしなければならない．治療への高い遵守度を確立しておくことはきわめて重要である．このためにクライエントの発話を録音し，それをクライエントに再生して本人に聴かせるのが有効な場合もある．こうすることにより，より客観的に自身の発話を把握することができる．

症状を十分に評価した後，臨床症状に応じて治療目標を決定する．

> **臨床例**
> 67歳の男性は，12年間パーキンソン病を患っており，左半身の症状が優位な運動症状を呈している．彼は妻や近しい人たちが彼の発言をすぐには理解していないことが多いのに気づいていて，話した内容を繰り返すよう求められることが多い．彼の声はやや単調で，発話速度はかなり速く，抑揚に乏しいで不明瞭な発話である．彼が自身の発話の録音を聴いたとき，どれほど自身の発話が速くて不明瞭であるかに驚いた．この経験後，彼は発話速度を下げて了解度を高めるために，リズム的発話合図法（RSC）を用いた発話訓練に意欲的に参加した（♪音声サンプル13.2の女性も同様に，パーキンソン病による構音障害によって了解度が低下した）．

発話の問題を評価するときは，以下の三点を確認する必要がある．
1. **神経疾患により変容した発話形態か．**
発話速度や流暢性に異常がみられたとしても，それはその人の元来の自然な発話方法である可能性もある．
2. **その発話パターンの変容は，クライエントに客観的あるいは主観的な問題をもたらすものか．**
クライエントは自身の話し方を変えたいと思っているのか，あるいはコミュニケーション上の問題があると感じているのか（その問題が実際には話し方と関係していないこともあるが）．
3. **症状の予後が治療開始の妥当性を示しているか．**
病因や評価結果から，どのような現象が起こると予想できるのか．悪化することが予想されるのか，単に現状が維持されるのか，あるいは間欠性の症状で，治療がなくてもそのうち消失する可能性があるものなのか．

これら三点すべてに「はい」と答えられる場合のみ，クライエントに治療を勧めるべきである．

13.5.2 目標を設定する

言語病理について十分に把握した後，目標を決定する．研究データからわかるように，RSCは発話の了解度，発音の明瞭度，発話の流暢性を改善するために使用することができる．目標を定めるこの段階では，評価の結果に応じて明確かつ現実的な目標を設定する．クライエントのニーズと希望に応じてねらいを調整しておきたいので，この段階にクライエントを巻き込むべきである．

13.5.3 自然な発話速度や流暢性を評価する

治療目標を設定した後，クライエントの発話における実際の時間的特徴を調べる必要がある．個人の習慣的な発話速度を評価する方法として唯一信頼できるものは，自由な発話を1分間録音し，その録音を聴いて音節を数えることである．しかし多くの場合，臨床実践においてこの方法は不適切である．クライエントが自由に，また1分間休むことなく発話をするのは非常に困難なためである．もちろんクライエントに読み上げ課題を与えて発話速度を評価することもできるが，読み上げは機能的な観点からして自由な発話とはまったく異なるものである．文章を読み上げる行為には発話のような意図が存在せず，その代わりに発話速度に大きく影響しうる視覚刺激が存在する．RSCで取り組むのは自由な発話時の速度であるので，ここではそれを評価しなければならない．流暢性に関しても同じことがいえる．自由な発話時の速度についても流暢性についても，全体的に観察して記述しておく必要がある．この観察の記録を裏付けるものとして録音しておくとよいだろう（その後の経過と照合する材料となる）．

13.5.4 RSCが治療目標を達成する有効な手段か否かを決定する

最初の二回のセッションで，RSCがその言語病理を治療する上で効果的に適用できる技法であるかどうかを確認する必要がある．ここでも再度臨床上の目標を考慮することが不可欠である．仮に，治療目標が吃音者の発話の流暢性を向上させ，より正常な発話パターンを獲得することであるならば，この目標に対するRSCの影響を評価する必要がある．これにはこのクライエントの発話の流暢さに対するリズム刺激の影響を評価することを含む．♩音声サンプル13.2のパーキンソン病患者の場合，発話の明瞭度と了解度を改善する必要がある．RSC試行時の患者の発話をみることによって，これが達成できるかどうかを確かめることができる（♩音声サンプル13.3を参照）．

しかしまず最初は，クライエントのリズムへの同調能力を調べる必要がある．ここでは，クライエントが心地よく感じる速さのビートに合わせて，手でひざや机などを打つよう求める．たとえば100 bpmに設定したメトロノームを使ってこれを行う．聴覚－運動の同調が著しく損なわれている場合，RSCは効果的な技法ではないので使用しない．次に，テンポと刺激法を決める必要がある．ここでセラピストは研究データを利用すべきである．吃音者に対しては，最初は1音節ごとに1拍の拍打ち合図を試す．刺激頻度は心地よい速さに設定する必要があるが，クライエントの自然な発話速度よりも遅くする．最初のセッションでは，詩などの読み上げ課題で始めると簡単な場合が多い．しかし，RSCの影響下で自由な発話が変化するかどうかも確かめたいところである．これを行う最も簡単な方法は，クライエントが発話内容について考えることなく答えられる簡単な質問をすることである（発話の内容ではなく，話し方をみて

いるだけであることを説明しておくとよい）．発話に変化がみられない場合は，刺激法やテンポを調節する必要がある．

　最も単純な刺激法は拍打ち合図であり，メトロノームの一拍に各音節を合わせる．**拍打ち合図**の例を以下に示す（どのように聞こえるかは♩音声サンプル 13.4 で確認できる）．

　　To-day　I　want to go shop-ping in the ci - ty.（今日，私は街に買い物に行きたい）．
　　•　•　•　•　•　•　•　•　•　•　• 　→　発話リズム
　　´　´　´　´　´　´　´　´　´　´　´　→　リズム刺激　（拍 = 0）

パターン化合図では，正常な発話のリズムパターンに従って，音節の長短の長さがリズムに置き換えられる．以下は，パターン化合図（四分音符と八分音符）の例である（♩音声サンプル 13.5 参照）．

　　To-day　I　want to go shop-ping in the ci -ty.（今日，私は街に買い物に行きたい）．
　　•　○　•　•　○　•　○　•　•　○　→　発話リズム
　　´　　　´　´　　　´　　　´　´　　　→　リズム刺激　（拍 = 0）

以下は，パターン化合図（三連符）の例である（♩音声サンプル 13.6 参照）．

　　To-day　I　want to go shop-ping in the ci -ty.（今日，私は街に買い物に行きたい）．
　　•　○　•　•　•　○　•　○　•　•　→　発話リズム
　　/´　　/´　　　/´　　/´　　　/´　　/ →　リズム刺激　（拍 = 3 拍子の 1 拍め
　　　3　　　3　　　3　　　3　　　3　　　　　　　　　　（´の位置）あるいは各拍子で）

　発話パターンは複雑なリズムにできるが，刺激のリズム構造は，リズムへの（運動の）同調を可能にするために同じに保つ．最適な刺激法を見出した後には，刺激合図の頻度あるいはテンポを調整し，最適な刺激速度を見出す必要がある．

　重要な問題は，自由な発話が治療目標に沿って効果的に変容するかどうかである（図 13.1 参照）．この点が疑う余地なく確立され，刺激頻度が決定された場合にのみ，

体系的な RSC 訓練を開始することができる．発話に明らかな変化がない場合は，代わりに他の速度制御技法（たとえば，ペーシングボード，アルファベットボード，遅延型聴覚フィードバックなど）を適用すべきであろう．

13.6　5段階からなる訓練順序

ここでは体系的な訓練順序を推奨したい．以下に示すのはエビデンスに基づく階層的な訓練順序で，毎回のセッションでリズム合図に合わせた読み上げから自由な発話までを段階的に進める（Ramig et al., 2001）．

13.6.1　準備練習：リズム刺激に合わせてタッピング

クライエントはリズム刺激に合わせて手でタッピングする．ここでリズムへの同調を取り入れ，クライエントは自身の動きに与えるリズムの影響を体験する．聴覚と運動の結合において常にそうであるように，すべてのタッピングをすべての拍に同期させるだけではなく，その運動を定められたテンポに同調した状態となるようにすることが重要である．ここで，RSC 訓練で用いるテンポに設定しておく．この準備練習はリズムへの同調に問題がなければ省略してもよい．

13.6.2　能力に応じた文章をリズム合図に合わせて読む

ここでは，設定されたテンポと刺激法に合わせて，クライエントの発話能力に見合った文章を読み上げるよう求める．フレーズが短く，リズム合図に合わせて発しやすい詩や歌詞などが使いやすい．必要に応じてリズム合図に合わせたタッピングを続けてもよい．

13.6.3　日常で使うフレーズをリズム合図に合わせて読む

この段階では，クライエントが日常生活の中で使用するフレーズや文章を，リズム合図に合わせて読み上げる．ここで使用するフレーズの一覧表は，クライエントのニーズに合わせて個別に考案する．必要に応じてリズム合図に合わせたタッピングを続けてもよい．

13.6.4　リズム合図に合わせて自由に発話する

次に，リズム合図に合わせて自由に発話するよう促す．これは通常，セラピストのごく簡単な質問に答える形式で行うのが最も効果的である（例「今日は何時に起きましたか？」「今日の天気はどうですか？」「朝食に何を食べましたか？」）．可能であれば，あ

る話題について長めに意見を述べるよう促すのもよい．別の選択肢は，新聞の見出しを読んで意見を求める方法である．ここでの取り組みは，多くのクライエントのRSC訓練において最も重要である．よって，他の訓練段階よりも多くの時間を割く必要がある．

13.6.5　機能的な変化を移行させる

この段階では，リズム刺激なしで自由に発話するよう求めるが，治療目標に沿って改善した発話の質を維持できるようにする．また，治療終了後もその効果を維持させるための活動を提案するとよい（例　看護師のところへ行って，発話の質を保つよう意識しながら，お茶をもらってくるように指示する）．

13.7　一般的なコツと留意点

1. RSCでは通常，テンポの正確なコントロールが可能なメトロノームを使用する．心地のよい大きな音が鳴るメトロノームを選ぶとよい．音の大きさは重要である．なぜなら，多くの場合，大きな声で発話してもらいたいからである．そのために，合図音は常に明確に聞こえるようにしておく必要がある．電子メトロノームを使うのもよいが，一般に，感覚統合の観点から，「拍（ビート）が見える」のは有益である．しかし，音質と音量のほうがより重要であるので，これらを優先的に考慮すべきである．

2. パターン化合図時は短い音節も含むため，全体的な発話速度は拍打ち合図時よりも速くなる．したがって，合図音のテンポは拍打ち合図時よりも遅く設定する必要がある．

3. パターン化合図法では，「歌唱」の考え方が役に立つ．通常，歌を歌うように求められた場合，歌い手はある種の安定したリズムパターンを見出す（例 ’／’／や’／／’／／など）．この安定したパターンは一定の韻律間隔（通常は１／４か１／３）で実行されることが多い．クライエントは歌を歌っているときのように，安定したパターン化合図に沿って自由な発話を行うことが可能になる．

4. 第2段階および第3段階においてもタッピングを続ける場合，タッピングの音を控えめにすべきである．タッピングの音とリズム刺激が混同しないようにしなければならない．

5. 自己訓練を勧める際には，クライエントがこなせるものにする．第4段階と第5段階のみ訓練パートナーが必要となる．理想的には，セラピストが直接訓練パートナーにRSCの手順を説明したほうがよい．

6. 自己訓練のパートナーとして協力可能な人がいない場合，新聞を読み上げたり，その内容について声に出して意見を述べたりする方法もある．

13.8 パーキンソン病に対する臨床応用

パーキンソン病患者においては，すでに述べたように，主に発話明瞭度を改善する目的で RSC が適用される．そのためには，患者の習慣的な発話速度よりも少なくとも 60％まで減速させる必要がある．自己認識が低下（例「妻は私が言っていることを理解できないが，それがなぜなのかがよくわからない」）するため，発話のあらゆる側面を誇張する必要があるようで，我々の臨床ではクライエントの日常的な発話に求める速さよりもさらに速度を下げて訓練する．RSC の訓練は声量の改善につながることも多い．また，訓練は集中的に行われるべきであり（Farley et al., 2008; Fishe, et al., 2008），少なくとも一回 15 分間の訓練を週 5 日実施することが不可欠である．この高い訓練頻度は，通常自宅での訓練をもってのみ実現させることができるので，自己認識と治療遵守が非常に重要となる．これらの面に関しては，頻繁に音声録音することによって取り組むことができる．パーキンソン病は変性疾患であるため，集中的な訓練期間の途中で治療の休暇（1 〜 2 カ月）をとることを勧める．

13.9 痙性，失調性，混合性構音障害に対する臨床応用

先に述べたように，痙性あるいは失調性の運動障害性構音障害のあるクライエントの発話は，症状としてすでに遅くなっているにもかかわらず，RSC によってさらに発話速度を下げるのが効果的である．良好な治療遵守を確立するためには，クライエントに治療目的を丁寧に説明しなければならない．なぜなら，発話速度をさらに遅くするため，実際には悪化したと感じてしまう恐れがあるからである．1 週間に 3 〜 4 回の訓練頻度が望ましい．

13.10 吃音症に対する臨床応用

吃音者に対する合図法とテンポについては研究データで明確に示されていないので，いくつか試してみる必要がある（クライエントの習慣的な発話速度〔おおよそ 240 音節／分〕に達するまで）．訓練においては，初めは 1 拍に対し 1 音節の拍打ち合図にすべきであるが，流暢性に対する効果を最大限にするには，1 拍に対し 1 語に変えていく必要がある．

参考文献

Breithach-Snowdon, H. (2003). *UNS: Untersuchung Neurologisch bedingtes Sprech- und Stimmstörungen.* Köln: ProLog.

Brendel, B. and Ziegler, W. (2008). Effectiveness of metrical pacing in the treatment of apraxia of speech. *Aphasiology, 22,* 77-102.

Duffy, J. R. (2005). *Motor Speech Disorders: substrates, differential diagnosis, and management,* 2nd edition. St Louis, MO: Elsevier Mosby.

Enderby, P. (1983). *Frenchay Dysarthria Assessment.* Austin, TX: Pro-Ed.

Farley, B. G., Fox, C. M., Ramig, L. O., and McFarland, D. H. (2008). Intensive amplitude specific therapeutic approaches for Parkinson's disease: towards a neuroplasticity- principled rehabilitation model. *Topics in Geriatric Rehabilitation, 24,* 99-114.

Fisher, B. E. et al. (2008). The effect of exercise training in improving motor performance and corticomo tor excitability in people with early Parkinson's disease. *Archives of Physical Medicine and Rehabilitation, 89,* 1221-9.

Fiasskamp, A., Kotz., S. A., Schlegel, U., and Skodda, S. (2012). Acceleration of syllable repetition in Parkinson's disease is more prominent in the left-side dominant patients. *Parkinsonism er Related Disorders, 18,* 343-7.

Glover, H., Kalinowski, J., Rastatter, M., and Stuart, A. (1996). Effect of instruction to sing on stuttering frequency at normal and fast rates. *Perceptual and Motor Skills, 83,* 511-22.

Hammen, V. L., Yorkston, K. M., and Minifie, F. D. (1994). Effects of temporal alterations on speech intelligibility in parkinsonian dysarthria. *Journal of Speech and Hearing Research, 37,* 244-53.

Ingham, R. J. et al. (2009). Measurement of speech effort during fluency-inducing conditions in adults who do and do not stutter. *Journal of Speech, Language, and Hearing Research, 52,* 1286-301.

Ingham, R. J. et al. (2012). Phonation interval modification and speech performance quality during fluency-inducing conditions by adults who stutter. *Journal of Communication Disorders, 45,* 198-211.

Moreau, C. et al. (2007). Oral festination in Parkinson's disease: biomedical analysis and correlation with festination and freezing of gait. *Movement Disorders, 22,*1503-6.

Pilon, M. A., McIntosh, K. W., and Thaut, M. H. (1998). Auditory vs visual speech timing cues as external rate control to enhance verbal intelligibility in mixed spastic-dysarthric speakers: a pilot study. *Brain Injury, 12,* 793-803.

Prigatano, G. P., Maier, F., and Burns, R. S. (2010).. An osognosia and Parkinson's disease. In: G P Prigatano (ed.). *The Study of Anosognosia.* Oxford: Oxford University Press. pp. 159-69.

Ramig, L. O., Sapir, S., Fox, C., and Countryman, S. (2001). Changes in vocal loudness following intensive voice treatment (LSVI) in individuals with Parkinson's disease: a comparison with untreated patients and normal age-matched controls. *Movement Disorders, 16,* 79-83.

Thaut, M. H., McIntosh, K. W., McIntosh, G. C., and Hoemberg, V. (2001). Auditory rhythmicity enhances movement and speech motor control in patients with Parkinson's disease. *Functional Neurology, 16,* 163-72.

Tripoliti, E. et al. (2011). Effects of subthalamic stimulation on speech of consecutive patients with Parkinson disease. *Neurology, 76,* 80-86.

Van Nuffelen, G. et al. (2010). Effect of rate control on speech production and intelligibility in dysarthria. *Folio Phoniatrica et Logopaedica, 62* 110-19.

Yorkston, K. M., Hammen, V. L., Beukelman, D. R., and Traynor, C. D. (1990). The effect of rate control on the intelligibility and naturalness of dysarthric speech. *Journal of Speech and Hearing Disorders, 55,* 550-60.

Ziegler, W. and Zierdt, A. (2008). Telediagnostic assessment of intelligibility in dysarthria: a pilot investigation of MVP-online. *Journal of Communication Disorders, 41,* 553-77.

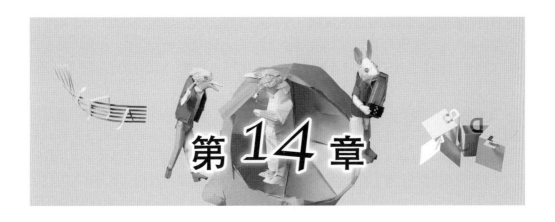

第14章

口腔運動・呼吸訓練
(Oral Motor and Respiratory Exercises: OMREX)

キャスリン・マーテル (Kathrin Mertel)

14.1 定義

口腔運動・呼吸訓練（OMREX）は構音のコントロール，呼吸の強度，および発話器官の機能の改善に取り組むための技法である．音楽素材と音楽活動，主に発声および吹奏楽器演奏によって，構音のコントロール，呼吸の強度，および発話器官の機能を高める．

14.2 対象

発話障害はさまざまな形態で生じ，神経障害，感覚機能の発達遅滞あるいは問題（視覚障害や聴覚障害），発話産出に影響する運動機能の問題，あるいはより一般的な発達の問題などに起因する．

コミュニケーションの障がいは，以下のようなさまざまな神経損傷後に非常に多く見られる．

- **外傷性脳損傷**（Traumatic brain injury: TBI）は死にいたったり生涯にわたる障がいをもたらしたりする主な原因であり，その障がいの重症度は受けた損傷の程度によりさまざまである．頭部外傷では脳の広範囲に損傷がおよぶため，その結果，多くの複雑な身体的，言語的，認知的，社会的，行動的変化をきたすことがある．
- **脳卒中**は虚血性のものと出血性のものに大別される．虚血性脳卒中は脳の動脈系での閉塞によって起こり，その結果血液供給が妨げられ，組織死にいたる．最も多くみられる脳卒中の種類であり，脳卒中の約80％を占める．出血性脳卒中は脳内の血管が破裂して局所組織が破壊されるもので，脳卒中の約20％を占める．脳卒中後遺症として一般的に持続性の運動障害（不全麻痺あるいは完全麻痺），言語障害，認知障害などが生じるが，これは脳卒中による損傷部位とその程度によって異なる．

運動障害性構音障害（dysarthria）とは，神経・筋系のいずれかの病変により構音器官に運動障害が生じる構音障害に対する総称である．根本的な損傷であるため，舌や唇，および顔の筋肉は正常に反応せず，声量が小さくなり，発話は不明瞭になり，聞き取りにくくなることが多い．このような筋肉の障がいは，口部運動協調の範囲，タイミング，速度，および安定性に影響をおよぼすことがある（Abbs & DePaul, 1989, cited in Tamplin, 2008）．

体系的なコクラン・レビューでは，セラーズら（Sellars et al., 2002）が脳卒中後の構音障害の罹患率を20〜30％と推定し，外傷性脳損傷後の罹患率を10〜60％と推定している．構音障害の特徴として，言語了解度の低下，声の強度と声域の低下，発話速度の異常，およびプロソディーの異常などがみられる．構音障害のある患者は不明瞭な発音でゆっくりと話す傾向があり，単調で鼻にかかった声になることが多い．呼吸と発話の協調が難しいため，全体的な発話の流れやフレージングに影響がおよぶ可能性もある．

構音障害の症状は，パーキンソン病やハンチントン病の患者においても顕著である．

- **ハンチントン病**は比較的まれな遺伝性の神経障害で，通常35〜45歳の間に発症する．この病気の特徴的な症状は全身におよび，日常生活の活動に深刻な影響をおよぼす舞踏病や痙攣性の不随意運動が現れる．嚥下や発話の障がいは，疾患の経過中に出現することが多い．
- **パーキンソン病**はより一般的な神経変性疾患であり，高齢群では罹患率が高く，平均発症年齢は60歳である．最も一般的な初期症状は振戦で，片側の手に現れることが多く，安静時にはより悪化し，意図的に止めようとするとわずかに改善する．病気の進行に伴い，自発的な運動の欠如（運動の開始と安定した運動の維持が困難）など衰弱性の症状が出現し始める．最終的には発話にも影響がおよび，さまざまなレベルで発話の不明瞭さ，調音の不正確，あるいは発話速度の不適切な

加速がみられる.

パーキンソン病およびハンチントン病には脳深部にある大脳基底核のさまざまな部分が関与している．この基底核は運動制御，特に運動パターンの開始，維持，および順序に重大な役割を果たす．

先に述べたような神経系の障がいによって**統合運動障害**（dyspraxia），すなわち話し言葉を配列する能力の障がいが生じる可能性もある．統合運動障害では，筋肉の強度や感覚は正常であるにもかかわらず，脳が複雑な運動行動（発話など）を調整し統合できない状態となる．統合運動障害の症状に対する治療では，自動的あるいは反射的な発話を促すこと，ならびに音の明瞭性と音の連なりに直接的に働きかける取り組みなどが行われる．

脳腫瘍の患者にも構音障害および統合運動障害の症状がみられることがある．腫瘍が脳の重要な領域を圧迫したり，血流を変化させて十分な酸素供給を妨げたり，発話に関与する大脳領域を直接損傷することがある．

発達障害および**聴覚障害**などの感覚機能の遅滞あるいは問題によって，発話と言語の発達に遅れがみられることもある．

14.2.1　発話運動および呼吸機能に影響をおよぼすその他の障がい
14.2.1.1　筋ジストロフィー

筋ジストロフィーは遺伝的な連鎖あるいは散発的に起こる進行性の筋肉変性であり，筋肉細胞の浪費および脂肪と線維組織による置換を特徴とする．病気の早期兆候として，不自然で不器用な動き，姿勢の異常，つま先歩行などがみられる．筋肉の衰弱はほとんどの場合近位から遠位の順で進行し，体幹および太ももと腕の筋肉が最初に影響を受ける．疾患の後期では手や首，顔に影響がおよぶこともある．9種類の筋ジストロフィーが主な病型として報告されており，最も一般的な病型はX連鎖型のデュシェンヌ型筋ジストロフィー（Duchenne muscular dystrophy: DMD）である．発症は一般的に3～5歳であるが，まれに10～11歳で発症することもある．ほとんどのDMD患者のIQは平均よりも低いが，正常な行動と腸および性機能は保たれていることが多い．重度の患者の約3分の1は行動面の障がいや視覚障害，発話，および重度の認知障害をきたす．進行性の疾患であり，最終的には心臓および呼吸筋が影響を受け，重篤な肺感染および心不全にかかりやすくなり，通常は30歳までに死にいたる．

14.2.1.2　ダウン症候群

ダウン症候群は最も一般的な染色体異常で，精神発達異常をもたらす．ダウン症候群の発症原因はいくつかあるが，約95％が第21染色体の全部あるいは一部の余分な

コピーの存在に起因するトリソミー 21 として知られている．ダウン症候群は，認知能力の大幅な低下と特徴的な顔面特性，ならびに心臓欠陥，白血病，および早期発症アルツハイマー病との関連がみられる．言語とコミュニケーションのスキルは個人によって大きく異なる傾向にある．ダウン症候群の人には概して舌が大きすぎるという特徴があり，そのため明瞭な発話および発音に困難が伴う．軽度難聴の発生率が高いが，その発見が困難なため，言語能力の遅滞につながることも多い．特定の発話の誤りをねらいとしたり発話の了解度を高めたり，場合によっては高度な言語と読み書き能力を促進したりするために，個別で実施される言語療法が推奨されている（Kirk et al., 2005）．

14.2.1.3　慢性閉塞性肺疾患

慢性閉塞性肺疾患（chronic obstructive pulmonary disease: COPD）は，慢性気管支炎（気道の炎症および喀痰を伴う咳が 2 年の間に 3 カ月間連続する）か肺気腫（末梢気道破壊，本章後半で説明する）によって，あるいは多くの場合，両方の併発によって引き起こされる疾患である．この併発により，緩徐進行性かつ完全に不可逆性の気流閉塞が生じる．COPD の症状は，喀痰を伴う咳，呼吸困難の悪化，および労作性の息切れである．疾患が悪化するにつれて進行性の呼吸困難や疲労，および抑うつ状態がみられるようになり，日常生活活動に多大な支障をきたす．医学的治療は存在するが，病気の進行を遅らせる介入法は禁煙と補充的な酸素投与のみである（Bonilha et al., 2009）．

14.2.1.4　気腫

気腫とは，肺の呼吸樹の末梢部が病理学的に永続的に拡大する疾患である．この拡大には肺胞壁の破壊を伴う．気腫は二つの問題を引き起こす．空気交換のために利用可能な肺の表面積を減少させることと，肺の構造的完全性を障がいすることである．肺気腫の患者は，効率的なガス交換を支えるのに十分な機能的肺組織が不足しており，したがって酸素欠乏および血中の二酸化炭素の蓄積に苦しむ．肺構造の破壊は気道狭窄を引き起こし，肺の弾性収縮力を低下させ，これらが効果的な呼吸を妨げる．こういった問題が組み合わさり，息切れ，喘鳴，および喀痰を伴う咳（慢性気管支炎と合併して）が生じる．喫煙が気腫の主な原因であり，大気汚染物質への長期間の曝露と酸素欠乏症は二次的であり，まれな原因である（Engen, 2005）．

14.3　研究のまとめ

言語および発話障害における神経学的音楽療法（NMT）の全般的な役割は，クライ

エントの自発的かつ機能的な発話を発達させること，および発話理解を向上させることにある．具体的にいうと，NMTにより，運動制御および筋協調（いずれも明瞭な発音に必須），呼吸容量，発話の流暢性，発声，発話音の連なり，ならびに発話速度と了解度の改善を促進することができる．

NMTには，音楽の要素を用いて発話や呼吸器の問題を改善する言語治療技法がいくつかある．呼吸機能障害は発話の声量と発声の長さを減少させ，発話の質に悪影響をおよぼすことがある．呼吸は音，発話，歌のいずれであっても声の産出時に基本的な役割を果たす．特に歌唱では，呼吸の厳密なコントロールを必要とし，深い吸気のために強い横隔膜収縮を伴いながら，呼気中に部分的に閉じる声帯に対して横隔膜および他の呼気筋の制御された収縮が続く．

歌唱が慢性的な呼吸障害を患う患者の呼吸コントロールに与える影響が研究されている．エンゲン（Engen, 2005）は，気腫の患者が6週間にわたって12回の歌唱活動に参加した後，発話の強さおよび数を数える際の持続時間を測定し，これらの有意な増加を見出した．さらに彼らの呼吸パターンは介入後，病的な「鎖骨」支配のパターンから正常な「横隔膜」支配のパターンに変わった．これらの知見は，ボニルハら（Bonilha et al., 2009）が4年後にCOPD患者に対して行った研究において再現された．この研究では，参加者の半分をCOPD患者のために特別に考案された呼吸および発声練習を含む24回の歌唱活動に，残り半分は手工芸品を作る対照群に割り当てた．結果，歌唱が呼吸器系の圧力・容積関係に一時的な変化をもたらすことがわかった．具体的には，参加者は深呼吸量の増加と予備呼気量の減少を示し，これらの変化は短い歌唱セッションに参加しただけで観察された．また歌唱群は対照群と比較して，最大呼気圧にもわずかな改善を示した．肺疾患のリハビリテーションにおける新たなツールとして歌唱や特定の吹奏楽器の演奏が潜在的な役割を果たすことをより明確にするために，さらなる研究が必要である．

肺疾患だけでなく多くの神経障害によっても発話産出，呼吸容量，および呼吸調整に影響がおよぶ．タンプリン（Tamplin, 2008）は，TBIや脳卒中による運動障害性構音障害のある人の発話の明瞭度と自然さに与える発声練習の影響を調べるために，予備研究を行った．個別の音楽療法セッションで，口腔運動・呼吸訓練（OMREX）を含む幅広い音楽活動が実施された．24回の音楽療法セッションの結果，文章の読み上げ課題中の休止が減少したことにより，呼吸容量と呼吸補助の改善を認めた．呼吸容量の改善により，治療前よりも1フレーズ中の単語数が増え，より自然な発話リズムで話すようになった．

完全な文章を話すために必要な音を産出する行為には，唇，舌，顎の微妙な口腔運動制御と運動協調，ならびに声の強弱の制御が必要となる．発話中の口腔顔面運動の

特徴は，主に個々の発話音の音声上の要件によって決まる．口腔運動は，発話の速度や強度など発話の韻律的側面（プロソディー）によっても体系的に変化する．

マクリーンとタスコ（McClean & Tasko, 2002）は一般的な口腔顔面筋の活動について説明している．運動制御過程には，本質的に緊張（主動筋と拮抗筋の同時活性化）か相性（拮抗筋の拍を打つような相互活性化）のいずれかである運動ニューロンからの出力を制御する段階を伴う．マクリーンとクレイ（McClean & Clay, 1995）は，筋電図を用いて口腔顔面筋の緊張・相性活動を測定することに成功した．発話のプロソディー（速度と強度）はどのような文においてもその音響に影響をもたらし，口腔顔面筋を支配する運動ニューロンの収束入力の変化を引き起こす．

発話時の口腔運動生成面における障がいは，多くの異なる脳領域の多数の損傷によって引き起こされることがある．過去10年間でタウトらが先導した多くの研究によって，聴覚リズム刺激が運動系の準備やタイミングを促進するという見解が支持されている（McIntosh et al., 1996; Thaut et al., 1991，1992，1994，1995，1996，第7, 8章参照）．これに基づくと，口腔運動行動を体系づけて口腔顔面筋を支配する運動ニューロンを準備させるために発話運動系を刺激するという目的で，聴覚リズム刺激を用いることも可能といえる（これについては，タウトら［Thaut et al., 2001］がすでに実証している）．

先にふれたタンプリン（Tamplin, 2008）の予備研究は，口腔運動に与える強いリズム拍の好影響についても支持しており，これによって構音障害患者の発話了解度が改善した．タンプリンは音楽療法介入後，一部の患者に持ち越し効果がみられ，機能的なコミュニケーションが増加したことも実証している．

現在のところ，発話産出の質の向上に関する効果的かつ適切で，発話に特化した臨床技法に関して，科学的根拠に基づく研究はほとんどない．構音障害のような発症率の高い言語病理であっても，ほとんどの研究が神経解剖学的部位を基準にして構音障害の型を分類したり，重症度を評価および分類したりすることに焦点を当てたものである．

ここで述べたほとんどの研究に関して，結果の一般化には注意が必要であることを強調しておく．ほとんどのデータが限られた数の研究参加者，あるいは対照群が存在しない研究で得られたものである．口腔運動と呼吸の訓練において音楽がもたらす影響および特定の技法に関しては，多数の研究参加者による研究，さまざまな臨床群を対象とした研究，および重要な発見・結果を再現する研究がさらに必要である．リズム同調と口腔運動制御との関係や歌唱・吹奏楽器演奏が呼吸におよぼす影響を明確にするためには，これらすべての研究が必要である．神経障害患者に対する歌唱の治療効果については，ワンら（Wan et al., 2010）が包括的な要約を提示している．

14.4　治療機序

　発話と歌唱はいずれも，呼吸筋と調音筋を使用し，リズムや音高，ダイナミクス，テンポ，および口調（diction）といった要素を含む．よって，発話と歌唱が治療過程において互いに影響しうる多くの神経メカニズムを共有しているのは，当然のことである．

　本質的に人を動機づけ励ます性質をもつ音楽は，自発的な音声産出を容易にすることがよくある．ヴァン・ダ・マーヴァ（Van der Merwe, 1997）は，発話の運動パターンを模倣して練習する音楽活動では，口腔筋の強度を高めることに焦点を当てた単純な抵抗運動よりも，発話の正確性を高めるのに必要な神経の適応が起こりやすいと述べている．

　治療における歌唱活動は，さまざまな神経障害によって起こる言語病理を改善するのに役立つ．歌はクライエントの発達年齢に合わせて提供しやすい．治療で歌を使用するとき，言葉や語彙，発話の抑揚，およびその他言語の基本特性を，クライエントは年齢に関係なく，楽しめる方法で使用することになる．歌を利用することで，集中力と記憶力を高めることもできる．

　歌唱中に歌から得られる明確なリズム合図は，口腔筋の運動機能を促進し，体系化するのに役立つ．このリズム合図は単一の音節や語音を歌っているときに特に強く，歌を通して体系化された，非常に反復的な枠組みを提供する．歌唱における語産出速度は話し言葉よりも遅く，発話のリズム的で旋律的な抑揚がより顕著になる．どちらの要素も口腔運動制御をより効率的に訓練するのに役立つ．神経学的音楽療法士は運動学習の原理に基づく音楽活動を考案し適応させることができよう．唇と舌，および顎の運動協調を促進するために，口腔微細運動スキルを高める特別な歌唱活動が行われることもある．このスキルが改善すれば，構音障害の発話の明瞭度と了解度が高まる．歌唱におけるリズムは運動制御と運動遂行時のタイムキーパーとしてだけでなく，呼吸パターンを整え言語産出を促す役割も果たす．歌唱には一般的な呼吸機能の発達を促すという利点もあり，これがクライエントの日常生活活動を完遂する力の改善，ひいては生活の質の向上につながることもある．

　ボニルハら（Bonilha et al., 2009）による研究では，歌ったり吹奏楽器を演奏したりするときにコントロールする呼吸によって，呼吸器系の圧力・容積関係における一時的変化を迅速に促進できることが示された．呼気中の腹筋の収縮が長くなると，腹圧が増してより力強く空気が排出され，歌唱と発話で使用するこれらの筋肉の訓練効率が高まる．楽音を長く伸ばすためには，主に呼息筋においてより多くの仕事量が必要となる．プロの歌手は呼吸協調を高めるために呼吸・発声練習をよく行う．このような活動は，治療現場で呼吸機能を訓練する方法として実践的であり，楽しめるものでも

ある.

14.5 臨床プロトコール

　歌唱や吹奏楽器演奏により，望ましい口腔運動のパラメーターを規定し，肺機能を改善することができる．クライエントは歌唱や吹奏楽器演奏を行う際，聴覚的および運動感覚的フィードバックを受ける．治療を目的とした歌唱と吹奏楽器による呼吸練習は，関与する筋群を訓練し強化することによって過剰な筋肉の緊張を軽減し，呼吸容量を増やし，構音の正確性を改善することができる．

　音楽を演奏するという行為は，リハビリテーションへの意欲的な参加を促すツールとして機能し，日常での言語活動に自然発生的に移行する率が高い．

14.5.1　口腔運動機能の改善

　理解可能な発話を産出するためには，よく制御された正確な口腔運動が必要となる．こういった運動は幼児期に学習されるが，運動障害性構音障害を負ったクライエントは多くの点でこういった運動を再学習し，随意的に計画し遂行しなければならない．歌唱は口腔運動スキルの訓練に用いることができるし，唇，舌，顎，歯の位置への意識を高め，これらの機能的な使用を促す治療（表 14.1）で用いることもできる．

　発話産出に関わる基礎的な口腔運動スキルとは，適切な筋緊張と強度，発話関連筋群の協調，顎と舌の適切な可動域，音節結合の速度制御，および**分離**（舌や顎などの構造を互いに独立させて動かす力）などである．

表 14.1　母音と子音を組み合わせた口腔運動活動

	口の位置	語音
唇歯音	上唇および上部前歯	W, F
両唇音	上唇と下唇（閉）	B, P, M
軟口蓋音	舌の後部，軟口蓋	G, K, CH, NG
口蓋音	舌の前部，硬口蓋	J, CH
歯音	舌の先端，上部前歯	S, T, D, N
口蓋垂音	舌の後部，口蓋垂	NG, R
母音	顎を開く	A
	唇を広く開ける	E
	唇を開ける，舌の後部	I
	唇を丸く開ける	O, U

14.5.2　口腔運動機能を訓練するための案

◆ 顎, 唇, 舌の位置を意識させるのに役立つ方法として, 一つの母音のみで歌を歌う.
- 顎を開ける：「a（ア）」で歌う
- 唇を丸くする：「o（オ）」で歌う
- 唇を閉じる：「m（ン）」で歌う
- 舌の先端を上げる：「l（ル）」で歌う
- 舌の後部を上げる：「g（グ）」で歌う

◆ 顎, 唇, 舌それぞれの運動を練習するために, 単音節で歌を歌う.
- 舌の先端を持ち上げる：顎を開けたまま「la（ラ）」で歌う
- 唇と顎の開閉：「ma（マ）」,「ba（バ）」で歌う
- 舌の後部を持ち上げる：「ga（ガ）」,「ki（キ）」で歌う
- 下唇を動かす：「fe（フェ）」,「wi（ウィ）」で歌う

◆ 顎, 唇, 舌の運動の組み合わせを練習するために, 音節結合を使って歌を歌う.
- 舌の先端と唇：「so-sa-se-sa（ソ-サ-セ-サ）」と歌う
- 舌の先端と顎：「ta-ti-ta-ti（タ-ティ-タ-ティ）」と歌う.
- 唇と舌の先端と顎：「du-ba-du-ba（デュ-バ-デュ-バ）」と歌う
- 下唇と顎：「fi-fa-fi-fa（フィ-ファ-フィ-ファ）」と歌う
- 舌の先端と後部：「se-ge-le-ge（セ-ゲ-レ-ゲ）」と歌う

これらの練習は, ねらいとする語音や音節をクライエントが正しく発音できるテンポで始め, それから徐々に速くする.

ボニルハら（Bonilha et al., 2009）の研究で, COPD 患者に対する発声練習後, 多量の喀痰を喀出する咳の増加が観察されたことは注目に値する. この観察から, 歌唱（発声練習の一種）が気管支の清浄化も改善し, 咳反射と上気道への呼吸器分泌物の流動を誘発する可能性があることを示していると考えられる. COPD 患者にみられるこのような好影響は, 弱い咳反射および粘液鬱血に苦しむ他の重度障害患者の早期リハビリテーションにおいても有益であろう.

口腔運動・呼吸訓練（OMREX）の適用は四肢麻痺のあるクライエントにも有効であろう. 障がいが重い場合, 多くは口の動きで操作する装置を使って車椅子を動かす方法を学ばなければならない. 中にはこのようなスキルを発達させて, コンピューター系あるいは管理業務の職で活躍している人もいる. このような作業を成し遂げる力として, 特別によく発達した口腔運動スキルが必要となるのは明らかである. このようなスキルを習得したいクライエントは, 口にマレットをくわえて特別な方法で配置されたシンバルやトライアングル, ハンドドラムなどを鳴らすといった活動で, その訓練を始めるのが適した方法であろう.

14.5.3　子どもを対象としたOMREX

さまざまな問題を抱える子どもに対するOMREXの適用方法は，成人に対するものと変わりはない．自閉スペクトラム症児や難聴児は表出性および受容性のコミュニケーション能力に困難を抱えている場合が多い．音楽療法は表出言語（歌うこと，話すこと）も受容言語（聴くこと，手話やジェスチャーを理解すること）も促すことができる．

発達障害や筋ジストロフィー，および構音障害のある子どもは口を完全に閉じる力が弱い場合が多く，結果として多量のよだれ（筋機能障害）がみられることがある．リコーダーやハーモニカのような吹奏楽器の演奏は，長い時間唇を閉じる練習として理想的な方法である．唇の閉鎖を促す訓練により，「p（プ）」や「ma（マ）」のような基本的な言語音を発音する力が向上するだろう．「ゆかいな牧場」は動物の鳴き声が頻繁にでてくる理想的な歌で，子どもたちが基本的な発話音を楽しみながら練習することができる．大半の子どもたちは歌うことが好きなので，治療を目的として歌を利用することにより，声を長く伸ばしたり，複数の音を使ったりするのを促すことができる．歌詞の代わりに単純な音節の組み合わせで歌を歌うことは，構音コントロールの改善に役立つ．このようにして子どもは口と発話器官に対する意識を高め，発話音を作るのに必要な動き（唇の動きや舌運動など）を学んでいく．

覚えておくべき重要なことは，発話明瞭度の改善をねらう訓練の第一目的は声質を正すことではなく，音の違いを十分に区別できるようになり，発話了解度を高めることであるという点である．

OMREXを用いた音楽療法セッションは個人セッション，あるいは同様の目標に向けて取り組む少人数の集団で行う．

14.5.4　呼吸コントロールの改善

OMREXでは，呼吸コントロールに病理学的な問題あるいは機能的な問題のあるクライエントのニーズに，さまざまな方法で対応することができる．前述したように，適切な呼吸速度や呼吸深度を促す訓練に，リズムや音楽を取り入れる．リズムを取り入れることにより，呼吸強度と呼吸コントロールに取り組む活動の効果を高められる．提示されるリズム合図に従って意識的に息を吸って吐くことにより，呼吸強度を改善することができるのである．リコーダー，ハーモニカ，鍵盤ハーモニカなどの吹奏楽器は発声強度の向上，喉頭機能の訓練，呼吸容量の増加，口腔運動機能の改善などを目的とした呼吸訓練で利用できる．

OMREXにおいて手軽に使用できる吹奏楽器の例を挙げる．

リコーダーは以下の目的で使用できる．

- ◆ 閉口の維持

- ◆ 制御された呼吸パターンの練習（吸気・呼気）
- ◆ 長い呼気
- ◆ 吹く力の向上（子ども対象）

ハーモニカは以下の目的で使用できる．
- ◆ 呼吸パターンの協調（吸気・呼気）
- ◆ 口唇閉鎖の強化
- ◆ 吸引力の補助
- ◆ 長い吸気および呼気
- ◆ 横隔膜呼吸の練習と補助

鍵盤ハーモニカ（ホース状のパイプで演奏）は以下の目的で使用できる．
- ◆ 閉口の維持
- ◆ 唇の強化
- ◆ 長い呼気
- ◆ 横隔膜呼吸の練習と補助

カズーは以下の目的で使用できる．
- ◆ 声の強度の強化
- ◆ 声の使用の促進
- ◆ 閉口の維持
- ◆ 唇の強化
- ◆ 発声の調節

14.5.5　吹奏楽器を使って呼吸パターンを訓練するための案

14.5.5.1　制御された意識的吸気・呼気（図 14.1 参照）

セラピストが演奏する短いフレーズに続いて，クライエントは決まったタイミングで合図を受ける．その合図を受けて息を深く吸い，長くフルートに息を吹き込む．これを何度か繰り返す．

14.5.5.2　長い呼気を促す吹奏楽器演奏（図 14.2 参照）

セラピストが歌う，あるいは演奏する簡単な旋律に合わせてクライエントはフルートか鍵盤ハーモニカを演奏する．クライエントが楽器に吹き込む息の長さは，たとえばセラピストがピアノである和音を鳴らしている間は吹き続けるというように指示するなど，セラピストの判断で調節することができる．

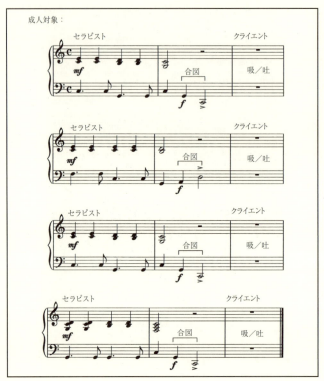
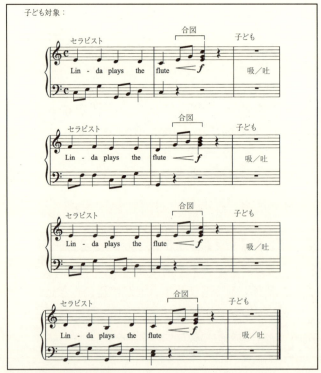

図14.1　吸気と呼気の練習と強化

第14章　口腔運動・呼吸訓練

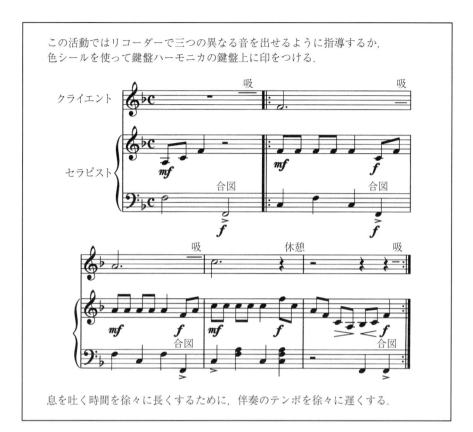

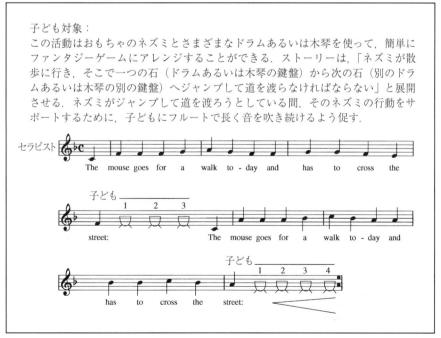

図14.2　長い呼気の練習

鍵盤ハーモニカを用いる際は，セラピストが旋律を弾いている間，息を吹き込み続けるよう指示してもよい．このような活動のポイントは，クライエントが自主的にコントロールして息を吐くことができる時間を徐々に長くしていくことであり，目的としては，長い文章あるいは多音節語を発することができるようになることである．

14.5.5.3　吸気・呼気の協調

ハーモニカは協調的な吸気と呼気を練習するのに理想的な楽器であろう．なぜなら，クライエントが自身で出そうとした音の長さや強さを音ではっきりと確認できるためである．

14.5.5.3.1　同じ長さの吸気・呼気（図14.3参照）

クライエントはセラピストの演奏に合わせて，2拍分息を吸い，2拍分息を吐いてハーモニカを鳴らす．この活動も個々のクライエントのニーズに合わせてさまざまな方法で調節することができる．

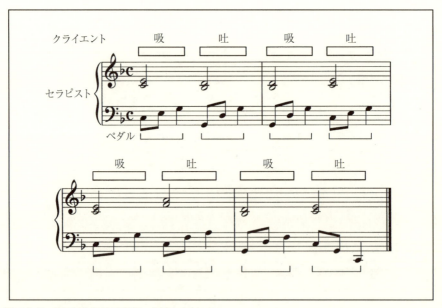

図14.3　同じ長さでの吸気・呼気パターン

14.5.5.3.2 呼吸パターン（図14.4と表14.2参照）

ハーモニカは横隔膜呼吸の訓練を補助するツールとして理想的である．リズムパターンに合わせて息を吸ったり吐いたりするよう指示する．これにより，短く強い横隔膜の収縮を促すことができる．ハーモニカを使用すると，吸気と呼気を交互に繰り返して作るリズムパターンをより幅広い音楽構造の中には埋め込むことができる．このような活動においてクライエントとセラピストは，一緒に演奏あるいは交互に演奏する形をとることができる．

1. **一緒に演奏する**：セラピストはピアノで短い旋律を弾きながら，クライエント（ハーモニカ）と同じリズムパターンをピアノで（もう片方の手で）一緒に演奏する（例　2拍かけて息を吸い，次の2拍かけて息を吐く）．
2. **交互に演奏する**：クライエントにある呼吸パターンで吹くように指示する（例　息を2回吸い，2回吐く）．その後セラピストはピアノで吸気の和音2回と呼気の和音2回を弾いて，そのパターンを真似て返す（この構造を使ってさまざまな呼吸パターンを促すことができる）．

14.5.5.3.3 鼻呼吸と口呼吸の協調（図14.5と表14.3参照）

呼吸協調と呼吸訓練のための活動を鼻呼吸と口呼吸の活動に応用できる．違いは使用楽器である．この活動では，フルートかリコーダーが適している．

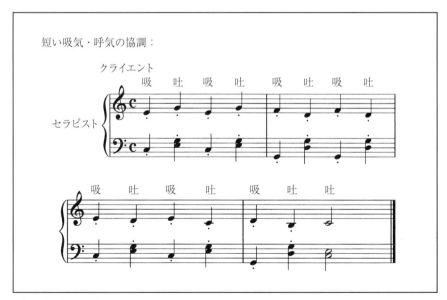

図14.4　呼吸パターンの練習

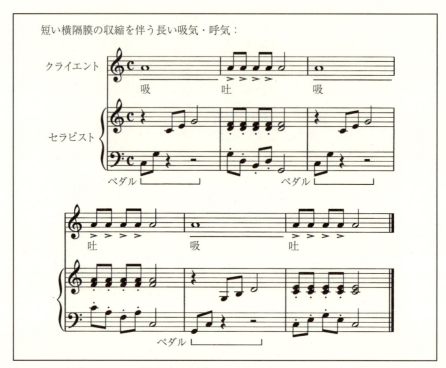

図 14.4　呼吸パターンの練習（つづき）

表 14.2　呼吸パターンの練習

セラピストはピアノで吸気時の和音と呼気時の和音，それぞれ常に同じ和音を弾く	クライエントはハーモニカを吹く（口で息を吸って吐く）
C - G - C - G	吸 - 吐 - 吸 - 吐
C C - G G	吸 - 吸　吐 - 吐
C C C - G G G	吸 - 吸 - 吸　吐 - 吐 - 吐
C C＿- G G＿	吸 吸＿- 吐 吐＿
C C C＿- G G G＿	吸 吸 吸＿- 吐 吐 吐＿

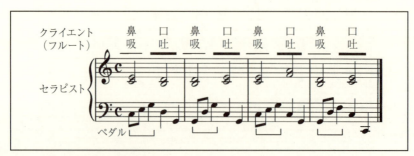

図 14.5　鼻・口呼吸の協調の練習

表 14.3　鼻・口呼吸の協調の練習

セラピストはピアノで，吸気時の和音と呼気時の和音，それぞれ常に同じ和音を弾く	クライエントは楽器（フルートやリコーダーなど）を吹く（鼻から吸って口から吐く）
C - G - C - G	吸 - 吐 - 吸 - 吐
C C - G G	吸 - 吸　吐 - 吐
C C C - G G G	吸 - 吸 - 吸　吐 - 吐 - 吐
C C＿- G G＿	吸 吸＿- 吐 吐＿
C C C＿- G G G＿	吸 吸 吸＿- 吐 - 吐 - 吐＿

　本項で示した呼吸協調および呼吸パターンのための活動例はすべて，鼻から息を吸うこと以外，ここでも同じ方法で用いることができる．

　呼吸パターンの訓練は，クライエントの健康状態や認知能力に応じて，個人セッションでも集団セッションでも行うことができる．

14.5.6　呼吸コントロールと口腔運動機能の組み合わせ

　ここまでに例示した活動において，楽器から出る音の質は呼吸の強さと速度によって大いに変化するものである．これらは主に横隔膜および腹筋の収縮による．しかし，吹奏楽器奏者には既知のとおり，音の**アーティキュレーション**（articulation: 音のつなぎ方や切り方による演奏表現）は主に舌と唇の動きで作り出される．規則的に息を吹き込みながら舌の動きを使って空気流を中断させることにより，リズムパターンを奏でることができる．このように吹奏楽器を演奏すると，舌の動きを形成し強化するだけでなく，唇の動きに関わる多くの筋肉を訓練することになる．リズムのある旋律を奏でるときには楽器（歌口やマウスピース）を唇でしっかりと閉じなければならないからである（図 14.6 と図 14.7 参照）．

　呼吸コントロールと口腔運動機能に取り組むための活動は，ここまでに示した活動と同じような方法で設定できる．

　より速いテンポでさまざまなリズムパターンを奏でる方法や，1 回の長い呼吸で一つのリズムパターンを複数回繰り返す方法を学ぶことで，クライエントは自身の呼吸や口腔運動能力に関するフィードバックを楽器から即時かつ継続的に受けとることができる．

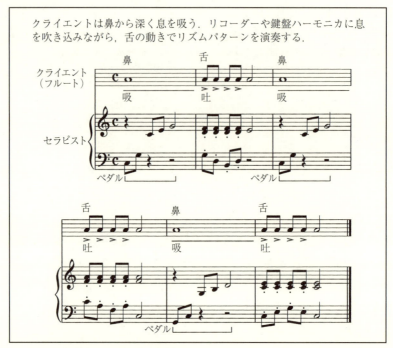

図14.6　呼吸の協調と舌の動きの練習Ⅰ

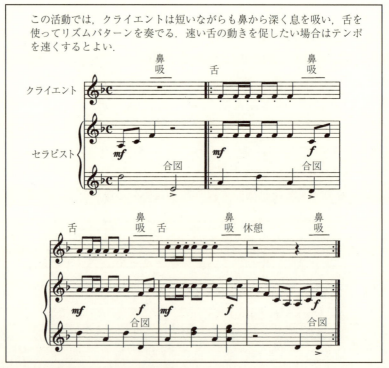

図14.7　呼吸の協調と舌の動きの練習Ⅱ

參考文獻

Bonilha, A. G., Onofre, F., Prado, M. Y. A., and Baddini Martinez J. A. (2009). Effects of singing classes on pulmonary function and quality of life of COPD patients. *International Journal of Chronic Obstructive Pulmonary Disease, 4*,1-8.

Engen, R. L. (2005). The singer's breath: implications for treatment of persons with emphysema. *Journal of Music Therapy, 42,* 20-48.

Kirk, S. A., Gallagher, J. J., Anastasiow, N. J., and Coleman, M. R. (2005). *Educating Exceptional Children,* 11th edition. Boston, MA: Houghton Mifflin.

McClean, M. D. and Clay, J. L. (1995). Activation of lip motor units with variations in speech rate and   phonetic structure. *Journal of Speech and Hearing Research, 38,* 772-82.

McClean, M. D. and Tasko, S. M. (2002). Association of orofacial with laryngeal and respiratory motor output during speech. *Experimental Brain Research, 146,* 481-9.

McIntosh, G. C., Thaut, M. H. and Rice, R. (1996). Rhythmic auditory stimulation as entrainment and therapy technique in gait of stroke and Parkinson's disease patients. In: R Pratt and R Spintge (eds). *MusicMedicine. Volume II.* St Louis, MO: MM13 Music, Inc. pp. 145-52.

Sellars, C., Hughes, T., and Langhorne, P. (2002). Speech and language therapy for dysarthria due to nonprogressive brain damage: a systematic Cochrane review. *Clinical Rehabilitation, 16,* 61-8.

Tamplin, J. (2008). A pilot study into the effect of vocal exercises and singing on dysarthric speech. *NeuroRehabilitation, 23,* 207-16.

Thaut, M. H., Schleiffers, S., and Davis, W. B. (1991). Analysis of EMG activity in biceps and triceps in an upper extremity gross motor task under the influence of auditory rhythm. *Journal of Music Therapy, 28,* 64-88.

Thaut, M. H., McIntosh, G. C., Prassas, S. G., and Rice, R. R. (1992). Effect of rhythmic auditory cuing on temporal stride parameters and EMG. Patterns in hemiparetic gait of stroke patients. *Neurorehabilitation and Neural Repair, 7,* 9-16.

Thaut, M. H., Brown S., Benjamin, J., and Cooke, J. (1994). Rhythmic facilitation of movement sequencing: effects on spatio- temporal control and sensory modality dependence. In: R Pratt and R Spintge (eds) *MusicMedicine. Volume II.* St Louis, MO: MMB Music, Inc. pp. 104-9.

Thaut, M. H., Rathburn, I. A., and Miller R. A. (1995). Music versus metronome timekeeper in a rhythmic motor task. *International Journal of Arts Medicine, 5,* 4-12.

Thaut, M. H., McIntosh, G. C., and Rice R. R. (1996). Rhythmic auditory stimulation in gait training for Parkinson's disease patients. *Movement Disorders, 11,*193-200.

Thaut, M. H., McIntosh, G. C., McIntosh, K. W., and Hömberg V. (2001). Auditory rhythmicity enhances movement and speech motor control in patients with Parkinson's disease.

Functional Neurology, 16,163-72.

Van der Merwe, A. (1997). A theoretical framework for the characterization of pathological speech sensorimotor control. In: M R McNeil (ed.) *Clinical Management of Sensorimotor Speech Disorders.* New York: lhieme Medical Publishers, Inc. pp. 93-5.

Wan, C. Y., Rueber, T., Hohmann, A., and Schlaug, G. (2010). The therapeutic effect of singing in neurological disorders. *Music Perception, 27*, 287-9.

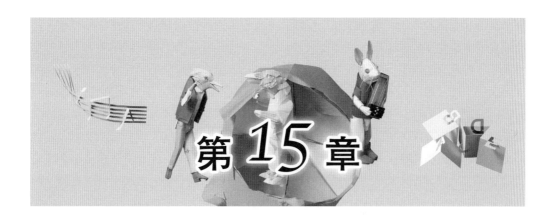

第 15 章

音声イントネーション療法
(Vocal Intonation Therapy: VIT)

コリーン・P. タウト (Corene P. Thaut)

15.1 定義

音声イントネーション療法（VIT）では発声器官の構造的，神経学的，生理学的，心理学的，あるいは機能的な異常により問題が生じた声のコントロール面を訓練し，維持，発達，あるいは回復させるために発声練習を行う．抑揚や音高，音色，強弱などのコントロールや呼吸のコントロールに取り組む．よく行われる活動は，合唱団の指揮者が行う声のコントロールやウォーミング・アップのための発声練習と似ている．頭部，頸部，あるいは体幹上部のリラクゼーション・エクササイズや横隔膜呼吸（腹式呼吸）に取り組むこともある（Thaut, 2005）．

15.2 対象

声の質に異常が生じる理由はさまざまである．たとえば，口蓋裂などの先天性異常により開鼻声になったり，交通事故などにより発声器官に損傷を受けることもある．

自然な老化現象として声帯の弾力性は低下するので,声域の制限や嗄声,気息音まじりの声になりやすい.また,パーキンソン病などの神経疾患では,声量の低下,気息音まじりの声質,発声時間の短さなどがみられる.脳性麻痺や脳卒中を含むその他の神経疾患では,健全な呼吸の支えに必要な筋制御の欠如により,音声産出時の音高幅,抑揚,強度などのコントロールに影響がおよぶ.甲状腺疾患でみられる生理学的な異常では,声の音高幅や声量の減少などの変化が現れる.不安神経症や転換反応などの心因性の音声障害では,甲高い声などの変化がみられる.明らかな身体構造上あるいは神経学上の問題がみられない機能性音声障害も多く,低音で音高幅が狭い嗄声,ハスキー声,ガラガラ声などの症状が生じることもある(http://www.sltinfo.com/voice-disorders.html, 2013年6月25日).

15.3 研究のまとめ

多くの研究によって,音声障害がよくみられる患者群に対する発声練習や訓練の好ましい効果が報告されている.たとえば,パーキンソン病(DeStewart et al., 2003; Haneishi, 2001; Ramig et al., 1994; Tautscher-Basnett et al., 2006)や外傷性脳損傷(Baker et al.,2005),多発性硬化症(Wiens et al., 1999),聴覚障害(Bang, 1980; Darrow, 1986, 1991),および脊髄損傷(Johansson et al., 2011; Tamplin et al., 2013)などである.

これらの研究に加え,神経障害のある患者に対する歌唱の効果を調査した研究がいくつかある.サボールら(Sabol et al., 1995)は,発声練習により咽頭機能と声帯振動の協調が改善したことを報告した.レイミグら(Ramig et al., 2001)は,集中的な音声療法プログラムであるリー・シルバーマン音声治療(Lea Silverman Voice Treatment: LSVT)の長期的な効果について調査し,治療が終了した12カ月後でさえも母音の持続時間や声域などの音声産出パラメーターに良好な改善がみられたことを報告した.さらにデ・スチュワートら(DeStewart et al., 2003)は,LSVTにおける低い音域での発声は咽頭筋の緊張を最小にすることを発見した.構音障害に関しては,ベレアら(Bellaire et al., 1986)が自然な発話に近づけるためには呼吸パターンの修正が必要であることを提案し,一方でタンプリン(Tamplin, 2008)は発声練習や歌唱のプログラムがより正常な発話産出を促進する可能性を示唆した.

15.4 治療機序

さまざまな神経疾患でみられる発話運動異常の治療に歌唱を用いる研究への関心は,長年にわたって高まってきている.これは,歌唱と発話における生物学的な特性と脳の

神経回路網モデルからみた特性の共通点に起因する（Ozdemir et al. 2006; Wan, 2010）．歌うという能力は人が生れながらに持つ能力であり，話すことと同様に正式な訓練を必要としない自然なものである．乳児は話したり抑揚をつけて歌ったりする前段階として，歌っているような音声表現（発声）をし始める（Welch, 2006）．この生来備わっている普遍的な音楽能力のおかげで，歌唱活動は他の音楽創作活動（例　楽器演奏）よりも強く脳の聴覚と運動間のフィードバック・ループ（第10章参照）を関与させる有益な手段となりうるのである（例　Bangert et al., 2006; Kleber et al., 2010）．

　歌唱と発話は音を作り出すために同じ音声メカニズムを使用するため，歌唱は発話時の音声コントロールに取り組むための効果的な手段にとなりうる．歌唱は呼吸や発声，発音，および共鳴にかかわる筋組織を直接的に刺激する．また，発話よりも高度な発声コントロール（Nakata et al., 2003）と音の強弱差（Tonkinson, 1994）を要する．さらに，ウィーンら（Wiens et al., 1999）は歌唱により呼吸筋の強度が増すことを示している．

15.5　臨床プロトコール

　音声イントネーション療法（VIT）で行う活動は，呼吸コントロールや抑揚，音高，音色，およびダイナミクス（強弱）のような発声のコントロール面に取り組むボイス・コーチや合唱団の指導者が行う発声練習に似ている．通常の発話では歌唱時と同じレベルの呼吸コントロールや音域，およびダイナミクスを使わないので，多くの場合，活動内容の調整が必要となる．

　VITでピアノ伴奏を用いることにより，準備時間の合図となり，発声や音高の支えが強化され，緊張と緩和を合図でき，ダイナミクスの変化を促し，発声練習に取り組もうとする意欲を高めることができるため，効果がより一層高まる（Thaut, 2005）．

15.5.1　呼吸コントロール

　適切な呼吸コントロールは音声産出のあらゆる側面で必要となる．質の良い音を作り出すためには，声の質に影響をもたらす呼吸の支えについて理解しておく必要がある．クライエントが呼吸をコントロールし，音声産出を支える横隔膜の使い方を理解できれば，抑揚や音高，音色，およびダイナミクスに大きな影響をもたらすことができる．図15.1に例示した活動では，歌っているときに横隔膜を使えているかどうかを身体で感じることができる．

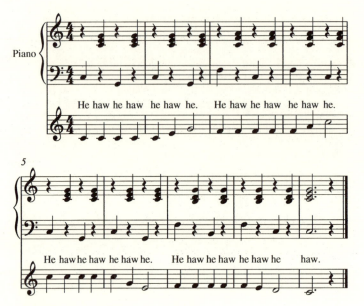

図 15.1　横隔膜の動きを確認するための練習

15.5.2　抑揚

外傷性脳損傷後，単調な声になったりプロソディーの障害（発話の速度やリズム，抑揚などが乏しくなる単調な話し方）が生じることはめずらしくない．パーキンソン病においては，咽頭のコントロールの欠如がプロソディーの問題を引き起こすこともある．このようなクライエントを対象としたVIT活動を考案する際は，自然な発話時の抑揚を模倣した狭い音域を使用することが重要である．簡単なフレーズや文を徐々に抑揚の幅を拡げて歌うといった活動に展開させるのである．図15.2a～dのVIT活動は，発話時の声の抑揚に取り組む方法の例である．

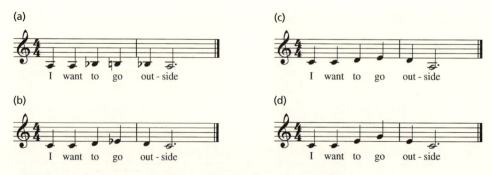

図 15.2　(a) 長二度　(b) 短三度　(c) 長三度　(d) 完全五度
「I want to go outside.（外に行きたい）」

15.5.3 音高

プロソディーに問題のあるクライエントは，音域に関しても通常より低音域であることが多い．このような場合，セラピストはまずクライエントのその時点での音高に合わせ，それから徐々により通常の音域内へと調整していく必要がある（図15.3参照）．

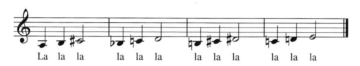

図 15.3　音高調整の練習

15.5.4　ダイナミクス（強弱）

呼吸の支えは発話時のダイナミクスや強さをコントロールするのに重要な役割を担っている．図15.4に示す練習では，クレシェンド（次第に強く）とデクレシェンド（次第に弱く）をつけて音やフレーズを歌うことにより，音のダイナミクスを調整できるよう促す．

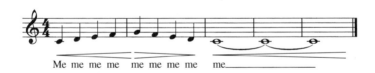

図 15.4　ダイナミクスの練習

15.6　まとめ

音声イントネーション療法（VIT）は，発声器官の構造的，神経学的，生理学的，心理学的，あるいは機能的な異常により問題が生じた声のコントロール面を訓練し，維持，発達，あるいは回復させるための技法である．歌唱と発話のメカニズム間には生物学的および神経学的な強い類似性がある．このため，さまざまな神経疾患のある人たちの声の抑揚や音高，音色，ダイナミクス，および呼吸コントロールに関する問題に取り組む介入法として，歌唱の基礎メカニズムと臨床応用は多くの研究証拠によって支持されいる．

参考文献

Baker, F., Wigram, T., and Gold, C. (2005). The effects of a song-singing programme on the affective speaking intonation of people with traumatic brain injury. *Brain Injury, 19*, 519-28.

Bang, C. (1980). A world of sound and music. *Journal of the British Association for Teachers of the Deaf, 4*, 1-10.

Bangert M et al. (2006). Shared networks of auditory and motor processing in professional pianists: evidence from fMRI conjunction. *NeuroImage, 30*, 917-26.

Bellaire, K., Yorkston, K.M., and Beukelman, D.R. (1986). Modification of breath patterning to increase naturalness of a mildly dysarthric speaker. *Journal of Communication Disorders, 19*, 271-80.

Darrow, A.A. and Starmer, G.J. (1986). The effect of vocal training on the intonation and rate of hearing-impaired children's speech: a pilot study. *Journal of Music Therapy, 23*, 194-201.

Darrow, A.A. and Cohen, N.S. (1991). The effect of programmed pitch practice and private instruction on the vocal reproduction accuracy of a hearing-impaired children: two case studies. *Music Therapy Perspectives, 9*, 61-5.

DeStewart, B. J. Willemse, S. C. Maassen, B .A. and Horstink, M. W. (2003). Improvement of voicing in patients with Parkinson's disease by speech therapy. *Neurology, 60*, 498-500.

Haneishi, E. (2001). Effects of a music therapy voice protocol on speech intelligibility, vocal acoustic measures, and mood of individuals with Parkinson's disease. *Journal of Music Therapy, 38*, 273-90.

Johansson, K. M. Nygren-Bonnier, M. Klefbeck, B. and Schalling, E. (2001). Effects of glossopharyngeal breathing on voice in cervical spinal cord injuries. *International Journal of Therapy and Rehabilitation, 18*, 501-12.

Kleber, B. et al. (2010). The brain of opera singers: experience-dependent changes in functional activation. *Cerebral Cortex, 20*, 1144-52.

Natke, U, Donath, T.M. and Kalveram, K.T. (2003). Control of voice fundamental frequency in speaking versus singing. *Journal of the Acoustical Society of America, 113*, 1587-93.

Ozdemir, E.Norton, A. and Schlaug, G. (2006). Shared and distinct neural correlates of singing and speaking. *NeuroImages, 33*, 628-35.

Pillot, C. and Vaissiere, J. (2006). Vocal effectiveness in speech and singing: acoustical, physiological and perceptive aspects. Applications in speech therapy [article in French]. *Revue de Laryngologie Otologie Rhinologie, 127*, 293-8.

Raming, L. O. Bonitati, C. M. Lemke, J. H. and Horii Y (1994). Voice treatment for patients with Parkinson's disease: development of an approach and preliminary efficacy data. *Journal of Medical Speech-Language Pathology, 2*, 191-209.

Ramig L et al. (2001) Intensive voice treatment(LSVT®) for patients with Parkinson's disease in

2-year follow-up. *Journal of Nearology, Neuronsurgery, & Psychiatry, 71*, 493-8

Sabol, J. W. Lee, L. and Stemple, J. C. (1995). The value of vocal function exercises in the practice regimen of singers. *Journal of Voice, 9*, 27-36.

Tamplin J et al. (2008). A pilot study into the effect of vocal exercises and singing on dysarthric speech. *NeuroRehabilitaion, 23*, 207-16.

Tamplin J et al. (2013). The effect of singing on respiratory function, voice, and mood after quadriplegia: a randomized controlled trial. *Archives of Physical Medicine and Rehabilitation, 94*, 426-34.

Tautscher-Basnett, A. Tomantschger, V. Keglevic, S. and Freimuller, M. (2006). *Group therapy for individuals with Parkinson's disease focusing on voice strengthening.* LSVT poster, Fourth World Congress on Neurorehabilitation, 16 December 2006. http://www.epda.eu.com/en/parkinsons/in-depth/managing-your-parkinsons/speech-language-therapy/where-can-i-get-more-information/?entryid2=8383.

Thaut, M. H. (2005). *Rhythm, Music, and the Brain: scientific foundations and clinical applications,* New York: Routledge.

Tonkinson, S. (1994). The Lombard effect in choral singing. *Journal of Voice, 8*, 24-9.

Wan, C. Y. Rüber, T. Hohmann, A. and Schlaug, G. (2010). The therapeutic effects of singing in neurological disorders. *Music Perception, 27*, 287-95.

Welch, G. F. (2006). Singing and vocal development. In: G McPherson(ed.) T*he child as Musician: a handbook of musical development*. New Yok: Oxford University Press. pp. 311-29.

Wiens, M. E. Reimer, M. A. and Guyn, H. L. (1999). Music therapy as a treatment method for improving respiratory muscle strength in patients with advance multiple sclerosis: a pilot study. *Rehabilitation Nursing, 24*, 74-80.

役立つウェブ・サイト

言語聴覚療法に関する情報 http://www.sltinfo.com

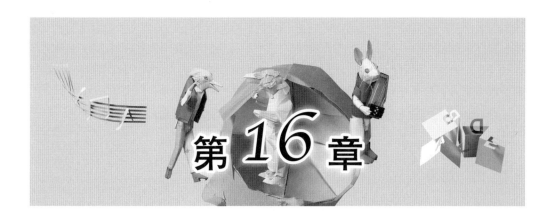

第16章

治療的歌唱法
(Therapeutic Singing: TS)

サラ・B. ジョンソン (Sarah B. Johnson)

16.1 定義

治療的歌唱法 (TS) は，さまざまな治療目的に応じて歌唱活動を用いる技法である．発話・言語リハビリテーションで用いられる神経学的音楽療法 (NMT) の他の技法に比べると，TS の適用法はより大まかで型にはまっていないため，幅広い機能面に対処することができ (Thaut, 2005)，あらゆる年齢や症状のクライエントに適用可能である．この技法では，発話や言語，呼吸コントロール，肺活量などの目標領域をすべて統合させて，総合的な治療体験となる歌唱活動を提供することができる．そのため，口腔運動・呼吸訓練 (Oral Motor and Respiratory Exercises: OMREX, 第14章) やリズム的発話合図法 (Rhythmic Speech Cueing: RSC, 第13章)，音声イントネーション療法 (Vocal Intonation Therapy: VIT, 第15章) など他の技法による訓練の後に，発話・言語面におけるいくつかの目標を総合的に応用させる取り組みとして TS が行われることもある．能動的な参加を促す TS によって，セッションの前半では治療目標への取り組みを強化することができるし，後半では前半の訓練で取り組んだ個々の要素を機能的課題 (歌唱活動)

の中でクライエントが発揮できるかどうかを評価することができる．またTSは，発話・言語訓練における特定の治療目標がなくても，声・呼吸の強化や持久力に関するニーズに全般的に取り組む身体運動技法としても利用できる．TSは音楽創造への直接的な取り組みを促すため，「非常に成功志向な技法であり，クライエントの機能を強化するだけでなく，そのために重要となる動機付けも与える」(Thaut, 2005, p.176)．

16.2 対象

治療的歌唱法（TS）の適用となる患者群を定義しようとすると，逆にこの応用が利く技法の適用対象外となる人はいるのかと考えなければならない．TSはさまざまなニーズのある幅広いクライエントに適用できる技法である．以下に示す患者群は決して包括的なものではないが，これまでに神経学的音楽療法士によってTSが効果的に用いられてきた患者群である．ここに示すことで，この技法の臨床適用となるクライエントを見定める際に役立つであろう．

16.2.1 神経障害

例として，以下のような取り組みが挙げられる．

- 脳血管障害（CVA）罹患者の失語症，失行症，構音障害への取り組みを強化する．
- 外傷性脳損傷（TBI）罹患者の失語症，失行症，構音障害，発話速度の減少，声量のコントロール，プロソディーへの取り組みを強化する．
- パーキンソン病（PD）やPD症候群患者の構音障害，肺活量，声量のコントロール，発話速度への取り組みを強化する．
- 多発性硬化症患者の構音障害，発話速度，声量のコントロール，プロソディー，肺活量への取り組みを強化する．
- ギラン・バレー症候群やその他の神経疾患や症候群患者の肺活量と声量コントロールの低下への取り組みを強化する．

16.2.2 身体障害

例として，以下のような取り組みが挙げられる．

- 慢性閉塞性肺疾患（COPD），気腫，喘息などの呼吸器系疾患のある患者の肺活量と声量の増加への取り組みを強化する．
- 心臓病患者や大手術から回復中の衰弱した患者，および人工呼吸器を装着中あるいは集中治療室（ICU）に長期滞在中の多発外傷患者の肺活量，発声量，音量の増加への取り組みを強化する．

◆ 呼吸機能の障害がある脊髄損傷患者の声量と肺活量の増加への取り組みを強化し，呼吸速度を補助する．

16.2.3 ホスピス患者
この患者群に対するTSは，肺活量の維持に効果的である．

16.2.4 高齢者・認知症
この患者群に対するTSは，言語産出と肺活量の維持に効果的である．

16.2.5 児童・発達障害
例として，以下のような子どもたちへの取り組みが挙げられる．
◆ 発達障害や重複障害のある子どもたちの発話の遅れ，発語失行，発話明瞭性への取り組みを強化する．
◆ 自閉スペクトラム症のある子どもたちの発声の増加を促し，治療への参加を強化する．
◆ 聴覚障害のある子どもたちや人工内耳を装用する子どもたちの言語産出，発話明瞭性，声量，およびプロソディーの改善への取り組みを強化する．

16.3 研究のまとめ

　治療的歌唱法（TS）は「技法を用いる目的を限定していない歌唱活動」（Thaut, 2005）と定義されているため，この技法のみの効果を検討した研究はない．この多次元の技法は必ずしも量的研究に適していない．しかし，TSと他の発話・言語領域の技法を組み合わせた介入の効果が証拠であるように，TSは確実にクライエントのコミュニケーション能力の改善および呼吸機能の向上に貢献できるといえる．

　1950年代初期，音楽療法士や発話・言語リハビリテーション分野の専門家らは，失語症，失行症，言語発達遅滞，その他の発話障害をもつ人々の発話を促進する歌唱の効果について，ケース・スタディーとして記録し始めた（Cohen, 1994）．その後数十年にわたり，発話・言語リハビリテーションに音楽を応用した研究は，症状や技法に焦点を当てたものが多くなった．たとえば，パーキンソン病患者を対象とした研究では，口腔運動・呼吸訓練（OMREX），リズム的発話合図法（RSC），音声イントネーション療法（VIT）などの技法を併用した歌唱介入の報告が増えてきた（DiBenedetto et al., 2009; Ferriero et al., 2013; Haneishi, 2001; Pilon et al., 1998; Tamplin 2008a, 2008b; Tamplin & Grocke 2008; Thaut et al., 2001;）．

また，1970年代に言語聴覚療法の技法として開発されたメロディック・イントネーション療法（Melodic Intonation Therapy: MIT，第11章）が再び注目されるようになり，神経リハビリテーションで表出性失語の改善を図るMITの効果を支持する新たな研究も出てきた（Conklyn et al., 2012; Schlaug et al., 2008; Wilson et al., 2006）．

　発声練習との併用ではあるが，脳卒中や外傷性脳損傷後の構音障害へのTSの効果を調査した予備研究では，「発声練習と歌唱の併用プログラムがより正常な発話産出を促進する可能性が示唆される」と結論づけられた（Tamplin, 2008b, p.207）．コーエン（Cohen, 1992）も，脳損傷患者たちが集団歌唱によりさまざまな発話要素の改善を示したことを実証した．ベーカーら（Baker et al., 2005）は外傷性脳損傷の症状が続いている患者を対象に，感情を伴う発話の抑揚に与えるTSの影響を調査した．彼らのデータは四つの事例から得られたもののみであるが，患者の声域と感情を伴う発話の抑揚の向上が認められた．

　歌唱はまた，肢体不自由や自閉スペクトラム症のある子どもたちの発話と言語の発達の基盤になるものとも示されている（Hairston, 1990; LaGasse, 2009; Lim, 2010; Miller & Toca, 1979; Wan et al., 2010）．ダロウとスターマー（Darrow & Starmer, 1986）による研究では，聴覚障害のある子どもたちへの発声訓練の効果を調べた．これらの研究における歌唱は，技術的には音楽的言語発達訓練（Developmental Speech and Language Training Through Music: DSLM，第17章）のカテゴリーと考えられるが，ここではあらゆる年齢層のさまざまな症状を示すクライエントに歌唱の適用が効果的であることを強調するために引用している．

　またTSは，多くの現場において呼吸器の健康状態，身体の強化，痛みへの対処，情緒的安定や社会福祉の促進などを目的として用いられている．たとえば，いくつかの研究では，歌唱活動が呼吸機能の向上に効果があることが示されており（Bonilha et al., 2009; Lord et al., 2010; Wiens et al., 1999），脊髄損傷患者の呼吸機能の改善に役立つ可能性を示唆した報告もある（Tamplin et al., 2011）．さらにケニーとフォーンス（Kenny & Faunce, 2004）は，能動的歌唱が慢性的疼痛に対処する能力を高めることを示唆している．

　過去数十年にわたり，さまざまなケース・スタディや小さいサンプル数での研究により，認知症やホスピス・ケアを受けている患者などさまざまな患者群に対する音楽介入の効果が検証されてきた．これらの音楽適用では使用技法が明確にされていないが，「治療的歌唱法（TS）」として解釈できる介入も多い．これらの研究の多くは，歌唱という音楽体験に本来備わっている豊かさを際立たせており，TSが社会的・情動的レベルで治療への参加を促し，生活の質を改善させることができるという概念を強化している．

16.4　治療機序

　治療的歌唱法（TS）は，発話・言語の発達やリハビリテーションにおいて幅広い治療成果を高めることができる効果的かつ利用しやすい技法である．発話と歌唱は「人間の自然な表現方法である」（Cohen, 1994, p.8）．歌にはテンポや旋律，リズム，ダイナミクスなどの音楽的要素と言語が含まれている．歌唱と発話は成分構成に関連がある．「歌唱は連続するスペクトラムに沿って音楽と言語の融合をもたらす」（Baker & Tamplin, 2006, p.141）．なじみの歌を用いるとき，その音楽の構造や形式によってもたらされる予測可能性は，クライエントの音声プロソディーの改善に役立てることができる（Baker & Uhlig, 2011）．また，歌唱時のリズムの要素および音節が「塊」となって言葉を形成する点も，発話と言語のリハビリテーションにおける歌唱の有効性に寄与する（Davis et al., 2008, p.164）．

　ワンら（Wan et al., 2010）は，人間が幼児期から歌う能力を示すことを主張している．歌唱と発話には行動上の類似性があり，神経ネットワークが共有されている証拠もあることから，「歌唱の治療的効果，およびどのように吃音，パーキンソン病，後天性の脳障害，自閉症などにみられる発話障害を滞在的に改善しうるか」を示す証拠があると彼らは考えている（Wan, 2010, p.287）．

　さらに，近年における脳画像の進化した性能により，科学者たちは歌唱時における神経系の処理過程を視覚的に示すことができる．たとえば，オズデミールら（Ozdemir et al., 2006）とブラウンら（Brown et al., 2006）はfMRIとPETを用いた研究で，歌唱時と発話時に共有される処理が両半球でみられることを実証した．

　呼吸器系に与える影響として，TSは呼吸時に使用される筋肉の強化とコントロールを促進することにより，肺活量を増加させる．ベーカーとタンプリン（Baker & Tamplin, 2006）は，患者の呼吸を整え音楽のリズムに合わせて発音する力が高まり，それが治療への参加を促進することにつながると述べている．ベーカーらは，四肢麻痺のある患者の呼吸コントロールと呼吸サポートの増加に対する「歌を土台とした歌唱発声練習」の効果について述べている．目的を定め構造化された歌唱は，他の音声療法技法との併用により，効果的な治療手段となることが示されている（Baker & Uhlig, 2011, pp.154-6）．

16.5 臨床応用

治療的歌唱法（TS）は，もしかすると神経学的音楽療法（NMT）の技法の中で最も幅広く活用されている技法でありながら，効果的に実施されていないものの一つかもしれない．「一緒に歌う」，もしくは単にクライエントのエンターテイメントとして解釈されやすいこの技法には，計りしれない可能性がある．治療目標を定めた歌唱活動によって得られる有意味で機能的な効果は非常に高いが，その域に達していないこともよくある．セッションにおいては明確な目的や意図をもってTSを取り入れることが非常に重要である．

以下に示す臨床例は，言語聴覚療法との共同セッションにおけるTS活動，さまざまな疾患のある患者で構成される急性期神経リハビリテーション棟でのTSグループ，重篤な病気により極度に衰弱した患者の呼吸器強化に焦点を当てた言語聴覚療法との共同セッションにおけるTS活動，および，子どもの脳卒中患者を対象としたTS活動である．

16.5.1 成人対象の個別セッションにおけるTS活動

患者の診断：失調性構音障害を伴う多系統萎縮症

TSで取り組む目標領域：

1. 低下した呼吸調整と呼吸の支えの改善
2. 低下した発話速度の改善
3. 発話産出時の協調

この患者とのセッションでは口腔運動・呼吸訓練（OMREX）やリズム的発話合図法（RSC）などの他の技法も使用したが，機能的なコミュニケーションの改善においてはTSが最も効果的な介入法であった．

TSは以下の方法で実施した．

1. **セッションで声を出すための「ウォーム・アップ」** たとえば，リチャード・ロジャーズ（Richard Rodgers）とオスカー・ハマースタイン（Oscar Hammerstein）による「Oh, What a Beautiful Morning」という曲の特にサビの部分の旋律ラインとフレーズの流れを使って，肺活量や呼吸の支えを促した．
2. **呼吸コントロールのタイミングと協調の促進** たとえば，よく知られたジョン・デンバー（John Denver）による「Country Road」はこの患者のセッションでよく使用した．3～4音節からなる均整のとれたサビのフレーズが自然で予測可能なスペースを与えるので，これを利用して深い呼吸コントロールを促した．また各フレーズの最後の単語あるいは音節を何拍か伸ばすよう求め，長い発声を促した．

患者の参加をより効果的に促すために，歌詞カードに工夫を加えた．歌詞フレーズの最後の単語の後に，歌詞カードの右端まで矢印を長く伸ばした．

　　. . . roads————————————————————————————→
　　. . . home————————————————————————————→

3. **機能的な発話速度の促進**　この患者の治療目標の一つは，一息で一文すべて（5〜6音節の長さ）を話せるようになることであった．通常は1〜2音節で話すことが多く，短く浅い息で途切れ途切れであった．言語聴覚士が5〜6音節からなる機能的なフレーズのリストを作成し，神経学的音楽療法士はこれらの文章に合う音楽フレーズを作り，そのフレーズを交互に歌った．これらのフレーズの音楽的構造は，プロソディーと時間的な合図が伝わるようにし，息つぎのための位置も明確にした．たとえば，「Please pass me my laptop.（私のパソコンを渡してください．）」のフレーズは，「Please」と「pass」と「laptop」の音節を強調して8分の6拍子で歌うようにした．また，旋律ラインは自然な発話の抑揚を模倣した．

4. **文脈中におけるねらいとする音素の活用**　患者の会話中の発話はおおむね理解可能であったが，/ch/ などのようないくつかの音素の明瞭性を改善することがもう一つの治療目標であった．ヘンリー・ウォーレン（Henry Warren）による「Chattanoga Choo Choo」の始まりの部分は /ch/ を使用する箇所が多くあり，さらに，歌詞のリズム的な統一性や曲のスタイルを損なうことなく，この患者に適したゆっくりとしたテンポで歌える曲でもあった．

　歌の中で特定の音素の発音をねらいとする場合，歌の中でその音を強調して発音することを患者が意識できるよう，視覚的に補助する方法をとることが多い．たとえばこの患者の場合は，歌詞カードに示した歌詞に出てくるねらいとする音を太字にしたり，色を付けたり，ハイライトや下線を入れたりした．

16.5.2　成人対象の発話に焦点を当てた集団セッションにおけるTS活動

患者の診断：パーキンソン病，脳血管障害，外傷性脳損傷
TSで取り組む目標領域：
1. 低下した明瞭性の改善
2. 低下した呼吸の支えと呼吸の協調（声量）の改善

　このグループの患者は全員，個々に言語聴覚療法を受けており，以前は神経学的音楽療法と言語聴覚療法の共同セッションにも参加していた．この共同セッションから移行し，1日1回実施されるTSの集団セッションが行われるようになった．

TS は以下の方法で実施した．

1. セッションで使う呼吸系と声の「ウォーミング・アップ」（前項の個別セッションと同様に）
2. **呼吸コントロールと言語産出の増加**　ゆっくりとした長く伸びるフレーズを歌うために呼吸のコントロールが必要となる歌を使用した．神経学的音楽療法士のオートハープによる音楽的な促しに合わせて全員で歌った．患者には各フレーズを一息で歌うことに意識を向けるよう促した．

歌詞カードには，一息で歌う歌詞フレーズを1行ごとに記した．愛国心を歌ったサミュエル・ウォード（Samuel Ward）「*America the Beautiful*」はこの活動に適した歌のひとつである．最初は，以下のように歌詞を提示した歌詞カードを使用した．

> *Oh, beautiful*
> *For spacious skies*
> *For amber waves of grain* ---------------------->

より「高度」にした版の歌詞カードでは，以下のように提示した．

> *Oh, beautiful, for spacious skies*
> *For amber waves of grain* ---------------------->

呼吸のコントロールと肺活量が改善すると，必然的に各フレーズを一息で歌えるようになる．歌詞中にフレーズの印や息つぎの印をつける方法は，ここで示した歌詞カードほど効果的ではなかった．このグループで使用した歌詞カードでも歌詞フレーズの最後の単語の後に矢印を記し，声を長く伸ばすよう促した．

声量や言語産出を促進するために，同じ歌詞が繰り返される曲も使用した．例として，アフリカ系アメリカ人の宗教歌「I've Got Peace Like A River.」がある．曲を通して同じ歌詞が繰り返されるので，繰り返すたびに声量を上げていき，呼吸のコントロールを強めていくよう促すことができる．これをさらに促すために，歌詞のフォントの大きさを変えた（Azekawa, 2011）．クレシェンドとデクレシェンドの記号（＜＞）を記しても，音楽家でない患者には何の効果もなかったが，歌詞のフォント数を大きくすると，期待どおり声量が増加した．

I've got Peace like a river
I've got Peace like a river
I've got Peace like a river
In my soul ────────────────────────────────▶

3. **明瞭性の向上** ねらいとする音素を含む歌を選んだ．患者全員が同じ音の発音に困難があるわけではなかったため，患者一人ひとりに合わせて歌詞カードを作成し，各自が取り組む音素に印をつけた．たとえば，ある患者は語尾の子音の発音に困難があったため，該当する子音に印をつけ，ある患者は語頭音に問題があったため，彼女の歌詞カードでは語頭音に印をつけた．セラピストは患者それぞれの治療目的に適した歌を選曲し，患者全員が「自分の歌」をもっていたが，セッションではすべての曲を，それぞれが目標とする音素に印がつけられた歌詞カードを見ながら全員で歌った．神経学的音楽療法士はオートハープ伴奏で歌唱を促し，言語聴覚士は患者一人ひとりに近寄って正しく発音されているかを確認したり，明瞭な発音を促す合図を出したりした．歌った後，一人ずつ順に歌詞を一行ずつ読んでもらった．このような方法で，歌唱から通常の発話への以降を重視した．一行ずつ歌詞を読むことによって，歌のリズム的特徴を維持したまま，時間的な枠組みがある中で発話速度を調整できる．これは，ねらいとする発音を重視しながら発話することも促した．彼らは「ソロ」で読むとき，全員が聞き取れるように十分な声量と明瞭性で読むことに努めていた．

　目的とはしていなかったが，この集団セッションの結果として顕著だったことは，患者たちに芽生えた友情や仲間意識であった．彼らはセッションの中で互いに励まし合っていた（たとえば，歌唱後の歌詞読みの際，発音が前よりも聞き取りやすくなっていたら，それを伝えてあげるなど）．全体的にみて，セッション中においてもセッション外においても患者たちの交流は増えた．このことから，「音楽によって情緒的な背景（おそらく社会的な背景も）がもたらされる」（Thaut, 2005, p.176）ことにより，患者はTS活動でまた別の動機づけを得ることができ，それが効果的に作用していたことがわかる．

16.5.3　呼吸リハビリテーションに焦点を当てたTS活動

患者の診断：緊急挿管を伴う手術中の心拍停止，複数の系統障害により集中治療室の長期滞在となる．

TSで取り組む目標：

1. 低下した呼吸サポートと呼吸（声量）調整の改善

長期にわたる治療により広範に衰弱がみられ，パッシーミューア（人工呼吸器用嚥下発話装置）の蓋が閉じられると，呼吸と声の産出が非常に困難であった．

TS は以下の方法で実施した．

1. **呼吸のコントロールと音声産出の増加**　この患者が失声の症状を呈する明確な神経学的要因はなく，音声産出を促すために口腔運動・呼吸訓練（OMREX）や音声イントネーション療法（VIT）などの技法を用いてさまざまな試みを施したが，あまりうまくいかなかった．しかし，大好きな曲を歌ってみるよう促すと，よく覚えている歌詞フレーズの最後の単語のみの発声ではあったが，終わりまで続けて声を出すことができた．その後も神経学的音楽療法士と言語聴覚士は呼吸の支えを強化することに特化した訓練を続けたが，TS はこの患者にとって「自分の声を取り戻す」のに最も効果的な方法であり，活動への参加を維持するためにも効果的であった．

16.5.4　6 歳の脳血管障害患者を対象とした TS 活動

患者の診断：出血性の脳血管障害
TS で取り組む目標領域：
1. 減少したコミュニケーションと治療参加の改善
2. 発話と言語の発達の正常化

原因不明の脳血管障害の突然発症により右片麻痺，視覚障害，言語スキルと言語コミュニケーションの低下がみられたが，その他の面では健康的な子どもであった．

TS は以下の方法で実施した．

1. **言語産出の増加**　軽度の表出性失語がある幼い子どもの参加を促すためには，「形式的」なメロディック・イントネーション療法（MIT）を試みるよりも，よく知られる子どもの曲を歌うほうがより効果的であった．最初は音楽的発話刺激法（Musical Speech Stimulation: MUSTIM，第 12 章）の構造を用いて，「きらきら星」のようなよく知られる歌の歌詞フレーズの最後を歌うよう促した（例「キラキラひかる　おそらの＿＿＿」）．子どもは自信をもつようになってセラピストとも良い関係が築け，すぐに曲のすべてを歌えるようになった．

　神経学的音楽療法士がこの子どもを診た数年間，ほぼ毎回のセッションで TS 活動を行った．セッションでは曲を選ぶことから始め，子どもはセラピストと一緒にオートハープを鳴らしながらセラピストとともに歌った．治療目的は言語産出の増加であり，運動機能の向上ではなかったので，子どもは健側の手でオートハープを鳴らした．歌唱と組み合わせて楽器を演奏することにより，歌うことや声を出すことへの直接的な働きかけを減らし，子どもを活動に引き込むようにした．

2. **視覚療法の目的の促進** 視覚療法の目的は視覚走査と追視の反復であった．これは音楽的視覚走査訓練（Musical Neglect Training: MNT, 第22章）の修正版を用いて訓練することが多いが，TS でもこの目的への取り組みを補助した．ここでもなじみのある歌を使い，セラピストと歌いながら，並べられた絵カードの中から歌に出てくるキーワードの絵カードを探していくという視力と視覚走査を要する課題を行った．選んだ絵カードはフェルトボードに順を並べて貼りつけ，次はその絵カードを見ながら大きな声で歌うよう促した．最後にはもう一度歌を歌いながら，視覚走査と追視の課題としてボード上の絵カードを正しい順にはがすよう促した．明確な目的をもって歌を使うことにより，何かを繰り返し目で追うといった退屈な走査課題を行う活動を構造化して提供することができる．加えて，声を出しながら参加することにより，課題に対する子どもの意欲が高まり，楽しみながら遂行できていた．

子どもの読む力が高まったころ，TS 活動に歌詞カードを導入した．歌詞カードを見ながら歌うというより機能的な課題で視覚走査を練習するためである．

16.6 まとめ

治療的歌唱法（TS）による介入が成功するか否かは選曲にかかっている．クライエントの嗜好も当然考慮すべき重要な要素であるが，効果的な選曲を行うためにはさまざまな要因を考慮しなければならない．治療において意味のある目標を達成させようとするならば，セラピストは**音楽的論理**と**治療的論理**（第6章参照）にかなった選曲をしなければならない．歌には時間的な柔軟性があり，つまり速さを遅くすることも速くすることもでき，どのような速さにしても時間性を保つことができる．これは臨床において重要である．また，リズムは歌詞を発する発話運動を促進する原動力であるので，リズムがもたらす予測性やリズムの複雑性も考慮すべき重要な要素である（Azekawa, 2011）．曲に時間的な柔軟性があれば，セラピストは最大の反応を促進するために合図を調整することができるし，調整をかけたとしても音楽として成立させることが可能である．

ただ単にクライエントと歌を歌う活動を「治療的歌唱」と称するのは最良の実践とはいえない．セッションで取り組む発話・言語，呼吸，およびその他の目標領域を組み合わせて強化するために歌を目的的に用いることにより，効果の高い治療を提供することができる．**目的をよく理解した選曲と歌唱によって得られる美的体験の促進**があってこそ，TS が非常に効果的な技法として機能するのであり，「一緒に歌を歌う」活動よりも高度な治療的歌唱活動を提供できるのである．

参考文献

Azekawa, M. (2001). *The effect of group vocal and singing exercises for vocal and speech deficits in individuals with Parkinson's disease: a pilot study*. Master's thesis. Retrieved from Dissertations and These database (UMI No. 1492358).

Baker, F. and Tamplin, J. (2006). *Music therapy in Neurorehabilitation: a clinician's manual*. London: Jessica Kingsley Publishers.

Baker, F. and Uhlig, S.(eds) (2011). *Voicework in Music Therapy*. London: Jessica Kingsley Publishers.

Baker, F., Wigram, T., and Gold, C. (2005). The effects of a song-singing programme on the affective speaking intonation of people with traumatic brain injury. *Brain Injury, 19*, 519-28.

Bonilha, A. G. et al. (2009). Effects of singing classes on pulmonary function and quality of life of COPD patients. *International Journal of Chronic Obstructive Pulmonary Disease, 4*, 1-8.

Brown, S., Martinez, M.J., and Parsons, L.M. (2006). Music and language side by side in the brain: a PET study of the generation of melodies and sentences. *European Journal of Neuroscience, 23*, 2791-803.

Cohen, N.S. (1992). The effect of singing instruction on the speech production of neurologically impaired persons. *Journal of Music Therapy, 29*, 87-102.

Cohen, N.S. (1994). Speech and song: implications for music therapy. *Music Therapy Perspectives, 12*, 8-14.

Conklyn, D. et al. (2012). The effects of modified melodic intonation therapy on non-fluent aphasia-a pilot study. *Journal of Speech, Language, and Hearing Research, 55*, 1463-71.

Darrow, A.A. and Starmer, G.J. (1986). The effect of vocal training on the intonation and rate of hearing impaired children's speech: a pilot study. *Journal of Music Therapy, 23*, 194-201.

Davis, W. B., Gfeller, K, E., and Thaut, M.H. (2008). *An Introduction to Music Therapy*, 3rd edition. Silver Springs, MD: American Music Therapy Association.

Di Benedetto, P. et al. (2009). Voice and choral singing treatment: a new approach for speech and voice disorders in Parkinson's disease. *European Journal of Physical and Rehabilitation Medicine, 45*, 13-19.

Ferriero, G.et al. (2013). Speech disorders from Parkinson's disease: try to sing it! A case report. *Movement Disorders, 28*, 686-7.

Hairston, M. (1990). Analyses of responses of mentally retarded autistic and mentally retarded nonautistic children to art therapy and music therapy. *Journal of Music Therapy, 27*, 137-50.

Haneishi, E. (2001). Effects of a music therapy voice protocol on speech intelligibility, vocal acoustic measures, and mood of individuals with Parkinson's disease. *Journal of Music Therapy, 38*, 273-90.

Kenny, D.T. and Faunce, G. (2004). The impact of group singing on mood, coping, and perceived pain in chronic pain patients attending a multidisciplinary pain clinic. *Journal of Music Therapy, 41*, 241-58.

LaGasse, A.B. (2009). *Oromotor Kinematics of speech in children and the effect of an external rhythmic auditory stimulus.* Doctoral dissertation. Retrieved from ProQuest Digital Dissertation(AAT3358724).

Lim, H.A. (2010). Effect of "developmental speech and language training through music" on speech production in children with autism spectrum disorders. *Journal of Music Therapy, 47*, 2-26.

Lord, V.M.et al. (2010). Singing teaching as a therapy for chronic respiratory disease- a randomized controlled trial and qualitative evaluation. *BMC Pulmonary Medicine, 10*,41.

Miller, S.B. and Toca, J.M. (1979). Adapted melodic intonation therapy: a case study of an experimental language program for an autistic child. *Journal of Clinical Psychiatry, 40*, 201-3.

Ozdemir, E., Norton, A., and Schlaug, G. (2006). Shared and distinct neural correlates of singing and speaking. *NeuroImage, 33*, 628-35.

Pilon, M.A., McIntosh, K.W., and Thaut, M.H. (1998). Auditory vs visual speech timing cues as eternal rate control to enhance verbal intelligibility in mixed spastic- ataxic dysarthric speakers: a pilot study *Brain Injury, 12*, 793-803.

Schlaug, G., Marchina, S., and Norton, A. (2008). From singing to speaking: why singing may lead to recovery of expressive language function in patients with Broca's aphasia. *Music Perception, 25*, 315-23.

Tamplin, J. (2008a). A music therapy treatment protocol for acquired dysarthria rehabilitation. **Music Therapy Perspectives**, *26*, 23-6.

Tamplin, J. (2008b). A pilot study into the effect of vocal exercises and singing on dysarthric speech. *NeuroRehabilitation, 23*, 207-16.

Tamplin, J. and Grocke, D. (2008). A music therapy treatment protocol for acquired dysarthric rehabilitation. *Music Therapy Perspectives, 26*, 23-30.

Tamplin, J. et al. (2011). The impact of quadriplegia on muscle recruitment for singing and speech. *Archives of Physical Medicine and Rehabilitation, 92*, 250-56.

Thaut, M.H. (2005). *Rhythm, Music, and the Brain: scientific foundations and clinical applications.* New York: Routledge.

Wan, C.Y., Ruber, T., Hohmann, A., and Schlaug, G. (2010). The therapeutic effects of singing in neurological disorders. *Music Perception, 27*, 287-95.

Wien, M. E., Reimer, M.A., and Guyn, H.L. (1999). Music therapy as treatment method for improving respiratory muscle strength in patients with advance multiple sclerosis. *Rehabilitation Nursing, 24*, 74-80.

Wilson, S. J., Parsons, K. and Reutens, D.C. (2006). Preserved singing in aphasia: a case study of the efficacy of melodic intonation therapy. *Music Perception, 24*, 23-6.

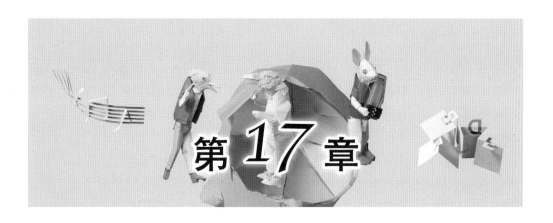

第17章

音楽的言語発達訓練
(Developmental Speech and Language Training Through Music: DSLM)

A. ブライス・ラガーシー（A. Blythe LaGasse）

17.1 定義

　音楽的言語発達訓練（DSLM）では，発達に見合った適切な音楽素材と音楽活動（歌唱，詠唱，楽器演奏，音楽と発話と運動の組み合わせなど）を用いて，発話と言語の発達を促進する．この技法は言語発達初期の段階にある子どもたちを対象としているが，言語スキルに重度で持続的な問題を抱える学童期以降にある子どもたちおよび成人を対象として用いられることもある．DSLMは発話産出（すなわち明瞭度［articulation］と了解度・聞きとりやすさ［intelligibility］），言語発達（すなわち語彙，文法，構文），あるいはこれらを同時に目的とすることができる．DSLMにおいて重要な点は，発話・言語の改善を目的としたあらゆる取り組みがコミュニケーション時の実用的な使用に向けて行われるという点である．

17.2 対象

　音楽的言語発達訓練（DSLM）は発話・言語に遅れのある多くの患者群に対して適用できる．発話運動の制御がDSLMの目的となる患者群は主に，発達性発語失行，脳性麻痺，およびダウン症候群の子どもたちである．学習障害や自閉スペクトラム症，および知的障害のある子どもたちが対象である場合は言語面へのアプローチが行われる．ここではこれらの患者群の発話と言語に関する主な特徴についてまとめておく．

1. **発達性発語失行**（developmental apraxia of speech: DAS）は，発話コミュニケーション能力に影響をおよぼす病因不明の神経疾患である（American Speech-Language-Hearing Association, 2007）．DASの診断基準については議論が続いているが，アメリカ言語聴覚士協会（American Speech-Language-Hearing Association: ASHA）はDASの主な特徴を三点示している．それは，発話産出における一貫性のない誤り，音・音節間のつながりの欠如，および不適切なプロソディー（声の調子や抑揚など）である．これらに加え，発話運動機能や発話音の構成，および読み書きに困難を示すこともある（American Speech-Language-Hearing Association, 2007）．これらの特徴は子どもが表出言語を発達させていく力に影響をおよぼす可能性があり，集中的な治療を必要とする（American Speech-Language-Hearing Association, 2007）．

2. **自閉スペクトラム症**（autism spectrum disorders: ASD）は，社会性やコミュニケーション能力，および認知機能に影響をおよぼす神経発達障害である．ASDはスペクトラム障害であるため，ASD児においては多種多様な発話・言語能力がみられ，共同注意や発話プロソディー，言語コミュニケーション，抽象言語，受容言語，および表出言語に困難を示すことがある（Gerenser & Forman, 2007）．25％ほどのASD児が発話コミュニケーションスキルに何らかの問題を抱えていると推定されている（Koegel et al., 2009）．さらにエコラリアや言語性保続などASD特有の問題を示すこともある．

3. **脳性麻痺**は，一生涯にわたり運動系に影響をおよぼす神経発達障害である（Winter, 2007）．脳性麻痺児の多くは発話と言語の両方に発達の遅れを示す．なかには，口腔運動に困難があるがゆえに表出言語レベルは低いが受容言語レベルは高いという子どもたちもいる．認知的な遅れがあるがゆえに，受容言語にも表出言語にも機能障害がみられる子どもたちもいる（Winter, 2007）．脳性麻痺児においてはコミュニケーション支援技術を活用することが多い．

4. **知的障害**とは病気や障がいにより認知的な制限がある状態をいい，脆弱性X症候群やウィリアムズ症候群，アンジェルマン症候群，ダウン症候群，およびプラダーウィリー症候群などが含まれる．知的障害のある子どもたちの場合，発話と

言語の両方に発達の遅れを示すことが多い．発話・言語機能に関する個々人の問題の特徴は，認知的要因と障がいの特徴による．たとえばダウン症候群の子どもたちの多くは，異常のある歯列や舌の大きさ，および下顎の大きさなど，発話産出に影響をおよぼす可能性のある身体的特徴を有する．したがって音楽療法士は，発話・言語面のニーズに取り組むにあたり，認知の遅れと併せて個々の特徴についても考慮しなければならない．

5. **特異的言語障害**（specific language impairment: SLI）とは，知的障害や運動障害，あるいは聴覚障害がないにもかかわらず，言語発達に特異的に遅れがみられる言語障害である．SLIの原因はまだわかっていないが，研究では遺伝的連関が示唆されている（National Institute on Deafness and Other Communication Disorders, 2013）．SLI児は語彙の獲得，文法・構文や単語の使用，および言語理解などに困難を示し，コミュニケーション能力の発達の遅れはかなり長期化する可能性がある（Paul, 2007）．

17.3　研究のまとめ

　子どもの発話・言語スキルの促進を目的とした音楽の使用に関する研究は増えてきている．これまでの研究において音楽が発話・言語の発達に有益であることが示されてきたが，さまざまな患者群を対象としたより多くの研究が必要であろう．本節では，音楽神経科学，教育，および音楽療法に関する文献を検討してみる．

　音楽神経科学と教育に関する文献では音楽の適性や能力と言語スキルとの関係について論証されており（Jentschke & Koelsch, 2009; Jentschke et al., 2008; Marin, 2009; Moreno et al., 2009; Strait et al., 2011），いずれかのスキルが強化されることにより，もう一方のスキルも強化されることが示唆されている（Moreno et al., 2009）．これまでに，音楽訓練が言語的知能（Moreno et al, 2011a）や発話音の高さの知覚（Moreno et al., 2009），音素の学習（Corradino, 2009），音韻意識（Lathroum, 2011），音韻記憶（Grosz et al., 2010），読解力（Corrigall & Trainor, 2011），読字能力（Moreno et al., 2009），およびプレリテラシースキル〔訳註　読み書きが可能になる前段階として幼児期にみられる読み書きをしているような行動〕（Moreno et al., 2011b）を促進することが証明されてきた．音楽と言語のこのような関係は，言語活動時にも音楽活動時にも共通して観察される皮質の活性化によってもたらされるのであろう（Brown et al., 2006; Koelsch et al., 2002; Schon et al., 2010）．この共通してみられる活性化が，言語機能に障がいがある子どもたちの治療成果を高めていると考えられる．

　音楽療法は，体系的に適用されれば，早期療育プログラムにおいて子どもたちの単

語の認識やロゴの識別，および前書字スキル（pre-writing skills）を向上させることが実証されている（Register, 2001）．同様に，特異的読字障害のある学習障害児において，単語の解読，単語の知識，および読解力に著しい進歩がみられたという報告もある（Register et al., 2007）．小学2年生を対象とした研究では，読字課題に音楽を組み合わせると，理解力の成績と課題実施中の行動に顕著な改善が示された（Azan, 2010）．こういった初期の研究は，音楽が低年齢の子どもたちの言語と読み書きの学習を促進する強力なツールとなりうることを示している．

　数は少ないが，語彙の獲得を目的とした音楽の使用について調べた研究もある．コウリとウィン（Kouri & Winn, 2006）は発話と言語の発達に遅れのある子どもたちを対象とし，即時偶発的学習（quick incidental learning: QUIL）を目的として，脚本を替え歌にして提示する研究を行った．結果，子どもたちは音楽介入後により多くの標的単語を列挙した．クーリー（Cooley, 2012）はこの研究を再現した．対象を自閉スペクトラム症（ASD）児に絞り，QUIL を目的として，替え歌ではなく元々の歌詞を用いて再現研究を行ったところ，歌唱条件と話し言葉条件間に有意差はなかった．これら両研究ともサンプルサイズが小さかったことが，このような結果にいたった要因と考えられる．

　近年，多くの研究者たちがASD児のコミュニケーション能力の向上を目的とした音楽の使用に注目している．この領域が重要視されるのはおそらく，ASDの高い発生率と，ASD児たちが音楽刺激に対して類まれな関心の示し方をすることがうかがえる研究知見のためであろう（Emanuele et al., 2010）．さらに，ASD児たちは発話と比較して，音楽に対し，左下前頭回と左上側頭回で皮質反応の増加を示す（Lai et al., 2012）．これらの領域は発話と聴覚処理に関係する脳領域とされている．音楽への反応時にこれらの領域の活動が増すということは，コミュニケーションの機能的改善を促進する特有のアプローチとして音楽を利用することができるということであろう．自閉症児の言語コミュニケーション向上を目的として音楽を利用した初期の研究では，機能が低い子どもや言語障害が重い子どもの言語産出に改善を認めたという有望な結果が示されている（Lim, 2010; Wan et al., 2011）．

　ワンら（Wan et al., 2011）は言語機能の低い自閉症児と発語のない自閉症児6名を対象に，**聴覚運動マッピング訓練**（auditory motor mapping training）という訓練アプローチを用いた研究を行った．対象児たちは8週間の集中的な訓練の後，発話産出の顕著な増加を示した．聴覚運動マッピングの原理および音楽的要素の使い方はDSLMの方法論と一致する．リム（Lim, 2010）はASD児にDSLMを適用した研究について報告している．この研究では音楽が言語産出に影響をもたらすか否かを見出すために，ASD児を録音音声を用いた訓練群と録音音楽を用いた訓練群に分けて比較した．結果，両群間に統計的な有意差はなかったものの，機能の低いASD児たちに関しては音楽訓練

群のほうがより大きな改善を示した．

　リムとドレイパー（Lim & Draper, 2011）はASD児を対象に，応用行動分析言語行動アプローチに音楽を組み合わせた研究を行った．結果，発話条件，音楽条件ともに顕著な改善がみられたが，両条件間に差はなかった．音楽条件では，音声模倣行動の促進において最も効果があった．子どもの発話・言語スキルの促進を目的とした音楽の使用に関する文献は限られているが，これらの初期研究は音楽が子どもたちの発話・言語訓練に役立つものであることを示唆している．

17.4　治療機序

　音楽的言語発達訓練（DSLM）で用いる音楽は，機能的な目標の達成を促すものであると同時に，子どもにとって魅力的なものでなければならない．したがって音楽刺激は，子どもたちの意欲を高め，探索的で，美的に心地のよい，目標指向のものであるべきである．また，非音楽的な機能訓練の治療構造と同じ構造を有する音楽療法活動であることを確実にするために，変換デザインモデル（transformational design model: TDM，第6章参照）を用いるべきである．TDMは神経学的音楽療法士が治療目標の達成に向けた音楽活動を考案する際に役立つモデルであり，機能的なスキルの般化に結びつかない「活動主体の音楽」になってしまうのを防ぐためにも役立つ．常に「目標指向の音楽」を用いるべきであるが，その音楽には子どもらしい創造的な要素も含まれているべきである．音楽は機能を促進するものでありつつ，子どもの好みに見合ったものでなければならない．音楽療法士はリズムや旋律，構造，および目新しさなどを計画的かつ意図的に用いることにより，子どもたちがわくわくする刺激的なDSLM活動を展開できるのである．

　リズムは発話の産出と応答の予測を促進するのに非常に役立つ．リズムは必然的にすべての音楽活動に存在するものであるが，音楽療法士は発話反応を促す主要な役割を果たすものと考えるべきである．それゆえDSLM活動においては，リズムが明確に聞こえるよう強く提示すべきであるし，実際に発話の産出を促す際にも利用すべきである．たとえば，子どもたちがフレーズを聞いているときもそのフレーズを発しようとしているときも，リズムを利用することができる．リズム刺激によって発話が促進されるので，音楽療法士には発話を促しながらリズムの安定性を維持できる適したテンポを選択する力が求められる．

　加えてよく検討すべき音楽の特性は，旋律の要素と曲の構造である．旋律を用いてフレーズの自然な抑揚を模倣したり，注意を引きつけて参加を促す活動を展開することができる．また，応答（発声や発話）する箇所を子どもたちが予測できるようにする

こともできる．音楽療法士が旋律の要素を創造力豊かに用いることにより，クライエントの訓練に取り組もうとする意欲を引き出すこともできる．旋律と曲の構造といった要素は子どもたちを活動に引き込み，彼らの関心を惹くものとして機能させることができるのである．子どもたちがひとたび活動に参加しはじめれば，機能的な要素は音楽刺激の中に組み込んでしまうことができる．つまり，子どもたちに語頭音素を単純に発音させるよりも，彼らの注意を引く，年齢に適した動物の歌などを作り，その歌の中でねらいとする語頭音素の発声を促せるのである．子どもたちは音楽活動に意欲的に参加しているとき，ねらいとして要求されている発声や発話を繰り返し行っているという認識はおそらくなく，むしろ体験の一部として行っているのだろう．

　音楽の構造次第で，活動内容をさらに高めることができる．たとえば単純な ABA 形式の曲にすれば，子どもたちを惹きつける A パートの部分とねらいとする反応を促す B パートの部分を何度か繰り返す構成にできる．A パートで子どもたちの意欲を維持し続けられる限り，B パートでは望ましい発話や言語行動を何度も促すことができる．これを可能にするには，音楽が年齢に適した魅力的なものであり，好みを反映させたものであり，さらに新規性と反復性の程よいバランスを備えたものである必要がある．

　子どもたちを対象としたとき，新規性と援助とのバランスを考える必要がある．スキルを身に付けていく過程において，最初は多くの援助（音楽的にもプロンプトによっても）が必要であろう．このとき，活動を反復して行うことが有益である．活動を繰り返し行っていても，音楽の要素を変化させていけば子どもたちの興味や注意を引き続けることができる．目的は子どもたちに特定の歌の中で特定の反応の仕方を教えることではなく，コミュニケーションを図る練習をしたり言語スキルを高めたりする機会を与えることである．したがって，活動においてはセラピストの援助を徐々に減らしていき，子どもたちがさまざまな経験の中でスキルを高めていくことができるよう新規性を増していく，つまり新しい刺激を取り入れていくべきである．

17.5　臨床プロトコール

　音楽的言語発達訓練（DSLM）の可能性は非常に幅広い．発話と言語は複雑で込み入った治療領域であるので，詳細に手順等を示したいくとおりかのプロトコールを提示できるような領域ではない．したがってここでは，発話と言語を目的とした音楽の臨床応用について，変換デザインモデル（TDM，第6章参照）を用いて詳しく検討してみたい．DSLM の幅広い可能性のすべてをここで取り扱うことはできないが，音楽を系統立てて適用するために TDM を適切に使用する方法を数例示すことによって，発話・言語領域におけるすべての訓練活動に応用できるであろう．ここでこのような方

法をとる理由はいくつかある．第一に，音楽療法士が働いている現場ではおそらく，言語・発話の習得を促すために特定のアプローチ（たとえば，PROMPTシステム，言語行動アプローチ verbal behavior approach，ホール・ランゲージ・アプローチ whole language approach，環境言語訓練 milieu training，TEACCH など）が用いられているだろう．それらのアプローチ法や方法論すべてをこの一章の中で取り上げるのは不可能である．第二の理由は，DSLM にはひとつの「プロトコール」というものが存在しないためである．DSLM は，発話・言語の産出と学習を促進する目的で音楽を用いるという点では共通しているが，活動内容や展開方法はクライエントのニーズによって変化する柔軟性に富んだ技法である．

本節では，発話や言語に特に困難を示す患者群を取り上げ，TDM を適切に使用する方法を示す（しかしここで述べる介入法は，これらの患者群に限定されるものではない）．以下の例で示す非音楽的訓練については，発話・言語に関する最新の文献からまとめている．そしてその中から特に注目されている非音楽的訓練を取り上げ，TDM を用いて同一構造のまま音楽的訓練に変換する方法を示している．この箇所では，発話・言語治療のどの領域においても再現可能な非音楽的訓練から音楽的訓練への論理変換図も掲載した．

17.5.1 発話の連なり

17.5.1.1 対象：発達性発語失行（DAS）

17.5.1.1.1 アセスメント・目的

DAS の子どもたちには発話音素の連なりの欠如，発話産出の困難，および多様な構音の誤りがみられる．発話の連なりに対する介入目的は，年齢に適したフレーズを順序正しい正確な音素で発話できるようにすることである．

17.5.1.1.2 一般的な非音楽的訓練

ウォンボーら（Wambaugh et al., 2006）による治療ガイドラインには，構音運動学的アプローチ（articulatory kinematic approaches）が「probably effective（有効性はおそらくあり，治療法として考慮してよい）」，速度制御技法（rate-controlled techniques）が「possibly effective（有効性がある可能性があり，治療法として使用可能）」と記されている．彼らによると，構音運動学的手法を使った研究で実施された介入のほとんどが，正しい構音の発音に重点を置いたフレーズのモデリングと反復であった．いくつかの手法，たとえば口腔筋再構築刺激（prompts for restructuring oral muscular phonetic targets : PROMPT）法（Square et al., 2001）や音声産出治療（sound production treatment: SPT）法（Wambaugh & Mauszycki, 2010）などでは，運動合図が用いられる．

速度制御法では，発話速度を調整するためにメトロノームなどのような外部合図装

置が用いられる（Mauszycki & Wambaugh, 2011）。この技法を用いた臨床研究は成人の失行症を対象としたものに集中しており（Brendel & Ziegler, 2008; Wambaugh & Martinez, 2000），発話速度を落すことで正確な発声に対する認識を促すことを重視している（Dworkin et al., 1988; Dworkin & Abkarian, 1996; Wambaugh & Martinez, 2000）。現場での実践では，発話フレーズの自然なプロソディーに合った速度合図をコンピューターで作成したものも用いられている（Grendel & Ziegler, 2008）。

　ほとんどの音楽療法士はPROMPT法やSPTの訓練を受けていないと思われるので，ここでは構音運動学的手法の中で用いられる「モデリング－反復法」に焦点を当てて一般的な訓練の例を示す。この基本的な「モデリング－反復法」を用いる訓練では，セラピストがまず，対象児に適した難易度でかつ年齢相応のフレーズあるいは単語を選ぶ。子どもによっては子音（C）－母音（V）－子音（C）で構成される単語，たとえば「mom（お母さん）」のレベルであるかもしれない。そして訓練を進めていく過程で，C－Vの組み合わせを加え，難易度を上げていくことが多い。たとえば，CVCVCVで構成される単語「banana（バナナ）」などのように，子音と母音の組み合わせを増やしていくのである。治療チームが対象児に適した単語リストやねらいとする音素を設定することもある。ダウアーら（Dauer, et al., 1996）による *Becoming Verbal and Intelligible* のような言語訓練実践の手引書を用いることもできる。訓練で扱う単語やフレーズが決まれば，セラピストはその単語やフレーズの手本を示す。子どもはセラピストが単語やフレーズを発しているのをよく見て，それからその単語やフレーズの発話を試みる。これを，セラピストからのフィードバックを受けながら，繰り返し行う。

17.5.1.1.3　音楽的訓練への変換

　フレーズや単語の発話を繰り返す反復訓練を同一構造のまま音楽活動に変換する場合，発話の反復を促すために外部合図装置を取り入れる方法が考えられる。音楽療法士は外部合図装置としてメトロノームを使用し，子どもに手本を見聞きさせた後，単語を発音するよう合図を出す。発話の連なりを促す場合は，まずメトロノームのビートごとに一音節ずつ発する方法を示すとよい。知覚運動面に問題がある子どもの場合，発話産出のタイミングが外部合図装置と正確に同期しているようにみえないこともあるので，音楽療法士はこのことを想定しておきたい。テンポは機能的な範囲内で設定すべきであり，子どもの発話速度がゆっくりすぎる場合には，テンポを細分化すべきである。そうすることで，各音節の発声間に予測合図として機能する拍が入ることになる。たとえば発話速度が「♩（四分音符）= 60」以下であれば，予測合図を加えたほうが発話をより促進できるだろう（つまり，発話速度が「♩= 60」の場合，メトロノームを「♩= 120」に設定して予測合図を与える）。

　こういった訓練は子どもたちにとって大変な努力を要するものである。よって，音

楽療法士は子どもたちの参加を促すために，いくつかの要素について熟考しなければならない．まずセラピストは，このような発話・言語に焦点を当てた訓練を，より広がりのある体験の中で提供することができる．たとえばABA構造を利用した動物の歌を用いて，創造的な音楽活動への参加を促すことができる．歌のAパートには子どもたちが歌に合わせて動物のぬいぐるみを動かす箇所を作り，Bパートでは発話産出の速度を調整する外部合図を用いながら単語やフレーズを発する練習をする，というような歌を作るのである（図17.1a参照）．単語やフレーズを発する機会を何度か与えた後，Aパートに戻って子どもたちは歌に合わせてぬいぐるみを動かす．こうすることによって，子どもたちは創造力を発揮しつつ活動に参加することができるであろう．使用する歌は，セッションを重ねる中で，ねらいとする単語や音素をそのまま引き継いだ形で変更することもできる（図17.1b参照）．年長児であれば，準備活動などを行わなくとも外部リズム合図に合わせて発話することができるであろう．

対象とする子どもに運動障害がなければ，発話の連なりをより一層促進するために動きを加えてもよい．動きの程度には，発話とともに全身を動かすものから，手でひざを軽くたたいてリズムをとるものまである．動きを加えることによって発話を促進できることがある反面，知覚運動面に抱える問題が大きい場合には発話を妨げることもあるということをよく理解しておかなければならない．

17.5.1.1.4 結果・評価

ウォンボーら（Wambaugh et al., 2006）によると，一般的な評価ツールとして音素表記法（phonemic transcriptions）と音素正確性評価（ratings of phonemic accuracy）がある．音楽療法士がセッション後の子どもの発話を録音あるいは録画し，治療には直接関係のない，適切な訓練を受けた第三者にそれを評価してもらうという方法もある．音素の正確性について，表面的なレベルであれば音楽療法士自身が測定できるので，訓練を受けた第三者には改善の度合いなどを見定める目的で，正式な評価を定期的に行ってもらうとよい．他に反復拮抗運動テスト（たとえば，速い速度で「パ・タ・カ」を繰り返す課題）や口腔運動の評価，およびプロソディーの評価なども，筋肉の動きの協調や発話の抑揚，機能スキルなどの改善を見定めるためによく用いられる（American Speech-Language-Hearing Association 2007）．

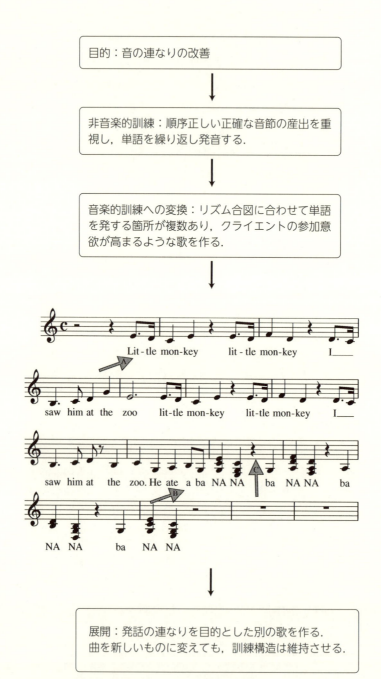

図17.1a 子音－母音音の連なり，あるいは音素の習得

第17章　音楽的言語発達訓練　283

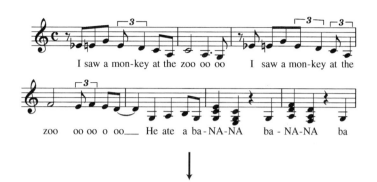

音楽刺激は変化しているが，この訓練そのものの着想やねらいは同じままである．

評価：発話の連なりの改善を見定めるために，正確な発話産出の頻度を数える．
訓練を受けた第三者に連なりの誤りを評価してもらうために，子どもたちの発話を定期的に録音あるいは録画する．

図17.1b　音素と明瞭性の習得

17.5.2　音素の習得と明瞭性
17.5.2.1　対象：ダウン症候群
17.5.2.1.1　アセスメント・目的

「発話音を産出するための運動スキルが不十分」（Farrell, 2012, p. 12）な場合，構音の問題が生じる．ダウン症候群の子どもたちは舌に比して下顎が小さい，発話音が低い，挺舌，および運動困難などの原因により，音素の産出や明瞭性に困難がある．したがって，発話に関する介入目的は音素の産出と明瞭性の改善である．17.5.1.1項で述べた発話の連なりの例との違いは，障がいの特性である．ダウン症候群の子どもが対象である場合，セラピストはコミュニケーション面に影響をおよぼす認知機能の問題や身体構造上の問題を考慮しなければならない．

17.5.2.1.2　一般的な非音楽的訓練

17.5.1.1項の例で示したモデリング−反復法やPROMPT法のようなシステムは，明瞭性や構音の訓練で用いられることもある．クミン（Kumin, 2003）によると，構音に働きかける方法のひとつに，ねらいとする音素を含むさまざまな単語を用いて訓練するというものがある．これは子どもの機能レベルに応じて，言語音や単語を訓練する場合，あるいはねらいとする単語をフレーズの中に入れて訓練する場合にも使える方法である．フレーズに取り組む際にはペーシングボードが役に立つ．例として，ボード上に四つの円を横一列に並べ，子どもたちがその円を一つずつタッチしながら

フレーズを構成する各単語を発音するという方法がある．クミンは音素の改善をねらう方法として本の活用も提案しており，いくつかの音素を訓練するのに適した本の一覧を提供している（Kumin, 2003, p. 153）．

17.5.2.1.3　音楽的訓練への変換

音素の明瞭性は，まずその音素のみを分離して練習させ，そのすぐ後に機能語を続けて練習させるとよい．たとえば，/b/ の音素に困難がある場合，「ba, ba, ba, ba, ball（ボール）」と言いながら /b/ の音素を練習する．子どもたちの学びを促進するためには活動に引き込むことが重要となるので，音楽療法士はこういった音素を反復させる訓練を行う場合，子どもの興味をかきたてるような広がりのある活動を準備しなければならない．たとえば，音節発声を繰り返し促す歌を作り，明瞭な発音の練習に取り組んだ後，会話の中で単語を使う練習をするというような，変換デザインモデル（TDM）に沿った活動を考案することができる．先の例でいえば，実際にボールを使って転がしたりバウンドさせたり，さまざまな色のボールで遊んだりしながら取り組むこともできる（図17.2参照）．訓練で取り上げる物を一つに限定する必要はなく，異なる母音と組み合わさった他の物（ここの例では，たとえば bear〔くま〕や bus〔バス〕など）を取り入れることもできる．そうすることにより，異なる母音と組み合わさった音素の使用を訓練の中で促すことができる．これは，要求や欲求を伝達する練習も兼ねて，フレーズの中に取り入れて行うこともできる（たとえば，「I want [the] ball（ボールがほしい）」）．

絵本に音楽を加えることもできる．活動へのより積極的な参加を促したり，活動に構造と予測をもたらしたり，ねらいとする音素や発話の産出を促す刺激を与えたりする目的で音楽を用いるのである．この場合音楽療法士は，音楽の形式についてよく知っておかなければならないし，歌としてうまく機能する自然な流れのある絵本を選ぶ必要がある（たとえば，歌のサビの部分として使うことができる「繰り返し出てくる題材」と，はじめから終わりに向けて文章が変化していく「バリエーション」を備えた絵本など）．

多くの子どもたちの治療目的はコミュニケーションであって，分離した音素を明瞭に発音することではない．したがって音楽療法士は，具体的な活動を考案すべきであるし，実社会で求められるコミュニケーションスキルを練習する機会を与えるべきであるし，年齢に適したさまざまな単語やフレーズに取り組めるようにすべきである．言葉に触れる経験が豊かで多様なほど，子どもたちの発話によるコミュニケーションの練習機会は多くなることであろう．

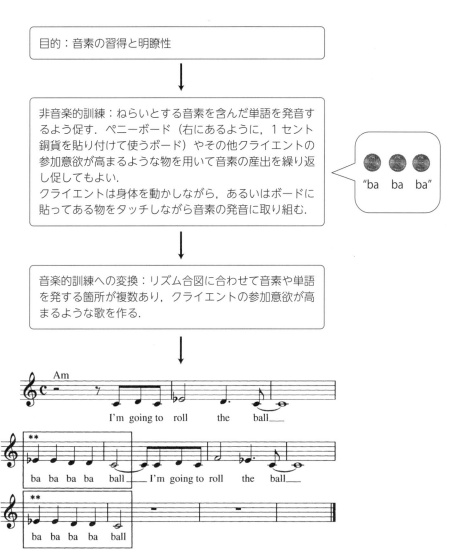

この歌の例では，子どもはボールを転がしながら繰り返し音素と単語の発音に取り組む．子どもが応答する箇所（**の箇所）は，応答の予測（準備）を促すために同じ構造を用いている．ボールを使ったさまざまな動きを取り入れると，参加意欲を維持しやすい．音楽療法士は参加意欲をさらに高めるために，ボールを使った動きに合う音階や旋法を取り入れて，変化をつけながら活動を展開させていくこともできる．

図 17.2　音素の習得と明瞭性

17.5.2.1.4　結果・評価

　子どもたちの運動性発話能力の改善度合いを見定める方法はいくつかある．ひとつは，子どもの発話を録音あるいは録画し，訓練を受けた第三者（言語聴覚士や他の音楽

療法士など）が評価し記録する方法である．たとえば，セッション後に音楽療法士が子どもに適した絵や写真を示して自発語を促し，普段その子どもとかかわりのない第三者が子どもの発した単語やフレーズを書きとるという方法がある．この評価法は，子どもの発話に対する記録者の理解度の変化をみるために，治療過程において何度か繰り返し実施することもできる．ゴールドマン・フリストー明瞭度テスト（Goldman-Fristoe Test of Articulation）やカーン・ルイス音韻分析（Kahn-Lewis Phonological Analysis）など，標準化された発話検査もいくつかある．

17.5.3　前言語学習
17.5.3.1　対象：脆弱性X症候群および自閉スペクトラム症
17.5.3.1.1　アセスメント・目的

脆弱性X症候群と自閉症の子どもたちは，コミュニケーションの発達過程が長期化することがある．早期療育において活動への参加や模倣スキル，および相互的やりとりなどを含む前言語行動の習得に取り組んでおくのは有益である．こういったスキルはその後のコミュニケーション訓練で必要となるスキルであるし，社会的な相互コミュニケーションの基礎的要素であるため，重要である．ここで示す例として，前言語段階にある子どもたちの模倣遊びスキルの向上に焦点を当てたい．子どもの標準的発達過程における前言語段階はおおよそ9カ月から24カ月ごろまでであるが，障がいのある子どもたちの場合にはこれが長期化することがある．

17.5.3.1.2　一般的な非音楽的訓練

前言語段階における介入では，運動模倣や音声模倣の活動が取り入れられることが多い．サンドバーグとパーティントン（Sundberg & Partington, 1998）は，子どもとできるさまざまな模倣遊びの活動を紹介している．たとえば，いないいないばあ，おもしろい顔を作る遊び，おもしろい音を出す遊び，動作や言語音をまねるよう指令を出す「Do this（これをして）」などのゲームがある（Sundberg & Partington, 1998, pp. 95-7）．子どもたちの注意を惹きつけて模倣行動を促すためには，こういった訓練活動が子どもたちにとって参加意欲の高まる楽しいものでなければならない，と彼らは述べている．

17.5.3.1.3　音楽的訓練への変換

音楽療法士は，応答予測（応答準備）と活動参加を促す単純な構造の歌を使って模倣ゲームを行うなど，上の活動と同じ治療構造を有する音楽療法活動を考案することができる．音楽は自然に人を引き込むので，音楽療法士は前言語的模倣遊びのための優れたツールを持ち合わせているといえる．たとえば，一般的によく知られた動きを伴う子どもの歌や，子どもたちが模倣する箇所を設けたセラピストの自作曲などを用いることができる．子どもたちの両親や介護者に，自宅などで練習できる具体的な活動

としてこういった音楽ゲームを指導することもできる（図17.3参照）．音楽ゲームは子どもの発達過程においてごく自然に行われる遊びであることを覚えておきたい．音楽療法士はこういった中核となる機能的スキル（ここの例では模倣スキル）をとらえたさまざまな活動を考案し，提供することができる．

17.5.3.1.4 評価・結果

模倣反応の回数は観察によって測定することができ，その頻度が増加しているかどうかを評価できる．訓練を受けた者であれば，子どもの受容言語能力と表出言語能力（模倣も含む）の改善を見定めるために，コミュニケーション発達検査（Sequenced Inventory of Communication Development）や象徴遊びテスト（Symbolic Play Test）などのような初期言語を評価する検査を用いることもできる．

17.5.4 代替コミュニケーション・補助装置を用いた表出性コミュニケーション

17.5.4.1 対象：アンジェルマン症候群

17.5.4.1.1 アセスメント・目的

アンジェルマン症候群の子どもたちは一般的に向社会的行動を示すが，認知的な遅れと重度の言語障害がみられることも多い（Williams, 2010）．彼らの多くは発語がほとんどないか全くなく，表出言語よりも受容言語スキルのほうが高い（Gentile et al., 2010）．発語がない場合，**拡大・代替コミュニケーション**（alternative and augmentative communication: AAC）がコミュニケーションの主な手段として用いられることが多い．カルキュレーターとブラック（Calculator & Black, 2010）によると，最もニーズの高い領域のひとつは欲求や要求を伝える能力である．したがってここでは，欲求・要求を伝えるという治療目的を達成させるために**絵カード交換式コミュニケーションシステム**（Picture Exchange Communication System: PECS）の使用に注目してみたい．

17.5.4.1.2 非音楽的訓練

セラピストは子どもに，AAC装置を使って欲求・要求を伝えるよう指導する．たとえば，コンピューターやiPad上の絵画ソフトが好きな子どもであれば，絵カードコミュニケーションシステムを用いてバーチャルな絵筆で塗るぬり絵などの活動を選択できるようにするのもよいだろう．コミュニケーション用の絵カードはボードに貼り付けておき，子どもはその中からひとつの絵カードを選んで剥がし，それをセラピストに手渡すよう指導される．電子の絵カードシステムを用いる場合には，子どもは画面にある絵を選んでタッチする．画面に出てくる「話す」ボタンをタッチすると，装置が単語を読み上げてくれる機能があるものもある．そして，子どもが「したい」と伝えたことをする時間をとる．子どもに選択させる場面になると，この手順を繰り返す．

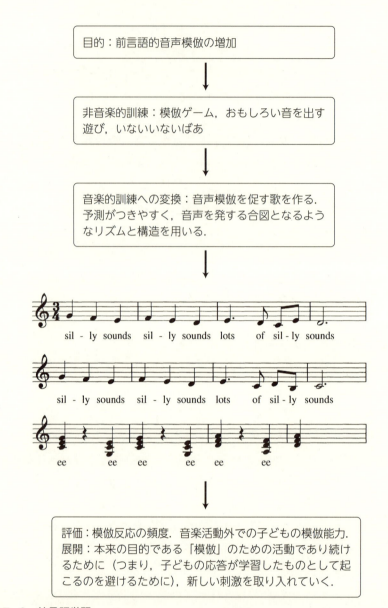

図17.3　前言語学習

17.5.4.1.3　音楽的訓練への変換

　音楽療法においても前提として，子どもがさまざまな音楽素材や小道具，歌などの中から好きなものを選択できるように活動を展開する．しかしここで音楽的訓練に変換するのは子どもが選択する物ではなく（ここではどのような物でもかまわない），訓練構造や刺激である．子どもが応答を準備してそれを示し，そして自身で選ぶことに

よって動機づけられるよう，音楽刺激を用いて促すのである．たとえば，年齢に適した音楽構造を用いて歌の中で選択肢を示し，どれが欲しいかを質問する．そして「私が欲しいのは〜（I want...）」などのフレーズを用いて子どもの応答を促す（図17.4参照）．音楽刺激は子どもの注意を惹きつけやる気を起こさせるものを使用すべきであり，そのためには子どもが選択できる物のひとつとしておくとよいだろう．この活動はさまざまな物を使って何度でも行うことができる．その際，音楽の構造をうまく利用することによって，欲求・要求を伝える箇所をわかりやすく示すことができる．

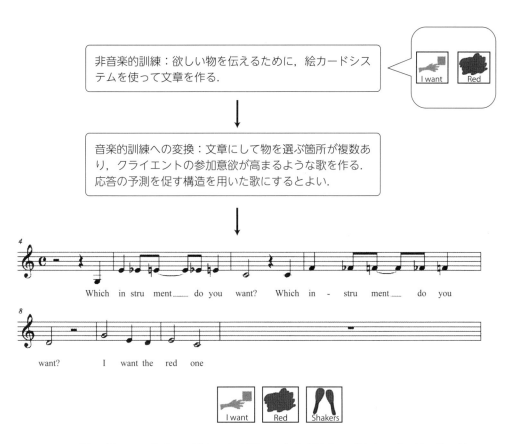

この歌の例では，子どもは絵カードを選んで音楽療法士に手渡すかボードに貼り付ける．音楽療法士は子どもが手渡す，あるいは貼り付けるタイミングに合わせてそのカードに書かれた単語を歌い，文章を構成する各カードを選ぶのを促すためにリズムと音楽的合図を止めずに続ける（必要に応じて音楽で援助する）．子どもの言語能力に応じて形容詞だけを選択するようにしたり，楽器カードの選択も加えたりして，難易度を調節するとよい．

図17.4　拡大・代替コミュニケーション

17.5.4.1.4　評価・結果

　この訓練のねらいは意思決定ではなく，子どもが絵カードを選んで手に取り，セラピストに渡す（あるいは電子シンボルをタッチする）ことである．子どもがコミュニケーションを使って欲求・要求を伝え，そしてその欲する物を受け取るという基本的な因果パラダイムがある．介入成果として望まれることは，子どもが自主的に絵カードを手に取って周囲にいる人に手渡すというシンボルを用いたコミュニケーションを自ら行うようになることである．こうした能力が高まると，次の目標は，欲求・要求を伝えるために自らコミュニケーション装置や周囲にいる人を探すようになることであろう．初期評価のデータには，子どもが選択できた頻度を含めるとよい．治療チームによっては，子どもが本当に自分の欲求・要求を伝えているのかどうかを見定めるために，不正解な選択肢（たとえば，何も書かれていないカード）や不適切な選択肢を用意することもある．この場合，不正解な選択肢ではないものを選んで手渡した回数を測定するとよい．

17.5.5　意味論

17.5.5.1　対象：知的障害

17.5.5.1.1　アセスメント・目的

　知的障害のある子どもたちは，単語の意味やラベリング，分類，言語での表現などといった意味論に困難を示すことがある．治療目的として，物を特定すること，物をグループ分けすること，さまざまな意味をもつ単語を状況に応じて使い分けること，および言葉で表現することなどが挙げられる．ここで示す例として，物のラベリングによる表出語彙の増加を取り上げよう．

17.5.5.1.2　一般的な非音楽的訓練

　訓練では，子どもを取り巻く環境の中から実用的な物を選び出し，それらの物を特定することをねらいとする場合が多い．クミン（Kumin, 2003, pp. 100-103）やヒルセン（Hilsen, 2012, pp. 71-81）が物の特定をねらいとした活動の要点についてまとめている．子どもの周囲にある物を特定するよう促す場合，セラピストがその実物あるいはその物の絵や写真を手に持って示し，「これは何？」と聞いて応答を促すことが多い．この活動は子どもの日常場面で行うこともできる．たとえば，子どもがおもちゃの台所セットで遊んでいるような場面で働きかけるのである．一緒に遊んでいるかのようなやりとりの中で，さまざまな物を特定するよう促すことができる．たとえばセラピストが「見て，これは何？」と言いながらある物を示し，子どもにその物の名称を答えるように促してもよい．あるいは，セラピストが「見て，これは○○よ」というように，まずはさまざまな物を見せながらその物の名称を教示する必要があるかもしれな

第 17 章　音楽的言語発達訓練　*291*

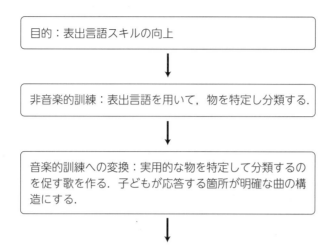

食べ物の特定と分類を目的とした活動で使う歌の一例を以下に示す．子どもはこの歌の A パートで踊ったり，手話をしたり，小道具（例　フルーツシェーカーやベジタブルシェーカー）を探し当てたりする．B パートでは，子どもが物を特定し分類するのを促す箇所を設けている．この例で取り上げている物は二種類のリンゴである．ここで子どもに二種類のリンゴの写真か絵カード，あるいはプラスティック製のリンゴを手渡す．子どもから得たい応答は四角で囲んだ箇所である．

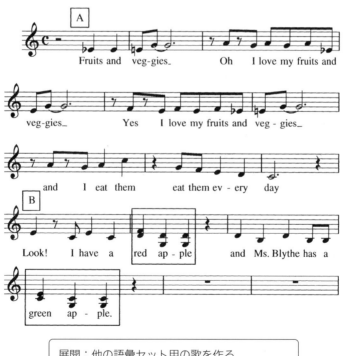

図 17.5　意味論

い．あるいは，子どもの視線をたどって「わぁ，あれは○○ね」や「手に持っている物は何？」などと，そのとき子どもが興味を示している物について発話を促すこともできる．

17.5.5.1.3　音楽的訓練への変換

表出性コミュニケーションは，同一構造のまま音楽介入に変換できる領域のひとつである．音楽が予測しやすくしたり，応答の仕方や箇所を明確にしたり，子どもの関心を惹いたりするのに役立つためである．おもちゃの台所セットの例でいうと，音楽療法士は手にした物が歌詞になる対話式の歌を作ることができる．その歌の中で，さまざまな台所用品の名称を答えるように適宜応答を促す合図を出すのである．音楽活動では「これは何？」と尋ねるだけでなく，音楽を用いて適切に物を特定するよう促し，その物を使った遊びに夢中にさせる場面を作ることもできる（図 17.5 参照）．

17.5.5.1.4　評価・結果

学習の基礎となる一般的な語彙リストを使い，子どもが正確に特定できた物を記録していく方法がある．さまざまな場面（他の訓練や生活場面など）で取り組んでいる単語や語彙を治療チームで協力して強化していくために，チームメンバーと密にコミュニケーションを図っていくべきである．ピーボディー絵画語彙テスト（Peabody Picture Vocabulary Test）や表出語彙テスト（Expressive Vocabulary Test），あるいは一語絵画語彙テスト（One-Word Picture Vocabulary Test）などの検査を用いて語彙を評価することもできる．

17.5.6　受容言語スキル

17.5.6.1　対象：特異的言語障害

17.5.6.1.1　アセスメント・目的

SLI のある子どもたちは，標準的な受容言語課題（たとえば，「トラックはどれ？」）に応じることはできても，物の機能や特徴や種類を含む課題（たとえば，「あなたのお父さんが運転するトラックはどれ？」），あるいは具体的な物が省略された課題（たとえば，「あなたのお父さんが運転するものはどれ？」）に困難を示すことが多い（Sundberg & Partington, 1998）．また，複雑な言語刺激や多段階からなる言語刺激（たとえば，「テーブルのところへ行って，カップを取って，それをあなたのお母さんに渡して」）に困難を示すこともある．

17.5.6.1.2　一般的な非音楽的訓練

一般的な訓練では，口頭での指示に応答するよう促す活動が行われる．指示のレベル（複雑さ）は子どもの受容言語能力によって異なる．ここで示す例として，物の機能や特徴や種類を含む受容言語課題に困難を示す子どもを対象とした訓練を取り上げ

る．前項での例のように，非音楽的訓練では子どもを活動に惹き込むために子どもが興味をもちそうな刺激を用いることが多い．たとえば，子どもとセラピストが動物のおもちゃで遊んでいるときに，セラピストが「牛はどこ？」と尋ねる．子どもが牛を特定できたら，次は「まだら模様の牛はどこ？」というように分類が必要となる質問をしてもよい．このような働きかけは，子どもが日常において遭遇するであろうさまざまな場面を想定して，遊びの中でも遊び以外の活動においても繰り返し行うことができる（例　食べ物，衣類）．

17.5.6.1.3　音楽的訓練への変換

受容言語スキルを高めるために，音楽を用いて活動を構造化し，予測しやすくし，子どもたちの参加をより一層促すことができる．子どもの興味や関心に応じてセッションを展開するためには，音楽刺激をすばやく作り出す能力が求められる．たとえば，子どもがセッションにやってきて，自然とスカーフに惹き寄せられていたら，スカーフを受容言語活動に取り入れられるだろう．さまざまな種類のスカーフがあれば，機能や特徴や種類を含んだ課題を取り入れることもできる（たとえば，蝶々が描かれたスカーフを振る，ある色のスカーフを振る，さまざまな模様や大きさのスカーフを振るなど）．音楽刺激は，応答する箇所を子どもが予測できるように構造化されたものでなければならない．また，子どもが課題を達成するために内言（自分の内面で考える言葉）を使うのを促すために用いることもできる（図17.6参照）．たとえば，課題の遂行を促すためにある音楽構造（リズムや旋律，歌詞，曲の構造など）を用いたとすれば，子どもが内面で言語化して課題を達成するのを促すために，子どもが課題を遂行しようとしている間，その構造を繰り返し使用するとよい．つまり，課題を促す際，音楽を止めて静寂の中で促すのではなく，音楽構造を繰り返すことで子どもの応答を促すことができるということである．

17.5.6.1.4　評価・結果

受容言語スキルの評価は，クライエントが課題を達成した頻度と必要としたプロンプトを記録することで測定できる．最終的な目標は子どもの日常生活に般化させることであり，音楽療法セッション以外の場面で物の機能や特徴，および種類を含む受容言語課題を達成できることである．したがって，非音楽的な物を積極的にセッションに取り入れるべきである．資格要件を満たした専門家であれば，受容・表出創発性言語テスト（Receptive-Expressive Emergent Language Test）や表出性一語絵画語彙テスト（Expressive One-Word Picture Vocabulary Test）を用いて受容言語スキルを評価することもできる．

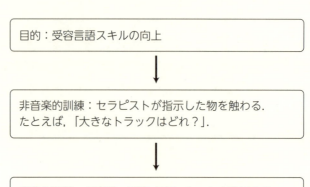

以下の歌の例では，子どもは異なる大きさや模様などさまざまな特徴のあるスカーフの中から，指示されたスカーフを選んで振る．音楽はそのスカーフの特徴と一致するよう，たとえば「小さい」スカーフの場合は狭い音程を使い，「大きい」スカーフの場合は広い音程を使うなどして変化させる．
目的は受容言語なので，子どもは歌っても歌わなくてもどちらでもよい．

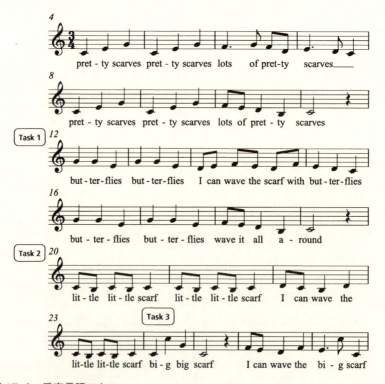

図17.6 受容言語スキル

17.6 まとめ

　音楽的言語発達訓練（DSLM）の骨子は，発話・言語機能の向上を目的として音楽を計画的かつ意図的に用いることである．発話と言語に困難のある子どもたちの治療に携わる神経学的音楽療法士は，子どもの診断や症状，治療のねらい，および一般的な非音楽的訓練に関する情報を把握することにより，その方向性を見出すことができる．そのうえで，音楽を治療に適用するために，非音楽的訓練の治療構造と同一構造の中で音楽を創造的に用いる方法を探ることができるのである．変換デザインモデル（TDM）に沿って音楽療法活動を計画すれば，「活動志向の治療」となってしまうのを避けられるし，治療において重視すべき「動機づけ」と「創造的な音楽体験」を提供するという点も維持できるだろう．

参考文献

American Speech-Language-Hearing Association (2007). *Childhood Apraxia of Speech*. www.asha.org/policy/TR2007-00278 (accessed December 2013).

Azan, A. M. (2010). *The comparison of three selected music/reading activities on second-grade students' story comprehension, on-task/off-task behaviors, and preferences for the three selected activities.* Florida State University. ProQuest Dissertations and Theses.

Brendel, B. and Ziegler, W. (2008). Effectiveness of metrical pacing in the treatment of apraxia of speech. *Aphasiology, 22*, 77-102.

Brown, S., Martinez, M. J., and Parsons, L. M. (2006). Music and language side by side in the brain: a PET study of the generation of melodies and sentences. *European Journal of Neuroscience, 23*, 2791-803.

Calculator, S. N. and Black, T. (2010). Parents' priorities for AAC and related instruction for their children with Angelman syndrome. *Augmentative and Alternative Communication, 26*, 30-40.

Cooley, J. (2010). *The use of developmental speech and language training through music to enhance quick incidental learning in children with autism spectrum disorders*. Unpublished thesis. Fort Collings, CO: Colorado State University.

Corradino, G. (2009). *Improving letter recognition and beginning sound identification through the use of songs with special education kindergarten students*. Unpublished thesis. Caldwell, NJ: Caldwell College.

Corrigall, K. A. and Trainor, L. J. (2011). Associations between length of music training and reading skills in children. *Music Perception, 29*, 147-55.

Dauer, K. E., Irwin, S. S., and Schippits, S. R. (1996). *Becoming Verbal and Intelligible: a* *functional motor programming approach for children with developmental verbal apraxia*. San Diego, CA: Harcourt Publishers Ltd.

Dworkin, J. P. and Abkarian, G. G. (1996). Treatment of phonation in a patient with apraxia and dysarthria secondary to severe closed head injury. *Journal of Medical Speech-Language Pathology, 2,* 105-115.

Dworkin, J. P., Abkarian, G. G., and Johns, D. F. (1988). Apraxia of Speech: the effectiveness of a treatment regime. *Journal of Speech and Hearing Disorders, 53,* 280-94.

Emanuele, E. et al. (2010). Increased dopamine DRD4 receptor mRNA expression in lymphocytes of musicians and autistic individuals: bridging the music-autism connection. *Neuroendocrinology Letters, 31,* 122-5.

Farrell, M. (2012). *The Effective Teacher's Guide to Autism and Communication Difficulties.* New York: Routledge.

Gentile, J. K. et al. (2010). A neurodevelopmental survey of Angelman syndrome with genotype-phenotype correlations. *Journal of Developmental and Behavioral Pediatrics, 31,* 592-601.

Gerenser, J. and Forman, B. (2007). Speech and language deficits in children with developmental disabilities. In: J. H. Jacobson, J. A. Mulick, and J. Rojahm (eds) *Handbook of Intellectual and Developmental Disabilities.* New York: Springer. pp. 563-79.

Grosz, W., Linden, U., and Ostermann, T. (2010). Effects of music therapy in the treatment of children with delayed speech development – results of a pilot study. *BMC Complementary and Alternative Medicine, 10,* 39.

Hilsen, L. (2012). *Early Learners with Autism Spectrum Disorders.* Philadelphia, PA: Jessica Kingsley Publishers.

Jentschke, S., and Koelsch, S. (2009). Musical training modulates the development of syntax processing in children. *NeuroImage, 47,* 735-44.

Jentschke, S., Koelsch, S., Sallat, S., and Friderici, A. (2008). Children with specific language impairment also show impairment of music-syntactic processing. *Journal of Cognitive Neuroscience, 20,* 1940-51.

Koegel, R. L., Shirotova, L., and Koegel L. K. (2009). Brief report: using individualized orienting cues to facilitate first-word acquisition in non-responders with autism. *Journal of Autism and Developmental Disorders, 39,* 1587-92.

Koelsch, S. et al. (2002). Bach speaks: a cortical "language-network" serves the processing of music. *NeuroImage, 17,* 956-66.

Kouri, T. and Winn, J. (2006). Lexical learning in sung and spoken story script texts. *Child Language Teaching & Therapy, 22,* 293-313.

Kumin, L. (2003). *Early Communication Skills for Children with Down Syndrome: a guide for parents and professionals.* Bethesda, MD: Woodbine House.

Lai, G., Pantazatos, S. P., Schneider, H., and Hirsch, J. (2012). Neural systems for speech and song in autism. *Brain, 135,* 961-75.

Lathroum, L. M. (2011). *The role of music perception in predicting phonological awareness in five- and six-year-old children*. Doctoral dissertation. Coral Gables, FL: University of Miami.

Lim, H. A. (2010). Effect of "developmental speech and language training through music" on speech production in children with autism spectrum disorders. *Journal of Music Therapy, 47*, 2-26.

Lim, H. A. and Draper, E. (2011). The effects of music therapy incorporated with applied behavior analysis verbal behavior approach for children with autism spectrum disorders. *Journal of Music Therapy, 48*, 532-50.

Marin, M. (2009). Effects of early musical training on musical and linguistic syntactic abilities. *Annuals of the New York Academy of Sciences, 1169*, 187-90.

Mauszycki, S. C. and Wambaugh, J. (2011). *Acquired Apraxia of Speech: a treatment overview.* www.asha.org/Publications/leader/2011/110426/Acquired-Apraxia-of-Speech-A-Treatment-Overview (accessed May 2014).

Moreno, S. et al. (2009). Musical training influences linguistic abilities in 8-year-old children: more evidence for brain plasticity. *Cerebral Cortex, 19*, 712-23.

Moreno, S. et al. (2011a). Short-term music training enhances verbal intelligence and executive function. *Psychological Science, 22*, 1425-33.

Moreno, S., Friesen, D., and Bialystok, E. (2011b). Effect of music training on promoting preliteracy skills: preliminary causal evidence. *Music Perception, 29*, 165-72.

National Institute on Deafness and Other Communication Disorders. (2013). *Specific Language Impairment Across Languages*. www.nidcd.nih.gov/news/meetings/01/developmental/pages/leonard.aspx (accessed December 2013).

Paul, R. (2007). *Language Disorders from Infancy through Adolescence: assessment and intervention,* 3rd edition. St Louis, MO: Mosby.

Register, D. (2001). The effects of an early intervention music curriculum on prereading/writing. *Journal of Music Therapy, 38*, 239-48.

Register, D., Darrow, A., Standley, J., and Swedberg, O. (2007). The use of music to enhance reading skills in second grade students and students with reading disabilities. *Journal of Music Therapy, 44*, 23-37.

Schon, D. et al. (2010). Similar cerebral networks in language, music and song perception. *NeuroImage, 51*, 450-61.

Square, P. A., Martin, R. E., and Bose, A. (2001). Nature and treatment of neuromotor speech disorders in aphasia. In: R.H. Chapey (ed.) *Language Intervention Strategies in Adult Aphasia,* 4th edition. Philadelphia, PA: Lippincott Williams & Wilkins. pp. 847-84.

Strait, D., Hornickel, J., and Kraus, N. (2011). Subcortical processing of speech regularities underlies reading and music aptitude in children. *Behavioral and Brain Functions, 7*, 44.

Sundberg, M. and Partington, J. (1998). *Teaching Language to Children with Autism or Other Developmental Disabilities*. Concord, CA: AVB Press.

Wambaugh, J. L. and Martinez, A. L. (2000). Effects of rate and rhythm control treatment on consonant production accuracy in apraxia of speech. *Aphasiology, 14*, 851-71.

Wambaugh, J. L. and Mauszycki, S. C. (2010). Sound production treatment: application with severe apraxia of speech. *Apasiology, 24*, 814-25.

Wambaugh, J. L. et al. (2006). Treatment guidelines for acquired apraxia of speech: a synthesis and evaluation of the evidence. *Journal of Medical Speech-Language Pathology, 14*, 35-65.

Wan, C. Y. et al. (2011). Auditory-motor mapping training as an intervention to facilitate speech output in non-verbal children with autism: a proof of concept study. *PLoS ONE, 6*, e25505.

Williams, C. A. (2010). The behavioral phenotype of the Angelman syndrome. *American Journal of Medical Genetics. Part C, Seminars in Medical Genetics, 154C*, 432-7.

Winter, S. (2007). Cerebral palsy. In: J. H. Jacobson, J. A. Mulick, and J. Rojahm (eds) *Handbook of Intellectual and Developmental Disabilities*. New York: Springer. pp. 61-80.

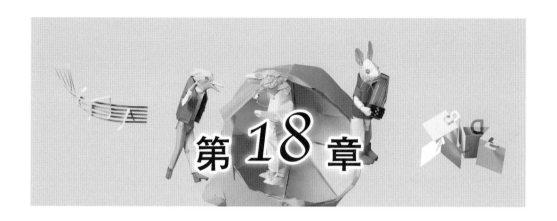

第18章

音楽的象徴的コミュニケーション訓練
(Symbolic Communication Training Through Music: SYCOM)

コリーン・P. タウト (Corene P. Thaut)

18.1 定義

　音楽的象徴的コミュニケーション訓練（SYCOM）は，適切なコミュニケーション行動や言語の語用論，発話に伴うジェスチャー（身振り），および感情の表現などを，非音声的「言語」体系によって，音楽演奏活動の中で想定模倣して訓練する神経学的音楽療法（NMT）の技法である．表出言語の著しい低下を認めるクライエント（たとえば脳損傷や脳卒中後），あるいは言語機能障害のあるクライエントや機能的言語が未発達なクライエントに適用される．SYCOMでは，楽器や声を使う構造化された即興演奏活動などの中にコミュニケーションのルールを取り入れ，それを練習する．構造的なコミュニケーション行動，たとえば他者との対話，質問と応答，傾聴と応答，発話に伴う適切なジェスチャー，コミュニケーションの開始と応答の適切なタイミング，コミュニケーションの開始と終了，伝達されたメッセージの適切な理解，および，リアルタイムに起こる社会的相互交流パターンにおけるその他のコミュニケーション構造を訓練するために，このような音楽活動を効果的に用いることができるのである（Thaut, 2005）．

18.2 対象

音楽的象徴的コミュニケーション訓練（SYCOM）は，特に脳卒中や脳損傷，あるいは神経疾患によって言語を完全に喪失した患者，あるいは機能的な表出言語の発達がみられないクライエントのために考案された技法である．脳卒中や脳損傷後に発話・言語スキルを完全に喪失するケースはまれであるが，重度の表出性失語や認知障害による表出言語能力の喪失は，周囲と言語的に意思疎通を図る能力を失ったことを意味するため，患者を失望させたり孤立させたりすることになる．即興演奏活動の中で象徴的なコミュニケーション・パターンを用いることにより，感情を表出したり，非言語的に考えや発想を伝達したりする機会を提供できるのである．

セラピストは時に，自閉スペクトラム症，レット症候群，あるいは脳性麻痺などの障害により，機能的な言語スキルの発達がみられない児童や成人に出会うこともあるだろう．このような患者群に対して適切なコミュニケーション行動や言語の語用論，発話に伴うジェスチャー，および感情の表出などを取り入れた音楽活動を行い，これらを訓練する．SYCOMは，このような重要な役割を担うことができるのである．

18.3 研究のまとめ

音楽は演奏者にも聴き手にも伝わる意味をもつ．これは，さまざまな背景や文化をもつ作曲家，演奏家，美学者，および音楽評論家たちによって，議論の余地のない事実と考えられている．音楽的意味が音楽作品そのものの抽象的な知的背景から生じるか，あるいは概念や行為，感情の状態，性格など音楽以外の世界から生じるものと捉えるかは，「絶対主義者」か「参照主義者」かによる（Berlyne, 1971）．しかし音楽言語における意味も口頭言語における意味も，すべてはコミュニケーションが図られる状況での意図や期待によって，また社会的状況や文化的脈絡によって形成され定義される（Kraut, 1992; Merriam, 1964）．

ドイチュ（Deutsch, 2013）は，ゲシュタルト原理（Wertheimer, 1923）といわれてきたさまざまな単純規則と関連する「聴覚系の群化」について述べている．この原理でいう群化する力とは，我々が環境をより正確に解釈し，より正確に周囲と意思疎通を図ることを可能にするものである．音楽にそもそも備わっている近接性，類似性，よい連続性といったゲシュタルトの法則によって音の要素は自然に群化されるため，音楽はまとまりのある一貫したコミュニケーション・パターンを作り出す効果的な非言語ツールとなりうるのである．

18.4 治療機序

　言語語用論とは社会的言語の規則のことをいう．たとえば，さまざまな目的で言語を使用すること（たとえば質問したり，発言したり，要求を伝えたりするなど），聴き手や状況に応じて言語の調子を変えること，あるいは会話や相互交流のルールに従うことなどである．音楽は明確な意味論的意味をもたないが，音楽の規則構造や音楽から連想される音楽以外の考えや発想によって，音楽活動に言語語用論を取り入れることができる．これを，発話と同じ聴覚様式を用いた方法でできるのである．音楽活動では楽器を用いることにより，他者と対話をしたり，質問して答えを受けたり，傾聴して応答したり，反応を開始したり，音楽でのやりとりについて適切に振り返ったりする機会を作ることができる．音楽的象徴的コミュニケーション訓練（SYCOM）では，コミュニケーションの言語的要素に加えて，順番交替や傾聴などのような非言語的パターンやジェスチャーに取り組むこともできるのである．音楽言語と口頭言語の類似点は，音韻論や韻律論，形態論，および統語論などにもみられる．

18.5 臨床プロトコール

　音楽的象徴的コミュニケーション訓練（SYCOM）では，言語および非言語による構造化されたコミュニケーション行動，たとえば順番交替，ジェスチャー，対話，質問と返答，傾聴と応答，適切な開始と反応のタイミング，コミュニケーションの開始と終了，および伝達されたメッセージの適切な理解などに取り組むために，さまざまな即興演奏活動を展開することができる．クライエントの音楽能力がどのようなレベルであっても，このような活動に参加することは可能である．しかし成果が上がる治療的音楽活動を確実に提供するためには，クライエントの認知力と身体能力は的確に把握しておく必要がある．音楽の複雑さの度合いは，補助具や視覚的合図，および旋法の使用などによって調整する必要があるだろう．以下に示す例は，SYCOM の特徴をよく表している臨床シナリオ，さまざまな言語的および非言語的コミュニケーション行動に取り組むための活動例である．

18.5.1 順番交替とジェスチャーによる伝達

　発話の発達がみられないクライエントを対象とした臨床現場では，非常に簡単な活動，たとえば機能的なコミュニケーションに伴う適切なジェスチャーや非言語的なルールと構造などに取り組むことから始めるとよい．たとえば，セラピストとクライエントの間にザイロフォンを置き，互いに向かい合って座る．セラピストはマレット

でザイロフォンを8拍分奏で，クライエントとアイコンタクトをとってそのマレットを渡す．次にクライエントが数小節ザイロフォンを奏でたら，セラピストとアイコンタクトをとってマレットを返す．これを何往復か繰り返した後，さらに発展させることができる．クライエントにセラピストのものとは別の楽器とマレットを渡し，クライエントは楽器を鳴らし終えるたびにマレットをセラピストに渡すのではなく，ジェスチャーでセラピストが鳴らす番であることを伝えるようにする．このレベルのSYCOMは，クライエントの障がいの程度によって，習得するまでに数セッションあるいは数カ月を要することもある．

18.5.2　応答前の傾聴

コミュニケーションを図る際の語用論には，会話や相互交流のルールに従うことが含まれる．もしその場にいる全員が同時に話すと，誰が何を言っているのかを聞きとることは難しく，適切に応じることも難しい．たとえば，他者による音楽的発言をまずよく聴いてから音楽で応じることを求めるような音楽活動では，適切な傾聴と応答，つまり文脈に合った応答をタイミングよく発する練習を効果的に行うことができる．

18.5.3　音楽的文脈における対話と応答

クライエントがコミュニケーション時に適切なジェスチャーを使えるようになり，傾聴する力を身に付けたら，SYCOMの次段階ではセラピストとクライエント間での対話を試みる．たとえば，クライエントにザイロフォンで短いフレーズを奏でるよう促す．セラピストはそのクライエントの演奏を反映させたフレーズを演奏して返す．この過程を何度か繰り返した後，セラピストとクライエントは役割を交代する．セラピストがザイロフォンでフレーズを演奏して，その後にクライエントがそのセラピストの演奏を反映させたフレーズを演奏して返す．この相互交流は，二者間のコミュニケーションにおいて，互いを聴き合いつつ，話しの流れに沿って応答するというコミュニケーションの図り方を象徴している．

18.5.4　質問と返答

SYCOMのこの段階では，何かについて「発言する」のとは対照的な「質問する」という概念を取り入れる．音楽を用いて質問をする方法をクライエントと探ってみるとよい（たとえば質問時には声の抑揚が上向くのをまねて，上行する音階を用いるなど）．次に，質問に対し，音楽を用いて答えたり考えを述べたりする方法を探ってみる．このようにして，セラピストとクライエントは互いに質問を投げかけ，その質問に対して音楽で適切に返答するというのを交互に行う．

18.6 まとめ

音楽的象徴的コミュニケーション訓練（SYCOM）は，非音声的「言語」体系の中で適切なコミュニケーション行動や言語語用論，発話に伴うジェスチャー，および感情の表出などを練習するために，構造化された即興演奏活動を用いる技法である．音楽は感覚的に構造化されたものであり，社会的な気づきや認識を必要とするものであり，強く感情に働きかける特性をもつものであり，またリアルタイムで展開されていくものでもある．それゆえ，コミュニケーション構造や社会的相互作用のパターンを臨床の場に取り入れるのに効果的な手段となりうるのである（Thaut, 2005）．

参考文献

Berlyne, D. E. (1971). *Aesthetics and Psychobiology.* New York: Appleton-Century-Crofts.

Deutsch, D. (2013). Grouping mechanisms in music. In: D Deutsch (ed.) *The Psychology of Music,* 3rd edition. San Diego, CA: Elsevier. pp. 183-248.

Kraut, R. (1992). On the possibility of a determinate semantics for music. In: M. Riess Jones and S. Holleran (eds), *Cognitive Bases of Musical Communication.* Washington, DC: American Psychological Association. pp. 11-22.

Merriam, A. P. (1964). *The Anthropology of Music.* Evanston, IL: Northwestern University Press.

Thaut, M. H. (2005). *Rhythm, Music, and the Brain: scientific foundations and clinical applications.* New York: Routledge.

Wertheimer, M. (1923). Untersuchung zur Lehre von der Gestalt II. *Psychologishce Forschung, 4*, 301-50.

役立つウェブサイト

American Speech-Language-Hearing Association（アメリカ言語聴覚士協会）．www.asha.org

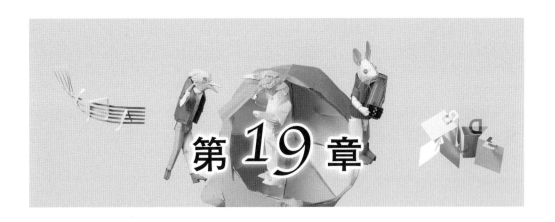

第19章

音楽的感覚適応訓練
(Musical Sensory Orientation Training: MSOT)

オドゥーン・ミシャ（Audun Myskja）

19.1 定義

音楽的感覚適応訓練（MSOT）は，注意，覚醒，および感覚反応に影響をおよぼす臨床症状を呈するクライエントに特に有益な神経学的音楽療法（NMT）技法である．タウトによる本技法の定義は以下のとおりである．

> この技法では，覚醒させ，その状態を維持させるよう刺激を与え，そして意味のある反応を促し，時間，場所，人に対する見当識を促進するために，生の音楽か録音音楽を使用する．回復段階あるいは発達段階が進めば，音楽を使った簡単な訓練への能動的参加を促すことによりヴィジランス〔訳註　注意を集中させて，刺激がくるのを待っている状態〕を高め，反応の質よりもむしろ反応の量を重視し，基本的な注意の維持を訓練する段階に移る（Ogata, 1995）．この訓練には，感覚刺激，覚醒，見当識，およびヴィジランスと注意の維持が含まれる．
>
> （Thaut, 2005, p. 196）

19.2　対象

音楽的感覚適応訓練（MSOT）は有益な技法であり，以下の疾患を対象とした臨床応用が特に進んでいる．

- ◆ 認知症：アルツハイマー病，血管性認知症，レヴィー小体認知症，前頭葉型認知症
- ◆ 発達障害：外傷性脳損傷（TBI），出生異常，学習障害，染色体異常（ダウン症候群など）
- ◆ 意識障害：昏睡状態，植物状態，外傷後の回復期

MSOT の適用に関する報告には自閉スペクトラム症（ASD）を対象としたものもある．また，注意欠如・多動症（ADHD），注意欠陥障害（ADD），およびこれらの関連障害にも適用できる可能性がある．

19.3　研究のまとめ

いくつかの文献調査の結果で，認知症症状を呈するクライエントに対する音楽を用いた支援が推奨されており（Sherratt et al., 2004），認知症の中核症状に対処する技法を明確にする必要性が強調されている（Myskja, 2005）．認知症ケアにおける音楽適用は，確立された支持療法の一翼を担いつつあり，公共医療サービスにおいて体系的に実施されている（Hara, 2011）．主要な研究課題として挙げられることは，特定の症状に適合する最も効果的な手法と最適な実施法を実証することであろう（Myskja, 2006）．感覚適応および手洗いやその他の生活動作においてクライエントの協力を得るために歌いかける手法は，効果を期待できる音楽の臨床応用の一例である（Gotell et al., 2009）．発達障害を対象とした音楽療法のエビデンスは増えてきている（Wigram & De Backer, 1999）．コクラン・レビューでは，自閉スペクトラム症（ASD）を対象とした音楽の使用に関して有効性が示されている（Gold et al., 2006）．意識障害を対象とした音楽療法の研究基盤は強化されてきており（O'Kelly & Magee, 2013a），アセスメント法が改善されたことにより，注意と覚醒を促進する音楽的要素をより的確に用いることができるようになるだろう（O'Kelly & Magee, 2013b）．ランダム化比較試験（RCTs）では，脳卒中後遺症および外傷後損傷における音楽の特異的効果が示されている（Sarkamo, 2011）．

19.4　治療機序

認知症，発達障害，意識障害を対象とした認知および感覚リハビリテーションにおける音楽の影響に関する治療機序として，以下が挙げられる（Myskja, 2012）．

- ◆ 聴覚的合図と運動の活性化との直接的な相互作用は，遂行機能と運動スキルを高める．
- ◆ 聴覚皮質の可塑性は，損傷を負った脳であっても，機能を再訓練するための基板としての役割を果たす．
- ◆ 聴覚刺激は代替経路を形成することにより，認知的な問題を抱える人の自伝的想起を促進することができる．
- ◆ 間隔検索技法（spaced retrieval technique）〔訳註　間隔を空けて思い起こす訓練〕のような音楽療法特有の手法によって，記憶障害のある人の顔認識や名前認識を改善することができる．
- ◆ 音楽知覚に組み込まれている特異的な認知負荷は，心地よい聴覚刺激からより複雑な感覚刺激まで幅広い刺激を与えることができる．
- ◆ なじみのある音楽刺激は，記憶機能に備わるパターン形成の保持を促すものとして機能する鋳型を創ることができ，それによってワーキングメモリ回路を形成することができる．

　音楽が認知や記憶，および注意にもたらす影響に関する神経科学研究は急速に進んでいる（Koelsch, 2009）．ある一連の研究では，知覚と動作のつながりを仲介するミラーニューロン系の関与の解明が進められている（Molnar-Szakacs & Overy, 2006）．これについては未だ推定の段階ではあるが，基礎研究を応用した効果的な臨床戦略がすでに示されている（Wan et al., 2010）．この研究は，認知症に対する効果的な心理社会的戦略の基本原理を発展させるのに役立つであろう．たとえば，動きを表現する文章が前頭葉運動回路を活性化させることがわかっている（Tettamanti et al., 2005）．したがって，明確で簡潔な指示を与えること，および次に進む前にその指示が理解されたかどうかを確かめることに重きを置くことは，脳の学習システムに健全な基盤をもたらすと考えられる（Avanzini et al., 2005）．気分・覚醒仮説は，覚醒状態のレベルと気分状態のレベルの相互作用によって使われていない認知機能や注意機能への働きかけが可能となることを示した研究を総合した説である（Thompson et al., 2001）．

19.5　臨床プロトコール

　音楽的感覚適応訓練（MSOT）はさまざまな方法で適用できる技法であり，簡易な手法による訓練から神経学的音楽療法（NMT）特有の高度な技術を要する手法による訓練まで幅広い．MSOTは階層的に順序化された三段階のレベルで適用され，各レベルの複雑性と要求する認知機能が段階的に増していくようになっている．以下に，各レベルについて順に説明する．

19.5.1 感覚刺激レベル

感覚刺激レベルの MSOT では，音を使った基本的な刺激法を用いて，音に対する何らかの基本的反応を促したり，生理学的覚醒を誘発したりする．他の感覚モダリティーを組み合わせて用いてもよい．感覚刺激レベルの介入は重度の意識障害やその回復過程，重度の発達障害，および重度の認知症に対して最もよく行われる．構造化された聴覚的感覚入力を与えるために，なじみのある音楽を聴かせたり，持続音が鳴るさまざまな音色の楽器を奏でたり，歌声を用いたり，触れると音が鳴る楽器に触れるよう促したりするような活動を行う．この段階でのクライエントの目標は，このような刺激に対して何らかの「因果関係」のある精神運動反応を示すことである．

19.5.2 覚醒・見当識レベル

覚醒・見当識レベルでは，クライエントが基本的な認知処理レベルに達する，あるいは維持することを促す治療的音楽活動を行う．覚醒・見当識訓練は，意識障害のあるクライエントの回復状態を促進するためや，発達障害のあるクライエントの基本的な認知処理スキルを高めるため，および認知症のクライエントの見当識と覚醒状態を維持させるために重要である．訓練活動は，時間，場所，人に対する見当識を促進するために，なじみのある歌や音楽を中心に組み立てるとよいだろう．不安や興奮を軽減するために音楽が用いられることもある．このレベルにおいて楽器を用いる場合は，空間的位置を変えながら楽器を鳴らし，クライエントに音源を追って定位するよう促すのもよい．活動に簡単な認知的要求を加える場合には，「この歌が好きだったらうなずいて」や「音楽が始まったら手を挙げて」，あるいは「この歌を知っていたら一緒に歌ってみて」などのような指示を入れる活動を取り入れるとよいだろう．

19.5.3 ヴィジランス・注意維持レベル

ヴィジランス・注意維持（vigilance and attention maintenance: VAM）訓練は，最も高いレベルの MSOT である．このレベルでの訓練は**音楽的注意コントロール訓練（MACT）**や**聴知覚訓練（APT）**などのような，さらに高度な認知リハビリテーションへの入り口として機能することが多い．VAM 訓練において重視するのは，MACT で導入されるような特定の（質的）反応を求める働きかけはせずに，音楽活動に持続的に（量的に）参加させるよう促すことである．セラピストはクライエントの参加を促すために，クライエントにとってとっつきやすく，音楽的に意味のある音楽素材や音楽活動を提供しなければならない．訓練の成果を判断する基準は，活動への参加時間と活動に対する持続的な注意であり，どのように反応を示したか，あるいはどのように参加したかといった定性基準は用いない．なじみのある歌を歌いながら，操作が簡単で鳴らしやすい楽器をクライエントに提

示し，歌に合わせて鳴らすよう促すのもよいだろう．オムニコードのような表面に触れると音が鳴る電子楽器は扱いやすい楽器の良い例である〔訳註　オムニコードの場合，ストラムプレートとよばれる金属板上に触れると音が鳴る〕．セラピストはアルペジオやグリッサンドのような長く鳴り続ける音パターンをプログラミングしておき，セラピストが歌っている間クライエントはストラムプレート上で手を動かして音を鳴らして，セラピストがコードボタンで和音を変えるというような介入も可能である．その他，音響的に有益な楽器としてウィンドチャイム，ベル，大きいサイズのトーンバーなどが挙げられる．デジタル・インターフェイスを備えたタッチボードなども適切な選択肢のひとつである．また，楽器を用いた即興演奏もしばらくの間続けることが可能な活動であるため，持続的参加を促す目的で用いることができる．セラピストはあらかじめ，音高のある打楽器（たとえば，マリンバ，シロフォン，メタロフォン）を旋法の音階，たとえばペンタトニック（ド・レ・ミ・ソ・ラ音階）や四つのペンタコルド（5度の音程内の長調，短調，フリジアン，あるいはリディアン），あるいは七つのヘプタトニック音階（イオニアン，ドリアン，フリジアン，リディアン，ミクソリディアン，エオリアン，あるいはロクリアン）のうちのひとつに設定しておき，クライエントにそれを自由に演奏させて注意の持続を促す方法がある．即興演奏でこれらの音の並びを用いると，幅広く豊かな旋律を創り出すことができる．セラピストは拍感を強調せず，旋法の和声パターンをゆっくりと奏でながらクライエントの演奏に応えたり，クライエントの演奏を整えたり，方向付けたり，導いたり，支えたりする．旋法音楽では「縦の」機能的な和声を使用しないため，「間違った」音や和音の影響を受けずに，セラピストとクライエントが同時に奏でる旋律や音程の層による多声音楽（ポリフォニー）を作りやすいのである．

19.5.4　その他のプロトコール
19.5.4.1　認知症と意識障害を対象とした手洗いやその他の生活動作のための　　　　　　ケア・シンギング（care singing）

　その人に合った音楽を見出すアセスメントアプローチ（Myskja, 2012）により，クライエントの好みについて評価する．少なくとも2名の外部評価者による反復評価に基づいて，特に，強いポジティブ反応を生じさせるなじみ深い歌を少なくとも2曲見つけ出すことに重点をおく．すべてのスタッフおよび家族に，クライエントと何らかの生活動作を行う際，これらの歌を歌うよう指導する．これは，クライエントが最適な覚醒状態にあるときに認識できる感覚入力を与えるためであり，注意を促進して協力を得やすくするためである．かかわり手は，安全で支持的な環境を作り，それを維持することに注意を払う必要がある（Whall et al., 1997）．自身の歌唱能力を不安に思うスタッフがいれば，あらかじめロールプレイによってケア・シンギングの指導を行い，練習する．歌の歌詞は，寝たき

りのクライエントであればベッドサイドに，歩くことのできるクライエントであればトイレなどに貼っておく．歌いかけは，その一連の動作を行っている間，最適な刺激レベル，覚醒レベル，注意レベルを維持するために，必要に応じて断続的に続ける．ケア・シンギングは通常，MSOTの感覚刺激レベルあるいは覚醒・見当識レベルの介入として用いる．

19.5.4.2 感覚刺激，覚醒，および注意を調節する個人に合った音楽（録音音楽と生の音楽）

その人に合った音楽を見出すアセスメントアプローチ（Myskja, 2012）により，クライエントの好みについて評価する（Gerdner, 2005）．直接評価（Myskja, 2005）によって最大レベルのポジティブ反応がみられた歌を少なくとも6曲選び，クライエントの反応をみて再生機器の音量と距離を調節しながらこれらの歌を聴かせる．セラピストは音楽の終止（カデンツ）に対する反応を観察できるように音量を調節しつつ，その音源に重ねて歌う．クライエントの反応は顔の動き・表情や身体の動きによって判断できる．最適な刺激レベルと覚醒レベル，および注意レベルを維持するように，セラピストの歌唱はセッション中，必要に応じて変化させる．この個人に合った音楽を提示する活動は，MSOTの感覚刺激訓練あるいは覚醒・見当識訓練の一環として行う．

19.5.4.3 個人に合った音楽による集団活動

その人に合った音楽を見出すアセスメントアプローチ（Myskja, 2012）により，クライエントの好みについて評価する．最適な感覚刺激を与えるものとして，なじみのある歌を用いる．ここで用いる歌は，能動的刺激を与えるもので，音楽的対話のきっかけとなる反応を誘発するリズミカルなものを選ぶとよい．反応率の高い音楽的フレーズの例として，クライエントが認識しやすい「Skip to my Lou」（スキップ・トゥ・マイ・ルー）のような歌が挙げられる．

覚醒を促す（感覚刺激および覚醒・見当識レベル）上で，低覚醒や過覚醒の状態を生じさせないよう，リズムと音量を調節することが重要である．強い治療的反応を引き出す方法の例として，運動反応を誘発するリズミカルな歌とゆったりとしたバラード調の歌を交互に用いる方法がある．

見当識（覚醒・見当識レベル）を目的とする場合，クライエント自身の名前や故郷，季節，あるいは童謡やわらべ歌（しかし，子どもじみたものとして受けとられてしまうような方法で導入しないよう注意する）などのような，既知構造を扱ったなじみのある歌を用いるとよい．

注意の持続（ヴィジランス・注意維持レベル）を目的とする場合，「安定性・予測可能性」と「変化・新規性」をうまく調和させたプログラムを組み立てられているか留意する必要

がある．特にリズムのフレージング，音量の微妙な変化，およびクライエントとの物理的な距離に関して注意を払わなければならない．クライエントの状態や状況に応じて適切にセッションの終了時を見極めるようにする．

参考文献

Avanzini, G., Lopez, L., Koelsch, S., and Majno, M.(eds) (2005). *The Neurosciences and Music II: From perception to performance.* New York: New York Academy of Sciences.

Gerdner, L. A. (2005). Use of individualized music by trained staff and family: translating research into practice. *Journal of Gerontological Nursing, 31*, 22-30.

Gold C, Wigram T, and Elefant C (2006). Music therapy for autistic spectrum disorder. *Cochrane Database of Systematic Reviews, 2*, CD004381.

Gotell, E., Brown, S., and Ekman, S.-L. (2009). The influence of caregiver singing and background music on vocally expressed emotions and moods in dementia care: a qualitative analysis. *International Journal of Nursing Studies, 46*, 422-30.

Hara, M. (2011). Music in dementia care: increased understanding through mixed research methods. *Music and Arts in Action, 3*, 15-33.

Koelsch, S. (2009). A neuroscientific perspective on music therapy. *Annals of the New York Academy of Sciences, 1169*, 374-84.

Molnar-Szakacs, I. and Overy, K. (2006). Music and mirror neurons: from motion to 'e'motion. *Social Cognitive and Affective Neuroscience, 1*, 235-41.

Myskja, A. (2005). Musikk som terapeutisk hjelpemiddel i sykehjemsmedisin. *Tidsskrift for den norske Lægeforening, 120*, 1186-90.

Myskja, A. (2006). *Den Siste Song.* Bergen: Fagbokforlaget.

Myskja, A. (2012). *Integrated music in nursing homes – an approach to dementia care.* Doctoral thesis. Bergen: University of Bergen.

Ogata, S. (1995). Human EEG responses to classical music and simulated white noise: effects of a musical loudness component on consciousness. *Perceptual and Motor Skills, 80,* 779-90.

O'Kelly, J. and Magee, W. L. (2013a). Music therapy with disorders of consciousness and neuroscience: the need for dialogue. *Nordic Journal of Music Therapy, 22*, 93-106.

O'Kelly, J. and Magee, W. L. (2013b). The complementary role of music therapy in the detection of awareness in disorders of consciousness: an audit of concurrent SMART and MATADOC assessments. *Neuropsychological Rehabilitation, 23*, 287-98.

Sarkamo, T. (2011). *Music in the recovering brain.* Doctoral dissertation. Helsinki: University of Helsinki.

Sherratt, K., Thornton, A., and Hatton, C. (2004). Music interventions for people with dementia: a review of the literature. *Aging & Mental Health, 8*, 3-12.

Tettamanti, M. et al. (2005). Listening to action-related sentences activates fronto-parietal motor circuits. *Journal of Cognitive Neuroscience, 17,* 273-81.

Thaut, M. H. (2005). *Rhythm, Music, and the Brain: scientific foundations and clinical applications.* New York: Routledge.

Thompson, W. F., Schellenberg, E. G., and Husain, G. (2001). Arousal, mood, and the Mozart effect. *Psychological Science, 12,* 248-51.

Wan, C. Y. et al. (2010). From music making to speaking: engaging the mirror neuron system in autism. *Brain Research Bulletin, 82,* 161-8.

Whall, A. et al. (1997). The effect of natural environments upon agitation and aggression in late stage dementia patients. *American Journal of Alzheimer's Disease and Other Dementias, 12,* 216-20.

Wigram, T. and De Backer, J. (1999). *Clinical Applications of Music Therapy in Developmental Disability, Pediatrics and Neurology.* London: Jessica Kingsley Publishers.

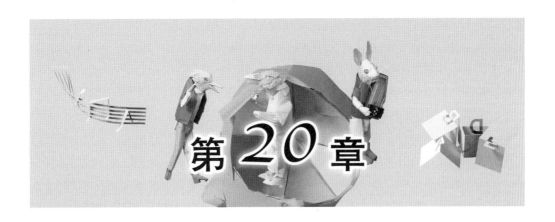

第20章

聴知覚訓練
（Auditory Perception Training: APT）

キャスリン・マーテル (Kathrin Mertel)

20.1 定義

聴知覚訓練（APT）では，聴知覚と感覚統合の機能訓練に取り組む．音・音楽を用いて音を構成するさまざまな要素，たとえば時間やテンポ，音の長さ，音高（ピッチ），リズムパターン，音声などを特定し識別することを目的とした訓練を行う．またAPTでは，記号や図形・絵などで表された楽譜を見ながら振動が伝わりやすい楽器を演奏したり，動きと音楽を組み合わせたりするなどの能動的な音楽活動を行い，さまざまな感覚モダリティー（視覚，触覚，運動感覚など）の統合を図ることも訓練対象となる．
　聴知覚も感覚統合も認知訓練の対象領域に含まれる．

20.2 対象

　聴覚弁別は，認知機能を高めるためにも発話・言語を回復あるいは発達させるためにも不可欠なスキルである．聴知覚の障がいは神経障害や遺伝子的原因，あるいは発

達遅滞によって発症し，さまざまな形で現れる．

聴知覚訓練（APT）の対象となる患者群を以下に挙げる．

- **感覚機能の遅滞や問題を示す発達障害のある患者**
- 妊娠中の不十分な妊婦管理，周産期の損傷，あるいは生後間もない時期の合併症など，さまざまな病因による**知的障害のある患者**
- さまざまな種類および程度の**聴覚障害や難聴**のある人々．幼児期における先天性および後天性の聴覚障害や難聴は，生涯にわたってコミュニケーションに深刻な影響をもたらしうるが，聴能訓練によって音声や環境音を理解する力を高めることができる．聴能訓練におけるもうひとつの一般的な目標は，発話理解の向上である．
- **中枢性聴覚処理障害**（central auditory processing disorder: CAPD）あるいは**聴覚処理障害**（auditory processing disorder: APD）のある患者．CAPD とは，聴覚による受容性コミュニケーションあるいは受容言語の学習機能障害である．症状はおそらく中枢聴覚系の成熟の遅れに起因し，特定の神経疾患や発達異常によって生じる．この障がいのある子どもや成人は，耳と聴覚器に構造的な問題がみられないが，脳が聴覚刺激を処理あるいは解釈する過程で異常な困難を生じる．これは雑音のある音響環境下で特に顕著である．

その他，聴知覚と認知機能に影響をおよぼす障がいを以下に挙げる．

- **ダウン症候群**は染色体異常によって起こる疾患の中で最も多く，知的障害の遺伝的原因である．ダウン症候群を発症する原因はいくつかあるが，約 95% は染色体 21 が 1 本過剰に存在することによって症候が生じるトリソミー 21 が原因である．ダウン症候群には認知能力の大幅な低下と特有の顔の特徴，および心臓の欠陥，白血病，アルツハイマー病の早期発症との関連がみられる．言語・コミュニケーションスキルに関しては個々人で大きく異なる．調査によると 80% ものダウン症者が聴覚に何らかの問題を抱えている（Shott, 2000）が，その発見が難しい場合もある．発話・言語などの能力や社会性，および全般的な知的発達は主に聴覚を使って習得されるため，聴覚や聴覚処理の重要性は過小評価できない．したがって，聴覚障害の早期発見および治療はダウン症児にとってきわめて重要である（Kirk et al., 2005; Sacks & Wood, 2003）．
- **自閉スペクトラム症**は，感覚能力は損なわれていないが，発達の遅れあるいは不均等な発達の結果，コミュニケーション，社会的相互作用，および認知機能に困難をきたす障害群である．診断過程において，聴覚あるいは視覚の問題が見落とされていたり，目立たなかったりするケースが多い．聴覚や視覚の問題に起因する行動が，自閉症の典型的な兆候，たとえば注意の欠如，発話の問題，不器用さ，

および視線が合わないことなどによるものとして，誤って捉えられてしまうためである．

基本的な認知機能の障がいおよび感覚障害による機能障害（聴知覚や識別の障がい，中枢性難聴など）は，以下のようなさまざまな種類の神経障害によって生じる．

- **外傷性脳損傷**（traumatic brain injury: TBI）は死にいたる主な原因である．一命をとりとめたとしても，さまざまな後遺症が生涯にわたって残ることが多い．頭部外傷は広範な脳損傷の原因となり，多くの複雑な身体的，言語的，認知的，社会的，行動的問題が生じうる．
- **脳卒中**は虚血性のものと出血性のものとに大別される．虚血性脳卒中は脳の動脈系での閉塞によって起こり，その結果血液供給が妨げられ，組織死にいたる．最も多くみられる脳卒中の種類であり，脳卒中の約80%を占める．出血性脳卒中は脳内の血管が破裂して局所組織が破壊されるもので，脳卒中の約20%を占める．脳卒中後遺症として一般的に持続性の運動障害（不全麻痺あるいは完全麻痺），言語障害，認知障害などが生じるが，これは脳卒中による損傷部位とその程度によって異なる．

20.3 研究のまとめ

聴知覚訓練の効果については，音楽家と非音楽家を比較したさまざまな研究で実証されてきた．一般に，音楽家は非音楽家に比して，音楽刺激に対しより強くより速く神経生理学的反応を示す．これは，意識のある状態で測定された場合でも無意識状態で測定された場合でも同様であることがわかっている．

当然ながら音楽家は，音高の違いを識別したり，音の長さを推定したり，音と音の間の休止を認識したり，音色を特定したり，音の強度を判定したり，音の発生源を3次元で定位したりするのを，より正確に行うことができる．入念で計画的な訓練によって音楽を知覚し生成する能力が強力に修正されるのである．こういった訓練は聴覚系に神経学的な変化をももたらす．たとえばいくつかの研究グループは，音楽家の聴覚系領域の灰白質が，非音楽家に比してより高密度であることを立証している．音楽家のヘッシェル回の灰白質密度が非音楽家の2倍あることを見出したのである．また，音が提示されている間の神経細胞活動の速度に関しては，非音楽家に比して音楽家で4倍速い．この現象は音楽学生とプロの音楽家を比較した研究においても実証されており，プロの音楽家の聴神経活動は音楽学生に比して2倍の速さであった．これらの結果は，入念で計画的な音楽訓練後に起こる神経学的変化を支持している．こういった効果は非音楽家を対象とした研究でも再現されている．たとえば，14時間の音

高弁別訓練が聴覚弁別力の顕著な改善をもたらし，プロの音楽家レベルにほぼ達していたことを示す研究がある（Koelsch et al, 1999; Tervaniemi et al., 2006）．同様の結果が，2時間という短時間の訓練を受けた非音楽家集団でも示された．短時間の訓練後，参加者たちは10音の音列内のわずかな違いを検出することができたのである（Watson, 1980）．

パンテブら（Pantev et al., 2001）は，ある楽器を長期間練習することによって，その楽器の演奏を聴いたときの聴覚皮質の神経反応がより強くなることを明らかにした．研究対象であった音楽家たちは，自身が取り組んでいる楽器の音を特定する際，他の楽器の音よりも顕著に強い神経活動を示したのである．

アンワリーら（Anvari et al., 2002）は，音韻意識とワーキングメモリと音楽的能力間に関連があることを明らかにした．特に，音，音高，リズム，および旋律の知覚において関連があった．音楽家と非音楽家を比較した研究では，楽音を聴いているときの脳波測定において，音楽家のほうがより強い周波数追従反応（frequency following response：FFR）を示した（Musacchia et al., 2007）．これと同じ結果が，声調言語（標準中国語）話者と非声調言語（英語）話者を比較した研究でも示された（Song et al., 2008）．これらの研究結果は，音楽と言語での音処理を目的とした音楽的な訓練を行うと，脳幹レベルで神経学的変化が起こるという証拠を示している．

同様の効果が，言語訓練および音楽訓練における聴知覚訓練の活動後に，P2値が上昇したことによっても示された．ラインケら（Reinke et al., 2003）による研究で，母音を識別する短期間の訓練を受けた実験参加者たちは，この訓練を受けなかった人たちに比してより明確なP2値を示した．同じ年にシャヒーンら（Shahin et al., 2003）は，音楽家を対象とした研究で同様の効果を実証した．彼らの実験では，音楽家のほうが非音楽家よりも音高の識別において優れていることを見出した．集中的な音楽訓練および言語訓練後により高いP2振幅を受信するということは，音楽と発話のスペクトル分析および時間的分析において，共有する神経回路網が存在することを示している．これらの研究結果に基づいて，音楽訓練は神経系の発話分析に大きな利益をもたらすと結論づけることができる．マリーら（Marie et al., 2011）は，音楽家が非音楽家に比して発話の拍節構造を見出すのにより優れていることを実証した．この両群の相違の度合いは，音楽家群が示したより高いP2値によっても明らかとなった．より高いP2振幅が示されたのは，音楽訓練が発話の拍節的要素の知覚を高めたことにより，言語の拍節構造の分析に好ましい効果をもたらした結果であろうと考えられる．

20.4　治療機序

　先述したように，長期間にわたる音楽訓練は聴覚系の形成に大きな影響をもたらす．音楽家の専門技術は，音楽の学習や分析，練習などに費やす無数の時間を犠牲にして得られるものなのである．これは，ここ15年にわたって行われてきた音楽家と非音楽家を比較したさまざまな研究で実証されてきた．

　音楽は主に聴覚の芸術形式であり，音楽がその人の聴覚およびコミュニケーションの特徴に適合していれば，楽しむこともできる優れた治療ツールになりうる．そして聴覚弁別は，認知機能を高めるためにも発話・言語を発達あるいは回復させるためにも不可欠なスキルである．聴知覚訓練（APT）では，音を構成するさまざまな要素，たとえば時間，テンポ，音の長さ，音高，音色，リズムパターン，および発話音などを特定し識別する力を高めることを目的とした音楽活動を行う．

　ガーブら（Gaab et al., 2005）は，音楽訓練が読む力と書く力にもたらす好影響を実証した．話し言葉を聴いて新しい情報を得るとき，韻律的特徴を検出することがきわめて重要であると，彼らは結論付けている．モレノら（Moreno, et al., 2009）は音楽能力が向上すると言語能力も向上することを確認した．彼らの研究では，8歳の子どもたちが6カ月にわたり音楽のレッスンか絵画のレッスンのいずれかを受けた．事後テストにおいて，音楽のレッスンを受けた子どもたちのみが読む力の改善を示した．音楽訓練は，基本的な聴覚分析と音や音高のわずかな違いを識別する能力を向上させる．これらは読む力に必要な音韻表示の発達を支える能力である．彼らの研究結果は，音楽訓練後に脳の可塑性が高まるという証拠を裏付けている．

　楽器を演奏することによってクライエントは，一貫した聴覚フィードバックを得る．自身が演奏するその楽器音およびセラピストや他のクライエントが演奏する楽器音を聴くことが，音のパラメーターや音楽的な質を弁別したり識別したりすることにつながる．音楽を演奏する行為はリハビリテーションへの参加を促し，取り組みに対する意欲を高めるため，高い率で実社会での聴覚弁別に自然移行させることができるのである．

　難聴のある人への聴能訓練では，残存聴力を最大限に活用することを可能にしたり，人工内耳移植後に新たに聞く力を発達させるのを促進したりする．このようなクライエントを対象とした聴能訓練の最終目的は主として，発話を理解する能力と環境音を識別する能力を向上させることにある．音楽と発話は共通した構造特性，たとえば音高や音の長さなどを共有しているので，残存聴力の使用を動機付ける音楽は，聴能訓練プログラムの効果を高めることができるのである（Amir & Schuchman, 1985; Bang, 1980; Darrow & Gfeller, 1996; Fisher & Parker, 1994; Gfeller, 2000）．

ほとんどの人は幼児期に正常な環境にさらされることにより，聴覚系が訓練される．脳損傷を負った人あるいはさまざまな感覚機能障害のある人々は多くの面でこういった能力を再学習し，意志的に遂行しなければならない．楽器を演奏することで人は，行為（楽器をたたく）と反応（結果として生じる音）の因果関係をみることができる．また，能動的に音を創り出したり受けとったりする楽器演奏は，多くのクライエントにとって有意義なもので，動機付けられる体験ともなる．

20.4.1　子どもを対象とした聴知覚訓練

さまざまな問題を抱える子どもたちに適用される聴知覚訓練（APT）は，成人に対するものと変わらない．自閉症や難聴のある子どもたちは表出性および受容性のコミュニケーションスキルに困難を抱えることが多い．音楽療法は基本的な認知機能に働きかけることもできるし，受容言語（聴くこと，手話などのようなサインやジェスチャーを理解すること）と表出言語（歌うこと，話すこと）を促進することもできる．

ほぼすべての子どもたちにとって楽器を演奏することは楽しいし，治療目的のある音楽活動では持続的な傾聴と注意を促進することが可能である．異なる音色をもつさまざまな楽器を鳴らしたり聴いたりすることにより，音の聴覚的弁別能力を向上させることができるだろう．

20.5　臨床プロトコール

聴覚弁別は，認知機能を高めるためにも発話・言語を回復あるいは発達させるためにも不可欠なスキルである．聴知覚訓練（APT）における音楽活動は，音を構成するさまざまな要素，すなわち時間，テンポ，音の長さ，音高，音色，リズムパターン，および発話音の特定と識別を目的とする．APTではまた，記号や図形・絵などで表された楽譜を見ながら振動が伝わりやすい楽器を演奏したり，動きと音楽を組み合わせたりするなどの能動的な音楽活動を計画し，このような活動の中でさまざまな感覚モダリティー（視覚，触覚，運動感覚など）の統合を促す．

打楽器とマレットで鳴らす低音楽器（シロフォンやグロッケンシュピールなど）は，**音の検出**（音の有無），**音の弁別**（音の異同），**音の識別**（音源の認識），**音の理解**といった目標に取り組む際に効果的に用いることができる（Darrow & Gfeller, 1996）．

APTを行う音楽療法セッションは個別で行われるか，あるいは似た目標をもつクライエントからなる小集団で行われる．

APTの主な目的は基本的な認知機能と音の違いの認識を高めることであり，声や楽器演奏の質を正すことではない点を忘れてはならない．

20.5.1 音

表20.1 音の検出：音の有無

活動の目的：	音の検出
使用技法：	聴知覚訓練
結果目標：	音の有無の概念を学ぶ，あるいは練習する
対象：	聴覚障害のある子ども
	人工内耳を装用する成人のリハビリテーション
	神経損傷あるいは神経疾患のある患者
セッション形態：	集団（3～4名）
	個別
必要な用具：	スタンドに設置したタムタム
手順：	

視覚的合図あり

- 参加者は円になって座る．参加者全員から見える円の中心に，スタンドに設置したタムタムを配置する．
- セラピストはタムタムを鳴らす．鳴らしている間，手話やジェスチャーなどで「音が聞こえる」という合図を示す．
- タムタムを鳴らすのを止め，手話やジェスチャーなどで「ストップ，無音（静寂）」の合図を示す．
- セラピストに続いて参加者が順にこれを行う．

視覚的合図なし

- スタンドに設置したタムタムを部屋の角に配置する．
- セラピストは参加者に背を向けた状態でタムタムを鳴らし，鳴っている間，参加者は部屋の中を自由に歩き回る．
- セラピストが鳴らすのを止めると同時に，参加者はピタッと動きを止め，次にタムタムの音が聞こえ始めるまでその静止状態を保つ．
- 参加者は順にタムタムを鳴らす役を務める．

表20.2　音の検出：音源定位

活動の目的：	音の検出
	音源定位
使用技法：	聴知覚訓練
結果目標：	空間的定位を学ぶ，あるいは練習する
対象：	聴覚障害のある子ども
	人工内耳を装用する成人のリハビリテーション
	神経損傷あるいは神経疾患のある患者
セッション形態：	集団（3〜4名）
	個別
必要な用具：	音積木　四つ
	太鼓　四つ
	さまざまな種類のリズム楽器

手順：

視覚入力あり（前後）

- ◆ 四つの椅子を準備し，部屋の四つ角に一つずつ配置する．各椅子に音積木と太鼓とリズム楽器を一つずつ置く．
- ◆ 部屋の真ん中に椅子を一つ配置する．
- ◆ その真ん中の椅子に参加者のうちの一人が座り，その他の参加者とセラピストはその他の椅子に座る．
- ◆ 部屋の真ん中に座っている参加者が前方で鳴る音を聴くことができるように，真ん中に座っている参加者の**正面側**に座っている二人の参加者は，一緒に太鼓か音積木を鳴らす．
- ◆ 次に，部屋の真ん中に座っている参加者が後方で鳴る音を聴くことができるように，真ん中に座っている参加者の**後ろ側**に座っている二人の参加者は，一緒に太鼓か音積木を鳴らす．
- ◆ 最後に，部屋の真ん中に座っている参加者は，**前方で鳴る音と後方で鳴る音を交互に聴く**．
- ◆ 参加者は順に部屋の真ん中に座り，前方から聴こえる音と後方から聴こえる音を経験する．

視覚入力あり（左右）

- ◆ 部屋の設定と音を提示する手順は上と同じ．

表20.2 音の検出：音源定位（つづき）

- 部屋の真ん中に座っている参加者が右側で鳴る音を聴くことができるように，真ん中に座っている参加者の**右側**に座っている二人の参加者は，一緒に太鼓か音積木を鳴らす．
- 次に，部屋の真ん中に座っている参加者が左側で鳴る音を聴くことができるように，真ん中に座っている参加者の**左側**に座っている二人の参加者は，一緒に太鼓か音積木を鳴らす．
- 最後に，部屋の真ん中に座っている参加者は，**右側で鳴る音と左側で鳴る音を交互に聴く**．
- 参加者は順に部屋の真ん中に座り，右側から聴こえる音と左側から聴こえる音を経験する．

視覚入力なし

- 部屋の設定は上と同じであるが，部屋の真ん中に座る参加者は目隠しをする．
- 部屋の真ん中に座っている参加者以外の参加者は順不同に楽器を鳴らし，部屋の真ん中に座っている参加者は，どの方向から音が聴こえるかを指でさす（左か右か前か後ろか）．
- 部屋の各角に座っている参加者がそれぞれ異なる楽器を持って鳴らすようにすると，方向を特定しやすくなる（右前は太鼓，左前はド音の音積木，右後ろはマラカス，左後ろはソ音の音積木など）．
- これを，楽器の配置を変えて繰り返す．
- 展開パターンとして，部屋の角に座っている参加者が順に楽器を鳴らし，部屋の真ん中に座っている参加者は，その音が時計回りで鳴っているのか，反時計回りで鳴っているのかを答える．
- 参加者は順に部屋の真ん中に座る．

20.5.2 テンポ

表20.3 テンポの識別Ⅰ

活動の目的：	テンポの識別Ⅰ
使用技法：	聴知覚訓練
結果目標：	速いテンポと遅いテンポの概念を学び，これを練習する

表 20.3　テンポの識別 I（つづき）

対象：　　　　　聴覚障害のある子ども
　　　　　　　　人工内耳を装用する成人のリハビリテーション
　　　　　　　　神経損傷あるいは神経疾患のある患者
セッション形態：集団（3～4名）
　　　　　　　　個別
必要な用具：　　人数分のクラベス（1ペア／人）
　　　　　　　　人数分のコンガ
手順：
- 参加者はコンガかクラベスを持ち，円になって座る．
- セラピストはコンガかクラベスで**ゆっくりとした（遅い）**リズムパターンを示し，参加者はそのリズムパターンを一緒に繰り返し鳴らす．
- 次に，コンガかクラベスで**速い**リズムパターンを示し，参加者はそのリズムパターンを一緒に繰り返し鳴らす．
- これら二つのリズムパターンが定まった後，セラピストはどちらかひとつのリズムパターンを繰り返し鳴らす．
- 参加者はそれを聴いて，それが**速い**リズムパターンのほうであればセラピストと一緒に鳴らし，**ゆっくりとした**リズムパターンのほうであれば鳴らさない．
- セラピストがこれを何回か行った後，参加者は順にこのセラピストの役を務める．

展開：
- セラピストは**速い**リズムパターンか**ゆっくりとした**リズムパターンを鳴らす．
- 参加者は**速い**リズムパターンのときだけ一緒に鳴らす．
- 次は，**ゆっくりとした**リズムパターンのときだけ一緒に鳴らす．

表 20.4　テンポの識別 II

活動の目的：　テンポの識別 II
使用技法：　　聴知覚訓練
結果目標：　　速いテンポと遅いテンポの概念を学び，これを練習する
対象：　　　　聴覚障害のある子ども
　　　　　　　人工内耳を装用する成人のリハビリテーション
　　　　　　　神経損傷あるいは神経疾患のある患者

表20.4　テンポの識別Ⅱ（つづき）	
セッション形態：	集団（3～4名） 個別
必要な用具：	人数分のクラベス（1ペア／人）あるいはコンガ ピアノ

手順：
- 参加者はコンガかクラベスを持ち，円になって座る．
- セラピストはピアノでゆっくりとカデンツ（終止形の和音進行）を演奏し，一定した**遅い**拍を示す．
- 参加者はその演奏に合わせてコンガかクラベスを遅いテンポでたたく．
- 次に，上と同じカデンツを速いテンポで演奏し，一定した**速い**拍を示す．
- 参加者はその演奏に合わせてコンガかクラベスを速いテンポでたたく．
- 最後に，セラピストがゆっくり弾いたり速く弾いたりとテンポを変化させるのを参加者はよく聴いて，そのテンポに合わせてコンガかクラベスを鳴らす．

展開：
- わずかなテンポ変化の識別を促すために，セラピストの演奏にアッチェレランド（次第に速く）とリタルダンド（次第に遅く）の要素を取り入れる．参加者はこのテンポの変化に合わせて鳴らすために，より注意深くセラピストの演奏を聴かなければならない．

20.5.3　音の長さ

表20.5　音の長さの識別Ⅰ	
活動の目的：	音の長さの識別Ⅰ
使用技法：	聴知覚訓練
結果目標：	短い音と長い音を識別し，短い音と長い音を実際に鳴らしてみる
対象：	聴覚障害のある子ども 人工内耳を装用する成人のリハビリテーション 神経損傷あるいは神経疾患のある患者
セッション形態：	集団（3～4名） 個別

表20.5　音の長さの識別Ⅰ（つづき）

必要な用具：	長い音が鳴る楽器
	シンバル，タムタム，音積木，レインスティック
	短い音が鳴る楽器
	スネアドラム，ハンドドラム，ウッドブロック
	長い音も短い音も鳴らせる楽器
	ピアノ，ヴィブラフォン，フルート

手順：
- ◆参加者は円になって座る．すべての楽器を円の中心に置く．
- ◆セラピストは**短い音が鳴る楽器**をすべて鳴らし，参加者に聴かせる．
- ◆参加者はこれらの楽器を自身でも鳴らしてみる．
- ◆次に，セラピストは長い音が鳴る楽器をすべて鳴らし，参加者に聴かせる．
- ◆参加者はこれらの楽器も自身で鳴らしてみる．
- ◆最後に，セラピストは長い音も短い音も鳴らせる楽器をすべて鳴らし，参加者に聴かせる．
  - ピアノ：ペダルを踏んで鳴らす場合（長い音）と踏まないで鳴らす場合（短い音）を示す．
  - ヴィブラフォン：ペダルを踏んで鳴らす場合（長い音）と踏まないで鳴らす場合（短い音）を示す．
  - ヴィブラフォンをたたくマレットの種類を変えると音の長さが変わることを実演してみせ，わずかな音の長さの変化を示す．
  - フルート：4拍伸ばして吹く場合（長い音）と1拍のみ吹く場合（短い音）を示す．
- ◆参加者はこれらの楽器を使って長い音と短い音を自身でも鳴らしてみる．

表20.6　音の長さの識別Ⅱ

活動の目的：	音の長さの識別Ⅱ
使用技法：	聴知覚訓練
結果目標：	短い音と長い音を識別し，短い音と長い音を実際に鳴らしてみる
対象：	聴覚障害のある子ども
	人工内耳を装用する成人のリハビリテーション
	神経損傷あるいは神経疾患のある患者

表20.6 音の長さの識別Ⅱ（つづき）

セッション形態：　集団（3〜4名）
　　　　　　　　　個別
必要な用具：　　　いくつかの音積木あるいはヴィブラフォン
　　　　　　　　　さまざまな太鼓とマレット
　　　　　　　　　シンセサイザーあるいはピアノ
　　　　　　　　　人数分の紙と鉛筆

手順：
- ◆参加者は紙と鉛筆を持ち，半円に座る．セラピストはピアノかシンセサイザーの前に座り，その他の楽器はすべて参加者の正面に置く．
- ◆セラピストはピアノか音積木，あるいはヴィブラフォンで和音を鳴らし，長い音の例を示す．ペダルを使って（ピアノとヴィブラフォンの場合）4拍響かせた後，楽器にミュートをかけて音を止める．
- ◆次に，太鼓を1回だけたたくか，ペダルを使わずにピアノかヴィブラフォンで上と同じ和音を1回だけ鳴らし，短い音の例を示す．
- ◆ここまでの手順を何度か繰り返してもよい．
- ◆最後に，セラピストは和音を長く伸ばして鳴らすバージョンか短く切って鳴らすバージョンで楽器を鳴らし，参加者はどちらのバージョンであったかを答える．
- ◆参加者は順に，ピアノかヴィブラフォンで長い音と短い音を鳴らしてみる．他の参加者はそれを聴いて，フィードバックを与える．
- ◆次の段階に進み，参加者に太鼓とマレットを配る．
- ◆セラピストはピアノかヴィブラフォンか音積木で，長く伸ばして鳴らすバージョンと短く切って鳴らすバージョンを順不同に切り替えながら演奏し，参加者は短く切って鳴らすバージョンが聞こえたときだけ一緒に太鼓を鳴らす（1音につき1打）．（このとき，セラピストが演奏している様子が参加者に見えていないことを確認する！）
- ◆次に，セラピストは三つの音を順に鳴らし，参加者は聞こえた音の長さを紙に書きとめ（例　短い−長い−長い），皆で話し合いながら答え合わせをする．

表20.6　音の長さの識別Ⅱ（つづき）

展開（成人の参加者対象）：
- 以下のようなテンプレートが印刷された用紙を参加者に配る．
    例：■ は長い音を意味し，－は短い音を意味する．
    1. ■　■　－　－
    2. －　－　－　■
    3. ■　－　■
    4. ■　－　－　■
- 参加者は，セラピストが1～4を正確に演奏しているかどうか，よく聴いて確認する．
- その後，セラピストは1～4のどれかを演奏し，参加者はどの数字のものが演奏されたかを答える．

20.5.4　リズム

表20.7　リズムの識別

活動の目的：	リズムの識別
使用技法：	聴知覚訓練
結果目標：	二つのリズムパターンが同じか否かを特定し，識別する
対象：	聴覚障害のある子ども
	人工内耳を装用する成人のリハビリテーション
	神経損傷あるいは神経疾患のある患者
セッション形態：	集団（3～4名）
	個別
必要な用具：	セラピスト用のコンガあるいはリズム楽器
	人数分の紙と鉛筆

手順：
- 参加者は紙と鉛筆を持ち，円になって座る．セラピストはコンガを持って輪に加わる．
- セラピストはまず，二つのリズムパターンが同じ例を示す．短いリズムパターンをコンガでたたき，少し間を空けてからもう一度同じリズムパターンをたたく．
- 次に，二つのリズムパターンが異なる例を示す．短いリズムパターンをコンガでたたき，少し間を空けてから異なるリズムパターンをたたく．

表20.7 リズムの識別（つづき）

- その後参加者は，セラピストが提示する二つのリズムパターン同じか異なるかを答える．これを何度か繰り返す．
- ここまでの手順を何度か繰り返してもよい．
- 次の段階に進み，セラピストは二つのリズムパターンの組み合わせを5組，間をとりながら順にたたく．参加者は各組のリズムパターンが同じか異なるかを紙に書きとめる．
- セラピストも交え，答えについて話し合う．
- これを何度か繰り返す．
- あらかじめ録音しておいたリズムパターンの組み合わせを再生して提示することもできる．

表20.8 リズムの認識

活動の目的：	リズムの認識
使用技法：	聴知覚訓練
結果目標：	さまざまなリズムパターンを認識し，特定する
対象：	聴覚障害のある子ども
	人工内耳を装用する成人のリハビリテーション
	神経損傷あるいは神経疾患のある患者
セッション形態：	集団（3～4名）
	個別
必要な用具：	人数分のコンガ
	アゴゴベル

手順：
- 参加者はコンガを持ち，円になって座る．セラピストも輪に加わる．
- セラピストは三種類の異なるリズムパターン（4分の4拍子で）を提示し，参加者はまずこれらのリズムパターンのたたき方を学ぶ．
- セラピストは三種類のリズムパターンのうちの一つを繰り返したたき，参加者もそのリズムパターンを一緒にたたく．これを何度か繰り返す．
- その後，セラピストは三種類のリズムパターンを順不同にたたき，参加者はそれに合わせて一緒にたたく．セラピストがたたくリズムパターンの変化に注意を払い，リズムが変わるたびにそのリズムに同期させてたたく（セラピストは，参加者全員が提示したリズムパターンをたたけているのを確認してから，次のリズムパターンに変える）．

表 20.8 リズムの認識（つづき）

- もしセラピストと参加者のコンガの音が混ざってしまって聴き分けるのが難しいようであれば，セラピストがアゴゴベルを使用してもよい．
- このリスニング課題の難易度を上げたい場合，参加者を一列に座わらせて，セラピストはその後ろで三種類のリズムパターンを順不同にたたく（この場合もやはり，セラピストのコンガの音を聴き分けるのが難しいようであれば，アゴゴベルを使用してもよい）．

20.5.5　音高

表 20.9　音高の識別：高低

活動の目的：	音高の識別（高低）
使用技法：	聴知覚訓練
結果目標：	高い音と低い音を識別する
対象：	聴覚障害のある子ども
	人工内耳を装用する成人のリハビリテーション
	神経損傷あるいは神経疾患のある患者
セッション形態：	集団（3〜4名）
	個別
必要な用具：	ピアノあるいはシンセサイザー
	人数分のクラベス（1ペア／人）
	長3和音を構成する三つの低音の音積木（ソ・シ・レなど）
	長3和音を構成する三つの高音の音積木（ソ・シ・レなど）
	マレット1本

手順：

- 参加者はクラベスを持って半円に座り，セラピストは彼らの正面に配置したピアノかシンセサイザーの前に座る．
- セラピストはピアノかシンセサイザーの高音域で短い旋律パターン（5度内で）を弾き，**高い音**の例を示す．
- 次に，ピアノかシンセサイザーの低音域で短い旋律パターン（5度内で）を弾き，**低い音**の例を示す．
- これを何度か繰り返してもよい．
- その後，セラピストは**高音域か低音域**のどちらかで短い旋律パターンを弾き，参加者は高音バージョンか低音バージョンかを答える．

表20.9　音高の識別：高低（つづき）

- ◆ 次の段階に進み，セラピストは高音バージョンと低音バージョンを順不同に切り替えて弾き，参加者は高音バージョンが聞こえたときだけクラベスを鳴らす（このとき，セラピストが演奏している様子が参加者に見えていないことを確認する！）．
- ◆ これは音積木を使って行うこともできる．

展開：
- ◆ 参加者を二つのグループに分け，一つのグループは高音バージョンのときだけ一緒に鳴らし，もう一方のグループは低音バージョンのときだけ一緒に鳴らす．

展開（成人の参加者対象）：
- ◆ 以下のような「高」と「低」の文字の組み合わせが並んだ用紙を参加者に配る．

　例：「高」は高音を意味し，「低」は低音を意味する（ここでは高音も低音もそれぞれ1音のみ使用する）．
　　1．高 高 低 高 低 低 高　　2．低 低 高 高 低 高 低
　　3．高 高 高 低 低 高 低　　4．低 低 高 高 高 低 高

- ◆ 参加者は，セラピストが1～4を正確に演奏しているかどうか，よく聴いて確認する．
- ◆ その後，セラピストは1～4のどれかを演奏し，参加者はどの数字のものが演奏されたかを答える．

表20.10　音高の識別：異同

活動の目的：	音高の識別（異同）
使用技法：	聴知覚訓練
結果目標：	二つの音が同じか否かを特定し，識別する
対象：	聴覚障害のある子ども
	人工内耳を装用する成人のリハビリテーション
	神経損傷あるいは神経疾患のある患者
セッション形態：	集団（3～4名）
	個別

表20.10 音高の識別：異同（つづき）

必要な用具： セラピスト用のピアノあるいはシンセサイザー
人数分の紙と鉛筆

手順：
- 参加者は紙と鉛筆を持って半円に座り，セラピストは彼らの正面に配置したピアノかシンセサイザーの前に座る．
- セラピストは二つの音が同じ例を示す．ピアノかシンセサイザーである音を鳴らし，少し間を空けてからもう一度同じ音を鳴らす．
- 次に，二つの音が異なる例を示す．ピアノかシンセサイザーである音を鳴らし，少し間を空けてから異なる音を鳴らす．
- これを何度か繰り返してもよい．
- その後，セラピストは2音続けて鳴らし，参加者はそれらの音が同じか異なるかを答える．

成人の参加者を対象に：
- セラピストは2音の組み合わせを5組，間をとりながら順に鳴らし，参加者は各組の音が同じ音か異なる音かを紙に書きとめる．
- セラピストも交え，答えについて話し合う．
- これを何度か繰り返す．
- あらかじめ録音しておいた2音の組み合わせを再生して提示することもできる．

展開：
- 以下のようなテンプレートが印刷された用紙を参加者に配る．

    例：「＝」は同じ音を意味し，「＋」は異なる音を意味する．
    1. ＝ ＝ ＋ ＝ ＋ ＋ ＝   2. ＋ ＋ ＝ ＝ ＋ ＝ ＋   3. ＝ ＝ ＝ ＋ ＋ ＝ ＋
    4. ＋ ＋ ＝ ＝ ＝ ＋ ＝

- 参加者は，セラピストが1〜4を正確に演奏しているかどうか，よく聴いて確認する．

表20.11 音高の特定

活動の目的：	音高の特定
使用技法：	聴知覚訓練
結果目標：	さまざまな音の高さを学び，それらを特定し，識別する

表 20.11 音高の特定（つづき）

対象： 　　　　　聴覚障害のある子ども
　　　　　　　　人工内耳を装用する成人のリハビリテーション
　　　　　　　　神経損傷あるいは神経疾患のある患者
セッション形態：集団（3～4名）
　　　　　　　　個別
必要な用具：　　音積木七つ（ド・ミ・ソ・ド・ミ・ソ・ド｛3オクターブ分のドの音と2オクターブ分のミとソの音｝）
　　　　　　　　人数分のマレット（1本／人）
手順：

- 参加者とセラピストは音積木が順不同に置かれてある机の周りに座る．
- はじめに，参加者は音積木を時計回りに一つずつ鳴らし，音高の違いをよく聴く．
- その後，参加者のうちの一人が音積木を一つ鳴らし，次に鳴らす人をさす．
- 参加者はこれら2音を比較し，二つめの音が一つめの音よりも**低かったか高かったか**を話し合う．
- これをしばらく繰り返す．
- 次に，セラピストはすべての音積木を順不同に1列に並べ，1音ずつ順に鳴らす．そして**最も低い音**の音積木はどれかを問う．
- 最も低い音の音積木を特定できたら，セラピストはその音積木を列から外し，テーブル上の別の場所に置く．
- 次に，セラピストは残りの音積木を順に鳴らし，**最も高い音**の音積木はどれかを問う．
- 最も高い音の音積木を特定できたら，セラピストはその音積木を列から外し，最も低い音の音積木のとなりに置く．
- 続けて，残りの音積木の中で**最も高い音**の音積木と**最も低い音**の音積木はどれかを問う．
- これを，はじめに順不同に並べた音積木がなくなるまで続けると，**最も低い音から最も高い音**まで，音高順に並んだ音積木の列ができあがる．
- この新しい列ができあがったら，参加者は低い音あるいは高い音から順に音積木を鳴らしてみる．

表20.12　音高の識別：音列の方向

活動の目的：　　　音高の識別（音列の方向）
使用技法：　　　　聴知覚訓練
結果目標：　　　　音列の方向を特定し，識別する
対象：　　　　　　聴覚障害のある子ども
　　　　　　　　　人工内耳を装用する成人のリハビリテーション
　　　　　　　　　神経損傷あるいは神経疾患のある患者
セッション形態：　集団（3～4名）
　　　　　　　　　個別
必要な用具：　　　セラピスト用のピアノあるいはシンセサイザー
　　　　　　　　　人数分の紙と鉛筆

手順：

- 参加者は紙と鉛筆を持って半円に座り，セラピストは彼らの正面に配置したピアノかシンセサイザーの前に座る．
- セラピストはピアノかシンセサイザーで，上行する5音列を低い音域，高い音域，中くらいの音域で弾いたり，さまざまなリズムやテンポ，音程（たとえば，オクターブ，5度，3度，2度，あるいはこれらの混合）などで弾いたりして，**上行する**音列の例を示す．
- 次に，同じ音を5回，低い音，高い音，中くらいの音で弾いたり，さまざまなリズムやテンポで弾いたりして，**変化しない**音列の例を示す．
- 最後に，下行する5音列を低い音域，高い音域，中くらいの音域で弾いたり，さまざまなリズムやテンポ，音程で弾いたりして，**下行する**音列の例を示す．
- これを何度か繰り返してもよい．
- その後，セラピストが5音列を弾いて，参加者はその音列が上行しているか，下行しているか，あるいは変化がないかを答える．

成人の参加者を対象に：

- 次の段階として，セラピストが5音列を弾き，参加者は以下のうちのどの種類の音列であったかを紙に書きとめる．
    - 上行している場合は「上」
    - 下行している場合は「下」
    - 変化がない場合は「同」
- セラピストも交え，答えについて話し合う．

表 20.12　音高の識別：音列の方向（つづき）

◆これを何度か繰り返す.
◆あらかじめ録音しておいた 5 音列を再生して提示することもできる.

展開：

　◆以下のような音列の方向を示す線の組み合わせが描かれた用紙を参加者に配る.

　例：「／」は上行する音列を意味する.
　　　「＼」は下行する音列を意味する.
　　　「＿」は変化しない音列を意味する.

　　　1. ∧＿　　2. ∨＿　　3. ＿∧
　　　4. ＿∨　　5. ∨∧　　6. ＼／＿

　◆セラピストは 1 〜 6 のどれかを演奏し，参加者はどの数字のものが演奏されたかを答える.

20.5.6　音色

表 20.13　音色の特定 I

活動の目的：	音色の特定 I
使用技法：	聴知覚訓練
結果目標：	さまざまな楽器の名称を，それらの音色を特定し，識別する
対象：	聴覚障害のある子ども
	人工内耳を装用する成人のリハビリテーション
	神経損傷あるいは神経疾患のある患者
セッション形態：	集団（3 〜 4 名）
	個別
必要な用具：	人数分のハンドドラム
	人数分の音積木
	人数分のラトル
	人数分のマレット
手順：	

　◆参加者は円になって座る.

表 20.13 音色の特定 I（つづき）
◆ セラピストは参加者全員にハンドドラムとマレットを配り，「太鼓」という名称を紹介する．
◆ 参加者は順に「私の太鼓の音を聴いてください」と言って太鼓をたたき，参加者が太鼓の音を聴く時間をとる．
◆ 次に，セラピストは参加者全員にラトルを配り，「ラトル」という名称を紹介する．
◆ 参加者は順に「私のラトルの音を聴いてください」と言ってラトルを鳴らし，参加者がラトルの音を聴く時間をとる．
◆ その後，セラピストは太鼓かラトルのどちらかを鳴らし，参加者はその楽器を一緒に鳴らす．
◆ 参加者は順にこのセラピスト役を担い，太鼓かラトルのどちらかを鳴らす．他の参加者はその楽器を一緒に鳴らす．
◆ 次の段階に進み，セラピストは参加者全員に音積木を配り，「音積木」という名称を紹介する．
◆ 参加者は順に「私の音積木の音を聴いてください」と言って音積木を鳴らし，参加者が音積木の音を聴く時間をとる．
◆ その後，セラピストはこれら三種類の楽器のうちのどれかを鳴らし，参加者はその楽器を一緒に鳴らす．
◆ 参加者は順にこのセラピスト役を担い，三種類の楽器のうちのどれかを鳴らす．他の参加者はその楽器を一緒に鳴らす．
セラピストが参加者の後ろに位置して行う難易度を上げたバージョン：
◆ セラピストが三種類の楽器のうちのどれかを鳴らし，参加者はその楽器を一緒に鳴らす．
◆ セラピストが三種類の楽器のうちのどれかを鳴らし，参加者のうちの一人がその楽器を一緒に鳴らす．他の参加者は，楽器の音を正確に特定できていたかどうかフィードバックを与える．
◆ セラピストが三種類の楽器のうちのどれかを鳴らし，参加者はその楽器をセラピストの演奏に合わせて鳴らす．セラピストが鳴らす楽器を変えると，それに応じて参加者も鳴らす楽器を変える．
◆ 参加者が順にこのセラピスト役を担ってもよい．その際，セラピスト役の参加者と他の参加者は背中合わせで座る．セラピスト役の参加者は，他の参加者が楽器の音を正確に特定できているかを確認しながら進める．

表20.14　音色の特定 II

活動の目的：　　　　音色の特定 II
使用技法：　　　　　聴知覚訓練
結果目標：　　　　　さまざまな音色にふれ，それらを特定する
対象：　　　　　　　聴覚障害のある子ども
　　　　　　　　　　人工内耳を装用する成人のリハビリテーション
　　　　　　　　　　神経損傷あるいは神経疾患のある患者
セッション形態：　　集団（3～4名）
　　　　　　　　　　個別
必要な用具：　　　　音色が明らかに異なる三種類の楽器（例　ピアノあるいはシンセサイザー，シロフォン，フルート）

手順：
- 参加者は円になって座る．すべての楽器を円の中心に置く．
- セラピストは各楽器を紹介する．各楽器の音を鳴らし，楽器名を伝え，背景情報（たとえば楽器の歴史や起源，どのような音楽ジャンルで最もよく使用されるかなど）を提供する．
- 次に，各楽器のすべての音を鳴らして聴かせる．そして各楽器で同じ旋律を奏でる．
- 参加者はこれらの楽器を自身でも鳴らしてみる．
- その後，参加者は一列になって座り，セラピストは各楽器でもう一度同じ旋律を奏でる．
- 参加者は向きを変えて後向きに座り，セラピストは順不同にこれらの楽器で旋律を奏でる．参加者はどの楽器の音色であったかを特定する．
- セッションの最後に，各楽器が使われる代表的なジャンルの録音音楽をかけて聴かせる．

展開（成人の参加者対象）：
- 音色が似た楽器を用いて上の活動を行うこともできる（たとえばフルートとリコーダーとオルガン，あるいはスネアドラムとコンガとタム，など）．
- この展開バージョンでは，簡単な操作でさまざまな景色に変更できるシンセサイザーを使用するのも一つの方法である．
- その場合，各楽器を紹介する際には楽器の写真を提示するとよい．
- シンセサイザーを使用する場合，上行する旋律と下行する旋律を使った曲を事前に録音しておくとよい．その際，各旋律間に1～2小節の休止を入れておく（例　上行旋律／休止／下行旋律／休止／異なる音域での下行旋律／休止）．

表20.14 音色の特定Ⅱ（つづき）

- そして，写真を使って参加者と二〜三種類の楽器を選び（例 トランペット，ピアノ，チェロ），各楽器の音色でその曲を聴かせる（ここでも，音色が明らかに異なる楽器を選ぶこともできるし，似た楽器を選ぶこともできる）．
- その後，セラピストは順不同にこれらの音色で曲を鳴らし，参加者はどの楽器の音色であったかを特定する．
- 難易度を上げたい場合，曲の合間の休止で音色を変える．
- 参加者に紙と鉛筆を配り，参加者は提示された音色を順に書きとめる．
- 次に，以下のようなテンプレートが印刷された用紙を参加者に配る．

例：「ト」はトランペット，「ピ」はピアノ，「チ」はチェロを意味する．
　　（提示する際は，間に休止を入れて鳴らす．）
　　1. ト ト チ ピ ピ チ　　2. チ チ ピ ピ ト ト
　　3. ピ ト チ チ ト ピ　　4. チ チ ト ピ ト ピ

- 参加者は，セラピストが1〜4の楽器の順で鳴らしているかどうか，よく聴いて確認する．
- その後，セラピストは1〜4のどれかの順で鳴らし，参加者はどの数字のものが演奏されたかを答える．

20.5.7 感覚統合

感覚統合を目的とした能動的音楽活動では，音響刺激に加えてさまざまな感覚モダリティー（視覚，触覚，運動感覚など）を取り入れ感覚間の相互作用や統合を促す．

表20.15 振動が強い楽器音の検出：音の有無

活動の目的：	振動が強い楽器音の検出（音の有無）
使用技法：	聴知覚訓練
	感覚統合
結果目標：	音の有無の概念を学ぶ，あるいは練習する
対象：	人工内耳を装用する子どものリハビリテーション
	意識レベルの低い患者
セッション形態：	個別
必要な用具：	振動が強い楽器（例 スリットドラム，カリンバ，タムタム，大きなシンバル，グランドピアノ，大太鼓）

表 20.15　振動が強い楽器音の検出：音の有無（つづき）

　音楽による振動触覚的刺激は，注意の持続が困難で機能レベルの低い患者（たとえば神経損傷後の患者）や言語をもたない人々（たとえば人工内耳移植後の幼児）の覚醒反応（まばたきをしたり，ほほ笑んだり，アイコンタクトを図ったり，泣いたりするなど）を促進することがある．また，言語レベルで反応を示すことが困難な人にとっては，音楽による聴覚刺激や触覚刺激が初期反応あるいはより適応的な反応を引き出す有益な手段として機能しうる（Gfeller, 2002a）し，重度の聴覚障害のある人にとっては，音楽による振動触覚的刺激が有益な感覚入力として機能する．

手順：
- 参加者の手が届く場所に楽器を置いておく．
- セラピストはタムタムや大きなシンバル，カリンバ，大太鼓などの上や側面に参加者の手あるいは他の身体部位を触れさせ，手話やジェスチャーなどで「無音（静寂）」の合図を示す．
- 次に，セラピストがこれらの楽器を鳴らし，鳴らしている間，つまり参加者が振動を感じている間，手話やジェスチャーなどで「音が聞こえる」という合図を示す．
- セラピストは鳴らすのを止めて楽器にミュートをかけ，再び「無音（静寂）」の合図を示す．
- これを何度か繰り返す．
- 参加者の身体の大きさや体重などを考慮して，適切であればグランドピアノやスリットドラムの上に参加者を座らせる．
- セラピストはその楽器を鳴らし，鳴らしている間，つまり参加者が振動を感じている間，「音が聞こえる」の合図を示す．
- セラピストは鳴らすのを止めて楽器にミュートをかけ，再び「無音（静寂）」の合図を示す．
- これを何度か繰り返す．

表 20.16　音パターンの識別と運動

活動の目的：	音パターンの識別と運動
使用技法：	聴知覚訓練
	感覚統合
結果目標：	音パターンを識別し，その音パターンに粗大運動を合わせる

表20.16　音パターンの識別と運動（つづき）	
対象：	聴覚障害のある子ども 人工内耳を装用する子どものリハビリテーション さまざまな障がいのある子ども
セッション形態：	集団（3～6名） 個別
必要な用具：	大太鼓 ピアノ
手順：	

- 子どもたちは床に横たえて置かれている大太鼓の周りに座る．
- セラピストはピアノでこの活動用の「太鼓の曲」を弾き，子どもたちはそれに合わせて太鼓をたたく．
- 子どもたちは太鼓をたたきながらピアノに耳を傾けておき，「起立の合図」が鳴ると太鼓をたたくのを止めて立ち上がる．
- 次に，セラピストは高い音域で陽気な曲を弾き，子どもたちはそのテンポをよく聴いて合わせながら，太鼓の周りをつま先で歩きながら踊る（「つま先ダンス」）．
- ピアノのテンポが速くなると，子どもたちもそれに合わせて速いテンポで踊る．セラピストがいつピアノを止めるかに耳を傾けながら踊る．
- セラピストが弾くのを止めると，子どもたちは再び太鼓の周りに座り，「起立の合図」が鳴るまで「太鼓の曲」に合わせて太鼓をたたく．
- 次に，セラピストは低い音域で重たい和音を弾き，子どもたちはセラピストが弾くのを止めるまでそのテンポに合わせて足を踏み鳴らす（「足踏みダンス」）．
- このゲームのはじめに戻り，「起立の合図」が鳴るまでセラピストの「太鼓の曲」に合わせて子どもたちは太鼓をたたく．「起立の合図」で立ち上がった後，セラピストは「つま先ダンス」か「足踏みダンス」の曲を弾き，子どもたちはどちらの合図かを特定し，その合図に従って動く．

表20.17　さまざまな触覚刺激と音パターンの組み合わせ	
活動の目的：	触覚と聴覚の統合
使用技法：	聴知覚訓練 感覚統合

表20.17	さまざまな触覚刺激と音パターンの組み合わせ（つづき）
結果目標：	三種類の触覚刺激とそれらに合った三種類の音パターンの組み合わせを経験する
対象：	聴覚障害のある子ども 人工内耳を装用する子どものリハビリテーション さまざまな障がいのある子ども 外傷性脳損傷患者
セッション形態：	集団（3～6名） 個別
必要な用具：	人数分のコンガ ピアノ

手順：

- セラピストは手のひらでコンガを軽くたたき，子どもたちにこの「動き」が作り出す音を聴かせる．それから子どもたちに同じ「動き」で各自のコンガを鳴らすよう指示する．
- セラピストと子どもたちはこの音をどう言い表せるかを考え，名前を付ける（例「突風」）．
- セラピストはこの「動き」に適した音パターンをピアノの高音域で示す．子どもたちはコンガをたたきながらこの音パターンをよく聴いておく．同時にこの「突風の曲」の始まりと終わりに注意を払う．
- 次に，セラピストは指でコンガをたたくとどのような音が鳴るかを示す．ここでも子どもたちはまずよく聴き，それから同じ「動き」で鳴らしてみる．この音を「雨だれ」と名付ける．
- セラピストはピアノの中音域を使ってこの「動き」に適した音パターンを示す．子どもたちはこの「雨だれの曲」の始まりと終わりに注意を払いながらコンガを鳴らす．
- 最後に，セラピストはこれまでと違うたたき方でコンガをたたいて聴かせ，子どもたちに同じ「動き」で音を出すよう指示する．これを「雷」と名付ける．
- セラピストはピアノの低音域を使ってこの「動き」に適した音パターンを示す．子どもたちはこの「雷の曲」の始まりと終わりに注意を払いながらコンガを鳴らす．
- これら三つの「動き」のパターンとそれに合う音パターンを示した後，子どもたちはセラピストが弾く曲が変わるたびにそれが何の曲かをよく聴き，その曲の「動き」のパターンでコンガをたたく．

表20.18　視覚刺激と聴覚刺激の組み合わせ

活動の目的：　　　視覚と聴覚の統合
使用技法：　　　　聴知覚訓練
　　　　　　　　　感覚統合
結果目標：　　　　視覚的合図に対して聴覚的反応で応える
対象：　　　　　　聴覚障害のある子ども
　　　　　　　　　人工内耳を装用する子どものリハビリテーション
　　　　　　　　　さまざまな障がいのある子ども
セッション形態：　集団（3名）
　　　　　　　　　個別
必要な用具：　　　ラトル　四つ
　　　　　　　　　音積木　四つ
　　　　　　　　　太鼓　四つ
　　　　　　　　　トライアングル　四つ
　　　　　　　　　マレット
　　　　　　　　　大きな色画用紙　6枚（例　赤2枚，青2枚，黄色2枚）
手順：

- 子どもたちは円になって座り，セラピストは円の中心に立つ．
- セラピストはラトルを一人の子どもに渡し，音積木を二人めの子どもに渡し，トライアングルを三人めの子どもに渡す．
- 円の真ん中に3色の色画用紙を置く．
- 子どもたちにそれぞれの画用紙が何色かを聞き，皆で各色の画用紙の上にどの楽器を置くかを決める（例　赤画用紙の上にラトル，青画用紙の上に音積木，黄画用紙の上にトライアングル）．
- 子どもたちは自分が手にしている楽器が何色と組み合わせになっているかを答え，その色の画用紙を1枚受け取り，自分の楽器をその上に置く．
- セラピストは円の真ん中にあるラトルを置いた赤画用紙の上に立ち，ラトルを持っている子どもに鳴らすよう指示する．
- 次に，音積木を置いた青画用紙の上に立ち，音積木を持っている子どもに鳴らすよう指示する．
- そして次に，トライアングルを置いた黄画用紙の上に立ち，トライアングルを持っている子どもに鳴らすよう指示する．
- それから，セラピストは順不同に色画用紙の上を移動し，セラピストが示す色と組みになっている楽器を持つ子どもがその楽器を鳴らす．

表 20.18　視覚刺激と聴覚刺激の組み合わせ（つづき）
◆ しばらくした後，子どもたちは座る場所を交替し，もう一度最初からこのゲームを行う． ◆ あるいは，色画用紙と楽器の組み合わせを変えて行ってもよい． 展開 1： ◆ 子どもたちは円になって座り，セラピストは円の中心に立つ． ◆ セラピストはラトルと音積木とトライアングルを全員にひとつずつ配る． ◆ 円の中心に 3 色の色画用紙を置く． ◆ 子どもたちにそれぞれの画用紙が何色かを聞き，皆で各色の画用紙の上にどの楽器を置くかを決める（例　赤画用紙の上にラトル，青画用紙の上に音積木，黄画用紙の上にトライアングル）． ◆ セラピストはラトルを置いた赤画用紙の上に立ち，子どもたちにラトルを鳴らすよう指示する． ◆ 次に，音積木を置いた青画用紙の上に立ち，音積木を鳴らすよう指示する． ◆ そして次に，セラピストはトライアングルを置いた黄画用紙の上に立ち，トライアングルを鳴らすよう指示する． ◆ それから，セラピストは順不同に色画用紙の上を移動し，子どもたちはセラピストが示す色と組みになっている楽器を鳴らす． ◆ しばらくした後，楽器と色画用紙の組み合わせを変えて，もう一度最初からこのゲームを行う． ◆ 子どもたちのうちの一人がセラピスト役を務めて，他の子どもたちは各色と組みになっている楽器を鳴らすという展開もできる． 展開 2： ◆ 子どもたちのうちの一人がセラピスト役を務めて他の子どもたちが楽器を鳴らす場合，セラピストはギターを弾きながら活動を促す歌を歌う．

20.5.8　声・発話音

表 20.19　声と音の識別 I

活動の目的：	声と音の識別 I
使用技法：	聴知覚訓練
結果目標：	歌声と楽器音を識別する

表20.19　声と音の識別Ⅰ（つづき）

対象：	聴覚障害のある子ども
	人工内耳を装用する成人のリハビリテーション
	神経損傷あるいは神経疾患のある患者
セッション形態：	集団（3〜4名）
	個別
必要な用具：	さまざまな歌と器楽曲のCD
	CDプレーヤー

手順：
- ◆ 参加者は半円になって座り，彼らの正面にCDプレーヤーを置く．
- ◆ 歌か器楽曲のいずれかをCDプレーヤーでかける．
- ◆ 参加者は歌曲か器楽曲かを特定する．

展開：
- ◆ 歌曲であった場合，参加者はその歌声が男性のものであったか，女性のものであったかを特定する．

表20.20　声と音の識別Ⅱ

活動の目的：	声と音の識別Ⅱ
使用技法：	聴知覚訓練
結果目標：	歌声と楽器音を識別する
対象：	聴覚障害のある子ども
	人工内耳を装用する成人のリハビリテーション
	神経損傷あるいは神経疾患のある患者
セッション形態：	集団（3〜4名）
	個別
必要な用具：	セラピスト用のピアノ
	人数分のクラベス（1ペア／人）
	参加者全員が知っているポピュラーソングの楽譜

手順：
- ◆ 参加者は一列に座り，セラピストは彼らの正面に配置されたピアノの前に座る．
- ◆ 参加者はまず，セラピストと一緒にアカペラで歌を歌う．
- ◆ 次に，セラピストはその歌の旋律と簡単な伴奏パターンをピアノで弾き，参加者に聴かせる．

表 20.20　声と音の識別Ⅱ（つづき）
◆ そして，皆で一緒に歌うのとピアノの演奏を聴くのとを交互に行う． ◆ 参加者はここで向きを変えて座り，セラピストが参加者の後ろに位置する設定に変える． ◆ セラピストは，歌を歌うか，ピアノで旋律を弾く． ◆ 歌声バージョンの場合はセラピストの歌唱に加わって一緒に歌い，ピアノ演奏バージョンであればセラピストの演奏に合わせてクラベスを鳴らす．

参考文献

Amir, D. and Schuchmann, G. (1985). Auditory training through music with hearing-impaired preschool children. *Volta Review, 87*, 333-43.

Anvari, S. H., Trainor, L. J., Woodside, J., and Levy, B. A. (2002). Relations among musical skills, phonological processing, and early reading ability in preschool children. *Journal of Exceptional Child Psychology, 83*, 111-30.

Bang, C. (1980). A work of sound and music. *Journal of the British Association for Teachers of the Deaf, 4*, 1-10.

Darrow, A. A. and Gfeller, K. E. (1996). Music therapy with children who are deaf and hard of hearing. In: C. E. Furman (ed.) *Effectiveness of Music Therapy Procedures: documentation of research and clinical practice*, 2nd edition. Washington, DC: National Association for Music Therapy. pp. 230-66.

Fisher, K. V. and Parker, B. J. (1994). A multisensory system for the development of sound awareness and speech production. *Journal of the Academy of Rehabilitative Audiology, 25*, 13-24.

Gaab, N. et al. (2005). Neural correlates f rapid spectrotemporal processing in musicians and nonmusicians. *Annals of the New York Academy of Sciences, 1060*, 82-8.

Gfeller, K. (2000). Accommodating children who use cochlear implants in the music therapy or educational setting. *Music Therapy Perspectives, 18*, 122-30.

Kirk, J. W., Mazzocco, M. M., and Kover, S. T. (2005). Assessing executive dysfunction in girls with fragile X or Turner syndrome using the Contingency Naming Test (CNT). *Developmental Neuropsychology, 28*, 755-77.

Koelsch, S., Schröger, E., and Tervaniemi, M. (1999). Superior pre-attentive auditory processing in musicians. *Neuroreport, 10*, 1309-13.

Marie, C., Magne, C., and Besson, M. (2011). Musicians and the metric structure of words.

Journal of Cognitive Neuroscience, 23, 294-305.

Moreno, S. et al. (2009). Musical training influences linguistic abilities in 8-year-old children: more evidence for brain plasticity. *Cerebral Cortex, 19*, 712-23.

Musacchia, G., Sams, M., Skoe, E., and Kraus, N. (2007). Musicians have enhanced subcortical suditory and audiovisual processing of speech and music. *Proceedings of the National Academy of Sciences of the USA, 104*, 15894-8.

Pantev, C. et al. (2001). Timbre-specific enhancement of auditory cortical representations in musicians. *Neuroreport, 12*, 169-74.

Reinke, K. S., He, Y. Wang, C., and Alain, C. (2003). Perceptual learning modulates sensory evoked response during vowel segregation. *Brain Research: Cognitive Brain Research, 17*, 781-91.

Sacks, B. and Wood A. (2003). Hearing disorders in children with Down syndrome. *Down Syndrome News and Update, 3*, 38-41.

Shahin, A. J., Bosnyak, D. J., Trainor, L. J., and Roberts, L. E. (2003). Enhancement of neuroplastic P2 and N1c auditory evoked potentials in musicians. *Journal of Neuroscience, 23*, 5545-52.

Shott, S. R. (2000). Down syndrome: common paediatric ear, nose and throat problems. *Down Syndrome Quarterly, 5*, 1-6.

Song, J. H., Skoe, E., Wong, P. C., and Kraus, N. (2008). Plasticity in the adult human auditory brainstem following short-term linguistic training. *Journal of Cognitive Neuroscience, 20*, 1892-902.

Tervaniemi, M., Castaneda, A., Knoll, M., and Uther, M. (2006). Sound processing in amateur musicians and nonmusicians: event-related potential and behavioral indices. *Neuroreport, 17*, 1225-8.

Watson, C. S. (1980). Time course of auditory perceptual learning. *Annals of Otology, Rhinology and Laryngology Supplement, 89*, 96-102.

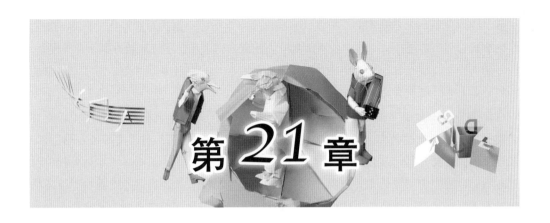

第21章

音楽的注意コントロール訓練
(Musical Attention Control Training: MACT)

マイケル・H. タウト (Michael H. Thaut)
ジェームス・C. ガーディナー (James C. Gardiner)

21.1 定義

　音楽的注意コントロール訓練（MACT）では，「構造化された能動的あるいは受動的な音楽活動によって注意機能を訓練する．あらかじめ作曲されたものを演奏する活動や即興的に演奏する活動の中で，音楽の要素を使って注意を促す合図を出し，その合図に対する反応を求めるのである」(Thaut, 2005, p. 196)．音楽は非音楽的情報と結びつくと，その情報に構造と秩序，情動，および魅力を付加するので，注意が焦点化されたり，維持されたり，切り替えられたりする可能性を高められるのである．

　注意とは，知的作業や行動作業を選択して焦点を合わせ，必要な限りその作業に集中し，必要に応じていくつかの作業間で注意を切り替える能力である．健全な認知機能の基礎をなす能力であり，注意が機能していなければ，考えたり，学んだり，覚えたり，コミュニケーションを図ったり，問題解決のために行動を起こしたりすることは不可能であろう．注意の神経科学的基礎についてはポスナー（Posner, 2011）に詳しい．

脳が注意を制御する基本的な方法は三つある．一つは，**選択と焦点化**である．知的作業を成し遂げるために，まず我々は我々の注意を得ようとする無数の事物を無視し，目の前の作業に完全に注意を集中させなければならない．注意システムがうまく機能しているとき，競合する刺激をすべて排除し，成し遂げたいと思っていることにのみ焦点を当てることができる．二つめは，**持続**である．ある作業を成し遂げるために，必要な限り注意を持続できなければならない．三つめは，**切り替え**である．脳には，注意を制御し切り替えるための管理能力を働かせる力がある．このスキルは転換性注意あるいは注意の切り替えともいわれ，さまざまな作業に次々と注意を集中させる機能である．最後に，作業の中には二つ以上の事象や刺激に同時に注意を払うことが要求されるものもある．この過程を分配性注意という．脳はこれを，注意の集中を迅速に切り替えることによって成し遂げているため，まるで我々が同時に複数の刺激を追っているかのようにみえる．しかし生理学的にみると，分配性注意はきわめて速い転換性注意処理の下位形態なのである．

注意機能を研究するための枠組みはもう一つある．これはクラインとローレンス（Klein & Lawrence, 2011）によって開発され練り直されてきたもので，注意の二つの様式，**外因性**注意様式と**内因性**注意様式である．外因性注意様式とは，我々の外側から感覚器官を通して注意を得ようとするものをいう．たとえば，建物の中で火災警報が聞こえると，我々の注意は警報器が鳴った原因を見つけることに向けられる．これに対して我々の内側から生じる内因性注意様式とは，我々の目的と意図の結果による注意の向け方である．クラインとローレンスはこれらの注意様式と併せて，注意が向けられる四つの領域を提議している．

1. **空間**に対する注意とは，(a) 我々が周りの空間や物について役立つ情報を得るために，感覚器官を使って公然と（overtly）環境を探査すること，および，(b) 我々が新しく得た知識をよりよく理解して使うことができるように，空間的な情報をひそかに（covertly）分析することである．
2. **時間**に対する注意は，我々に時の経過を意識させ，作業や目的を成し遂げるためにタイム・スケジュールを立てられるようにする．
3. **感覚**に対する注意によって，我々は感覚器官を通って届いてくる情報に注意を払うことができ，さまざまな形で入ってくる情報を分析して比較するために，感覚間で効率的に注意を切り替えることができる．
4. **作業**に対する注意は，我々を行動の目的に集中させ，その目的を達成するために遂行する必要のあるさまざまな行動間で注意を切り替えられるようにする．

神経損傷や神経疾患によって注意機能が障がいされると，その機能の改善のためにリハビリテーションが必要となる場合が多い．幸いにも注意機能はリハビリテーショ

ンによって改善するケースが多く（Cicerone et al., 2011; Mateer, 2000），通常リハビリテーションの専門家が最初に改善をねらう認知領域のうちのひとつである．治療を目的とした音楽活動は，脳の注意システムに対して強力で複雑な感覚刺激を与えることによって，その回復過程を促進する．実際に，リズムは注意を訓練する上で不可欠なものと考えられている（Klein & Riess Jones, 1996; Miller et al., 2013; Sohlberg & Mateer, 1989; Thaut, 2005）．

21.2　対象

神経学的音楽療法（NMT）はさまざまな患者群，たとえば外傷性脳損傷や脳卒中後の患者，自閉症，および認知症患者などの注意機能の改善に役立つことが実証されている．また，脳腫瘍や多発性硬化症，パーキンソン病，およびその他の神経疾患や神経損傷に伴って生じる認知的困難に対処する介入法としても有用である．音楽を用いた訓練は，集中力を高めたいと考える人を対象としたウェルネス・トレーニングで，注意力を強化するのにも役立つ．

21.3　研究のまとめ

注意および他の認知機能のリハビリテーションに関する文献を調査した研究がいくつかある．マンリーら（Manly et al., 2002）は視覚走査の改善にリハビリテーションが効果的であると報告している．注意訓練においては，現実世界にもたらす効果に焦点を当てるよう促す機能的な目標指向のアプローチが有益であることが実証されている．また空間的注意は，視覚走査の指導，および反応準備と覚醒・注意（alertness）の訓練によって改善する．クライエントの明確なニーズを把握しそれに見合った取り組みができるよう，注意障害の評価を入念に行う必要性が強調されている．認知リハビリテーション協会（The Society of Cognitive Rehabilitation）は，「注意力はすべての認知力の根底にある基盤と考えるべきである」と提言している（Malia et al., 2004, p. 27）．ゴードンら（Gordon et al., 2006）は，注意過程訓練（attention process training：APT）と代償戦略の使用が注意の改善に役立ったことを報告している．チチェローネら（Cicerone et al., 2011）は，脳損傷後の治療に注意訓練を取り入れるべきであると勧告している．オコネルとロバートソン（O'Connell & Robertson, 2011）は注意の改善を目的とした認知訓練の有効性に関する研究を集約し，注意訓練は「認知リハビリテーションの有望な手段」（p. 470）であると結論づけた．彼らは，リハビリテーションで改善したスキルを日常的な作業や活動に般化できるよう支援する必要があることも強調している．

ソールバーグとマティーア（Sohlberg & Mateer, 1987, 1989）は注意過程訓練（APT）を開発し，臨床検査と研究を重ねてその有効性を証明してきた．APT では注意機能の特定の側面，すなわち持続性注意，選択性注意，転換性注意，および分配性注意にねらいを定めた階層的な注意課題が課され，これらの注意の改善を目的とした集中的な訓練が行われる．多くの研究で，APT が治療を要する人の注意力を改善することが実証されてきた（Bennett et al., 1998; Mateer, 2000; Palmese & Raskin, 2000; Pero et al., 2006; Sohlberg et al., 2000）．彼らは，注意力を評価する必要性と個々人のニーズに応じた注意訓練計画を立案する必要性，および日常のさまざまな場面に注意課題を般化させていく必要性を強調している．APT 活動には，タッピング（指打ち）で聴覚リズムを追う課題も含まれている．

　さまざまなリハビリテーション現場で注意訓練の有効性を実証する研究が行われてきた（Barrow et al., 2006; Ben-Pazi et al., 2003）．体系的な認知リハビリテーションに参加した脳損傷患者の認知的変化を調べた研究で，ベネットら（Bennett et al., 1998）は神経心理学的検査と日常における機能的スキル評価を使用し，注意障害に対する体系的な訓練が注意力を改善させることを見出した．マックアヴィニューら（McAvinue et al., 2005）による別の研究では，脳損傷患者に注意障害が生じる可能性が高いこと，および彼らの認知的な誤りに対して気づきを促すことで持続性注意が改善することがわかった．

　認知障害のある 79 〜 95 歳の高齢者が，歌を聴いてその歌のタイトルを特定するという活動を取り入れた集団音楽療法セッションに 2 回参加する研究が行われた．結果，認知障害のある高齢者が音楽に 3.5 分間は注意を維持できることがわかった（Gregory, 2002）．認知症高齢者を対象とした別の研究では，集団歌唱セッションが注意に良好な影響をもたらしたことを報告している（Groene, 2001）．

　視覚障害のある未就学児たちの注意行動を調べた研究では，遊戯セッションに比して，音楽セッションで有意に改善した（Robb, 2003）．また，即興的音楽療法に参加した自閉症児たちは，遊戯療法に参加した自閉症児たちに比して，注意行動がより有意に改善したという報告もある（Kim et al., 2008）．

　中大脳動脈梗塞からの回復途上にある患者 60 名が，毎日音楽を聴取する群，オーディオブックを聴取する群，対照群のいずれかに無作為に割り当てられ，脳梗塞後 1 週め，3 カ月め，6 カ月めに神経心理学的評価を受けた．彼らは標準的な医療ケアとリハビリテーションも受けていた．結果，オーディオブック条件および対照条件に比して，音楽条件で注意の集点化に有意な改善が認められた（Sarkamo et al., 2008）．

　単一被験者法による研究では，旋律とドラムのパート間で注意を切り替えることを求めた音楽的注意訓練プログラム（Musical Attention Training Program）によって，脳損傷

患者の転換性注意力が改善した（Knox et al., 2003）.

　神経学的音楽療法（NMT）の技法を取り入れた認知リハビリテーションでは，視覚的注意と言語的注意ともに改善が認められた．ガーディナーとホロウィッツ（Gardiner & Horwitz, 2012）は，NMTと心理教育的集団心理療法を併用したセッションに平均53回参加した外傷性脳損傷患者22名を調べたところ，彼らの言語素材および視覚素材に対する集中力に有意な改善を認めた．

21.4　治療機序

音楽は，聴覚的感覚言語として，注意リハビリテーションの過程に新たな様相を付加する．

1. 音楽の「リズムパターンは，結合メカニズムを経由して注意振動子と相互作用することにより，注意の集中を促進する」(Thaut, 2005, p. 74)．タウト（Thaut）の研究では，音楽が注意を切り替える力と関係のある神経振動を促進することが証明された（Miller & Buschman, 2011）．ロバートソンら（Robertson et al., 1997）による研究では，右脳優位である持続性注意システムを活性化する聴覚刺激が，半側無視を含む空間的注意に対して改善効果をもたらすことがわかった．
2. 音楽は旋律とリズムといったように多重次元の刺激を提供するため，分配性（転換性）注意を促進することができる．
3. 音楽はタイミング，群化，および秩序をもたらすため，注意の持続を促進することができる．
4. 音楽は転換性注意と共有・類似する脳システムを働かせ，転換性注意を機能させる前頭葉の働きを高める．
5. 音楽は，集中を促して作業を続けやすくさせる情動や動機づけといった側面を付加する（Thaut, 2005）．

21.5　臨床プロトコール

21.5.1　注意：聴知覚

使用技法：音楽的注意コントロール訓練（選択性および持続性注意）

標的とする認知領域：注意

標的とする脳システムと脳機能：注意システム（前頭葉と脳幹を含む）と聴知覚システム（右側頭部と右頭頂部を含む）

活動の目的：クライエントは刺激に対して注意を集中させ続けることができ，受け

取った情報の性質を正しく解釈することができる．

対象：聴覚的注意と聴知覚を向上させたい人

セッション形態：個別あるいは集団

必要な用具：音楽再生機器（CDやMP3など），録音音楽（歌，吹奏楽団やビッグバンドによる演奏，交響曲），紙，鉛筆，クリップボード

手順：

1. 対象が集団の場合，ゆったりと座ることができ，音楽再生機器からの音が聞こえる場所にクライエントを集める．
2. クライエントがセラピストのねらいを理解した上で取り組めるように，これから行う活動の目的を丁寧に説明する．
3. はじめる前に，クライエントから質問があればそれに答える．
4. クライエントに，これから流す歌をよく聴いて，ある言葉（たとえば，歌「Back in the Saddle」の歌詞に出てくる「back」など）が出てくるたびに紙に書き留めるよう促す．歌を再生し，歌が終わった後，何回その言葉が出てきたか，クライエント同士で書き留めた紙を見比べてみるよう促す．
5. 別の歌をかけ，次は二つの言葉を指定し，歌詞の中にこれらの言葉が出てきたらその都度紙に書き留めるよう促す．ここでも歌が終わった後，クライエントは書き留めた紙を互いに見比べ，答え合わせをする．
6. 吹奏楽団やビッグバンドなどによる演奏曲をかけ，聞こえる楽器をすべて書き留めるよう促す．曲が終わった後，何の楽器の音が聞こえたかを尋ねる．そしてもう一度曲をかけ，聞こえる楽器を確認する．
7. ステップ6を交響曲に変えて繰り返す．

日常生活への応用：クライエントへの宿題として友人や家族とさまざまな音楽を聴くように勧めるとよい．その際，聞こえた楽器や歌詞に出てくる言葉を書き留めるようにする．曲が終わった後には，どのくらい注意を集中させて正確に知覚できているかを確認するために，書き留めたものを互いに見比べる．この活動は，他者の話に注意を集中させて聴く力を向上させる上でも有益である．

変化を測定する方法：

1. この活動の直後に，正確に聴きとる能力についてどのくらい自信があるか，クライエント自身が評価する10段階評価を実施する．
2. この活動を行った数週間後に，口頭あるいは書面で，聴覚刺激を正確に聴きとる必要があった状況について説明してもらう．

21.5.2　注意：今この場を生きる

使用技法：音楽的注意コントロール訓練（持続性注意）

標的とする認知領域：注意

標的とする脳システムと脳機能：注意システム，両側前頭葉，脳幹

活動の目的：クライエントは，環境の中のある刺激に注意を集中させ続けることができる．

対象：持続性注意を向上させたい人

セッション形態：個別あるいは集団

必要な用具：リラクゼーションのための音楽，リズムを刻む楽器（例　太鼓，オートハープ，ギター，ピアノ）

手順：

1. 対象が集団の場合，ゆったりと座ることができ，十分なパーソナルスペースを確保できる場所で，円になって座るよう促す．
2. クライエントがセラピストのねらいを理解した上で取り組めるように，これから行う活動の目的を丁寧に説明する．
3. はじめる前に，クライエントから質問があればそれに答える．
4. まずセラピストは「今この場を生きる（living in the here and now: LITHAN）」の概念を説明し，実演してみせる．セラピストは独り言をつぶやくように，自身が行おうとしていることと自身の一挙一動をすべて口に出していく．たとえば，「今から私は皆さんの前で歌を歌います．まず足を床に降ろして立ち上がり，テーブルに向って歩いていってギターを手にとります．自分の動きを注意深く観察しながら，皆さんがいる場所に戻り，全員が見えるところに座り，ギターを弾き始めます」と口に出しながら行動に移す．歌を歌い終えたら，ギターを元の場所に戻すところまで，同じように口に出しながら行動に移す．
5. 次はクライエントが，以下に示す「鍵の行方を追う」という内容でこれをやってみる．
6. セラピストはまず，クライエントが心地よく感じられるよう背景で静かに音楽を鳴らしながら，目を閉じて自身の呼吸に注意を向けるよう促す．
7. 全員がリラックスした状態になったら音楽を止め，ピアノかギター，オートハープ，あるいはドラムを使って，詠唱（chant）するのに適したリズムを刻む．
8. クライエントは，ポケットかかばんから鍵を取り出しながら，リズムに合わせて「私は今鍵を取り出しています，私は今鍵を取り出しています……」と詠唱する．
9. そして空席の椅子の上にその鍵を置きながら，「私の鍵は椅子の上にありま

す，私の鍵は椅子の上にあります……」と詠唱する．
10. 次にドアのほうに歩きながら，「私はドアの外に出ていこうとしています，私はドアの外に出ていこうとしています……」と詠唱する．
11. そして鍵が置いてあるところに戻りながら，「私の鍵は椅子の上にあります，私はその鍵のところに向かっています……」と詠唱する．
12. 鍵を手にしながら，「そして鍵を手に取ります，鍵を手に取ります……」と詠唱する．
13. 鍵をポケットかかばんに戻しながら，「鍵は私のポケット（かばん）の中にあります，鍵は私のポケット（かばん）の中にあります……」と詠唱する．
14. この活動について全員で話し合う．どのようにこの活動内容を日常生活の中で活かすことができるかを各参加者に尋ねる．

変化を測定する方法：
1. この活動の直後に，効率的に注意を持続させる能力についてどのくらい自信があるか，クライエント自身が評価する10段階評価を実施する．
2. この活動に参加した後に，持続性注意力を測定できる標準検査を実施する．

21.5.3　注意：選択と焦点化

使用技法：音楽的注意コントロール訓練（選択と焦点化）
標的とする認知領域：注意
標的とする脳システムと脳機能：注意システム，両側前頭葉
活動の目的：クライエントは環境の中からうまく刺激を選択し，その刺激に注意を集中させながら適切に反応を示し，競合する刺激を無視することができる．
対象：刺激の選択と注意の焦点化を向上させたい人
セッション形態：集団（4名以上）
必要な用具：太鼓，打楽器（例　マラカス，鈴，ウッドブロック）
手順：
1. クライエントに，ゆったりと座ることができ，十分なパーソナルスペースを確保できる場所で，円になって座るよう促す．
2. クライエントがセラピストのねらいを理解した上で取り組めるように，これから行う活動の目的を丁寧に説明する．
3. はじめる前に，クライエントから質問があればそれに答える．
4. クライエント全員に打楽器を配る．
5. クライエントに1，2，1，2と交互に番号を割り振る．
6. セラピストは太鼓か他の打楽器を使って，簡単な4分の4拍子のリズムを繰

り返し打つ．
7. 1の番号を割り振られたクライエントは，セラピストが打つこのリズムを一緒に打って練習する．
8. セラピストはこのリズムを打つのを止めて，次に簡単な4分の3拍子のリズムを繰り返し打つ．
9. 2の番号を割り振られたクライエントは，セラピストが打つこのリズムを一緒に打って練習する．
10. セラピストはこのリズムを打つのを止める．
11. 次に，セラピストは鈴かクラベスで各小節の1拍めのみ鳴らし，1の番号のクライエントは練習した4／4のリズムを打ち，2の番号のクライエントは3／4のリズムを打つ．全員，各小節の1拍めのみ一緒に鳴らすが，1の番号のクライエントが打つ2，3，4拍めのリズムと2の番号のクライエントが打つ2，3拍めのリズムはずれることになる〔訳註　1小節の長さは全員同じであるが，1小節を4等分したリズムで打つか3等分したリズムで打つかに分かれる〕．つまり，全員，両隣の人が自分の打つリズムと異なるリズムを打っているという状態になる．
12. これを数分行った後，リズムを入れ替えて行う．1の番号のクライエントは3／4のリズムを打ち，2の番号のクライエントは4／4のリズムを打つ．
13. これを数分行った後，全員でこの活動での体験について話し合う．

日常生活への応用：この活動で自身の両隣で起こっていることを無視して目の前の作業にのみ注意を集中させる訓練を行うことにより，100％の集中を要するような日々の出来事の中で妨害に直面したとしても，よりうまく集中し続けられるようになるだろう．

変化を測定する方法：この活動の直後に，不必要な情報を無視して効率的に刺激を選択し注意を集中させる能力についてどのくらい自信があるか，クライエント自身が評価する10段階評価を実施する．

註記：*Rhythm, Music, and the Brain*（Thaut, 2005）（翻訳書『新版　リズム，音楽，脳』）の第9章にある資料C, D, E, F, Gに，これ以外のMACTの活動例が記されている．

21.5.4　持続性注意：注意改善のための治療的音楽活動

使用技法：音楽的注意コントロール訓練（持続性注意）

標的とする認知領域：注意

標的とする脳システムと脳機能：注意システム，両側前頭葉，脳幹

活動の目的：クライエントは連続する聴覚刺激の変化に注意を維持させ，その変化に従うことができる．

対象：持続性注意を向上させたい人

セッション形態：この治療的音楽活動は通常，個別セッションで行う．なぜなら個別セッションでは，他の刺激や人が存在しない状況下でクライエントの持続性注意への取り組みを支援できるからである．しかし，数名のクライエントがセラピストの音楽的合図に持続的に注意を払いその合図に従うという集団設定に応用することも可能である．

必要な用具：音高のある楽器（例　シロフォン，メタロフォン，マリンバ）と音高のない楽器（例　太鼓，ティンパニー，コンガ，ボンゴ，ロートタム，ハンドドラム）

音高のある楽器を使用する場合（たとえば，セラピストがキーボードを弾いてクライエントがシロフォンを鳴らすような場合），変化を加える音楽の要素として音高と音域も用いることができる．

手順：

基本構造は次のとおりである．セラピストとクライエントは一緒に楽器を演奏するが，クライエントは，セラピストが演奏上示すさまざまな変化にできる限り密に従いながら演奏する〔訳註　たとえば，セラピストの演奏のテンポが速くなればそのテンポ変化に追従してクライエントも速いテンポで鳴らし，音量が大きくなればクライエントも大きな音量で鳴らす，など〕．

セラピストが演奏上変化を加えられる音楽の要素には以下のものがある．

◆演奏と休止の変化（楽器を鳴らしたり中断したりする変化）

◆テンポの変化

◆リズムパターンの変化

◆音の長さの変化

◆音量の変化

◆音高や音域の変化

セラピストだけでなくクライエントも音高のある楽器を使用する場合，クライエントが無理なく従えるように，和音構造は使わず，単音の並びや単音での旋律のみを使用する．

課題の難易度は，二つの側面，つまり変化させる要素の数と活動の長さで調整して設定する．

クライエントの注意レベルによっては，まずクライエントが注意を向けることができる短い時間，一つの音楽の要素を一回だけ変化させるというレベルから始めるとよいだろう．最も初歩的なレベルでは，「演奏と休止」の変化を取り入れるとよい．なぜならこれは，音の有無（「音がある」か「音がない」か）を識別するという基本的な聴覚的注意機能を要する課題であるからである．その後，一つずつ

順に他の要素の変化も加えていき，活動時間も長くしていくとよい．注意の機能レベルが高くなってくると，最終的にはすべての音楽的要素の変化を混ぜ合わせてクライエントの持続性注意力に挑んでみるのもよい．

日常生活への応用：この訓練の成果は，持続性注意を要するあらゆる日常活動に反映されるだろう．たとえば，本の一節を読み終えるまで，あるいは食事の準備をし終えるまで，注意を持続させることができるようになるだろう．

変化を測定する方法：
1. この活動の直後に，効率的に注意を持続させる能力についてどのくらい自信があるか，クライエント自身が評価する10段階評価を実施する．
2. 数唱テストなど持続性注意力を測定できる標準検査を実施する．

21.5.5 選択性注意：注意改善のための治療的音楽活動

使用技法：音楽的注意コントロール訓練（選択性注意）

標的とする認知領域：注意

標的とする脳システムと脳機能：注意システム，両側前頭葉，脳幹

活動の目的：クライエントは連続する数々の聴覚刺激の中から標的刺激を選択し，反応を示すことができる．

対象：選択性注意を向上させたい人

セッション形態：この治療的音楽活動は通常，クライエントが目の前の課題に最大限集中できるよう，個別セッションで行う．しかし，セラピストが出す音楽的合図にクライエントが全員で反応を示すという集団設定に応用することも可能である．あるいは，クライエント一人ひとりが順に，数々の聴覚刺激の中から標的刺激を選択して反応を示す課題に取り組むようにして，他のクライエントは以下に示すような基本的な音楽的枠組みに沿って演奏を続けるという集団活動にもできる．

必要な用具と手順：セラピストとクライエントは即興演奏の基本的な枠組みの中で一緒に演奏し，クライエントは，セラピストが演奏中に時々不規則に出す音楽的合図に対し，あらかじめ指定された音楽的反応で応える．たとえば，セラピストとクライエントが二つのシロフォンをドリア旋法で自由に演奏しているとき，セラピストは3～4音からなる明確に聞き取ることのできるモチーフを不規則なタイミングで奏でる．このモチーフは即興演奏を始める前にクライエントに示しておき，演奏中，合図として以外でこのモチーフは使わない．セラピストがキーボードやマリンバを使う場合は，変化音を用いたモチーフにすると聞き取りやすい合図にできる．セラピストがもう一つ異なる楽器を持ち（例　トライアングル），

演奏中に不規則なタイミングで鳴らすという方法もある．クライエントへの課題は，その合図に対してあらかじめ指定された音楽的反応を示すことである．基本的な例としては，合図が鳴ったら演奏を止め，再び合図が鳴ったら演奏を再開するという反応である．

　このような活動の構造を用いることによって選択性注意を訓練することができる．多数の刺激（この活動では音楽的事象）の中からある聴覚的事象を「選択」し，それに反応することが求められるからである．音楽は音高，音量，音色，リズムといった多次元の中で，非常に単純な聴覚的構造から非常に複雑な聴覚的構造まで幅広い多くの要素を含んでいる．それゆえ音楽そのものが，選択性注意力を訓練する非常に多様なレベルで選択性注意の訓練・課題を創出するのに効果を発揮するのである．

日常生活への応用：周りで起こっていることを無視して目の前の課題にのみ注意を集中させる訓練を行うことにより，100%の集中を要するような日々の出来事の中で妨害に直面したとしても，よりうまく集中し続けられるようになるだろう．たとえば，周囲の人たちが会話をしていても，電話で話している相手によりうまく対応できるようになるであろう．

変化を測定する方法：この活動の直後に，不必要な情報を無視し効率的に刺激を選択して注意を集中させる能力についてどのくらい自信があるか，クライエント自身が評価する10段階評価を実施する．

21.5.6　転換性注意：注意改善のための治療的音楽活動

使用技法：音楽的注意コントロール訓練（転換性注意）

標的とする認知領域：注意

標的とする脳システムと脳機能：注意システム，両側前頭葉，脳幹

活動の目的：クライエントは二つ以上の聴覚刺激間で注意を切り替え，提示された各刺激に従うことができる．

対象：転換性注意を向上させたい人

セッション形態：この治療的音楽活動は集団設定に適している．テクノロジーを活用すると，個別設定の活動に調整することも可能である．この活動は手で鳴らす簡易な打楽器，あるいは手拍子などのボディパーカッションを使って実施できる．

必要な用具と手順：

　クライエントは，二つ以上の異なる合図源から交互に出される音楽的合図に対し，あらかじめ指定された音楽的反応で応える．音楽的合図には，それぞれ明確に区別できる音楽パターンを用いる．それぞれの合図に対する反応は異なるもの

第 21 章　音楽的注意コントロール訓練　357

になるようにし，注意が切り替わると「行動」反応も変わるようにしなければならない．

　たとえば，集団内で合図を出すリーダーを2名選び，この2名は部屋の両端あるいは集団で円になりその円の直径上に（対面するように）座る．一人めのリーダーが短いリズムパターン（例　ターンタタターン）を手拍子で打ち始めると，他の参加者は全員一緒にこのパターンを手拍子する．一人めのリーダーがリズム打ちを止めると，二人めのリーダーは間をおかずに異なるリズムパターン（例　ターンタターン）を打ち始め，それを他の参加者は一緒に手拍子で打つ．リーダーたちは，他の参加者が注意を切り替えるべきタイミングを予測できないよう，不規則な長さで交代しながらそれぞれのリズムパターンをたたく．

　目を閉じて行うと，聴覚的注意課題への集中が高まる．また，合図を出すリーダーたちが，空間的に距離を置いた場所で合図を出せば注意を「転換させる（切り替える）」訓練になるが，空間的に近い場所で合図を出すと，参加者は単独の合図源から二種類の合図が出ているように知覚してしまうので，持続性注意の訓練のようになってしまう．

　個別セッションで実施する場合は，セラピストが二つの音源を離れた場所に配置し，リモコンを使ってそれらを交互に再生するとよい．

日常生活への応用：この活動は，ある作業に集中させていた注意を他の作業に向け，必要に応じてまた元の作業に戻すという，日常において不可欠な注意コントロールを訓練するのに有用である．たとえば数名の友人と会話をしているとき，話している人に注意を向け，次に話し始めた人に注意を切り替え，そしてまた前の人に注意を戻すといったような転換性注意力を高めることができる．

変化を測定する方法：
1. この活動の直後に，二つの異なる事物間で効率的に注意を切り替える能力についてどのくらい自信があるか，クライエント自身が評価する10段階評価を実施する．
2. トレイルメイキングテスト（Trail Making Test: TMT）のパートB（TMT-B）を用いて転換性注意力を測定する．

21.5.7　分配性注意：注意改善のための治療的音楽活動

使用技法：音楽的注意コントロール訓練（分配性注意）
標的とする認知領域：注意
標的とする脳システムと脳機能：注意システム，両側前頭葉，脳幹
活動の目的：クライエントは二つ以上の聴覚刺激を追い，それらの刺激に対し反応

を示すことができる．

対象：分配性注意を向上させたい人

セッション形態：この治療的音楽活動は集団セッションで行われるのが適している．

必要な用具と手順：

　　基本構造は次のとおりである．クライエントは二つの音楽刺激を同時に追い，これらの音楽刺激が変化すれば，それぞれの刺激に対応した反応を示す．つまり，二種類の音楽刺激がクライエントに対して二種類の音楽的反応を指示するという構造である．

　　たとえば，3名の集団セッションで，標的となるクライエント（分配性注意の訓練対象）は低音と高音のコンガ，あるいはドラムヘッドを低音と高音に調整したロートタムを鳴らす．二人めのクライエントはマリンバかシロフォンを鳴らし，三人めのクライエントはスタンドに設置されたタムかティンパニーを鳴らし，標的となるクライエントに音楽的合図を出す役割を担う．マリンバ（シロフォン）を鳴らすクライエントは，低音域か高音域のどちらかで演奏して合図を出す．標的となるクライエントは，マリンバ（シロフォン）が低音域で鳴っているときは低音のほうのコンガ（ロートタム）を鳴らし，高音域で鳴っているときは高音のほうを鳴らす．マリンバ（シロフォン）は音板にカラーシールを貼って低音域と高音域を色分けしておくとよい．三人めのクライエントは楽器を鳴らしたり休止したりするのを繰り返し，標的となるクライエントはこの合図に従い，同じように鳴らしたり休止したりする．

　　標的となるクライエントが両方の音楽刺激に同時に注意を払い続けながらその都度適切に反応（高音を鳴らす，低音を鳴らす，演奏を休止したり再開したりするといった反応）できるよう，合図を出す2名のクライエントはそれぞれ，鳴らす音域や休止・再開のタイミングを不規則に変える．

　　個別セッションであれば，セラピストが二つの異なる楽器を同時に鳴らし，クライエントの分配性注意システムを働かせるために，それぞれの楽器の鳴らし方を不規則に変化させて合図を出すという方法で実施できる．

日常生活への応用：この訓練の成果は，それぞれの複数の事物に細心の注意を払う必要がある状況において発揮される．たとえば車を運転しているときなどである．運転中は交通信号や周りを走る車，道を歩く子どもたちなどに同時に注意を払う必要がある．

変化を測定する方法：この活動の直後に，二つの事物に効率的に注意を分配する能力についてどのくらい自信があるかクライエント自身が評価する10段階評価を実施する．

参考文献

Borrow, I. M., Collins, J. N., and Britt, L. D. (2006). The influence of an auditory distraction on rapid naming after mild traumatic brain injury: a longitudinal study. *Journal of Trauma, 61*, 1142-9.

Bennett, T. et al. (1998). Rehabilitation of attention and concentration deficits following brain injury. *Journal of Cognitive Rehabilitation, 16*, 8-13.

Ben-Pazi, H. et al. (2003). Abnormal rhythmic motor responses in children with attention-deficit-hyperactivity disorder. *Developmental Medicine and Child Neurology, 45*, 743-5.

Cicerone, K. D. et al. (2011). Evidence-based cognitive rehabilitation: updated review of the literature from 2003 through 2008. *Archives of Physical Medicine and Rehabilitation, 92*, 519-30.

Gardiner, J. C. and Horwitz, J. L. (2012). *Evaluation of a cognitive rehabilitation group featuring neurologic music therapy and group psychotherapy.* Unpublished manuscript.

Gordon, W. A. et al. (2006). Traumatic brain injury rehabilitation: state of the science. *American Journal of Physical Medicine and Rehabilitation, 85*, 343-82.

Gregory, D. (2002). Music listening for maintaining attention of older adults with cognitive impairments. *Journal of Music Therapy, 39*, 244-64.

Groene, R. (2001). The effect of presentation and accompaniment styles on attentional and responsive behaviors of participants with dementia diagnoses. *Journal of Music Therapy, 38*, 36-50.

Kim, J., Wigram, T., and Gold, C. (2008). The effects of improvisational music therapy on joint attention behaviors in autistic children: a randomized controlled study. *Journal of Autism and Developmental Disorders, 38*, 1758-66.

Klein, J. M. and Riess Jones, M. (1996). Effects of attentional set and rhythmic complexity on attending. *Perception and Psychophysics, 58*, 34-46.

Klein, R. M. and Lawrence, M. A. (2011). On the modes and domains of attention. In: M I Posner (ed.) *Cognitive Neuroscience of Attention*, 2nd edition. New York: Guilford. pp. 11-28.

Knox, R., Yokota-Adachi, H., Kershner, J., and Jutai, J. (2003). Musical attention training program and alternating attention in brain injury: an initial report. *Music Therapy Perspectives, 21*, 99-104.

McAvinue, L., O'Keeffe, F., McMackin, D, and Robinson, I. H. (2005). Impaired sustained attention and error awareness in traumatic brain injury: implications of insight. *Neuropsychological Rehabilitation, 15*, 569-87.

Malia, K. et al. (2004). *Recommendations for Best Practice in Cognitive Rehabilitation Therapy: acquired brain injury*. Exton, PA: Society for Cognitive Rehabilitation.

Manly, T., Ward, S., and Robertson, I. (2002). The rehabilitation of attention. In: P. J. Eslinger (ed.) *Neuropsychological Interventions: clinical research and practice*. New York: Guilford. pp. 105-36.

Mateer, C. A. (2000). Attention. In: S. A. Raskin and C. A. Mateer (eds) *Neuropsychological Management of Mild Traumatic Brain Injury*. New York: Oxford. pp. 73-92.

Miller, E. K. and Buschman, T. J. (2011). Top-down control of attention by rhythmic neural computations. In: M. I. Posner (ed.) *Cognitive Neuroscience of Attention*, 2nd edition. New York: Guilford. pp. 229-41.

Miller, J. E., Carlson, L. A., and McCauley, J. D. (2013). When what you hear influences when you see: listening to an auditory rhythm influences temporal allocation of visual attention. *Psychological Science, 24,* 11-18.

O'Connell, R. G. and Robertson, I. H. (2011). Training the brain: nonpharmacological approaches to stimulating cognitive plasticity. In: M I. Posner (ed.) *Cognitive Neuroscience of Attention*, 2nd edition. New York: Guilford. pp. 454-74.

Palmese, C. A. and Raskin, S. A. (2000). The rehabilitation of attention in individuals with mild traumatic brain injury, using the APT-II programme. *Brain Injury, 14,* 535-48.

Pero, S. et al. (2006). Rehabilitation of attention in two patients with traumatic brain injury by means of 'attention process training' . *Brain Injury, 20,* 1207-19.

Posner, M. I. (ed.) (2011). *Cognitive Neuroscience of Attention,* 2nd edition. New York: Guilford.

Robb, S. L. (2003). Music interventions and group participation skills of preschoolers with visual impairments: raising questions about music, arousal, and attention. *Journal of Music Therapy, 40,* 266-82.

Robertson, I. H. et al. (1997). Auditory sustained attention is a marker of unilateral spatial neglect. *Neuropsychologia, 35,* 1527-32.

Sarkamo, T. et al. (2008). Music listening enhances cognitive recovery and mood after middle cerebral artery stroke. *Brain, 131,* 866-76.

Sohlberg, M. M. and Mateer, C. A. (1987). Effectiveness of an attention-training program. *Journal of Clinical and Experimental Neuropsychology, 9,* 117-30.

Sohlberg, M. M. and Mateer, C. A. (1989). *Attention Process Training*. Puyallup, WA: Association for Neuropsychological Research and Development.

Sohlberg, M. M. (2000). Evaluation of attention process training and brain injury evaluation in persons with acquired brain injury. *Journal of Clinical and Experimental Neuropsychology, 22,* 656-76.

Thaut, M. H. (2005). *Rhythm, Music, and the Brain: scientific foundations and clinical applications*. New York: Routledge.

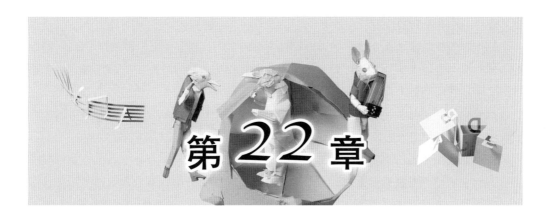

第22章

音楽的視覚走査訓練
(Musical Neglect Training: MNT)

阿比留睦美（Mutsumi Abiru）

22.1 定義

音楽的視覚走査訓練（MNT）では，時間，テンポ，リズムによって構造化された音楽に合わせて空間的に適切に配置された楽器を演奏することにより，無視が生じて注意が向かない視野へ注意が向くように促す．もう一つの目的は，視覚的な無視や不注意に対し，受動的に音楽を聴くことで脳半球を刺激し覚醒させることである（Frassinetti et al., 2002; Hommel et al., 1990; Thaut, 2005）.

22.2 対象

半側空間無視あるいは視覚性無視は脳半球の損傷後に生じる神経心理学的な状態で，空間片側への注意や気づきに問題が生じる．感覚の欠如が原因ではないにもかかわらず，身体の片側への刺激や環境に対する気づきや処理能力が低下した状態と定義されている（Unsorth, 2007）．ほとんどの半側空間無視は通常，損傷した脳半球の反対側に

生じる (Kim et al., 1999).

　半側空間無視のほとんどは右半球の脳外傷や脳卒中により生じ (図22.1 参照), 左視野の無視を引き起こす. 右側における空間の無視はめったにない. この相違点の要因は, 右脳は空間認知や記憶を主に司り, 一方, 左脳は言語を司るためである. 右の視野は両側の脳により重複して処理されると考えられているため, 右脳は左脳の機能の損失を補うことができるが, その逆はできないためである (Iachiniet et al., 2009).

　半側空間無視のある患者は, まるで左側の知覚空間が存在しないかのような行動をとる. たとえば, 空腹を訴えるにもかかわらず皿の左半分の食事を食べ損じることが多い. また, 時計を描写するよう促されると, 時計上の12の数字のうち片側の12から6の数字のみを描き, もう片側はゆがんでいたり空白であったりする. 損傷を受けた脳の反対側の自分の身体に無視が生じるため, 髭剃りや化粧を無視のない片側だけに施すこともある.

　訓練は通常, 患者の注意が徐々に正中線を超えて左側へ向くように行われる. 半側空間無視に対するリハビリテーションの多くは神経心理学者, 作業療法士, 言語聴覚士, 理学療法士, および神経学的音楽療法士により施行される.

　新しい訓練法として, プリズムの活用, 視覚走査訓練, 心像訓練, ビデオによるフィードバック訓練, および体幹の回旋がある. これらのうち最も期待できる治療法は, 比較的短期間の治療によって比較的長期間の機能的な改善が証明されているプリズム順応課題である. しかしこれらの治療的介入は比較的新しく, 検証結果の量はまだ限られている. 根拠に基づく臨床実践を可能とするためには, この分野におけるさらなる研究が必須である (Luaute et al., 2006).

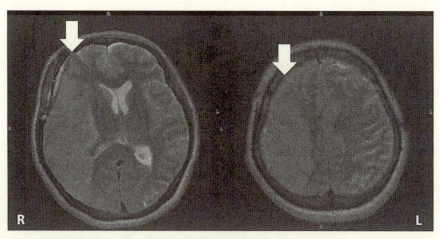

図22.1　半側空間無視のほとんどは右半球の脳外傷や脳卒中により生じる.

22.3 研究のまとめ

　ホンメルら（Hommel et al., 1990）は，視覚的な左半側無視のある脳卒中患者に対するさまざまな受動的刺激が，絵の模写にどのような影響をもたらすかを研究した．実験条件として，感覚刺激なし，片側と両側の触覚刺激，両耳への聴覚的な声かけ，および非言語的刺激（音楽，ホワイトノイズ）のいずれかを無作為に施用した．結果，非言語的刺激条件においてのみ無視が軽減された．音楽聴取を扱ったもう一つの研究では，半側空間無視の患者において，静寂あるいは嫌いな曲では観察されなかったが，好きな音楽を聴いているときに情動と注意に関連する視覚的注意の領域の活性化がfMRIで確認された（Soto et.al., 2009）．フラッシネッティら（Frassinetti et al., 2002）は，聴覚的な音や注意喚起は一時的な半側空間無視の視空間における注意障害を改善できることを報告している（Robertson et al., 1998）．

　ヴァンブリートとロバートソン（Van Vleet & Robertson, 2006）は，空間的および非空間的な半側空間無視に対して聴覚刺激が影響を与える条件を見出すために，提案されている感覚間相互作用（cross modality interaction）のメカニズムを調査した．視覚的な探索の効率性において，空間知覚における感覚間相互作用と一般的な覚醒の両方に有益な影響がみられたが，最も顕著な改善は病巣と反対側に生じる空間的な標的と音であった．

　日本では能登ら（Noto et al., 1999）が左半側空間無視に対し，右から左へ音高が上行するよう逆向きに配置した木琴を演奏することにより，抹消検査で左側への注意の改善がみられたことを報告している．甲谷と斉藤（Kouya & Saito, 2004）も，左半側空間無視に対し木琴を逆向きに配置し，さらに音高の上行パターンを強調した旋律を演奏させ，右側から無視の生じる左側に注意と腕の動きを活用することにより，左側の歯磨き活動が向上したことを報告している．

　阿比留ら（Abiru et al., 2007）は重度の左側半側空間無視に対し，それぞれの音を左側へ空間的に調整して配置した音積み木の鉄琴演奏後，線抹消検査（図22.2参照），花描画検査（図22.3参照），および車椅子移動時の左側衝突回数の改善を報告している．これらの研究は，無視側へ注意を向けるため，患者の注意と動体，その両方に影響を与える楽器演奏という音楽活動に取り組んでいる．さらに楽器の空間的配置，和音進行，旋律パターンの調整など，音楽をベースとして患者の重症度に応じた訓練を提供しているという点で，同様のプロトコルに基づいている．半側空間無視は患者の日常生活動作を著しく妨げる大きな要因である．これらの研究によって，受動的および能動的な音楽的視覚走査訓練（MNT）が従来の半側空間無視に対するリハビリテーションの効果と期間にさらなる機能的価値をもたらすと示唆される．

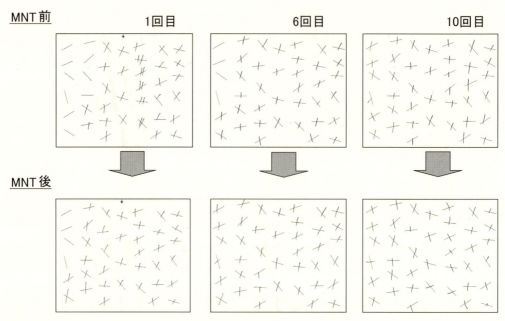

図22.2 左側半側空間無視における線抹消検査の改善

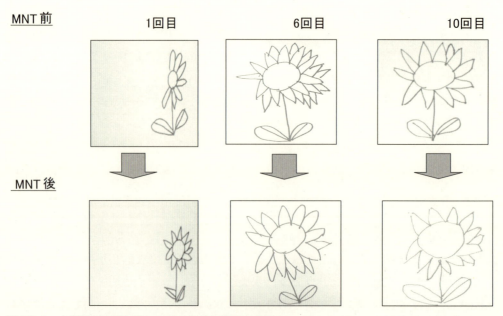

図22.3 左側半側空間無視における共描画検査の改善

22.4 治療機序

聴覚伝導路は同側および交叉して大脳の両半球を活性化するよう両側に投射される（Carpenter, 1978）．さらに聴覚刺激は言語的および非言語的形式の両方で存在しうる．言語的に聞いたり処理したりするとき，左半球の脳血流量が増加するだけでなく（Knopman et al., 1982; Larsen et al., 1977），右半球の脳血流量も増加する．これは，右半球がより高いレベルの注意と動機づけに関与しているために脳血流量と代謝の増加を導くと考えられる（Heilman & Den Abell, 1980）．しかし，左右半球間の活性化のバランスの悪さは半側空間無視の要因として示唆されている（Kinsbourne, 1970）．左半球は発話と言語処理に特化しているため，言語的な聴覚刺激のみでは半球間のバランスの悪さを修復することができない．対照的に，音楽処理は，課題と処理する戦略にもよるが，右半球の活性化が促進されることによって両半球を活性化させる．脳血流量の増加（Lassen et al., 1977; Rol& et al., 1981）と代謝の増加（Mazziotta et al., 1982）は音楽を聴いている間に生じている．しかし，その増加の程度や左右どちらの脳の側面かはその刺激処理にどの戦略を用いるかにかかっている．もし分析的な（統語的な）処理戦略が用いられるなら左半球の代謝増加がよりみられるが，非分析的な（構造上の，総体的な）処理戦略が用いられるなら右半球の活性化がより多くみられる（Alluri et al., 2012; Peretz et al., Zatorre, 2005）．これら半側空間無視の訓練における音楽の効果は，注意メカニズムにより関与する右大脳半球の神経細胞の高まり（Bhattacharya et al., 2001）と半球間の相互接続性の高まりに基づいているのかもしれない．全般的な音楽の知覚に基づいたメカニズムに加えて，音楽の情動処理もまた，少なくとも受動的な音楽を用いた半側空間無視訓練の間は，右大脳半球領域の神経細胞を高めるのかもしれない（Sato et al., 2009）．

22.5 臨床プロトコール

22.5.1 受動的に音楽を聴くエクササイズ

重度の半側空間無視患者に対して音楽療法士は，無視側へ注意が向くように，音楽を介して聴覚的，触覚的，あるいは振動的刺激を与えることができる．たとえば，無視側で楽器を演奏することができる．トーンチャイムやエナジーチャイムなどで心地よい音を演奏することも可能である．患者が音を聞いたとき，音がどこで鳴っているかを探そうとするかもしれないし，もし視覚的に見つけられなかったとき，セラピストは患者に無視側にある楽器を触らせたり，振動や温度，手触りを感じられるように導くことができる（図22.4参照）．これらの感覚を基にした活動により，患者の視覚，

聴覚，触覚は活性化し，無視側にある物体の存在に気づくようになる．刺激は半側空間無視の重症度によって徐々に減らせるであろう．

　研究データに基づいたもう一つの受動的な技法は，食事や着衣など全空間への気づきを要する日常生活動作の間，患者の好みの曲やなじみのある曲を演奏する方法である．

22.5.2　能動的な楽器演奏によるエクササイズ

　重度の半側空間無視のある患者には，単純な楽器演奏活動が好まれる．すべての手順において，セラピストは患者の演奏を旋律パターン，和声パターン，リズムパターンを含む適切な伴奏で導く．適切な順序付けスキルを訓練するために，患者が活動パターンを理解すると，必要に応じて外部からの時間的な合図としてメトロノームを加える．たとえば，セラピストは「ドン（太鼓）－シャン（タンバリン）－キラキラ（ツリーチャイム）」のパターンになるように，非無視側から無視側へ配置された楽器でいくつかの単純なリズムパターンを作る（図22.5a参照）．このパターンは非常に簡単な

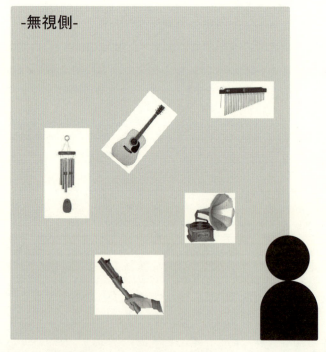

図22.4　重度の半側空間無視には，演奏される音楽を聴くだけ，もしくは無視側からCDを流すだけでも効果が期待できる．また，音楽療法士は無視側からトーンチャイムなど心地よい音を演奏することも可能である．

ものであるので，何度か繰り返すと患者は簡単に「ドン－シャン－キラキラ」のパターンを覚えることができる．半側空間無視のある患者は無視側の空間に気づきにくく，すぐに健側のほうへ戻る傾向がある．そのため患者は，「ドン－シャン－キラキラ」と演奏しようとして「ドン－シャン－ドン」と演奏してしまうことが多い．しかし聴覚フィードバックにより，患者は自身のパターンの音が欠けていることに気づき，無視側領域の視覚的な探知を始めるようになる．

　旋律パターンによる誘導では，ミュージックベルのような楽器を活用し，音階「ド・シ・ラ・ソ・ファ・ミ・レ・ド」のようなより単純で精通したパターンを，無視のない空間から無視のある空間へ広く間隔をおいて配置し，演奏することが可能である（図22.5b参照）．このような音の進行は音楽経験のない者にもよく知られており，患者は自身の視界において演奏できるミュージックベルがなくなったとしても，音楽的な構造によりこのパターンを完結するために無視側を探索しようと誘導される．各音個別に移動可能なミュージックベルは，患者の無視の状態に応じて適切な間隔で配置できる．ある患者は患者の視界の中心に2～3個のミュージックベルを配置して演奏しはじめ，その後，左側へミュージックベルを追加していくのがよいかもしれない．より重度の患者ほど，はじめは患者の視界の中心かわずかに右側に配置するのがよい．

　「ド－ミ－ソ－キラキラ（ツリーチャイム）」のパターンのようないくつかの短い和音に挑戦することもできる（図22.5c参照）．このパターンはC和音を含むが，最後の音がツリーチャイムにより構成されていることから，この和音の音と響きは柔らかい色調となる．また，患者が活動のパターンを繰り返すことにより，無視側へ注意が向くよう動機を与えることもできる．さらに，よく知られた曲を使って演奏するだけでなく，歌詞に沿って和音奏をすることにより，付加的なフィードバックが生じ，音楽パターンを完結するよう導かれる．患者は一緒に歌うかもしれないが，このような「二重課題」を含むことは，個々の患者の遂行能力や注意能力に過度な負担をかけなければ，適しているといえる．

　最後に，セラピストは楽器に視覚的な印を加えることによって，患者をさらに挑戦へと向かわせることができる．たとえば，1オクターブ以上からなるミュージックベルを，三和音のコード毎にC「ド・ミ・ソ」は青色，F「ファ・ラ・ド」は赤色，G「ソ・シ・レ」は緑色に色分けして配置する．この例では9個のミュージックベルを要し，非無視側から無視側へ適切に配置する．この設定で，患者は隣接したミュージックベルを順番に演奏するだけではなく，「適さない」ミュージックベルを飛ばしてそれぞれの和音の音を順に演奏する．難易度に合わせ，音楽の題材を二つの和音，三つの和音，もしくはさらなる和音を含む曲も可能である．曲の題材は，簡単な題材（二つの和音を規則的に順に単純に繰り返す）から応用的な題材（三つの和音が不規則に変わるブルース

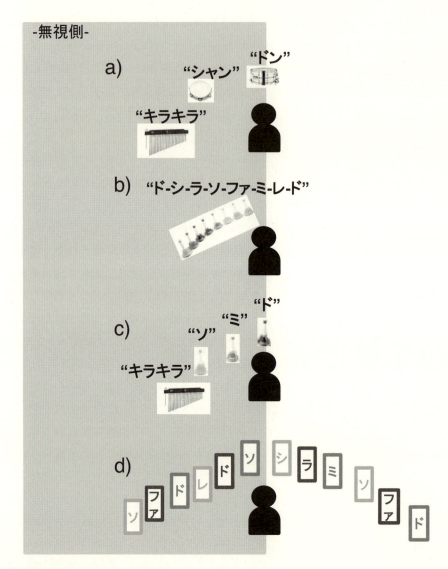

図22.5
重度の半側空間無視の患者には単純な楽器演奏が適している.
(a) セラピストは, たとえばドン (ドラム) - シャン (タンバリン) - キラキラ (ツリーチャイム) のパターンのような単純ですぐ覚えられるリズムパターンを非無視側から無視側のほうへ設定する.
(b) セッションの間, 患者は, たとえばド-レ-ミ-ファ-ソ-ラ-シ-ドのような長いがよく知られているパターンを非無視側から無視側のほうへ試みることができる. このような音の進行は音楽経験がない人にもよく知られている.
(c) 患者はいくつかの和音によるパターンを試みることもできる. たとえばCの和音なら, 構成音はド-ミ-ソ-キラキラ (ツリーチャイム) になる.
(d) セラピストは, たとえばI (C) -IV (F) - V (G) のようなさまざまな和音を活用することによって, 患者に非無視側から無視側のほうへより挑戦を提供することができる. たとえばセラピストは, 青色でド-ミ-ソのC和音の進行, 赤色でファ-ラ-ドのF和音の進行, 緑色でソ-シ-レのG和音の進行をコード付け, 順に非無視側から無視側のほうへそれぞれの音を鳴らすようにできる. 患者は3和音の曲や12小節ブルースでさえも演奏することができる.

パターン等）へ進化させることも可能である（図22.5d 参照）．

　これらの患者が音の抜けや鳴らし間違いに気づけるように，単純でよく知られた，あるいは簡単に認識できる音楽パターンを活用すること，そして，視野や聴野の空間の制御や注意の調整によって患者自身で訂正できることが重要である．

22.5.3　臨床場面で心に留めておく点
- ◆ 半側空間無視のある半身麻痺患者は，運動コントロールの問題に注意をそらされないためにも，半側空間無視がない非麻痺側（すなわち右側）の手で演奏すべきである．
- ◆ セラピストは患者の非無視側に位置し，患者は心地よい座位で訓練に取り組むことが大切である．

22.6　評価

　十分な研究がなされており，さらに臨床評価として使いやすい評価ツールは，線分抹消検査（図22.2 参照）や時計描画，および花描画検査（図22.3 参照）である．患者が車椅子を使用している場合は，安全を確認した上で，セッションの前後で車椅子動作時に無視側で衝突する回数を測定するのもよいだろう．日常生活動作の観察記録をつけることは，患者が無視側でどのような行動をとり，無視側に注意を向けるためにどのような代償戦略を使っているかを確認するために有益であろう．

参考文献

Abiru, M. et al. (2007). The effects of neurologic music therapy on hemispatial neglect in a hemiparetic stroke patient. A case study. *Neurological Medicine*, 67, 88-94.

Alluri, V. et al. (2012). Large-scale brain networks emerge from dynamic processing of musical timbre, key and rhythm. *NeuroImage, 59,* 3677-89.

Bhattacharya, J., Petsche, H., and Pereda, E. (2001). Interdependencies in the spontaneous EEG in the brain during listening to music. *International Journal of Psychophysiology, 42,* 287-301.

Carpenter, M. B. (1978). *Core Text of Neuroanatomy.* Baltimore, MD: Williams & Wilkins.

Frassinetti, F., Pavani, F., and Ladavas, E. (2002). Acoustical vision of neglected stimuli: interaction among spatially converging audiovisual inputs in neglect patients. *Journal of Cognitive Neuroscience, 14,* 62-9.

Heilman, K. M. and Van Den Abell, T. (1980). Right hemisphere dominance for attention: the mechanism underlying hemispheric asymmetries of inattention(neglect). *Neurology, 30*, 327-30.

Hommel, M. et al. (1990). Effects of passive tactile and auditory stimuli on left visual neglect. *Archives of Neurology, 47*, 573-6.

Iachini, T., Ruggiero, G., Conson, M., and Trojano, L. (2009). Lateralization of egocentric and allocentric spatial processing after parietal brain lesions. *Brain and Cognition, 69*, 514-20.

Kim, M. et al. (1999). Ipsilesional neglect: behavioural and anatomical features. *Journal of Neurology, Neurosurgery, & Psychiatry, 67*, 35-8.

Kinsbourne, M. (1970). A model for the mechanism of unilateral neglect of space. *Transactions of the American Neurological Association, 95*, 143-6.

Knopman, D. S., Rubens, A. B., Klassen, A. C., and Meyer, M. W. (1982). Regional cerebral blood flow correlates of auditory processing. *Archives of Neurology, 39*, 487-93.

Kouya, I. and Saito, Y. (2004). A report with regard to the efficacy of the Japanese drum therapy carried out for the rehabilitation of a cerebral apoplexy patient: Part 2. *Japanese Journal of Music Therapy, 4*, 198-207.

Larsen, B. et al. (1977). The pattern of cortical activity provoked by listening and speech revealed by rCBF measurements. *Acta Neurologica Scandinavica Supplementum, 64*, 268-9, 280-1.

Lassen, N. A. et al. (1977). Mapping of human cerebral functions: a study of the regional cerebral blood flow pattern during rest, its reproducibility and the activation seen during basic sensory and motor functions. *Acta Neurologica Scandinavica Supplementum, 64*, 262-3.

Luaute, J. et al. (2006). Prism adaptation first among equals in alleviating left neglect: a review. *Restorative Neurology and Neuroscience, 24*, 409-18.

Mazziotta, J. C., Pheips, M. E., Carson, R. E., Kuhl, D. E. (1982). Topographic mapping of human cerebral metabolism: auditory stimulation. *Neurology. 32*, 921-37.

Noto, S. et al.(1999). Effect of "xylophone therapy" for a patient of unilateral spatial neglect. *Journal of Japanese Occupational therapy association, 18*, 126-33.

Peretz, I. and Zattore, R. J. (2005). Brain organization or music processing. *Annual Review of Psychology, 56*, 89-114.

Robertson, I. H., Mattingley, J. B., Rorden, C., & Driver, J. (1998) Phasic alerting of neglect patients overcomes their spatial deficit in visual awareness. *Nature, 395*, 169-72.

Roland, P. E., Skinhoj, E., Lassen, N. A. (1981) Focal activations of human cerebral cortex during auditory discrimination. *Journal of Neurophysiology, 4545*, 1139-51.

Soto, D. et al. (2009). Pleasant music overcome the loss of awareness in patients with visual neglect. *Proceedings of the National Academy of Sciences of the USA, 106*, 6011-16.

Thaut, M. H. (2005). *Rhythm, Music, and the Brain: scientific foundations and clinical applications,* New York: Routledge.

Unsworth, C. A. (2007). Cognitive and Perceptual Dysfunction. In: T J Schmitz & S B O'Sullivan (eds.), *Physical Rehabilitation*. Philadelphia, PA: F.A. Davis Company. pp. 1149-85.

Van Vleet, T. M. and Robertson, L. C. (2006). Cross-modal interactions in time and space: auditory influence on visual attention in hemispatial neglect. *Journal of Cognitive Neuroscience*, *18*, 1368-79.

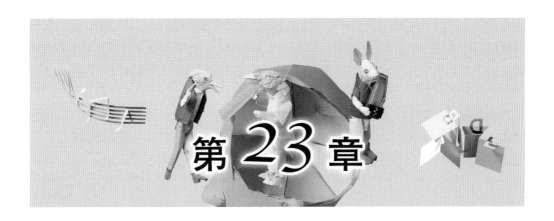

第23章

音楽的遂行機能訓練
(Musical Executive Function Training: MEFT)

ジェームス・C. ガーディナー (James C. Gardiner)
マイケル・H. タウト (Michael H. Thaut)

23.1 定義

遂行機能（executive function: EF）は脳の多くの優れた能力の頂点にある．前頭葉前野中心に位置し，脳全体に複雑なネットワークを広げる．EF とは，計画したことを達成へと導くために目標を設定し，それを遂行して達成するための動機づけを保ち，努力の配分を考え，目的にそぐわない行動を抑制するなど，計画の開始と遂行，行動結果の監視などを必要に応じて調整する機能である．EF の性質に関するさらなる情報は，ゴールドバーグ（Goldberg, 2001），シュタッスとナイト（Stuss & Knight, 2002），およびミラーとカミングス（Miller & Cummings, 2007）を参照するとよい．

神経損傷や神経疾患により遂行機能障害を呈する人が以前のように問題なく過ごしていた地域社会に戻るには，深刻な問題が生じることが多い（Gordon et al., 2006）．EF に対する認知リハビリテーションは大変重要であり，細心の注意を要するため，EF の概念について事前に知識を深める必要がある．遂行機能障害のある人は前頭葉損傷に

よる影響を受けており，EF と密接に関連する注意や記憶の障がい，あるいはその他の脳機能に問題が生じることもある．問題の起源がどこにあるかを正確に把握するために，十分なアセスメントが重要となる．EF を改善させるために問題の源を明確にすることが，治療を成功へと導く．

音楽的遂行機能訓練（MEFT）では，「整理・体系化，問題解決，意思決定，論理的思考，理解力といった遂行機能を訓練するために個別あるいは集団設定で即興演奏や作曲活動が行われる」（Thaut, 2005, p.197）．

23.2　対象

神経学的音楽療法（NMT）はさまざまな人の遂行機能を改善するために適用されており，注意欠陥障害や外傷性脳損傷，脳卒中，および行動障害のある人々に対する効果が報告されている．また，脳腫瘍や多発性硬化症，パーキンソン病，酸素欠乏症，有害物質の摂取，およびその他の神経損傷や神経疾患によって遂行機能障害をきたす人々に対しても効果が期待できる．さらに，健康な人が計画性や効率性，問題解決能力などの遂行機能をより高めるために活用することもできる．

23.3　研究のまとめ

チチェローネら（Cicerone et al., 2000）は認知リハビリテーションの徹底的な文献調査後，認知リハビリテーションによって EF が改善した研究をいくつか報告しており，遂行機能障害のリハビリテーションは，「正式な問題解決戦略における訓練と日々の状況や活動へのそれらの応用」を含むべきであると実施上の指針を示している（Cicerone et al., 2000, p.1606）．また，認知リハビリテーション学会は「認知発達のすべての段階において遂行能力と自己認識」に取り組むことを推奨している（Malia et al., 2004, p.27）．

バージェスとロバートソン（Burgess & Robertson, 2002）は，EF の認知リハビリテーション理論と研究，および臨床に基づいて，EF リハビリテーションのための六原則を提示している．

1. クライエントが自身の目標と行動の適切さに気づくよう，随時フィードバックシステムを活用する．
2. クライエントが課題から逸れた際，目標行動へ再度戻れるように一時的に中断する．
3. 指示を簡単で明瞭なものにする．
4. 報酬と強化を使い，できれば言語のみでなく動作による報酬や強化も加える．

5. 「リハビリテーションでの取り組みが，その後の患者の生活に支障をきたす特殊な状況に適応して焦点を当てられるように」，EFの治療と評価はさまざまな場面における能力を考慮する必要がある．そうすることにより，「患者が問題を抱える具体的な状況にねらいを定めてリハビリテーションを行うことができる」(Burgess & Roberston, 2002, p.566)．
6. 最も困難な行動に対するリハビリテーションからはじめるよりも，望ましくない動作を引き起こしている基礎能力（計画，覚醒，注意など）の低下に対する訓練からはじめる．

能動的音楽活動は前頭葉の遂行機能領域を活性化させるという証拠がある．近赤外線分光法（near-infrared spectroscopy: NIRS）を用いた研究では，ピアノ演奏群が対照群よりも著しく前頭葉領域のヘモグロビン濃度を増加させたことが示されている（Hashimoto et al., 2006）．

注意欠如・多動症（attention deficit hyperactivity disorder: ADHD）のある子どもたちに脳波記録法（electrocephalography: EEG）によるニューロフィードバック法か音楽による治療を加えたEEGによるニューロフィードバック法を実施した結果，音楽群でいくつかのEF測定が改善した．ミラー（Miller, 2007）は，ニューロフィードバック法に音楽を加えると，音楽を加えてないプロトコール群よりもADHDを克服する結果を示したと報告している．

健常高齢者（65〜85歳）が6カ月の**個別ピアノ指導**を受けた結果EFの顕著な改善を示したため，年齢からくる認知機能の低下に対する介入として推奨されている（Bugos et al., 2007）．

ヒッチェンら（Hitchen et al., 2010）は，頭部損傷後，神経行動学的症状のある二名の患者に対する音楽療法の効果について研究し，音楽療法が自立行動の増加や行動上の症状の減少など日々の活動の機能的な能力を改善させることを発見した．「音楽療法は，神経行動学的症状のある人々の好ましい行動を促進し，行動の開始困難や不安・焦燥感の軽減に効果的であると結論づけている（Hitchen et al., 2013, p.63）．

レーンブラウンとテート（Lane-Brown & Tate, 2009, p.481）は後天性脳損傷後の無気力に対する非薬物療法の文献調査において，重度の障がいのある人に対して「音楽療法を支持する最も強い根拠がある」と結論づけている．

タウトら（Thaut et al., 2009）は，予測できない間隔で生じる二種類のリズム演奏に対して注意を交互に切り替える能力を練習する1回30分のNMTセッションを実施した後，患者の精神的柔軟性が顕著に改善したと報告している．

ガーディナーとホロウィッツ（Gardiner & Horwitz, 2012）は平均年齢54歳の脳損傷患者22名に対し，毎週NMTと集団心理療法を併用したセッションを実施し，遂行機能

の変化を評価した．結果，平均値より下であった計画性が顕著に平均へと改善した．また，精神的柔軟性が重度から軽度に改善した．

チェッカートら（Ceccato et al., 2006）は予備研究において精神医学的リハビリテーションに音楽を取り入れたが，精神医学的リハビリテーションにNMTの認知訓練技法を拡大適用するには，さらなる研究が必要である．

23.4 治療機序

音楽は遂行機能リハビリテーションの過程に多くの様相を付加する．
1. 音楽は脳を刺激し，遂行機能課題を達成するために必要な活動レベルを上げる．
2. 音楽は目標達成に必要な特殊な課題と関連づけられたとき，明白な合図やヒントをもたらす．
3. 音楽はタイミング，群化，および秩序をもたらすため，クライエントは課題を持続できる．
4. 音楽は遂行機能を司る前頭葉と共通あるいは類似した脳システムを刺激できる．
5. 治療的音楽活動はリアルタイムで作業過程と作業産物を生み出す．
6. 音楽は遂行機能訓練において感情過程と認知過程を統合し，情動と動機付けを与えて課題の継続を促す（Thaut, 2005）．シュバイツアーら（Schweizer et al., 2011）は感情過程を含む遂行機能訓練の広がりが大変重要であることを示している．

23.5 臨床プロトコール

23.5.1 遂行機能

使用技法：音楽的遂行機能訓練（整理・体系化，問題解決，意思決定，論理的思考，理解力）

標的とする脳システムと脳機能：前頭葉の遂行機能制御システム

活動の目的：クライエントは，結果をイメージし，適切な目的を設定し，行動の計画を決定し，必要な用具を整理し，行動を開始し，道を外れる行動を抑制し，行動の進行性を管理し，うまく計画が達成するように行動を調整することにより，遂行機能のすべての側面を達成することができる．

対象：問題解決能力を向上させたい人

設定：個別あるいは集団

必要な用具：ドラム，打楽器（マラカス，ベル，ウッド・ブロックなど）

手順：

1. 対象が集団の場合，ゆったりと座ることができ，十分なパーソナルスペースを確保できる場所で，円になって座るよう促す．
2. クライエントがセラピストのねらいを理解した上で取り組めるように，これから行う活動の目的を丁寧に説明する．
3. はじめる前に，クライエントから質問があればそれに答える．
4. クライエントが鳴らせるドラムや打楽器を配る．
5. クライエントに努力の結果や達成したい結果へ導くための過程をイメージするように促すことから始める．
6. クライエントから一人選び，その人に自分のリズムを決めて，そのリズムを演奏させたい人とその人が鳴らす楽器を選び，自分のリズムをその人に教えるよう伝える．
7. クライエントの計画に対する妨害物をつくる．たとえば，他のクライエントに違うリズムを演奏させたり，円の外に座らせたり，最初から参加することを拒ませるなど．
8. リーダーが妨害物を監視し，選ばれたクライエントが状況を克服できるように援助する．
9. クライエントがうまく目的を達成したとき，リーダーにリズム演奏を終えるよう合図を送る．
10. すべてのクライエントがこれらの計画を達成する機会がもてるように，6から9の手順を繰り返す．
11. この活動で学んだ能力を日常生活の中でどのように応用できるかについて全員で話し合う．

日常生活への応用：この活動をとおしてクライエントは，集団活動の中で目的を設定し，活動を計画し，整理し，その計画を遂行し，必要に応じて調整することができるようになる．

変化を測定する方法：
1. この活動の直後に，結果を考えて目的と計画を設定し，整理，遂行，管理しうまく計画を達成するための能力についてどのくらい自信があるか，クライエント自身が評価する10段階評価を実施する．
2. この活動を行った数週間後に，口頭あるいは書面で，目的を設定し，遂行することができた状況について説明してもらう．
3. 参加者は，音楽活動に参加した前後に遂行機能検査を受ける．

23.5.2　目標設定の支援

使用技法：音楽的遂行機能訓練（問題解決，意思決定）

標的とする認知領域：遂行機能，社会性

標的とする脳システムと脳機能：遂行機能，前頭葉システム

活動の目的：クライエントは，ある目的を設定しそれを達成することができ，目標に近づくために社会的な援助を受ける入れることができる．

対象：目的を設定し，それに向かう能力を向上させたい人

必要な用具：ドラム，打楽器（マラカス，ベル，ウッド・ブロックなど）

手順：
1. ゆったりと座ることができ，十分なパーソナルスペースを確保できる場所で，円になって座るよう促す．
2. クライエントがセラピストのねらいを理解した上で取り組めるように，これから行う活動の目的を丁寧に説明する．
3. はじめる前に，クライエントから質問があればそれに答える．
4. クライエントが個々の行動的な目標を選べるように援助する．
5. クライエントにドラムや打楽器を配る．
6. 各クライエントが個々の目標を詠唱し，それに合うようなリズムを創る．
7. 全員がそのリズムに加わり，個々の目標を一緒に歌うことで援助する．
8. 活動終了後，クライエントの反応をたどる．

日常生活への応用：クライエントは，その後，目的に向かって集中しているとき，他のクライエントからの支援を感じることができる．また，他のクライエントが目標を達成するのに役立つように，より支援するようになる．

変化を測定する方法：
1. この活動の直後に，参加者は，サポートを受けて目標に向かう能力についてどのくらい自信があるか，10段階評価を実施する．
2. この活動を行った数週間後に，口頭あるいは書面で，自身の目標に向かって進歩した，もしくは，目標達成を試みている他のクライエントによりサポートされた状況について説明があるか，クライエント自身が評価する．

23.5.3　外界への対話の意欲

使用技法：音楽的遂行機能訓練

標的とする認知領域：遂行機能，心理社会性

標的とする脳システムと脳機能：前頭葉の遂行機能システム

活動の目的：クライエントは，外界への意欲を理解し，どのように反応するかを決

める．
対象：外的な動機への適切な反応と理解する能力を向上させたい人
セッション形態：個別あるいは集団
必要な用具：ハンドドラム
手順：
1. ゆったりと座ることができ，十分なパーソナルスペースを確保できる場所で，円になって座るよう促す．
2. クライエントがセラピストのねらいを理解した上で取り組めるように，これから行う活動の目的を丁寧に説明する．
3. はじめる前に，クライエントから質問があればそれに答える．
4. 二人ずつのペアに分ける．
5. ペアの中で先に演奏するほうは，後で演奏するほう（＝リシーバー）にやる気のでるリズムを示す．
6. リシーバーは，そのリズムをまねすることで応えてから，リシーバー独自のやる気の出るリズムを先に演奏した者（＝パートナー）に演奏する．
7. 先に演奏した者は，リシーバーが示す新しいやる気の出るリズムを一緒に演奏する．
8. 2～3回役割を交代した後，先に演奏した者は，「さようなら」を示すドラムのビートを演奏し，互いのやりとりは終わる．
9. それぞれの対話の後，全員でリズムに関してやる気が出た場面への反応や見解について話し合う．

日常生活への応用：クライエントは，自身と他者を動機づけるため音楽を活用することができる．うまくいけば，彼らを動機づける，もしくは納得させる周囲の力への気づきを増やすことができる．
変化を測定する方法：この活動を行った数週間後に，口頭あるいは書面で，日々の生活の中で他者から動機づけられた，もしくは影響を受けた状況に対してどのように対処したかを説明してもらう．

23.5.4 ものごとを始める
使用技法：音楽的遂行機能訓練法：整理，意思決定，始動
標的とする認知領域：遂行機能，社会性
標的とする脳のシステムと機能：始動に関係する前頭葉の遂行機能システム
活動の目的：クライエントは，効果的に行動を起こし実行することができる．
対象：行動を起こす能力を向上させたい人

セッション形態：個別あるいは集団
必要な用具：ドラム，打楽器（マラカス，ベル，ウッド・ブロックなど）
手順：
1. ゆったりと座ることができ，十分なパーソナルスペースを確保できる場所で，円になって座るよう促す．
2. クライエントがセラピストのねらいを理解した上で取り組めるように，これから行う活動の目的を丁寧に説明する．
3. はじめる前に，クライエントから質問があればそれに答える．
4. 全員にリズム楽器を配る．
5. リズムを打ちはじめる人を募る．
6. その人に好きなリズムをたたくよう伝え，そのリズムを全員で一緒に鳴らす．全員がそのリズムをたたけるようになったら止める．
7. すべてのクライエントがこの役を担うまで繰り返す．

日常生活への応用：クライエントは，以前はためらっていた「集団設定においてイニシアチブをとる（率先する）」ことができる．
変化を測定する方法：
1. この活動の直後に，イニシアチブをとる能力についてどのくらい自信があるか，クライエント自身が評価する10段階評価を実施する．
2. この活動を行った数週間後に，口頭あるいは書面で，適切に物事を始めることができた状況について説明してもらう．

23.5.5　衝動のコントロール

使用技法：音楽的遂行機能訓練（問題解決，意思決定）
標的とする認知領域：遂行機能
標的とする脳システムと脳機能：衝動のコントロールを司る眼窩前頭システム
活動の目的：クライエントは，望まない行動を予測し，生じないように防ぐ．
対象：衝動をコントロールする能力を向上させたい人
セッション形態：個別か集団
必要な用具：ドラム，打楽器（マラカス，ベル，ウッド・ブロックなど）
手順：
1. 対象が集団の場合，ゆったりと座ることができ，十分なパーソナルスペースを確保できる場所で円になって座るよう促す．
2. クライエントがセラピストのねらいを理解した上で取り組めるように，これから行う活動の目的を丁寧に説明する．

3. はじめる前に，クライエントから質問があればそれに答える．
4. セラピストはクライエントに「1・2・3・4」のような簡単なリズムパターンを教え，グループはそのパターンに続けるように学ぶ．
5. リーダーは，クライエントに三つめのビートに反応しない（を叩かない）よう指示することで「パターンへの抑制」を紹介する．そのため，この段階では，「1・2・__・4」とたたくであろう．
6. リーダーは，たとえば，「1・__・3・4」など他のビートを削除することでこの「パターンへの抑制」パターンを変えることができる．
7. 最後に，各クライエントにリズムを紹介する機会を与えられ，何番めのビートを削除したいかを決め，それぞれのリズムパターンでリードする．

日常生活への応用：クライエントは，行動をコントロールしなければならない状況に直面したとき，不適切に行動する前に，自身の行動をためらい，考え，やめることができる．

変化を測定する方法：
1. この活動の直後に，行動を抑制する能力についてどのくらい自信があるか，クライエント自身が評価する10段階評価を実施する．
2. この活動を行った数週間後に，口頭あるいは書面で，適切に行動したと感じ，考えることができた状況について説明してもらう．

23.5.6 抑制

使用技法：音楽的遂行機能訓練（抑制）
標的とする認知領域：遂行機能
標的とする脳システムと脳機能：前頭葉の遂行機能調整システム，眼窩前頭領域
活動の目的：クライエントは，適切ではない行動をしようと掻き立てられたとき，それに気づき，さらにそれが行動に移ろうとする衝動を抑制することができる．
対象：的確に衝動を抑制する能力を向上させたい人
セッション形態：個別あるいは集団
必要な用具：ドラム，打楽器（マラカス，ベル，ウッド・ブロックなど）
手順：
1. ゆったりと座ることができ，十分なパーソナルスペースを確保できる場所で，円になって座るよう促す．
2. クライエントがセラピストのねらいを理解した上で取り組めるように，これから行う活動の目的を丁寧に説明する．
3. はじめる前に，クライエントから質問があればそれに答える．

4. シェーカー，あるいは他の打楽器でウォーミング・アップをする．
5. 全員に楽器を配る．
6. リーダーは，基本的な「1・2・3・4」と拍を数えながら，4拍子のリズムを全員に練習させる．
7. 次に，クライエントは4拍めで休むように指示される．この後，次は，3拍めで休む．そして，2拍め，1拍めと同じような手続きで続ける．
8. 次に，グループを二つに分ける．一つのグループは4ビートで休み，一方，もう一つのグループは2ビートで休む．
9. 最後に，クライエントはそれぞれ，1～4までの番号を割り振られ，4グループに分かれる．1の番号の人は一つめのビートのみ鳴らし，2の番号の人は二つめのビートのみ鳴らし，3の番号の人は三つめのビートのみ鳴らし，4の番号の人は四つめのビートのみを鳴らす．クライエントは指示に従い，鳴らすべきときに鳴らせるように，リーダーが最初は拍子を数える．
10. 最後は全員でこの体験について話し合い，日常生活のどのような状況と似ているかを尋ねる．

日常生活への応用：社会的環境にては，クライエントは行動を的確に抑制することができる．

変化を測定する方法：
1. この活動の直後に，必要な時に行動をうまく抑制する能力にについてどのくらい自信があるか，クライエント自身が評価する10段階評価を実施する．
2. この活動を行った数週間後，口頭あるいは書面で，必要な時に行動をうまく抑制することができた状況について説明してもらう．

23.5.7　責任をもつ

使用技法：音楽的遂行機能訓練（問題解決，意思決定）
標的とする認知領域：遂行機能，社会性
標的とする脳システムと脳機能：自発性，計画性，目標設定と関連する前頭葉システム
活動の目的：自信回復に向けた社会的支援を提供する．
対象：人生の課題に前向きに立ち向かう能力を向上させたい人
セッション形態：集団
必要な用具：ハンドドラム
手順：
1. ゆったりと座ることができ，十分なパーソナルスペースを確保できる場所で，

円になって座るよう促す．
2. クライエントがセラピストのねらいを理解した上で取り組めるように，これから行う活動の目的を丁寧に説明する．
3. はじめる前に，クライエントから質問があればそれに答える．
4. 全員にハンドドラムを配る．
5. クライエントの人生で生じている困難な問題は何かについて尋ねる．
6. その困難を乗り越える手段は何であるかを決めるよう促す．
7. 次に，それらの手段をうまく活用できる自身のイメージを心に描くよう促す．
8. 最後に，ドラムをたたきながら「私は＿＿＿＿＿＿できる」と自信をもって自身の声明を他のクライエントに宣言するよう導く．
9. 他のクライエントはドラムを鳴らしながら，「そうだ，君ならできる！」「もちろん，君ならできる」，もしくは，何か他の激励の言葉で答える．
10. 全員が，困難に立ち向かうことへの自信を共有する機会を得たら，全員で経験したことや問題解決能力への自信にどのように影響を与えたかについて話し合う．

日常生活への応用：この活動の中で，自身の表現に対して社会的な支援を受けることで，クライエントは現実の生活の困難に適応できる感覚を得ることができる．

変化を測定する方法：
1. この活動の直後に，活動の中で提言した困難を乗り越える能力にについてどのくらい自信があるか，クライエント自身が評価する10段階評価を実施する．
2. この活動を行った数週間後，口頭あるいは書面で，彼らが困難を乗り越え，自信を増やすことができた状況について説明してもらう．

23.5.8 創造性に富んだ問題解決

使用技法：音楽的遂行機能訓練（意思決定）
標的とする認知領域：注意，言語能力，遂行機能，心理社会性
標的とする脳システムと脳機能：前頭葉の遂行機能システム，辺縁系
活動の目的：創造性に富んだ行動を増やす．クライエント自身が楽しむ時間をもつ
対象：創造性と楽しむ力を向上させたい人
セッションの形態：集団
必要な用具：伴奏楽器（ギター，ピアノ，オートハープなど），ホワイトボードあるいは曲を提示する紙パッドを載せる画架，紙か板に描くためのペンもしくはマジック
手順：

1. ゆったりと座ることができ，十分なパーソナルスペースを確保できる場所で，円になって座るよう促す．
2. クライエントがセラピストのねらいを理解した上で取り組めるように，これから行う活動の目的を丁寧に説明する．
3. はじめる前に，クライエントから質問があればそれに答える．
4. 活動を始める前に，クライエントが関連しているが異なる言葉で「空白を埋める」ために，キーワードを外したいくつかの曲を準備する．さまざまな種類の曲を使用できるし，替える言葉の数も数％から100％まで調整できる．空白のスペースが残ったときは，挿入する言葉の種類と助言する（たとえば，複数名詞，動詞の最後を ing にするなど）．
5. 創造性という概念についてクライエントに紹介し，新しいアイディアが生じるよう，楽しみながら参加するようよびかける．
6. ホワイトボードや画架の平板に，言葉を替える箇所に空白線を引く．
7. 参加者が代わりの言葉を埋めるまで曲の名前は伏せておくことで，この活動への驚きと楽しさをもたらす．
8. それぞれの空白線の後に，必要な言葉の種類を書く（たとえば，名詞，正式名称，動作を表す語，説明的な言葉など）．
9. 空白を言葉で埋めるように促す．
10. 新しい言葉の入った曲を全員で歌うように導く．
11. 歌を歌った後，歌をより意味深くおもしろいものにするため，彼らが変えたいと思う言葉があれば変更できるようにする．
12. 活動終了後，新しい曲へと移る．

以下に例を挙げる：

1. 「Home on the Range」（峠の我が家）

   Oh give me a［名詞］, where the［名詞］［動詞］, and the［複数名詞］, and the［複数名詞］［動詞］. Where［副詞］is［動詞・過去形］, a［副詞］［名詞］, and the skies are not［形容詞］all［名詞］

2. 「You Are My Sunshine」（君は僕の太陽）

   You are my［名詞］, my only［同じ名詞］. You make me［感情］, when skies are［色］. You'll never know［同じ名詞］, how much I［動詞］you. Please don't［動詞］my［同じ名詞］away.

3. 「Michael Row Your Boat Ashore」（こげよマイケル）

   Michael［動詞］your［物］ashore, hallelujah, Michael［同じ動詞］your［同じ物］ashore, hallelujah.

4. 「Twinkle, Twinkle, Little Star」（きらきら星）

 Twinkle, twinkle ［形容詞］［名詞］, how I wonder what you are. Up above the ［名詞］ so ［形容詞］. Like a ［名詞］ in the sky. Twinkle, twinkle, ［形容詞］［名詞］, how I wonder what you are.

5. 「She'll Be Comin' Round The Mountain」（あの子が山にやってくる）

 She'll be ［動詞］ round the ［名詞］ when she comes. She'll be ［同じ動詞］ round the ［同じ名詞］ when she comes. She'll be ［同じ動詞］ round the ［同じ名詞］, she'll be ［同じ動詞］ round the ［同じ名詞］, she'll be ［同じ動詞］ round the ［同じ名詞］ when she comes.

6. 「The Old Gray Mare」（おんまはみんな）

 The ［形容詞・色・名詞］, she ain't what she used to be, ain't what she used to be, ain't what she used to be. The ［形容詞・色・名詞］, she ain't what she used to be, many long years ago. Many long years ago, many long years ago. The ［形容詞・色・名詞］, she ain't what she used to be, many long years ago.

日常生活への応用：クライエントは日々の生活の中でより創造性を発揮するだろう．

変化を測定する方法：

1. この活動の直後に，創造性の能力についてどのくらい自信があるか，クライエント自身が評価する 10 段階評価を実施する．
2. この活動を行った数週間後に，口頭あるいは書面で，創造的であった状況について説明してもらう．

23.5.9 創造的な意思決定と論理的思考：遂行機能改善のための治療的音楽活動

使用技法：音楽的遂行機能訓練（問題解決，意思決定，創造性，論理的思考）

標的とする認知領域：遂行機能

標的とする脳システムと脳機能：前頭葉の遂行機能システム

活動の目的：この活動では作曲ゲームを行い，セラピストはクライエントの遂行機能が働くよう誘導しつつ，作曲や演奏を行う．

対象：創造性，論理的思考，意思決定，問題解決能力を向上させたい人

セッション形態：この活動は，他者の存在や刺激なしで遂行機能の要素に集中し，患者の能力を支援できるように通常は個別セッションで行われる．しかし，クライエントが全員をリードしながら作曲をするならば，集団形式によっても実施可能である．

必要な用具：さまざまな演奏機能や音バンクのあるシンセサイザー，ドラム，打楽器（マラカス，ベル，ウッドブロックなど），キーボード

手順:

1. セラピストは，クライエントに遂行機能を要するような質問と助言をしながら，構造化された作曲活動を行う．曲を作り上げていくすべての段階を，曲を演奏しながら進める．
2. セラピストの質問と助言は，作曲過程の各段階において，患者に意思決定，問題解決，論理的思考，理解，整理，評価，創造的思考などの遂行機能戦略を活用することを求める．
3. 楽器は，音高のある打楽器とない打楽器，キーボード，シンセサイザーなどを用いる．
4. 一度基礎となる内容やこの治療的活動の目的が患者に説明されると，セラピストは，次の例のような質問と助言で遂行機能を使うように対話をする．

- どのように作曲を始めたいですか？ 音楽的な発想やイメージ，絵，あるいは気分を設定して始めますか？
- 何の音でそれを表現したいですか？
- 曲は変化していく内容にしますか，それとも一貫して一つのテーマを貫くか？
- どの楽器を使いたいですか？
- 音の種類をどのように選びたいですか（旋律，音の塊，リズム，テンポなど）？
- 他のクライエントにも演奏に加わってもらいたいですか？
- どのようにそのクライエントに，してもらいたいことを伝えますか？
- あなたが指揮をしますか？

さまざまな演奏機能と音バンクのあるシンセサイザーがあると，クライエントが作曲し，実際に生の楽器を鳴らすことで身体的にも関わることができる．また，シンセサイザーには，曲を記録していけるので，部分部分をゆっくり加えていきながら，曲を完成させることが可能である．

打楽器は個別でも集団演奏でも可能である．個別セッションならば，クライエントがドラムセット，セラピストがキーボードを弾く構成も可能である．集団演奏なら，特に社会性とリーダーシップの要素が訓練に加わることになる．

機能レベルによって，セラピストによる遂行機能を誘導する質問を選択回答式にも自由回答式にもできる．選択回答式の質問例は，「私は二つの悲しい旋律を弾きます．どちらがあなたの作曲表現に合いますか？」．一方，オープン・クエスチョンの例えは，「悲しい旋律はどのような音か教えてください，もしくは弾いて

みせてください」.

日常生活への応用：不適切な行動の衝動に駆られたとき，自身にそのような行動をとらないように語りかけ，適切に行動できるようにコントロールできるようになるだろう．

変化を測定する方法：

1. この活動の直後に，論理的思考，問題解決，新しいものを創造する力についてどのくらい自信があるか，クライエント自身が評価する10段階評価を実施する．
2. この活動を行った数週間後に，口頭あるいは書面で，効果的に論理的思考を働かせ，問題を解決し，何か新しいものを創造する必要があった状況について説明してもらう．
3. 論理的思考を評価する正式な心理学的評価（たとえばウェクスラー式知能検査［Wechsler Intelligence Test］の下位検査である「類似」など）あるいは問題解決能力を評価する正式な心理学的評価（たとえばデリス・カプラン遂行機能検査［Delis-Kaplan Executive Function System］の下位検査である「20の質問」）を実施して遂行機能能力を検査することができる．

参考文献

Bugos, J. A. et al. (2007). Individualized piano instruction enhances executive function and working memory in older adults. *Aging & Mental health*, *11*, 464-71.

Burgess, P. W. and Robertson, I. H. (2002). *Principles of the rehabilitation of frontal lobe function.* In D. T. Stuss and R. T. Knight(eds) Principles of Frontal Lobe Functioning. New York: Oxford University Press. pp. 557-72.

Ceccato, E. Caneva, P. and Lamonaca, D. (2006). Music therapy and cognitive rehabilitation in schizophrenic patients: a controlled study. *Nordic Journal of Music Therapy, 15*, 111-20.

Cicerone, k. D. et al. (2000). Evidence-based cognitive rehabilitation: recommendations for clinical practice. *Archives of Physical Medicine and Rehabilitation, 81*, 1596-615.

Gardiner, J. C. and Horwitz, J. L. (2012). *Evaluation of a cognitive rehabilitation group featuring neurologic music therapy and group psychotherapy.* Unpublished manuscript.

Goldberg, E. (2001). *The executive Brain: frontal lobes and the civilized mind.* New York: Oxford.

Gordon, W. A., Cantor, J., Ashman, T., and Brown, M. (2006). Treatment of post-TBI Executive dysfunction: application of theory to clinical practice. *Journal of Head Trauma Rehabilitation, 21*, 156-67.

Hashimoto, J. et al. (2006). Examination by near-infrared spectroscopy for evaluation of piano performance as a frontal lobe activation task. *European Neurology, 55*, 16-21.

Hitchen, H., Magee, W. L., and Soeterik, S. (2010). Music therapy in the treatment of patients with neuro-behavioural disorders stemming from acquired brain injury. *Nordic Journal of Music Therapy, 19*, 63-78.

Lane-Brown, A.T. and Tate, R. L. (2009). Apathy after acquired bran impairment: a systematic review of non-pharmacological interventions. *Neuropsychological Rehabilitation, 19*, 481-516.

Malia, K. et al. (2004). **Recommendations for Best Practice in Cognitive Rehabilitation Therapy:** Acquired brain injury. Exton, PA: Society for Cognitive Rehabilitation. www.society-forcognitiverehab.org/membership-and-certification/documents/EditedRecsBestPrac.pdf

Miller, B. L. and Cummings, J. L. (eds)(2007). *The Human Frontal Lobes: functions and disorders,* 2nd edition. New York: Guilford.

Miller, E. B. (2007) *Getting from psy-phy(psychophysiology) to medical policy via music and neurofeedback for ADHD children.* Doctoral dissertation. Bryn Mawr, PA: Bryn Mawr College, Graduate School of Social Work.

Schweizer, S., Hampshire, A., and Dalgleish, T. (2011). Extending brain training to the affective domain: increasing cognitive and affective executive control through emotional working memory training. *PLoS One, 6*, 1-7.

Stuss, D. T. and Knight, R.T. (eds) (2002). *Principles of Frontal Lobe Function.* New York: Oxford University Press.

Thaut, M. H. (2005). *Rhythm, Music, and the Brain: scientific foundations and clinical applications,* New York: Routledge.

Thaut, M. H. et al. (2009). Neurologic music therapy improves executive function and emotional adjustment in traumatic brain injury rehabilitation. *Annuals of the New York Academy of Sciences, 1169*, 406-16.

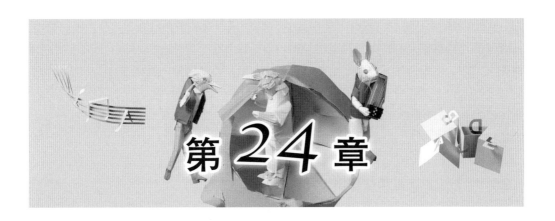

第24章

音楽的記憶訓練
(Musical Mnemonics Training: MMT)

ジェームス・C. ガーディナー (James C. Gardiner)
マイケル・H. タウト (Michael H. Thaut)

24.1 定義

　記憶とは，過去の経験に基づいて情報や状況を心の中で再現する能力をいう．それは，再現できる事柄であればどのようなことであれ，時間軸を過去に遡って再体験することができる認知スキルである．しかし，神経損傷や神経疾患によって記憶内容がおぼろになったり，時には完全に失われたりすることがある．認知リハビリテーションの専門家たちは，そのような記憶を再構築したり修復したりする作業に携わることになる．音楽は記憶リハビリテーション領域において，特別な役割をもっている．

　ウィルソン（Wilson, 2009, p.74）は，**記憶術**（mnemonics）とは「我々が物事を記憶するのを容易にする方法である」という．記憶術は記憶想起を促進するあらゆるものを意味する．記憶術には言語的なもの（例　記憶したい単語の頭文字を思い起こすようにする），視覚的なもの（例　名前と顔を関係づける），動作を伴うもの（例「Itsy, Bitsy, Spider（小さな蜘蛛ちゃん）」のような歌に伴う動作），そして音楽によるもの（例　学習し

たい情報などをよく知っている歌に組み込んで記憶する）などがある．

　音楽的記憶訓練（MMT）では記憶を助ける手段として音楽を用いる．音楽を用いて情報を順序よく配列して整理し，そこに意味や楽しみ，情動，動機づけなどを付加することにより，情報を学習し想起する力を高めようとする技法である（Thaut, 2005）．MMTでは学習効果を高め，効果的に記憶できるように，リズムや歌，韻，詠唱などを活用するのである．

24.1.1. さまざまな記憶の種類の概要

　記憶の種類について，基本的な概要を示す．さまざまな記憶の種類を分類する方法は，この他にも存在する．

- **ワーキングメモリ**（working memory）は，不必要になるまでの数秒間だけ一時的に情報を保持する（例　誰かからウェブサイトの名称を聞いてそれをブラウザーに打ちこむまでの短い間，その名称を記憶し保持する）．
- **意味記憶**（semantic memory）は，世の中に関する情報の記憶である（例　世界の大陸の名称を思い出す）．
- **エピソード記憶**（episodic memory）は，個人的な経験や出来事の記憶である（例　16歳の誕生日に何をしたか思い出す）．
- **知覚表象システム**（perceptual representation system：PRS）は，新しい情報について，それまで保持していた記憶内容と比較分析する（例　冥王星は太陽系の惑星ではなくなったと聞いたとき，古い記憶ではまだ冥王星を惑星と判断しているので，新しい記憶として太陽系の惑星に関する情報を修正する）．
- **手続き記憶**（procedural memory）は，運動スキルと認知スキルを学習し，想起する記憶である（例　ギターを演奏するとき，運動系が指や手，腕などの動かし方を覚えている）．この種類の記憶は「筋記憶（muscle memory）」と称されることもある．
- **展望記憶**（prospective memory）は，特定の時間に行わなくてはならない行動の記憶である（例　いつコンサートに行くかを覚えている）．

24.2　対象

　音楽的記憶訓練（MMT）はさまざまな患者群，たとえば外傷性脳損傷，脳卒中，脳腫瘍，多発性硬化症，パーキンソン病，酸素欠乏症，有害物質の摂取，および他の神経疾患や神経損傷を経験した患者などの記憶を改善するのに役立つ．音楽による記憶リハビリテーションは，認知症者の覚醒や注意を高め，音楽と結びついた自叙伝的情報を思い出すのを助けることができる．加えて，エピソード記憶や手続き記憶の訓練，

および認知訓練はアルツハイマー病患者にも効果的であることが確認されている．さらに，健康な人が想起する力を向上させたいとき，ウェルネス・トレーニングとして記憶スキルを強化するのにも MMT は役立つ．

24.3　研究のまとめ

　リハビリテーションプログラムに参加することによって，視覚性および言語性記憶がともに改善することが示されてきた．ホウとベネット（Ho & Bennett, 1997）は，軽度から中度の外傷性脳損傷患者が平均 59 セッションの認知リハビリテーションプログラムに参加した結果，言語学習と複雑な視覚性記憶に有意な改善がみられたことを報告している．チックペニー・デイビスとバーカー・コロ（Thickpenny-Davis & Barker-Collo, 2007）による研究では，記憶リハビリテーションに参加した外傷性脳損傷あるいは脳血管障害の患者たちが言葉と数字に対する遅延型の記憶能力に有意な改善を示した．この学習成果は少なくとも 1 カ月間保たれていた．

　記憶方略を学ぶことは役に立つ（Gordon et al., 2006）．バーグら（Berg et al., 1991）は，日常的な機能に関して「よく知られた記憶機能の法則」で構成した記憶訓練を，単なる記憶課題とゲームを与えた対照群と比較した．結果，記憶方略を学んだ人々は対照群に比して，有意に記憶能力が向上した．そしてその効果は，4 カ月の追跡期間中維持されていたのである．

　視覚イメージ訓練は物語や約束に関連する記憶を効果的に改善する．カシェルら（Kaschel et al., 2002）は，10 週にわたる視覚イメージ記憶訓練が物語と約束に対する記憶を改善することを証明した．そしてその効果は，3 カ月間維持されていた．

　グリスキーとグリスキー（Glisky & Glisky, 2002）は記憶リハビリテーションに関連する文献を調査し，効果のある 4 種類のアプローチを報告している．

1. **訓練とリハーサル**：一般的に，単純な暗記訓練が神経障害のある人の記憶スキルを改善するのは難しい．しかし，日常生活において重要な意味をもつ，必要性の高い情報に焦点を絞って訓練することは有効である．加えて，「間隔検索（spaced retrieval）」を使ったり，情報を思い出そうとする間隔間の時間を増やしていくのも効果的である．
2. **記憶方略**：重度の神経損傷や神経疾患を呈する患者にとって記憶方略を身につけることは簡単ではない．しかし視覚イメージ法は，日々必要とされる特定の記憶（例　人の名前など）を対象とすると効果的であることが知られている．覚えるべき情報を意味のある順につなぎ合わせ連鎖させたり結びつけたりする方法（例　仕事を達成するのに必要な予定あるいは一連の手順を覚える）によって記憶を高める

ことができることも知られている (Glisky & Schacter, 1989). 教科書など読み物を記憶するのに役立つ方法には, SQ3R (Robinson, 1970) や PQRST アプローチがある. これらのアプローチ法では, まず読む前に見出しなどから全体の内容を予習する (previewing), 自分で質問をつくる (questings), そして精読する (reading), 質問に答える (stating the answer), 最後に読んだ内容をテストする (testing). ウィルソン (Wilson, 2009) は, PQRST 法が神経リハビリテーションで効果的であったことを報告している.

3. **外的援助と環境的サポート**：この領域での記憶リハビリテーションでは, 実際の生活空間 (例 戸棚や部屋など) にラベルをつけることやノートや目覚まし時計, タイマー, カレンダー, 日記, スマートフォンなどの電子機器を使って必要な情報を手元におくことなどが含まれる.

4. **領域特異的学習：**

    a. **潜在記憶** (implicit memory) とは, それを学んだ状況を思い出すことがないほど遠い昔の幼い頃に学んだ情報を想起する記憶をいう. シャクターら (Schacter et al., 1993) は, 重度の記憶障害のある人でもプライミング (以前に記憶した情報を思い出すのを援助するために手がかりやヒントを提示すること) と彼らが過去に熟知した知識や習熟している運動とを組み合わせることによって, 新しい情報の学習を促進できると結論した. 潜在記憶訓練の例として, 損傷を負った人が過去に親しんでいた歌を繰り返し提示し, その都度その歌と結びつけて新しい情報を与えた結果, なじみの歌により新しい情報の記憶が定着したという事例がある.

    b. **誤りなし学習** (errorless learning: EL) も強力な領域特異的技法である. これは学習活動の冒頭でわかりやすく情報に関するヒントを提供することで, 学習者が失敗することなく確実に正しい内容を思い出せるようにする手法である. 与えるヒントは回数を重ねるとともに徐々に減少させてゆくが, 結果的に記憶は強化される. そしてヒントを全く使用しない状態にまで訓練してゆく. ウィルソン (Wilson, 2009) は脳損傷患者を対象に研究し, 誤りなし学習が間違いや失敗を伴う学習より優れていることを見出した. デュワーとウィルソン (Dewar & Wilson, 2006) は単一被験者研究において, 誤りなし学習およびヒントを減少させる方法により顔を認知する能力が向上したと報告している. 新しい人の顔の記憶課題に連続して成功し, その学習成果は長期間維持されていたという証拠が示されている.

チチェローネら (Cicerone et al., 2011) は脳損傷患者に対する認知リハビリテーションの文献を徹底的に調査した結果, 外傷性脳損傷に対する一般的なリハビリテーションだけでなく, 記憶の認知リハビリテーション訓練も推薦している. またゴードンら

（Gordon et al., 2006）は，代償訓練としての効果的な記憶改善戦略を推奨している．認知リハビリテーション療法の最良の実践活動としては，代償記憶訓練とともに，実際の生活に適用できるよう機能性を重視した訓練の必要性が指摘されている（Malia et al., 2004）．

音楽は学習に関与する大脳領域の機能を強化する．ピーターソンとタウト（Peterson & Thaut, 2007）は脳波記録計（EEG）で脳波を測定し，音楽が脳の前頭葉で言語学習のために使われるネットワークを強化することを見出した．

チャンら（Chan et al., 1998）とホウら（Ho et al., 2003）は，バンドあるいはオーケストラで音楽的訓練を経験したことのある学生と音楽の個人レッスンの経験者たちを調査し，音楽的訓練を経験してない同級生に比して言語記憶が非常に優れていたが，視覚記憶では両者にそれほど差がないことを見出した．

重い記憶障害のある患者の言語的知識へのアクセスが音楽によって改善された例が報告されている（Baur et al., 2000）．旋律とリズムによって記憶想起が改善されることも示されている．言語情報の想起に与える旋律とリズムの影響を研究してきたウォレスとルービン（Rubin & Wallace, 1990; Wallace, 1994; Wallace & Rubin, 1988, 1991）は，旋律が歌の歌詞を思い出すきっかけを与えることを確認した．話し言葉で提示したときと比べると，旋律とリズムは提示された内容を想起させるのに優れていることを見出したのである．

音楽は認知症患者の記憶改善にも有益であることが示されてきた．アルツハイマー病患者において，クラシック音楽の鑑賞はエピソード記憶の想起を促し（Irish et al., 2006），歌詞聴取は後の場面での歌詞の認識を高める（Simmons-Stern et al., 2010）．作詞作曲活動により認知症高齢者たちの記憶力が改善したという報告もある（Hong & Choi, 2011）．音楽を用いた仮想現実訓練も，アルツハイマー病患者たちの記憶を改善することが知られている（Optale et al., 2001）．

歌唱活動は名前や他の言語情報に関する記憶改善に有益であることも知られている．カルース（Carruth, 1997）は，記憶に問題のある老人ホームの患者たちの人名記憶力が歌唱活動により促進されることを証明した．タウトら（Thaut et al., 2005）は言語および音楽（歌）による提示が言語情報の想起に与える相対的な効果を調査し，脳波（EEG）と記憶の想起力を測定した．結果，音楽条件において学習と記憶により優れた効果がみられた．タウトら（Thaut et al., 2008）による多発性硬化症患者を対象としたもう一つの研究では，話し言葉で提示したときよりも歌って提示したときのほうが，語順の想起記憶において優れた結果を示したことが報告されている．タウト（Thaut, 2010）は，記憶を含む認知機能に関与する神経系が音楽刺激処理時にも共有されており，それゆえに音楽で認知機能を改善することができると報告している．イワタ（Iwata, 2005）は，外国語の学習において歌唱活動を加えた能動的な参加態度で学習するとき，受動

的なアプローチと比較して学習効果が向上することを発見した．音楽を用いた記憶訓練も，言語学習を促進する（Moore et al., 2008）．

　リズムによって，数字に対するワーキングメモリが改善されることが示されている．シルヴァーマン（Silverman, 2012）は，数字情報をリズムと同時に提示したとき，リズムを用いなかったときよりも多くの情報が想起されることを見出した．またモートンら（Morton et al., 1990）は，音楽環境下で数字を想起する能力が向上することを実証した．

　音楽を聴くことによっても記憶は強化される．サーケイモら（Sarkamo et al., 2008）によれば，音楽を聴いた脳卒中患者はオーディオ・ブックを聴いた脳卒中患者や標準的な脳卒中リハビリテーションに参加した脳卒中患者に比して，記憶に有意な改善を示した．

　神経学的音楽療法（NMT）技法を用いた認知リハビリテーションプログラムでは，視覚性の記憶と言語性の記憶の両方で改善がみられている．ガーディナーとホーウィッツ（Gardiner & Horwitz, 2012）は，NMTセッションと心理教育的集団精神療法を併用したセッションに平均53回参加した外傷性脳損傷患者22名を調査した．結果，参加者たちは言語学習，言語記憶力，および視覚記憶において有意な改善を示した．

　タウトは記憶を促進する音楽のメカニズムについて，「音楽は，非音楽的な陳述的あるいは手続き的学習において，言語素材を組織化する優れた記憶の枠組みとして機能する」と要約している（Thaut, 2005, p.75）．彼の理論的な枠付けにより，音楽刺激が脳機能をどのように改善するかが理解できる．

1. 音楽は直接的な刺激と構造を脳に与える．
2. 音楽は秩序を整えるために，タイミング，群化，および同期をもたらす．
3. 音楽は目の前の作業を遂行するために，共有あるいは類似する脳システムを動員させる．
4. 最後に，音楽はその過程に感情と動機づけを加える．

24.4　治療機序

　図24.1には，記憶改善のための原則と技法の概要を示している．読者がこれらの原則を思い出しやすいように，頭字語（RECALL）で示した．

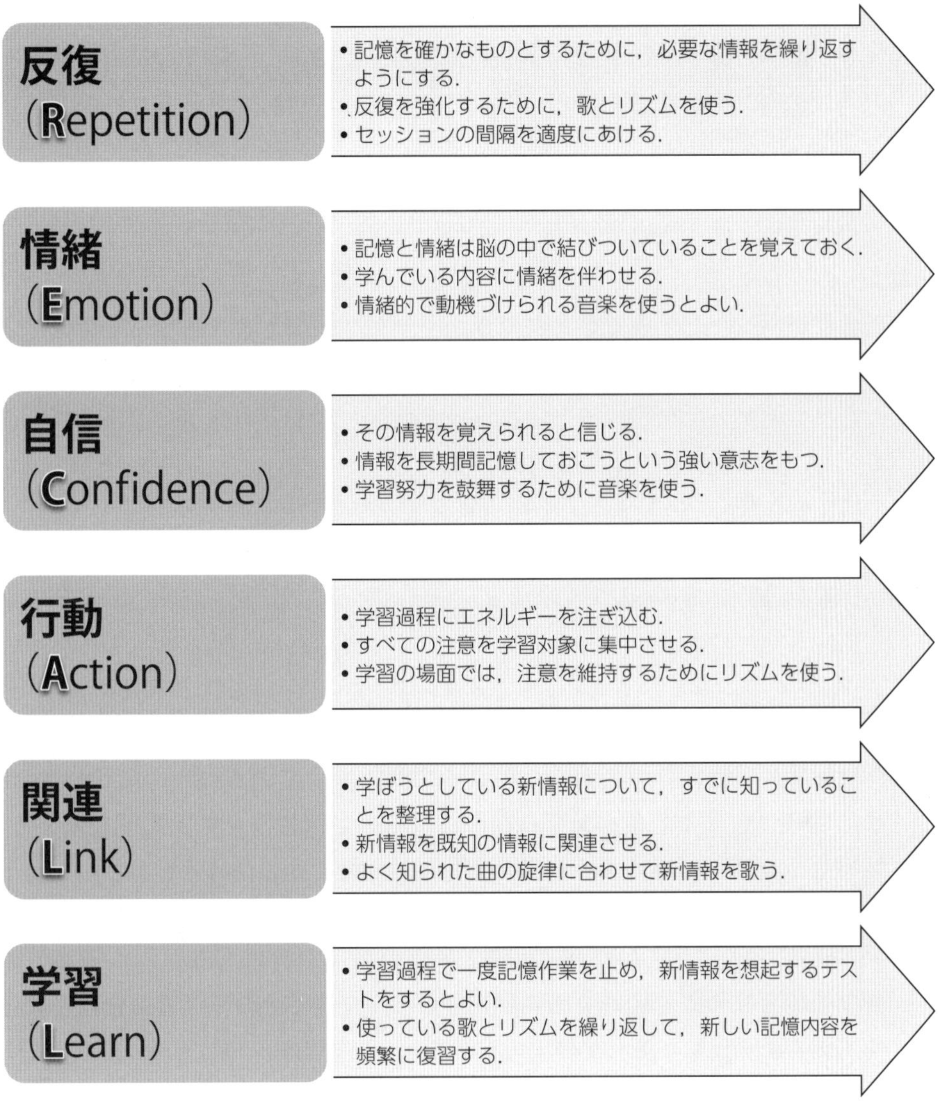

反復 (Repetition)
- 記憶を確かなものとするために，必要な情報を繰り返すようにする．
- 反復を強化するために，歌とリズムを使う．
- セッションの間隔を適度にあける．

情緒 (Emotion)
- 記憶と情緒は脳の中で結びついていることを覚えておく．
- 学んでいる内容に情緒を伴わせる．
- 情緒的で動機づけられる音楽を使うとよい．

自信 (Confidence)
- その情報を覚えられると信じる．
- 情報を長期間記憶しておこうという強い意志をもつ．
- 学習努力を鼓舞するために音楽を使う．

行動 (Action)
- 学習過程にエネルギーを注ぎ込む．
- すべての注意を学習対象に集中させる．
- 学習の場面では，注意を維持するためにリズムを使う．

関連 (Link)
- 学ぼうとしている新情報について，すでに知っていることを整理する．
- 新情報を既知の情報に関連させる．
- よく知られた曲の旋律に合わせて新情報を歌う．

学習 (Learn)
- 学習過程で一度記憶作業を止め，新情報を想起するテストをするとよい．
- 使っている歌とリズムを繰り返して，新しい記憶内容を頻繁に復習する．

図 24.1　想起を容易にする記憶機序

24.5　臨床プロトコール

24.5.1　名前の記憶：リズムと詠唱

使用技法：音楽的記憶訓練

標的となる脳システムと脳機能：前頭葉前部，海馬，辺縁系と小脳等を含む記憶領域

活動の目的：クライエントは，セッション後に他のクライエントの名前を思い出すことができる．セッション後に会う新しい人々の名前を想起する能力の向上もみられるであろう．

対象：記憶スキルを向上させたい人

セッション形態：集団

必要な用具：ドラム，打楽器類（例　マラカス，ベル，ウッドブロックなど）

手順：

1. 全員がゆったりと座ることができ，十分なパーソナルスペースを確保できる場所で円になって座るよう促す．
2. クライエントがセラピストのねらいを理解した上で取り組めるように，これから行う活動の目的を丁寧に説明する．
3. はじめる前に，クライエントから質問があればそれに答える．
4. クライエントに太鼓や打楽器を手渡す．
5. リズム活動でウォームアップする．
6. リズムでどのように名前を表現できるかを提示する（たとえば，ジョージ・ワシントン，ジョン・F. ケネディあるいはクライエントによって提案される個人名など）．
7. セラピストは自分の名前をどのように覚えやすくするのかを実践して示す．まず明確に自分の名前を発音しながら，その名前にマッチするリズムを打ち，繰り返しリズムに合わせて名前を発音し，全員でそのリズムを鳴らしながら名前を繰り返し唱える活動を行う．
8. クライエントは一人ずつ，明確に各自の名前を発音しながら，その名前にマッチするリズムで楽器を鳴らす．さらに，全員がそのリズムに合わせて名前を唱えるよう促し，そして終止の合図を送って終える．
9. 他のクライエントの名前を記憶するとき，本人を見て慎重にその人の顔の特徴を観察し，各自の楽器で同じリズムを打ち，その人の名前をくり返し唱えるよう促す．
10. 三～四人のメンバーの名前が提示されたら，セラピストはここまで学んだ名前をすべて思い出すように求める．このような振り返りを，訓練が完了するまで何度か行う．
11. 学習が完了すると，新しい記憶スキルの効果をテストするために，すべてのクライエントの名前を暗唱するよう求める．

展開：クライエントに，それぞれの名前に関連するヒントになるものを考えて，それに動作をつけて音楽とともに提示するように告げる．たとえば，「トニー」の場

合，名前のリズムを打ちながら最初の打点の後でつま先（toe）に触り，その後2回めの打点の後にひざ（knee）を指さすなど．

日常生活への応用：行動，反復，リズム，間隔をあけた暗唱といった記憶の諸原則（図24.1）は，他の学習作業や記憶課題（予定を思い出す，新しい知人の名前を学ぶ，など）にも適用できる．

変化を測定する方法：
1. この活動の直後に，記憶能力についてどのくらい自信があるか，クライエント自身が評価する10段階評価を実施する．
2. この活動を行った数週間後に，口頭あるいは書面で，より効果的に情報を覚えていた状況について説明してもらう．
3. 活動の前後に，記憶スキルを評価する標準化された検査を実施する．

24.5.2 リストの記憶

使用技法：音楽的記憶訓練（エピソード記憶，意味記憶）

標的となる脳システムと脳機能：側頭葉両側，辺縁系と小脳を含む記憶統合と想起システム

活動の目的：クライエントはリストに書かれた語句（例 買い物リストの品目名）を思い出すことができるようになる．

対象：意味記憶スキルを向上させたい人，させる必要のある人

セッション形態：個別あるいは集団

必要な用具：黒板あるいはスケッチパッドなど文字を書くことができるもの．さまざまな打楽器と楽器（たとえば歌を伴奏するギター，ピアノ，オートハープなど）

手順：
1. 集団の場合には，全員がゆったりと座ることができ，十分なパーソナルスペースを確保できる場所で，提示される言葉がよく見える位置に座るよう促す．
2. クライエントがセラピストのねらいを理解した上で取り組めるように，これから行う活動の目的を丁寧に説明する．
3. はじめる前に，クライエントから質問があればそれに答える．
4. クライエントに太鼓や打楽器を手渡す．
5. リズム活動により集団全体の運動性を高める．
6. セッションで扱う15の語句リスト（犬，空，湖，木，旗，車，洋服，電車，キルト，リンゴ，カップ，ペニー，日光，道，ブーツ）を示す．
7. クライエントが希望する場合，自分たちで語句リストを作ってもよい（たとえば，買い物リストなど）．そうすると，彼らにとってより意味のある活動になる．

8. 15の語句すべてを含んだ，たたくのが楽しいリズム活動を考える．
9. 各自の楽器でリズムをたたきながら，そのリズムに合わせて語句を繰り返し唱えるようリードする．
10. クライエントにリストの語句を暗唱するよう求める．
11. 語句リストとは無関係な歌を歌って小休止を入れる．
12. 再度，リストの語句を暗唱するよう求める．
13. セラピストは，同じ語句リストを異なるリズムで唱えて聴かせる．
14. この新しいリズムをクライエントに教え，全員で楽器を鳴らしながら何度か繰り返し唱える．
15. リストの語句を暗唱するよう求める．
16. リストの語句の順を並べ替えて，意味のある文章を作る（例 「キルト」で織られた「旗」をつけた「電車」が「湖」のそばにある「リンゴ」の「木」の近くを通り……）
17. 新しく並べられた語句用の旋律とリズムを作る．
18. クライエントにその歌を教え，一緒に楽器を鳴らしながら数回繰り返して歌う．
19. リストの語句を暗唱するよう求める．

日常生活への応用：クライエントに，日常生活で遭遇する新情報（例 買い物リスト）をどのように学習してそれを保持し，実生活の中で活かすことができるかについて話し合うよう指示する．

変化を測定する方法：
1. この活動の直後に，新しい情報を学習し，それを保持し，使用する能力についてどのくらい自信があるか，クライエント自身が評価する10段階評価を実施する．
2. この活動を行った数週間後に，口頭あるいは書面で，情報を思い出す必要があった状況について説明してもらう（思い出すことができたか否かは問わない）．
3. 活動の前後に，記憶スキルを評価する標準化された検査を実施する．

24.5.3 ペグ・リスト記憶

使用技法：音楽的記憶訓練（エピソード記憶，意味記憶）
標的となる脳システムと脳機能：側頭葉両側，海馬，辺縁系と小脳を含む脳の記憶機能
活動の目的：クライエントはリストに書かれている新しい語句（例 買い物リストの品目名）を思い出すことができるようになる．

対象：記憶スキルを向上させたい人
セッション形態：個別あるいは集団
必要な用具：伴奏楽器（ギター，ピアノ，あるいはオートハープ），ドラム，打楽器（マラカス，ベル，クラベスなど）．
手順：
 1. 集団の場合には，全員がゆったりと座ることができ，十分なパーソナルスペースを確保できる場所で，円になって座るよう促す．
 2. クライエントがセラピストのねらいを理解した上で取り組めるように，これから行う活動の目的を丁寧に説明する．
 3. はじめる前に，クライエントから質問があればそれに答える．
 4. なじみのある物と語句を関連づけて記憶を容易にする「身体ペグリスト」（ペグ法）の使い方について説明する．たとえば，卵を買いに行きたいとき，卵を自身の髪の毛と結びつけることで，卵を覚えるのである．このとき，頭で数個の卵を割って卵の中身が髪の毛に絡みつく様子を想像するなど感覚や情緒反応が伴う内容であるほうが，記憶はより強化される．
 5. 身体ペグリストで使用する「ペグ（くぎ）」は髪，目，鼻，口，顎，肩，腰，腿，膝，足である．
 6. 全員で 10 個の物品をあげて買い物リストを作るよう指示する．
 7. 10 個の物品を選んだら，セラピストは以下のような歌詞の空欄に物品名を入れて即興で歌って聴かせ，一緒に歌うよう促す．
 8. 「私の髪に ＿＿ がついていて，目には ＿＿ が入っていて，鼻には ＿＿ がくっついています．口の中には ＿＿ が入っていて，顎には ＿＿ がついています．肩には ＿＿ が乗っかっていて，＿＿ が腰からぶらさがっていて，＿＿ が腿の上にあります．膝の上には ＿＿ が，足の間には ＿＿ があります．」
 9. 全員で，打楽器でリズムを打ちながら一緒に歌う．これを数回繰り返す．
 10. クライエントに 10 個の物品の想起を促す．はじめは歌いながら思い出すよう指示し，それから歌なしで思い出すよう指示する．

変化を測定する方法：
 1. この活動の直後に，重要な情報を思い出す能力についてどのくらい自信があるか，クライエント自身が評価する 10 段階評価を実施する．
 2. この活動を行った数週間後に，口頭あるいは書面で，新しい情報を覚えて保持することができた状況について説明してもらう．
 3. 活動の前後に，記憶スキルを評価する標準化された検査を実施する．

24.5.4 エピソード記憶

使用技法：音楽的記憶訓練（エピソード記憶）

標的とする脳システムと脳機能：側頭葉両側，海馬，辺縁系と小脳を含む記憶システム

活動の目的：クライエントは過去の人生における重要かつ意味のある情報を想起することができる．

対象：過去の経験の記憶をよみがえらせたい人

セッション形態：集団

必要な用具：ドラム，打楽器（例　マラカス，ベル，クラベスなど）．

手順：

1. 集団の場合には，全員がゆったりと座ることができ，十分なパーソナルスペースを確保できる場所で，円になって座るよう促す．
2. クライエントがセラピストのねらいを理解した上で取り組めるように，これから行う活動の目的を丁寧に説明する．
3. はじめる前に，クライエントから質問があればそれに答える．
4. クライエントの人生において重要な過去の出来事を，クライエントあるいはその家族に一覧にしてもらう．
5. 全員にリズム楽器を手渡す．
6. クライエントに順に，過去の重要な出来事をひとつ選ぶよう指示する．その出来事をしのぶように，全員でリズムを打ちながら詠唱する（例　「1963年にベトナムに行きました」）．
7. もし過去の出来事を思い出すことに困難があるクライエントがいたら，セラピストはそのクライエントの誕生年から15〜25年後に人気のあった音楽を演奏する．これは，十代後半や成人初期の記憶を呼び戻すためである．
8. 全員が6〜7の手順を行うまで繰り返す．
9. 全員でこの活動の結果について話し合う．他のクライエントの回想談を聴いて，どのような記憶が呼び戻されたか，など．

日常生活への応用：この活動は，クライエントがカウンセリングや自身の人生の意味を探るときなどに，取り上げるべき記憶を想起するのを容易にする．

変化を測定する方法：

1. この活動を行った数週間後に，口頭あるいは書面で，過去の出来事を思い出した結果，これまでとは違った感じ方や考え方をしたり，行動をとったりした状況について説明してもらう．
2. 活動の前後に，情動を評価する簡単な情動適応質問紙（Brief Symptom Inventory

18など）を実施する．

24.5.5 リズム記憶

使用技法：音楽的記憶訓練
標的とする脳システムと脳機能：前頭葉，海馬，小脳を含む脳の記憶システム
活動の目的：クライエントは行動過程を想起したり名前を挙げたりする能力を高めることができる．
対象：記憶スキルを向上させたい人
セッション形態：個別あるいは集団
必要な用具：ドラム，打楽器（例　マラカス，ベル，クラベス）．
手順：

1. 集団の場合には，全員がゆったりと座ることができ，十分なパーソナルスペースを確保できる場所で，円になって座るよう促す．
2. クライエントがセラピストのねらいを理解した上で取り組めるように，これから行う活動の目的を丁寧に説明する．
3. はじめる前に，クライエントから質問があればそれに答える．
4. ウォームアップとして，シェーカーを使ったリズム活動を行い，リズムを心地よく感じられるようにする．
5. セラピストは全員にあるリズムを提示し，そのリズムに名前をつける．そのリズムと名前に密接に関連があったり，その名前がクライエントたちにとって意味のあるものであったり（例　その地域で有名な物），あるいはグループの目的に関連があるものであるとよい（たとえば，以前担当したクライエントたちは，彼ら自身に「リズム・ビルダー」という名前をつけ，その名前にちなんだ特徴的なリズムを作り出したことがあった）．
6. セラピストが提示したリズムを練習した後，クライエントに，意味のある名前を選んで，その名前にちなんだリズムを作るよう指示する．
7. そのリズムを全員で練習する．
8. いくつかのリズムをたたいた後，それらの中から一つのリズムを選んで，全員でしばらくそれを練習する．そしてクライエントにそのリズムと名前を覚えるよう指示する．
9. 次に，クライエントたちはリズムとは関係のない他の活動を行う．
10. その活動の中で定期的に，クライエントに8の手順でたたいたリズムの名前を思い出してそのリズムをたたくよう促す．
11. 今後続くセッションの中で，今回覚えた名前とリズムを想起するよう促すのも

よい．

12. 他にも全員でリズムを考え，それに名前を付け，このグループの文化を作っていく一部とすることもできる．

日常生活への応用：行動，反復，リズム，間隔をあけた暗唱といった記憶の諸原則（図24.1）は，他の学習作業や記憶課題（予定を思い出す，新しい知人の名前を学ぶ，など）にも適用できる．

変化を測定する方法：
1. この活動の直後に，情報を覚える能力についてどのくらい自信があるか，クライエント自身が評価する10段階評価を実施する．
2. この活動を行った数週間後に，口頭あるいは書面で，これまでより効果的に情報をおぼえることができた状況について説明してもらう．
3. 活動の前後に，記憶スキルを評価する標準化された検査を実施する．

24.5.6　曲名当て活動：固定グループ版と参加制限なし版

使用技法：音楽的記憶訓練（陳述記憶，意味記憶，エピソード記憶）

標的とする認知領域：陳述記憶

標的とする脳システムと脳機能：問題解決と始動に関与する側頭葉記憶検索システム，前頭葉注意システム，辺縁系，および前頭葉前部遂行機能システム

活動の目的：クライエントは注意を払って重要な情報を聴き，その情報について適切な判断を下し，その判断について他者と意思伝達を始めることができる．

対象：記憶スキルとコミュニケーションスキルを向上させたい人

セッション形態：集団

必要な用具：音楽再生機器（例　CDプレーヤー，MP3プレーヤー），多様なジャンルの録音音楽

手順：固定グループ版
1. 全員がゆったりと座ることができ，十分なパーソナルスペースを確保できる場所，かつ音楽が聞こえる場所に座るよう促す．
2. クライエントがセラピストのねらいを理解した上で取り組めるように，これから行う活動の目的を丁寧に説明する．
3. はじめる前に，クライエントから質問があればそれに答える．
4. クライエントは交替でいくつかの「指定席」（すでに誰かが座っている椅子を指定してもよい）に座り，ある歌を聴いて，その曲名，歌手名，（適切であれば）作曲者を思い起こすように指示される．
5. 正解回答に1ポイントずつ与えられる．一曲につき最大3ポイント（曲名，歌手

名，作曲者名）を得ることができる．
6. 指定席のクライエントたち全員が答えられないときは，指定席に座っていないクライエントたちに助けを求めることができる．その中で正解だと思う答えを選んで答える．それが正しければ1ポイントが与えられる．
7. 誰も答えがわからない場合，セラピストは二～三つの選択肢を与え，選択肢から正解回答を答えられたら1ポイントが与えられる．
8. 全クライエントが同じ回数「指定席」に座る機会を得られるようにし，最後に総合点を計算し，最もポイント数の高い人が勝者となる．

手順：「参加制限なし」
1. 歌をかけ，曲名，歌手名，（適切であれば）作曲者を思い起こすように指示する．
2. 最初に手を挙げた人がこれらの質問に答える権利を得る．
3. 正解回答に1ポイントずつ（曲名，歌手名，作曲者名）与える．
4. 回答者が答えを間違えたとき，他の人が挙手をして答える機会を得る．
5. セッション時間時にアラームが鳴るように設定しておき，その時点で最もポイント数の高い人が勝者となる．

展開：
1. さまざまなジャンルの音楽（例 ビッグバンド，カントリー＆ウエスタン，ロックンロール，クラシック音楽，ブルース，ゴスペル，ジャズ，ラテン音楽）を提示する．「指定席」に座った人はジャンルをひとつ選び，セラピストはそのジャンルの曲を一曲再生する．「指定席」のクライエントはその曲名を答える．
2. ある歌についての基礎知識（例 作曲年，使用された映画の名前，その曲をヒットさせた歌手名）には追加の得点が与えられる．
3. 曲名が歌詞に含まれている曲の場合，その歌詞がでてきたときにセラピストは音楽再生機器やスピーカーを指さすなどして，クライエントが歌に耳を傾けて曲名を答えられるようヒントを出す．
4. すべての回答を書き留めておけるように，全員に紙と鉛筆を渡しておく．
5. 誰も思い出せない場合，答えを思い出せるようにヒントを与える．たとえば，曲名がフランク・シナトラによる「マイ・ウェイ」であれば，「この歌の曲名は，マから始まります」や「曲名は二つの単語です．それぞれマとウェから始まります」や「この歌手のニックネームは青い目（Blue Eyes）です」など．

日常生活への応用：
　この活動は，覚醒・注意，記憶検索，始動，意思決定，およびコミュニケーションスキルの向上を目的としている．これらのスキルは，たとえば家族の昔の出来事などを思い出して親しい家族で共有したり，書物から得た情報を思い出し

て集団で取り組むプロジェクトの遂行に役立てたりするなど，日常のさまざまな活動で役立つものである．

変化を測定する方法：
1. この活動の直後に，重要な情報を思い出し，判断を下し，その結果を他者に伝達する能力についてどのくらい自信があるか，クライエント自身が評価する10段階評価を実施する．
2. 活動の前後に，記憶スキルを評価する標準化された検査を実施する．

24.5.7 展望記憶

使用技法：音楽的記憶訓練（陳述記憶，意味記憶，展望記憶）
標的とする脳システムと脳機能：両側側頭葉の記憶システムと前頭前皮質の始動センターとの連動
活動の目的：クライエントは未来に予定されている行動を予定どおりに実行することができる．
対象：展望記憶スキルを向上させたい人
セッション形態：個人あるいは集団
必要な用具：ドラム，打楽器（例　マラカス，ベル，ウッドブロックなど）
手順：
1. 集団の場合には，全員がゆったりと座ることができ，十分なパーソナルスペースを確保できる場所で，円になって座るよう促す．
2. クライエントがセラピストのねらいを理解した上で取り組めるように，これから行う活動の目的を丁寧に説明する．
3. はじめる前に，クライエントから質問があればそれに答える．
4. クライエントに太鼓や打楽器を手渡す．
5. 未来の出来事をひとつ選ぶ（例　来週の予定や約束）．
6. 「私は次の水曜日3時にこのセッションにきます！」や「私は10月1日までに家の防寒設備を整えます」などのようなフレーズにリズムをつける．
7. 出席しなければならない会合や忘れてはならない仕事を確実に思い出すために，この手法をどのように使うとよいかを伝える．
8. 近い未来に予定されている重要な出来事を一人ひとり順番に述べる．
9. 全員でリズムをたたくが，当事者であるクライエントはその出来事の日時を詠唱しながらリズムをたたく．
10. 全員が8〜9の手順を行うまで繰り返す．
11. 最後に，この手法をどのように日常生活で使うことができるかについて全員で

話し合う．

日常生活への応用：クライエントは展望記憶スキルを使って，重要な会議に出席する予定や機械のメンテナンスを行う予定，通院予約などの予定を覚えておくことができる．

変化を測定する方法：

1. この活動の直後に，未来に遂行すべき重要な約束事や作業を覚えておく能力についてどのくらい自信があるか，クライエント自身が評価する10段階評価を実施する．
2. この活動を行った数週間後に，口頭あるいは書面で，適切に行動するために必要な情報を思い出すことができた状況について説明してもらう．
3. 活動の前後に，記憶スキルを評価する標準化された検査を実施する．

参考文献

Baur, B. et al. (2000). Music memory provides access to verbal knowledge in a patient with global amnesia. *Neurocase, 6*, 415-21.

Berg, I. J., Koning-Haanstra, M., and Deelman, B, G, (1991). Long-term effects of memory rehabilitation: a controlled study. *Neuropsychological Rehabilitation, 1*, 97-111.

Carruth, E. K. (1997). The effects of singing and the spaced retrieval technique on improving face-name recognition in nursing home residents with memory loss. *Journal of Music therapy, 34*, 165-86.

Chan, A. S., Ho, Y. C., and Cheung, M. C. (1998). *Music training improves verbal memory. Nature, 396*, 128.

Cicerone, K. D. et al. (2011). Evidence-based cognitive rehabilitation: updated review of the literature from 2003 through 2008. *Archives of Physical Medicine and Rehabilitation, 92*, 519-30.

Dewar, B. and Wilson, B. A. (2006). Training face identification in prosopagnosia. *Brain Impairment, 7*, 160.

Gardiner, J. C. and Horwitz, J. L. (2012). *Evaluation of a cognitive rehabilitation group featuring neurologic music therapy and group psychotherapy.* Unpublished manuscript.

Glisky, E. L. and Schacter, D. L. (1989). Extending the limits of complex learning in organic amnesia: computer training in a vocational domain. *Neuropsychologia, 25*, 107-20.

Glisky, E. L. and Glisky, M. L. (2002). Learning and memory impairments. In: P. J. Eslinger(ed.) *Neuropsychological Interventions: clinical research and practice.* New York: Guilford. pp.137-62.

Gordon, W. A. et al. (2006). Traumatic brain injury rehabilitation: state of the science. *American*

Journal of Physical Medicine and Rehabilitation, 85, 343-82.

Ho, M. R. and Bennett, T. L. (1997). Efficacy of neuropsychological rehabilitation for mild-moderate traumatic brain injury. *Archives of Clinical Neuropsychology, 12,* 1-11.

Ho, Y. C., Cheung, M. C., and Chan, A. S. (2003). Music training improves verbal but not visual memory: cross-sectional and longitudinal explorations in children. *Neuropsychology, 17,* 439-50.

Hong, I. S. and Choi, M. J. (2011). Songwriting oriented activities improve the cognitive functions of the aged with dementia. *Arts in Psychotherapy, 38,* 221-8.

Irish, M. et al. (2006). Investigating the enhancing effect of music on autobiographical memory in mild Alzheimer's disease. *Dementia and Geriatric Cognitive Disorders, 22,* 108-20.

Iwata, K. (2005). *The effect of active and passive participation with music on the foreign language acquisition and emotional state of university students.* Master's Thesis. Tallahassee, FL: Florida State University.

Kaschel, R. et al. (2002). Imagery mnemonics for the rehabilitation of memory: a randomized group controlled trial. *Neuropsychological Rehabilitation, 12,* 127-53.

Malia, K. et al. (2004). *Recommendations for Best Practice in Cognitive Rehabilitation Therapy: acquired brain injury.* Exton, PA: Society for Cognitive Rehabilitation. http://www.societyforcognitiverehab.org/membership-and-certification/documents/EditedRecsBestPrac.pdf

Moore, K. S. et al. (2008). The effectiveness of music as a mnemonic device on recognition memory for people with multiple sclerosis. *Journal of Music Therapy, 45,*307-29.

Morton, L. L., Kershner, J. R., and Siegel, L. S. (1990). The potential for therapeutic applications of music on problems related to memory and attention. *Journal of Music Therapy, 26,*58-70.

Optale, G. et al. (2001). Music-enhanced immersive virtual reality in the rehabilitation of memory-related cognitive processes and functional abilities: a case report. Presence: *Teleoperators and Virtual Environments, 10,* 450-62.

Peterson, D. A. and Thaut, M. H. (2007). Music increases frontal EEG coherence during verbal learning. *Neuroscience Letters, 412,* 217-21.

Robinson, F. B. (1970). *Effective Study.* New York: Harper and Row.

Rubin, D. C. and Wallace, W. T. (1990). Rhyme and reason: analyses of dual-retrieval cues, *Journal of Experimental Psychology*: Learning, Memory, and Cognition, *15,* 698-709.

Sakamoto, T. et al. (2008). Music listening enhances cognitive recovery and mood after middle cerebral artery stroke. *Brain, 131,* 866-76.

Schacter, D. L., Chiu, C. Y. P., and Oshsner, K. N. (1993). Implicit memory: a selective review. *Annual Review of Neuroscience. 16,* 159-82.

Schacter, D. L., Wagner, A. D., and Buckner, R. L. (2000). Memory systems of 1999. In: E. Tulving and F. I. M. Craik (eds) *The Oxford Handbook of Memory.* Oxford: Oxford University Press.

Silverman, M. J. (2012). Effects of melodic complexity and rhythm on working memory as measured by digit recall performance. *Music and Medicine, 4*, 22-7.

Simmons-Stern, N. R., Budson, A. E., and Ally, B. A. (2010). Music as a memory enhancer in patients with Alzheimer's disease. *Neuropsychologia, 40*, 3164-7.

Thaut, M. H. (2005). *Rhythm, Music, and the Brain: scientific foundations and clinical applications.* New York: Routledge.

Thaut, M. H. (2010). Neurologic music therapy in cognitive rehabilitation. *Music Perception, 27*, 281-5.

Thaut, M. H.. Peterson, D. A., and McIntosh, G. C. (2005). Temporal entrainment of cognitive functions: musical mnemonics induce brain plasticity and oscillatory synchrony in neural networks underlying memory. *Annals of the New York Academy of Science*s, *1060*, 243-54.

Thaut, M. H. Peterson, D. A., Sena, K. M. and Mcintosh, G. (2008). Musical structure facilitates verbal learning in multiple sclerosis. *Music Perception, 25*, 325-30.

Thickpenny-Davis, K. L. and Barker-Collo, S. L. (2007). Evaluation of a structured group format memory rehabilitation program for adults following brain injury. *Journal of Head Trauma Rehabilitation, 22*, 303-13.

Wallace, W. T. (1994). Memory for music: effect of melody on recall of text. *Journal of Experimental Psychology, 20*, 1471-85.

Wallace, W. T. and Rubin, D. C. (1988). "The Wreck of the Old97": a real event remembered in song. In: U. Neisser and E. Winograd (eds*) Remembering Reconsidered: ecological and traditional approaches to the study of memory*. Cambridge, UK: Cambridge University Press. pp. 283-310.

Wallace, W. T. and Rubin, D. C. (1991). Characteristics and constraints in ballads and their effect on memory. *Discourse Processe*s, *14*, 181-202.

Wilson, B. A. (2009). *Rehabilitation of Memory*, 2nd edition. New York: Guilford.

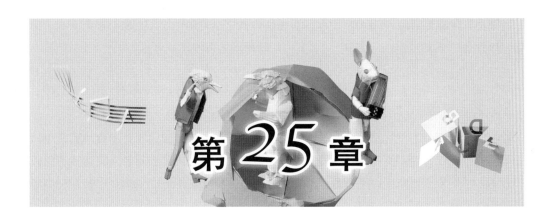

第25章

音楽的音響記憶訓練
（Musical Echoic Memory Training: MEM）

マイケル・H. タウト（Michael H. Thaut）

25.1 定義

音響記憶（echoic memory）は，聴覚記憶の形成において，最初期段階に存在する過程である．これは感覚記憶登録器のように働く．今聞いたばかりの聴覚情報がワーキングメモリでさらに精巧に処理されるまで，ごく短時間保持する働きをする．音響記憶のもう一つの機能は最初に入ってきた音に意味をもたせるために，次の音が聞こえるまで感覚登録器に聴覚情報を保持することにある．これは発話音列の迅速な処理の場合などに働く機能である．音響記憶は非常に短く，2〜4秒内の記憶として機能する．しかしこの音響記憶は，1000ミリ秒以内で機能する視覚情報の感覚記憶（映像記憶［iconic memory］）や最高で2秒間続く感触に対する触覚記憶に比べると，保持時間はかなり長い．音響記憶が映像記憶より長く保持されるのは，一般的に大部分の視覚情報は何度も繰り返して取り込みが可能であるが，聴覚情報は時間により次々と変化する空気の振動波形が情報源になっているため，それが実際に数回繰り返されない限り複数回にわたり取り込まれることはないからである（Cowan, 1988）．

音楽的音響記憶訓練（MEM）では音響記憶の保持を目的として，歌や器楽演奏，あるいは録音音楽によって提示される楽音の即時想起を促す．

25.2 対象

音響記憶訓練の主な対象は，背外側前頭前皮質あるいは側頭頭頂葉皮質の脳卒中による聴覚性記憶障害のある患者，外傷性脳損傷患者，人工内耳装用者，発達性言語障害のある子ども，自閉症の子ども，および認知症（Pekkonen et al., 1994）や統合失調症（Jaritt et al., 1997）の患者である．

25.3 研究のまとめ

1960年代に行われた視覚の感覚記憶保持の研究に伴い，聴覚の感覚記憶のための短期保存記憶が研究されるようになり，**音響記憶**という用語が作られた（Neisser, 1967; Sperling, 1963）．ワーキングメモリに関するバッドリー（Baddeley）のモデルによると，聴覚情報を二段階に区分して処理する音韻ループが存在する．第一段階は，音の情報が消滅する前に感覚入力された聴覚情報を最長で4秒間ほど感覚登録器に保持する能力をもつ音韻の記憶倉庫である．この「倉庫」あるいは「聴覚刺激保持容器」が音響記憶過程となる．第二段階は，その情報を更新し記憶痕跡を保持しておく内言的リハーサル過程で，最終的にはワーキングメモリ（およそ20～30秒の間情報を保持する）に統合されてゆく（Baddeley et al., 2009）．しかし音楽は基本的に非言語的な聴覚記憶形式であるので，言語の音韻ループとは独立した構成を保持している可能性がある．

聴覚の感覚記憶貯蔵庫は，入力された耳の対側の大脳半球にある一次聴覚皮質に存在していることが知られている．両耳への同一刺激によって音響記憶系が刺激されるときは，両半球の聴覚前野が刺激を受けることになる．注意のコントロールと音韻ループにより情報をワーキングメモリに移動させて以降の段階では，内言語リハーサルのための前頭葉腹側部（左半球のブローカ野と右半球のブローカ類似領域），リズム構造のための運動前野，空間認知と時間的パターン弁別のための後頭頂葉とこれらの領域が連結される（Alain et al., 1998）．

音響記憶に関する音楽的な研究は現状まだ不足している．しかし，聴覚に関する若干の基礎研究で重要な調査結果が示されている（Naatanen et al., 1989）．イヌイら（Inui et al., 2010）は一回の純音の提示により上側頭回（聴覚皮質）の特殊な皮質反応として記憶痕跡が形成されることを示した．音響記憶の過程が音楽刺激に深く関連していることがいくつかの研究により示されている（Koelsch, 2011; Koelsch et al., 1999; Kubovy &

Howard, 1976).

　二つの異なる音高パターンを識別する聴覚（音響）記憶訓練において，聴覚の初期感覚記憶と関連した脳波パターンが神経生理学的な変化を示した（Atienza et al., 2002）．

　脳卒中患者を対象とした臨床研究では，音楽やオーディオ・ブックを毎日聴いた群で音響記憶の改善が示された（Sarkamo et al., 2010）．

25.4　治療機序

　聴覚記憶処理の初期に，音波は内耳おいて音響的に基本的な特徴を意味する神経インパルスの連続に変えられる．それにより周波数（音高），振幅（音量），波形（音色の認識を形成している倍音スペクトル中の振動の有無）などが認知されるのである．その後，これらの感覚は音響記憶を形成する単独の統合された聴覚刺激として知覚的に構成されることになる．音楽は豊かな音響的波動スペクトルにより，倍音的に複雑な構造をもつ音響言語である．音楽における音響記憶は，知覚的に融和し結合しながらも異なった周波数と振幅をもつ複数の同時に響く振動パターンからなっている．ゆえに音楽は聴覚感覚登録器を刺激し，音響記憶形成のための知覚の構成を行いながら，豊かな聴覚環境をつくりだすのである．

25.5　臨床プロトコール

25.5.1　治療的音楽活動1

　歌を歌うか録音された歌を再生し，さまざまな箇所でその歌を止める．そして最後に聞こえた単語や音素をクライエントに答えさせる．

25.5.2　治療的音楽活動2

　活動1を繰り返すが，活動2では歌を提示している間，妨害音（周囲の背景音など）を意図的に加えるようにする．

25.5.3　治療的音楽活動3

　活動1を繰り返すが，活動3では歌の停止直前に聞こえた2〜4単語を答えさせる．

25.5.4　治療的音楽活動4

　キーボードや音高のある打楽器（木琴や鉄琴など）を使って隣接した2音を続けて鳴らす．そしてこの二つの音が同じか，同じでないかを答えさせる．

25.5.5 治療的音楽活動5

音高のある楽器で順不同に何音か続けて鳴らす，あるいはよく知られている旋律を演奏する．途中さまざまな箇所で演奏を中断し，最後に聞こえた音（もしくは2～4音）をハミングするか歌うか，あるいは演奏するよう指示する．

参考文献

Alain, C., Woods, D. L., and Knight, R. T. (1998). A distributed cortical network for auditory sensory memory in humans. *Brain Research*, *812*, 23-37.

Atienza, M., Cantero, J.L., and Dominguez-Marin, E. (2002). The time course of neural changes underlying auditory perceptual learning. *Learning & Memory, 9*, 138-50.

Baddeley, A. D., Eysenck, M. W., and Anderson, M. (2009). *Memory.* New York Psychology Press.

Cowan, N. (1988). Evolving conceptions of memory storage, selective attention and their mutual constraints within the human information-processing system. *Psychological Bulletin*, *104*, 163-91.

Inui, K. et al. (2010). Echoic memory of a single pure tone indexed by change-related brain activity. *BMC Neuroscience*, *11*, 135.

Jabitt, D. C. et al. (1997). Impaired precision but normal retention of auditory sensory (echoic) memory information in schizophrenia. *Journal of Abnormal Psychology, 106*, 315-24.

Koelsch, S. (2011). Toward a neural basis of musical perception - a review and updated model. *Frontiers in Psycholoty*, *2*, 110.

Koelsch, S., Schroeger, E., and Tervaniemi, M. (1999). Superior pre-attentive auditory processing in musicians. *Neuroreport*, *10*, 1309-13.

Kubovy, M. and Howard, F. P. (1976). Persistence of a pitch-segregating echoic memory. Journal of Experimental Psychology: *Human Perception and Performance*, *2*, 531-7.

Naatanen, R. et al. (1989). Do event-related potentials reveal mechanisms of the auditory sensory memory in the human brain? *Neuroscience Letters*, *98*, 217-21.

Neisser, U. (1967). *Cognitive Psycholoty.* New York: Appleton-Century-Crofts.

Pekkonen, E. et al. (1994). Auditory sensory memory impairment in Alzheimer's disease: an event-related potential study. *Neuroreport, 5*, 2537-40.

Saerkaemoe, T. et al. (2010). Music and speech listening enhance the recovery of early sensory processing after stroke. *Journal of Cognitive Neuroscience, 22*, 2716-27.

Sperling, G. (1963). A model for visual memory tasks. *Human Factors, 5*,19-31

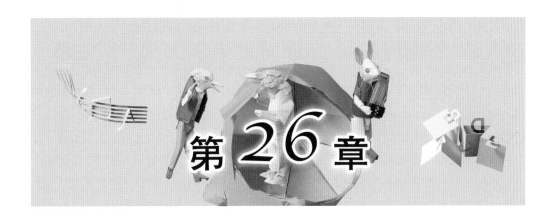

第26章

連合的気分・記憶訓練
(Associative Mood and Memory Training: AMMT)

シャノン・K. デトワール (Shannon K. de l'Etoile)

26.1 定義

　連合的気分・記憶訓練（AMMT）は，記憶過程を強化するために次の三つの方法で音楽を使う認知リハビリテーション技法である．第一に記憶の呼び出しを容易にするために気分調和状態を生み出し，第二に長期記憶にアクセスするために連合的気分・記憶ネットワークを起動させ，最後に学習と記憶機能を促進するために記憶の符号化と記憶想起の両方でポジティブな気分を誘発することである（Gardiner, 2005; Hurt-Thaut, 2009; Thaut et al., 2008）．

　AMMT に関わる記憶過程に関連して，記憶への符号化（encoding）ではある情報が最初にどれほど詳細に経験できたかが重要となる．そして，表象（representation）では情報が記憶にどのように保存されているかが関係する（Schwartz, 2011a）．検索（retrieval）では長期記憶から情報を取り出し，ワーキングメモリで吟味するために意識の中にそれを呼び出す．長期記憶にはさまざまな種類の記憶が存在する．潜在記憶（implicit memory）は，車を運転するときのような自動的で，意識的な努力なしに使用さ

れる情報と技術の記憶を含む（Lim & Alexander, 2007）．顕在記憶（explicit memory）は，出来事の意識的な情報想起を必要とし，意味記憶かエピソード記憶であることが多い．

意味記憶（semantic memory）は世の中の一般的な知識に関係した記憶である（例 事実，人物，主義や規則など）．エピソード記憶（episodic memory）は数年前の重要な出来事，たとえばある人の結婚式のような個人的経験などの長期記憶や，ここ数時間以内に起こった些細な出来事などの記憶である（Lim & Alexander, 2007; Schwartz, 2011a）．特定の場所で起こった重要な出来事（例 家族全員で過ごした休日の出来事）を覚えているのがエピソード記憶であるのに対して，その人の最初の持ち家の具体的な町名や番地を覚えているのは自己関連的意味記憶である．自己関連的意味記憶とエピソード記憶が組み合わさって自伝的記憶（autobiographical memory）が構成される（Birren & Schoroots, 2006; Conway & Pleydell-Pearce, 2000; Schwartz, 2011a）．

自伝的記憶は，場所と時間に関連する自己の認識を深めることにより，日々の活動を構造化し未来の出来事を予想するのに必要な理性および人生の意義をもたらす（Foster & Valentine, 2001; O'Rourke et al., 2011）．自伝的記憶を符号化し，保持し，想起する能力は，結果的に他の認識機能（たとえば計画性や問題解決能力など）にきわめて重大な影響をおよぼす（Berry et al., 2010; Buijssen, 2005）．AMMTの目的は，クライエントの自伝的記憶を想起させ，可能な場合にはさらに新しい記憶を定着させることによって，認知機能を向上させることである．

26.2 対象

連合的気分・記憶訓練（AMMT）の対象としてまず挙げられるのは，神経病理学的な原因による記憶障害がある人，およびライフ・レビューの一環として長期記憶を想起する必要に迫られた人である．記憶障害とは，脳神経損傷によって広範囲にわたり持続的に記憶が弱体化した状態を意味する（Glisky, 2004）．通常このような障がいは，内側側頭葉，間脳，前頭葉，前脳基底部など，大脳の記憶に関与する領域の損傷により引き起こされる．これらの領域の損傷は，エピソード記憶の新情報を符号化する作業に悪影響を与える健忘症状をもたらすのみでなく，エピソード記憶と意味記憶の検索作業に悪影響を与える可能性もある（Schwawrtz, 2011b）．

前向性健忘症では，脳損傷後に新しい記憶を形成する能力が制限される．症状の程度は軽度から重度までさまざまである．脳の損傷が永久的な場合，記憶喪失も同様の状態となる（Glisky, 2004; Schwartz, 2011b）．逆に，逆行性健忘症では，脳損傷以前に遭遇した出来事や情報などの想起が困難となる．影響を受ける時間幅は患者により大きく異なり，一分程度から場合によっては数年間にわたることもある．患者にはしかし

ながら，まだ新しい情報を学ぶことができる可能性が残されている．さらに脳損傷が恒久的でない場合には，過去の記憶の喪失度合いは徐々に軽減する（Schwartz, 2011b）．遠い過去の記憶から順に回復する傾向がある．そして，より新しい記憶（損傷の日時に接近して起こっている事柄）はその後で回復する．患者によっては全健忘症（前向性健忘と逆行性健忘が同時に生じた状態）を経験することもある．

健忘障害や他のエピソード記憶障害は，外傷性脳損傷，脳腫瘍，脳卒中，多発性硬化症，あるいは認知症などが原因で生じる（Fisher, 2001; Glisky, 2004; Lim & Alexander, 2007）．認知症は注意や言語，および認知と記憶の低下などを含む複数の認知障害により，すべての記憶障害の中で最も深刻なものとして位置づけられる（American Psychiatric Association, 2000; Sweatt, 2003）．一般的に認知症は，アルツハイマー病が原因である場合が多いが，一般的な病状（たとえばHIV疾患），あるいは他の神経疾患（たとえば脳卒中，パーキンソン病）に伴って発症することもある（American Psychiatric Association, 2000; Robottom et al., 2010）．

認知症患者は，短期記憶から長期記憶に移行させるために必要な，情報を符号化する作業に問題がある．したがって新しい情報を学ぶことに困難があり，またすぐに忘れる傾向がある．以前に獲得していた知識情報の想起が困難になることもある（American Psychiatric Association, 2000; Buijssen, 2005）．認知症の初期には，往々にして日常の体験（たとえば空間や場所，人名）の想起に問題が生じる（Sweatt, 2003）．その結果として，大切な物品（たとえば財布，鍵）を紛失しやすくなったり，自宅周辺で道に迷ってしまったりすることになるのである．認知症の最終段階では，重い記憶喪失が生じ，読み書きの能力が失われ，映画やテレビ番組を理解できなくなる．最終的には会話が支離滅裂になり，親しい人を認知できなくなり，自身の仕事や誕生日，あるいは名前すらも忘れてしまうこともある（American Psychiatric Association, 2000; Sweatt, 2003）．

健常な高齢者たちもAMMTによる恩恵を受けることができる．記憶機能に必要な脳領域（たとえば海馬，前頭前野）の段階的な機能低下，符号化する能力の低下，無関係な情報を無視する能力の低下，注意持続の困難や処理速度の減少などに効果的な対抗手段だからである（Hoyer & Verhaeghen, 2006; Schenkenberg & Miller, 2000; Schwartz, 2011c）．多くの場合，60歳前後でエピソード記憶の想起に問題が生じ始め，過去の出来事の時間や場所を思い出すのに困難を覚える（Berry et al., 2010; Hill & Bäckman, 2000; Hoyer & Verhaeghen 2006; Sweatt, 2003）．また，新たな学習や名前，出来事，空間位置などの新情報の記憶に問題が生じ始める（Hill & Bäckman, 2000; Sweatt, 2003）．

さらに，AMMTを必要とする患者群として終末期の患者がいる．彼らに記憶障害がみられることは少ない．しかし，過去に経験した人生の出来事を意識しながら，目前に迫った喪失を深く悼む必要がある（Conner, 2009; Salmon, 1993; Soltys, 2007）．このよう

な患者にとって記憶の想起は，彼らが意味のパターンを確認し，病気に対処する方法を見つけ出すためのライフ・レビュー過程の一部であるといえよう．

26.3 研究のまとめ

気分と記憶について，これまでの研究で連合的気分・記憶訓練（AMMT）を支持する二つの重要な概念が確認されている．ひとつは記憶の気分一致効果である．それは現在の気分に合った情報は符号化しやすい，もしくは想起しやすいという概念である（Eich & Schooler, 2000; Schwartz, 2011a）．たとえば陽気な気分でいるとき，人は過去の明るく幸せな出来事に関する記憶を思い出しやすい．また，人はポジティブな感情が結合した情報に注意を向けやすく，したがって，これらの情報は詳細に記憶に蓄えられやすいのである．

第二の概念は状態依存的な記憶である．ある出来事が特定の状態で符号化され記憶されたとすると，人は同様の状態にあるときにその内容を想起しやすい（Eich & Schooler, 2000,; Schwartz, 2011a）．特にエピソード記憶は，特定の空間的・時間的背景（すなわち特定の時間と場所），ならびにその時の気分状態と結びついて符号化されるのが特徴である（Schacter & Tulving, 1994; Schwartz, 2011a）．この「状態」とは地理的な位置，日や年といった時間的要素，あるいはその人の現在の気分に該当する．気分が記憶の符号化と想起に影響する状態の要因となるとき，「記憶の気分状態依存性（mood state-dependent memory）」という語が最も適切にその本質を表現している．したがって，想起時の気分が符号化の際の気分と一致するとき，記憶検索は強化されるのである．

バウアー（Bower, 1981）は，彼の**記憶と情動の連合ネットワーク理論**（associative network theory of memory and emotion）でこれらの概念をさらに詳しく説明している．この理論によると，人間の記憶はさまざまな事象がそれを説明する概念と関連して記録される連合ネットワークから成り立っている．たとえば大学卒業式のような出来事は，当日の太陽がさんさんと輝く晴れた青空や，式会場となった大学の大講堂，式典に参列した他の人々（家族や友人，同級生など）と連合して記憶が保存されている．これらの詳細は，連合ネットワークの中の意味的なノード〔訳註　記憶された個々の情報を「ノード」という〕として，互いに関連しながら形成されている．

ある出来事の想起には電気回路に見られるようなそのネットワークを活性化させるシステムが含まれている．特定のノードが一つ起動すると，それは関連する概念もしくは他のノードまで広がる．そして，最終的に特定の出来事全体の想起に至るのである．たとえば，ある快晴の日にノード「陽がさんさんと降り注ぐ日」の起動が生じるとする．この起動は，関連するノード（たとえば大講堂の記憶やそこで最後に別れた時の

同級生たちの顔) まで広がってゆく．これら関連するノードの十分な起動により，大学の卒業式のすべての記憶がよみがえることになる．

　卒業式のような重要な生活上の出来事は，特定の感情，たとえば将来についての興奮と幾ばくかの不安，あるいは大きな夢が実現した解放感と課題をやり遂げた誇りなどと関係するであろう．ゆえに，この「卒業式」という出来事は，こういった感情状態と関連して記憶され保存されている．感情は，このネットワークにある他の概念ノードと関連した特定の記憶ノードとしても象徴されよう．出来事の数年後であってさえも，感情ノードが一定の限界値を上回り起動されたとき，その刺激は関連する記憶ノードに伝えられる．このようにして，この出来事の想起がさらに促進される．感情ノードの起動が他の刺激と結合することにより，ネットワークの全体的な起動を引き起こし始める．このようにして，ある出来事の記憶が意識に浮かび上がるのである．

　バウアー (Bower) の理論は記憶想起において感情の果たす重要性を明快に説明した．つまり，気分状態依存性記憶の働きを説明しているのである．研究者たちはさらに次のように述べている．気分状態依存性記憶は，記憶された出来事が関連する感情を引き起こす場合，そして気分が学習や記憶，および注意に影響するような十分な強さをもつ場面で起こりやすい．これはいわゆる感情混入 (affective infusion) として知られている (Bower & Forgas, 2000; Eich & Schooler, 2000; Forgas, 1995)．要するにその時の気分が記憶内容や思い出される情報に，感情の偏りとして反映されるといえよう．したがって，気分状態依存性の影響は，強く，安定していて，正直な気分でいるときに感情混入の記銘と想起がともに活発な状態で行われる可能性があるのである (Bower & Forgas, 2000; Eich & Schooler, 2000; Forgas, 1995)．

26.3.1　音楽的気分誘導

　気分を誘導する技法はさまざまなものが存在する．たとえば催眠法，成功・失敗パラダイム (例　コンピュータゲームの勝負)，気分ポーズ (例　特定の表情をする，特定の気分と一致したポーズをとる) などである．その他の技法としては，悲しい物語を聴く，幸せな，あるいは辛い経験に関連する自己体験物語を読む (例　ヴェルテン式気分誘導法 Velten Mood Induction Procedure: VMIP)，音楽を聴く (例　音楽的気分誘導法，musical mood induction procedures: MMIP) などがある (Albersnagel, 1988; Bower, 1981; Davies, 1986; Eifert et al., 1988; Gerrards-Hesse et al., 1994; Martin, 1990)．VMIP と比較しても MMIP は信頼性の高い優れた効果を示している．

　MMIP は VMIP に比べて強い気分変化をより長期にわたってもたらし (Albersnagel, 1988)，使用の制限が少なく性差に影響されない傾向がある (Clark & Teasdale, 1985; de l'Etoile, 2002; Pignatiello et al., 1986)．成功率に関しても，およそ参加者全体の 60% の成

功率しかない VMIP に比べ，高い成功率を示している（Clark, 1983; de l'Etoile, 2002; Gerrards-Hesse et al., 1994; Rachman, 1981）．全体として，MMIP は気分状態依存性に十分影響を与えるほどの気分を生み出すことができ，何度も同じ人の気分の切り替えを引き起こすことができるのである（Eich & Schooler, 2000; Hernandez et al., 2003）．

効果的な MMIP には，能動的な音楽聴取と確実に気分を変える音楽の使用が含まれる．受動的な音楽聴取は気分依存記憶のために必要とされるレベルの気分変化の強度をもっていない．MMIP では，研究者が「この曲を気分よく感じながら，自分自身をその気分に漂わせてください」，あるいは「この音楽の感覚に浸りましょう」などの特定の指示を参加者に与えることが多い（Clark & Teasdale, 1985; de l'Etoile, 2002; Hernandez et al., 2003）．他にも，「注意深く音楽を聴いて，自分自身を音楽の雰囲気に浸し，できるだけその雰囲気にとどまろうとしてください」などの指示が用いられる（Martin & Metha, 1997）．MMIP を正しく適用すれば連合的記憶ネットワークを起動させるために十分な強度をもつ雰囲気を作り出すことができ，気分調和記憶に関係付けることで，気分依存記憶の想起を促すのである（Thaut, 2002）．

26.3.2　音楽的気分誘導と気分状態依存記憶

音楽的気分誘導法（MMIP）は，健常な人でも臨床群でも，気分状態依存効果を生み出すことができる．MMIP は健常者を対象とした研究において，単語検索力の改善を示している（de l'Etoile, 2002; Janata et al., 2007; Martin & Metha, 1997）．若者も高齢者も年齢に関係なく，長期記憶の検索に関連した音楽に，強い感情反応を示した（Alfredson et al., 2004; Knight et al., 2002; Schulkind et al., 1999）．高齢者は彼らの青春期からといった長い期間に経験した音楽に対する強い感情反応を維持していて，青年期の若者に比較して長い保持間隔から情報を引き出した．これは感情の記憶に対する効果が時の流れとともに強くなる可能性を示唆している（Schulkind et al., 1999）．

認知症患者の音楽記憶は，疾患の最終段階になってさえ無傷のままであるようである（Cuddy & Duffin, 2005; Prickett & Moore, 1991）．認知症患者は，生活雑音や静かな状態などの他の音響的環境に比較し，音楽聴取後は自伝的記憶をより活発に想起することが知られている（Foster & Valentine, 2001; Irish et al., 2006）．研究者たちは，音楽が患者の覚醒度と興味を刺激する可能性があると説明している．つまり，音楽が想起効果を高めているのである．認知症患者は，新しい言語素材（たとえば詩など）を学習するのに比べて新しい曲を暗記する能力に優れていることが示されており，新しい音楽を長期にわたり保持する事実も示されている（Prickett & Moore, 11991; Samson et al., 2009）．広く分布した大脳皮質ネットワーク，ならびに特定の皮質下構造を利用して音楽の認識が行われていることが研究者たちによって説明されている．アルツハイマー病患者たち

の音楽処理においては，強い皮質領域が弱体化した組織を支え補強する傾向があると考えられている（Cuddy & Duffin, 2005）．加えて，音楽を認識するために必要な皮質下構造は，通常アルツハイマー病による影響を受けにくい部位なのである．

26.4　治療機序

　脳画像技術により，音楽に関連した感情と認知との相互作用に関するさらなる知見が明らかになってきている．研究結果によると，ポジティブな感情体験は左半球の皮質下にある大脳辺縁系（扁桃体と側坐核）を前頭前野背部（前頭葉皮質背外側部と背側前帯状皮質）に連結している左脳に特定化された回路を活性化することが明らかになっている（Ashby et al., 1999; Breiter et al., 2001; Dolan, 2002; Whittle et al., 2006）．これらの脳領域では多くのドパミンの分泌が促され，この構造が快感報酬系として知られる役割を担っている．一方，ネガティブな感情反応は，扁桃体と前帯状皮質腹側部を含む皮質下辺縁系の賦活，および海馬，背側前帯状皮質，背外側前頭前皮質を含む右半球構造との連絡によって生じる．特に扁桃体は長期記憶を作り出し，特に激しい感情の興奮をもたらした出来事などを保存する傾向がある（Cahill et al., 1996; Dolan, 2002）．

　研究結果によると，これと同じ構造が音楽聴取時にも関与していることが報じられている．特に情動的な判断あるいは反応がみられるときにそれが最も顕著となる．健康な若者を対象にした研究によると，感情を伴う課題としての音楽聴取が皮質下と皮質の両方のネットワーク構造を活性化させることが明らかになった．これらの領域には腹側線条体，側坐核，扁桃体，島皮質，海馬，視床下部，腹側被蓋野領域，前帯状皮質，眼窩前頭皮質，および前頭前皮質内側中間部が含まれていた（Blood et al., 1999; Blood & Zatorre, 2001; Brown et al., 2004; Menon & Levitin, 2005）．音楽への情動反応場面で観察された神経活動パターンは，食物や性行動，薬物乱用を含む他の快感刺激の場面でも観察されている（Bardo, 1998; Berridge & Robinson, 1998; Gardner & Vorel, 1998）．このように，音楽処理は一般的に，喜びと満足感を生み出す感情体験に関与し特定の気分状態を誘発する大脳領域に組み入れられているのである（Menon & Levintin, 2005）．

　感情を伴う音楽聴取課題中に起動するドパミン作用中間皮質辺縁系システム（dopaminergic mesocorticolimbic system）は，記憶機能に関係している可能性がある（Ashby et al., 1999）．具体的には，ドパミン濃度の増加により，覚醒や情報処理速度，注意，および記憶を含む認識機能が高まるのである（Schück et al., 2002）．このように，感情を伴う音楽課題は，感情処理および記憶を含む認知処理の過程を結ぶ脳領域を強化することができるのである（Blood et al., 1999; Brown et al., 2004; Menon & Levitin, 2005）．

　ある研究では，感情の判断を含んだ音楽課題が吻側内側前頭前皮質（rostral medial

prefrontal cortex：RMPFC）の興奮を生み出した（Janata, 2005）．これは音楽課題と自伝的記憶の想起に関係する領域との連絡が生じたことを意味している（Platel et al., 2003）．アルツハイマー病患者において内側前頭葉前部皮質の吻側腹部の萎縮は最終末期にみられる特徴である（Thompson et al., 2003）．つまり，アルツハイマー病を患っても，馴染みのある音楽に対してはポジティブに反応することができることを示唆している（Janata, 2005）．突き詰めて考えると，RMPFC は音楽と自伝的記憶を統合する貴重な皮質領域として重要な役割を果たしているかもしれない．

　研究者たちは，健常高齢者と臨床の対象となる高齢者を対象に情動と音楽，および記憶について調査している．関連する記憶の想起を引き出すために自身で選んだ情動的色彩の濃い音楽を聴いているとき，右半球側頭葉の活動の増加が見られた．つまり，音楽知覚と情動反応，および記憶を結ぶ神経メカニズムを明示したわけである．さらに，てんかんと聴覚失認を呈する人でも，音楽を聴いているときには健康な青年たちと同様の脳の賦活がみられ，音楽を十分に理解し情動的に反応することができたのである（Dellacherie et al., 2009; Matthews et al., 2009）．加えて，好みの音楽を聴いた脳卒中患者は，オーディオ・ブックを聴いた患者と何も聴かなかった患者に比して，言語記憶と注意の集中において有意に高い認知レベルの回復を示した（Sarkamo et al., 2008）．音楽聴取群は他の二つの患者群に比して，うつ傾向と気分混乱の度合いがともに軽かったのである．この研究者たちは，毎日の音楽聴取によってもたらされたポジティブな気分によって認知改善がもたらされたと結論している．

　要約すると，音楽に対する情動反応時に賦活を示した脳の構造は，報酬と快感の回路に関与している．ゆえに音楽は，気分誘導のための適切な刺激となりうるのである．加えて，集中して音楽を聴くときに使う脳領域は，たとえば非常に激しい情動喚起を伴う記憶想起などといった感情と認知の活動の統合を含んだ作業にも関係している．非常に顕著に情動を刺激する音楽は，情動刺激の処理において重要な役割をもつ扁桃体を中心とした神経回路を活性化させると考えられる（Thaut, 2010）．音楽を使用してこの神経回路を活性化させることは認知活動に情動的意味合いを与え，記憶内容の情動的な色彩を強めるのである．気分を誘導するための音楽活動はこれらの科学的メカニズムにより説明できる．この仕組みによって気分状態依存性記憶や気分一致記憶の想起ならびに検索が促進されるのである．

26.5　臨床プロトコール

　連合的気分・記憶訓練（AMMT）では，その人の過去の経験に関係する自伝的記憶など，長期記憶に保存されている情報と深く関係した特定の気分状態を誘導するため

に音楽を使用する．クライエントは集中して音楽を聴くことにより気分の変化，あるいは現在の気分の強化を経験する．それにより記憶連合ネットワークが起動され，過去の情報や出来事の記憶を引き起こすのである．このように，AMMTは回想あるいはライフ・レビューを行うための手法という性質をもつ．

定義上，回想は過去の出来事や思考，および感情を含めた報告や記述を引き起こすものである（Bulechek et al., 2008; Soltys, 2007）．回想は，体系的に応用されるとライフ・レビューに発展する．そこでの自伝的記憶の回想は人生への対処力を維持，獲得させ，将来についての理性的な決断を下すことを助ける手段となる（Garland & Garland, 2001a; Soltys, 2007）．

ライフ・レビューは，健忘障害あるいはその他のエピソード記憶障害のあるクライエントに役に立つ方法であるとともに，人生の終わりに近づいていて，自身の人生経験を将来の展望に役に立てたいと願う人であればどのような年齢であっても推奨される手法である（Butler, 1963; Haight & Burnside, 1993; Koffman, 2000; Kunz, 2002; Stinson, 2009; Walker & Adamek, 2008）．

ライフ・レビューは，生涯発達理論との関連の中で最も考慮されるべきものであろう（Garland & Garland, 2001a; Giblin, 2011）．エリクソン（Erikson, 1959）によると，パーソナリティーと自己意識は，各成長段階において特定の葛藤を乗り越えられたときに発達する．人が熟年期や人生の最晩年に経験する葛藤には絶望と自己統合，後悔とほろ苦さの感情，その人が人生において決断した事柄や実際に生きた人生を受け入れる気持ちなどが含まれている（Erikson, 1997）．ライフ・レビューにはこのような加齢による悩みや病の終末期の葛藤に効果的に適応するための働きがある（Birren & Schroots, 2006; Garland & Garland, 2001b; Koffman, 2000; Middleton & Edwards, 1990; O'Rourket et al., 2011; Soltys, 2007）．

ライフ・レビューは，重度の知的障害をもつ人には適していない場合がある．また，脅迫的な妄想をもつ人は，ネガティブな出来事に固着し非生産的な態度を示すこともある（Garland & Garland, 2001b）．加えて，認知症者たちは回想が可能であったとしても，時間的見当識に問題があるために過去の出来事と現在とをつなぐことに困難がある人もいる．このようなクライエントには過去の出来事の回想そのものが立派な治療目標となるであろう．しかし，現在と将来の出来事について内省することが難しい場合もある．

26.5.1　曲選びのガイドライン

連合的気分・記憶訓練（AMMT）の活動で用いる音楽を選ぶ際，クライエントの性別，年齢，住所，所得，職業，学歴などの特性を考慮しなければならない．高齢者は

彼らが若かった時代に人気があった音楽を好み，その時代の音楽に対して強い感情反応を示す傾向がある（Bartlett & Snelus, 1980; Gibbons, 1977; Hanser et al., 2011; Jonas, 1991; Lathom et al., 1982; Schulkind et al., 1999）．その年代の記憶は，強い感情的特色をもつ新しい体験を含む自己同一性に関連する出来事につながっていて，高い頻度で生き生きと思い出されるものである（Birren & Schroots, 2006; Rubin et al., 1998）．さらに，高齢者の多くはネガティブな出来事に比べてポジティブな出来事をよく記憶している傾向がある．また，高齢の女性は家族と健康に関連した内容を記憶し，高齢の男性は仕事関連の記憶を思い出す傾向がある．認知症者たちは，病気を発症するまでの人生経験，および強い感情喚起を伴った重要な人生の出来事の想起に優れていることが多い（Buijssen, 2005）．

　もう一つ考慮すべき点は，クライエントがその音楽にどれくらいなじみがあるかである．ある特定の状況下で，ある曲が他の意味論的概念や感情とともに連合ネットワーク内に保存されていることがあるかもしれない（Krumhansl, 2002）．たとえば，強い感情を伴った重要な人生の出来事として，自身の結婚式でベートーベンの「歓喜の歌」が演奏された経験をもつクライエントの場合を考えてみよう．後の人生でこの曲を聴く度に結婚式の日の記憶を含むクライエント連合ネットワークが活性化され起動されるであろう．同時に同じネットワーク内のノードとして存在する結婚式で味わった感情も活性化される．そしてこれら二つの力強い刺激が組み合わさって，さらなる関連したノードが活性化される．このようにして，クライエントは自分の結婚式に行われた活動の詳細を思い出すことであろう．特定の出来事とは対照的に，ある時代と深く結びついたなじみのある音楽によっても，全く同様に効果的な記憶想起にいたることがあるのはいうまでもない（Krumhansl, 2002）．

　対照的な意見として，クライエントが記憶検索につながるような情緒反応を引き起こす特定の音楽を必ずしも持っている必要はないという考えがある（Janata et al., 2007）．クライエントがある音楽の演奏者，スタイルや曲種を認識することができ，特定の文化あるいは歴史的な関連の範囲内に音楽を位置づけることができるならば，過去の出来事の記憶に関連した気分を誘導することでこれらの手がかりが十分である場合があるからである（J. Goelz, personal communication, 31 January 2012; Janata et al., 2007）．たとえば，あるクライエントが1950年代にフランク・シナトラによって有名になった歌を大変好んでいるとする．その同じ時代にあまり人気が出なかった，つまりよく知られていないシナトラの他の曲を聴くとき，このクライエントはその曲にも「シナトラらしさ」を認めることであろう．したがって，記憶想起に十分な気分反応を体験することになる．このような明快なヒントがない場合であっても，どんな音楽作品にも含まれている本質的な感情的性質により十分に気分誘導が可能であるといえよう（Krumhansl,

2002).

26.5.2 連合的気分・記憶訓練のセッション計画と実践のためのガイドライン

　臨床家はセッション構成と回数について慎重に考えなければならない．クライエントの中には，集団形式のセッションに参加することで気分の変化や関連した記憶を想起する治療的な変化が生じる場合がある（Suzuki, 1998）．また，集団内の他のクライエントに接して互いに共有した経験を見出すことにより，同一性の共有感や帰属意識を高め，効果的なストレスへの対処と正しい意思決定のために必要な自己意識を促すことができる（Birren & Schroots, 2006; Cheston & Bender, 1999; Middleton & Edwards, 1990）．しかし認知症が進行した状態では，セラピストがより近くに位置し，一対一でかかわる個別活動のほうがよい結果につながる可能性が高い（Prickett & Moore, 1991）．より大きな治療効果を得るためには，おそらく毎日，少なくとも1週間に2〜3回という頻度でのセッションが必要となるであろう．

　音楽活動を行うにあたって，臨床家はクライエント一人ひとりにとって重要な出来事，たとえば学生時代，結婚，家族，職業経験などとそれらの年代を最初に確認し（Grocke & Wigram, 2007），そのような出来事に関連した，もしくは彼らの気分と結びつきのある曲の選択を行う必要がある．音楽は人生の出来事と時代の流れに合わせるようにセッションの中で配列されなければならない．自伝的記憶は，実際に当初起こったときと同じ順序で整理されている傾向があり，過去の記憶の想起場面では，検索合図がこの実際の時の流れの順序と一致するほうがより効果的なのである（Anderson & Conway, 1997）．使用する音楽は，CDなどに録音された音楽やセラピストなどによる生演奏がある．クライエントはそれらを聴いたり一緒に歌ったりする（Grocke & Wigram, 2007）．生演奏か録音音楽かを考慮する際に最も重要となる変数は，効果的に気分を誘導してゆく音楽の力という点である．

　音楽を使って気分を誘導するためには，音楽を聴く前に能動的で集中した聴取態度を促すことが必要である．ここで役に立つ語りかけとして，「自分自身を音楽の雰囲気と同調させてみてください」や「この曲の雰囲気を考えて，自分をその雰囲気に浸してみてください」，あるいは「その雰囲気の中に身を置いてみてください」などがある．場合によって，クライエントは音楽の雰囲気に関連する出来事について思いいたることもあるかもしれない（Eich & Schooler, 2000）．クライエントはいちいち音楽に対してどのような感情が浮かんだかを特定する必要はない．音楽の感情的な解釈を自由にすることで，セラピストが予想していた以上の主観的な意味のある反応が引き出せる場合があるからである．

音楽を聴いている間，クライエントの感情反応を個々に観察し，音楽が終わった後も，彼らが熟考するための沈黙の時間を提供するとよい（Grocke & Wigram, 2007）．そして次にセラピストは，以下に示す方法を用いて，クライエントが音楽への反応を言葉で表現できるよう援助する（adapted from a lecture given on 1 march 2011 by S. de l'Etoile; J. Goelz, personal communication, 31 January 2012; Grocke & Wigram, 2007; Thaut, 1999）．

26.5.2.1　第1段階：導入

この段階では，質問や助言により，クライエントがたった今聴いたり歌ったりした音楽に注意を向けるよう促す．つまり現実見当識と音楽に対する注意を確かめるのである．

実際の質問例：
　　この歌は何について歌った歌でしたか．
　　この歌の歌詞にはどのような言葉がありましたか．
　　この歌のどういったところが好きですか．
　　この音楽の演奏者や作曲家についてどう思いますか．

26.5.2.2　第2段階：想起

以下のような質問により曲に対する感情反応を分かち合うとともに，個人的経験（記憶）も共有するように促す．

実際の質問例：
　　この歌を聞いているとき（歌っているとき）はどのような気持ちでしたか．
　　聞いていたときどういった思いやイメージが思い浮かびましたか．
　　この歌は何を思い出させましたか．
　　この歌を聞いて，今何を考えていますか．

26.5.2.3　第3段階：応用

セラピストはクライエントがその記憶の意味を見極め，そこから得られた見解を彼らの現在の日常生活に応用できるよう支援する．クライエントがこれまで人生の危機にどのように対処してきたかを思い，また過去の成功による喜びの体験を思い出すなどして貴重な見識にいたるかもしれない．これらの情報を思い出すことは，単に彼らの記憶機能を向上させるのみならず，彼らが直面している現実の困難に適切に対処し，年齢を重ねるという変化に必要に応じて向き合うことを援助する．

実際の質問例：
　　その頃のあなたの人生で最も意味があったのは何だと思いますか．
　　あなたはその出来事の最も困難に感じた（嬉しかった）ところは何でしたか．
　　あなたはその経験から何を学びましたか．
　　あなたはその同じ状況を経験しようとしている人がいるとすれば，その人にどのようなアドバイスを与えるでしょうか．

　質問は各々のクライエントの特定のニーズを満たし，その上その音楽によって引き起こされた感情を反映させたものに調整する必要がある．言語を用いたかかわりは，クライエント一人ひとりの内省する力と見当識能力に対応したものでなければならない．このような能力に限界があるのであれば，第1段階と第2段階の質問には十分耐えられたとしても，第3段階を導入することは難しく，彼らを混乱させる場合もあるであろう．加えて，クライエントが想起した記憶を自身で言語化できない場合は，家族がクライエントについての記憶と感情を分かち合うこともできる．

26.5.3　連合的気分・記憶訓練の臨床例
以下に，AMMTが記憶喪失状態の患者にどのように適用されるかを示す．

> **ケーススタディ**
> 　ヘレンは脳卒中発作を数回起こしたことによる脳血管性認知症を患う高齢の未亡人である．成人した彼女の子どもたちによれば，最近ヘレンは近所を徘徊するようになり，方向がわからなくなることも多く，また台所で食事の準備中にコンロの火を何度も消し忘れるので，以前に比べて目が離せなくなっているとのことであった．ヘレンは，週日はデイケアを利用している．そこでは食事とさまざまな活動を行う．夕方と週末は，彼女の娘とその夫と家で過ごし，彼らの温かい介護を受けている．ヘレンの認知症がさらに悪化する前に，意味のあるライフ・レビューを行う機会が必要であった．
> 　音楽療法士は，ヘレンが1947年生まれで，1960年代の中後期には青年期を迎えていたことを知る．その結果，このセラピストは，彼女の青年期の恋愛に関連した記憶の想起を手伝うために，その時代に流行した愛に関して歌われている歌を選ぶことにした．このようにして，音楽を用いた気分誘導により，これらの経験に関する情報を含んだ連合記憶ネットワークが活性化するのである．
> 　セラピストはギターを演奏しながら，「*Build Me Up Buttercup*」（「キンポウゲさん，私に自信をください」）というタイトルの歌を歌うことからセッションを開始し

た．この曲は1968年にザ・ファウンデーションズ（The Foundations）によってヒットした曲である．ヘレンはセラピストと一緒に歌い，歌の雰囲気を見定めるように促された．この旋律にはたっぷりと明るい性質の要素が含まれている（長調，速いテンポ，魅力的なポップのスタイル）．しかし歌詞には約束を繰り返し破る薄情な恋人への欲求不満の感情が表されている．歌を歌い終った後に，セラピストは以下のようにヘレンに語りかけ，言語的に働きかける．

第1段階　導入
- 歌の中で使われていた呼びかけるときの名称は，何でしたか．
- この歌手は，「キンポウゲさん」に何を伝えようとしていますか．
- この歌の雰囲気は何と表現できますか．

第2段階　想起
- あなたが同じように感じたのはいつでしたか．
- その時のことやその相手を教えてください．

第3段階　応用
- あなたはその彼と交際することから何を学びましたか．
- 誰かが同じような状況で誰かと交際しようとしていたら，あなたはどのようなアドバイスを与えますか．

　同じセッションあるいは次のセッションで，1969年にニール・ダイアモンドによってヒットした「スイート・キャロライン」を鑑賞する．セラピストは，音楽の雰囲気に集中して，その雰囲気に調和するような出来事について考えるように促す．この曲も陽気な雰囲気で作られていて，旋律的な流れが力強い管楽器の音で刻まれ，刺激的なメロディになっている．このような特徴があるため，忘れにくい曲である．音楽を鑑賞した後，ヘレンに以下のコメントと質問をする．

第1段階　導入
- この歌の中にもニックネームがでてきましたね．それは何でしたか？
- この歌を歌っている男性歌手の名前はわかりますか．
- ニール・ダイアモンドは，「キャロライン」に何と言っていますか．
- ニール・ダイアモンドは，どのような気持ちでこの歌を歌っていると思いますか．

第 2 段階　想起
- ◆ この歌を聴いてあなたは今，何を感じていますか？
- ◆ その感覚によってどんなイメージや思いが心に浮かびましたか．

第 3 段階　応用
- ◆ この頃のあなたの人生で何が大切でしたか？

その後にセラピストはキーボードを演奏し，「アイ・ガット・ユー・ベイベ」を歌う．これはポップ・デュオのサニーとシェール（Sonny & Cher）の代表曲で 1965 年に全米チャートのトップに登場した曲である．この歌は，器楽編曲や反復的なフレーズが支えとなり，愛情豊かな人間関係を表現した歌詞をとおして，陽気で楽観的な雰囲気を醸し出している．

第 1 段階　導入
- ◆ この歌の中でもう一つのニックネームが出てきました．それは何でしたか．
- ◆「俺はお前をつかまえたぜ，ベイビー」という歌詞をどう思いますか．この歌詞はどういう意味でしょうか．

第 2 段階　想起
- ◆「ベイビー」などのニックネームで呼ばれることをどのように思いますか．たとえば，あなたのボーイフレンドや夫がこの呼び方であなたに声をかけたとき，あなたはどんな気持ちになりましたか．
- ◆ あなたがボーイフレンドや夫につけた呼び名は何でしたか．
- ◆ なぜその人はあなたにとって特別な存在なのですか．

第 3 段階　応用
- ◆ ボーイフレンドや夫がいて良かったことは何ですか．
- ◆ 辛かったことは何ですか．
- ◆ あなたは，そのような関係にどのような価値を見出しますか．

参考文献

Albersnagel, F. A. (1988). Velten and musical mood induction procedures: a comparison with accessibility of thought associations. *Behavior Research and therapy, 26*, 79-96.

Alfredson, B. B., Risberg, J., Hagberg, B., and Gustafson, L. (2004). Right temporal lobe activation when listening to emotionally significant music. *Applied Neuropsychology, 11*, 161-6.

American Psychiatric Association (2000). Delirium, dementia, and amnestic and other cognitive disorders. In: *Diagnostic and Statistical Manual of Mental Disorders*, 4th edition, text revision. Washington, DC: American Psychiatric Association. pp. 135-80.

Anderson, S. J. and Conway, M. A. (1997). Representation of autobiographical memories. In: M. A. Conway (ed.) *Cognitive Models of Memory.* Cambridge, MA: MIT Press. pp. 217-46.

Ashby, F. G., Isen, A. M., and Turken, A. U. (1999). A neuropsychological theory of positive affect and its influence on cognition. *Psychological Review, 106*, 529-50.

Bardo, M. T. (1998). Neuropharmacological mechanisms of drug reward: beyond dopamine in the nucleus accumbens. *Critical Reviews in Neurobiology, 12*, 37-67.

Berridge, K. C. and Robinson, T. E. (1998). What is the role of dopamine in reward: hedonic impact, reward learning, or incentive salience? *Brain Research Review, 28*, 309-69.

Berry J. et al. (2010). Memory aging: deficits, beliefs, and interventions. In: J. Cavanaugh and C. K. Cavanaugh (eds). *Aging in America. Volume I. Psychological aspects.* Oxford, UK: Praeger Perspectives. pp. 255-99.

Birren, J. E. and Schroots, J. J. F. (2006). Autobiographical memory and the narrative self over the life span. In: J. E. Birren and K. W. Schaie (eds) *Handbook of the Psychology of Aging,* 6th edition. New York: Academic Press. pp. 477-98.

Blood, A. J. and Zatorre, R. J. (2001). Intensely pleasurable responses to music correlate with activity in brain regions implicated in reward and emotion. *Proceedings of the National Academy of Sciences of the USA, 98*, 11818-23.

Bower, G. H. (1981). Mood and memory. *American Psychologist, 36*, 129-48.

Bower, G. H. and Forgas, J. P. (2000). Affect, memory, and social cognition. In: E. Eich et al. (eds) *Cognition and Emotion.* New York: Oxford University Press. pp. 87-168.

Breiter, H. C. et al. (2001). Functional imaging of neural responses to expectancy and experience of monetary gains and losses. *Neuron, 30*, 619-39.

Brown, S., Martinez, M. J., and Parsons, L. M. (2004). Passive music listening spontaneously engages limbic and paralimbic systems. *Neuroreport, 15*, 2033-7.

Buijssen, H. (2005). The simple logic behind dementia. In: *The Simplicity of Dementia: a guide for family and carers.* London: Jessica Kingsley Publishers. pp. 21-50.

Bulechek, G., Butcher, H., and dochterman, J. (2008). Reminiscence therapy. In: G. Bulechek,

H. Butcher, and J. Dochterman (eds). *Nursing Intervention Classification* (NIC), 5th edition. St Louis, MO: Mosby-Elsevier. pp. 608-9.

Butler R. N. (1963). The life review: an interpretation of reminiscence in old age. Psychiatry *Journal for the Study of Interpersonal Processes, 26,* 65-76.

Cady, E. T., Harris, R. J., and Knappenberger, U. B. (2008). Using music to cue autobiographical memories of different lifetime periods. *Psychology of Music, 36,* 157-78.

Cahill, L., Haier, R. J., and Fallon, J. (1996). Amygdala activity at encoding correlated with long-term, free recall of emotional information. *Proceedings of the National Academy of Sciences of the USA, 93,* 8016-21.

Cheston, R. and Bender, M. (1999). Managing the process of loss. In: Understanding Demenia: *the man with the worried eyes.* London: Jessica Kingsley Publishers. pp. 168-87.

Clark, D. M. (1983). On the induction of depressed mood in the laboratory: evaluation and comparison of the Velten and musical procedures. *Advances in Behavior Research and Therapy, 5,* 27-49.

Clark, D. M. and Teasdale, J. D. (1985). Constraints on the effects of mood on memory. *Journal of Personality and Social Psychology, 48,* 1595-608.

Connor, S. R. (2009). Psychological and spiritual care. *In: Hospice and Palliative Care*: the essential guide, 2nd edition. New York: Routledge. pp. 55-73.

ConWay, M. A. and Pleydell-Pearce, C. W. (2000). The construction of autobiographical memories in the self-memory system. *Psychological Review, 107,* 261-88).

Cuddy, L.L. and Duffin, J. (2005). Music, memory, and Alzheimer's disease: is music recognition spared in dementia, and how can it be assessed? *Medical Hypotheses, 64,* 229-35.

Davies, G. (1986). Context effects on episodic memory: a review. *Cahiers de Psychologie Cognitive, 6,* 157-74.

del'Etoile, S. K. (2002). The effect of a musical mood induction procedure on mood state-dependent word retrieval. *Journal of Music Therapy, 39,* 145-60.

Dellacherie, D. et al. (2009). The birth of musical emotion: a depth electrode case study in a human subject with epilepsy. *Annals of the New York Academy of Sciences, 1169,* 336-41.

Dolan, R.J. (2002). *Emotion, cognition, and behavior. Science, 298,* 1191-4.

Eich, E. and Schooler, J. W. (2000). *Cognition/emotion interactions.* In: E. Eich et al. (eds). New York: Oxford University Press. pp. 3-29.

Eifert, G.H., Graill, L., Carey, E., and O'Connor, C. (1988). Affect modification through evaluative conditioning with music. *Behavior Research and Therapy, 26,* 321-30.

Erikson, E. H. (1959). Growth and crises of the healthy personality. In: *Psychological Issues: identity and the life cycle.* Volume 1. New York: International Universities Press, Inc. pp. 50-100.

Erikson, E. H. (1997). Major stages in psychosocial development. In: *The Life Cycle Completed: extended version.* New York: W. W. Norton & Company. pp. 55-82.

Fischer, J. S. (2001). Cognitive impairment in multiple sclerosis. In: S. D. Cook (ed.) *Handbook of Multiple Sclerosis*, 3rd edition. New York: Marcel Dekker, Inc. pp. 233-55.

Forgas, J. P. (1995). Mood and judgement: the affect infusion model (AIM). *Psychological Bulletin, 117*, 39-66.

Foster, N.A. and Valentine, E. R. (2001). The effect of auditory stimulation on autobiographical recall in dementia. *Experimental Aging Research, 27*, 215-28.

Gardiner, J.C. (2005). Neurologic music therapy in cognitive rehabilitation. In: M. H. Thaut (ed.) Rhythm, *Music, and the Brain: scientific foundations and clinical applications*. New York: Routledge. pp. 179-202.

Gardner, E. L. and Vorel, S. R. (1998). Cannabinoid transmission and reward-related events. *Neurobiology of Disease, 5*, 502-33.

Garland, J. and Garland, C. (2001a). Review in context. In: *Life Review in Health and Social Care: a practitioner's guide*. Philadelphia, PA: Brunner-Routledge. pp. 3-26.

Garland, J. and Garland, C. (2001b). Why review? In: *Life Review in Health and Social Care: a practitioner's guide*. Philadelphia, PA: Brunner-Routledge. pp. 27-45.

Gerrards-Hesse, A., Spies, K., and Hesse, F. W. (1994). Experimental inductions of emotional states and their effectiveness: a review. *British Journal of Psychology, 85*, 55-78.

Gibbons, A. C. (1977). Popular music preferences of elderly people. *Journal of Music Therapy, 14*, 180-89.

Giblin, J. C. (2011). Successful aging: choosing wisdom over despair. *Journal of Psychosocial Nursing, 49*, 23-6.

Glisky, E. L. (2004). Disorders of memory. In: J. Ponsford (ed.) *Cognitive and Behavioral Rehabilitaion*: from neurobiology to clinical practice. New York: Guilford Press. pp. 100-28.

Grocke, D. and Wigram, T. (2007). Song lyric discussion, reminiscence, and life review. In: *Receptive Methods in Music Therapy: techniques and clinical applications fro music therapy clinicians, educators, and students*. London: Jessica Kingsley Publishers. pp. 157-78.

Haight, B. and Burnside, I. (1993). Reminiscence and life review: explaining the difference. *Archives of Psychiatric Nursing, 7*, 91-8.

Hanser, S. B., Butterfield-Whitcomb, J., Kawata, M., and Collins, B. (2011). Home-based music strategies with individuals who have dementia and their family caregivers. *Journal of Music Therapy, 48*, 2-27.

Hernandez, S., Vander Wal, J. S., and Spring, B.(2003). A negative mood induction procedure with efficacy across repeated administrations in women. *Journal of Psychopathology and Behavioral Assessment, 25*, 49-55.

Hill, R. and Bächman, L. (2000). Theoretical and methodological issues in memory training. In: R. D. Hill, L. Bächman, and A. S. Neely (eds) *Cognitive Rehabilitation in Old Age*. New York: Oxford University Press. pp. 23-41.

Hoyer, W. J. and Verhaeghen, P. (2006). Memory aging. In: J. E. Birren and K. W, Schaie (eds)

Handbook of the Psychology of Aging, 6th edition. New York: Academic Press. pp. 209-32.

Hurt-Thaut, C. (2009). Clinical practice in music therapy. In: S. Hallam, I. Cross, and M. Thaut (eds) The Oxford *Handbook of Music Psychology.* Oxford: Oxford University Press. pp.503-14.

Irish, M. et al. (2006). Investigating the enhancing effect of music on autobiographical memory in mild Alzheimer's disease. *Dementia and Geriatric Cognitive disorders, 22,* 108-20.

Janata, P. (2005). Brain networks that track musical structure. *Annuals of the New York Academy of Sciences, 1060,* 111-24.

Janata, P., Tomic, S. T., and Rakowski, S. K. (2007). *Characterization of music-memories. Memory, 15,* 845-60.

Jonas, J. L. (1991). Preferences of elderly music listeners residing in nursing homes for art music, traditional jazz, popular music of today and country music. *Journal of Music Therapy, 28,* 149-60.

Knight, B. G., Maines, M. L., and Robinson, G. S. (2002). The effects of sad mood on memory in older adults: a test of the mood congruence effect. *Psychology and Aging, 17,* 635-61.

Koffman, S. D. (2000). Introduction. In: *Structured Reminiscence and Gestalt Life Review.* New York: Garland Publishing, Inc. pp. 3-14.

Krumhansl C. L. (2002). Music: a link between cognition and emotion. *Current Directions in Psychological Science, 11,* 45-50.

Kunz, J. A. (2002). Integrating reminiscence and life review techniques with brief, cognitive behavioral therapy. In: J. D. Webster and B. K. Haight (eds) *Critical Advances in Reminiscence Work: from theory to application.* New York: Springer Publishing Company. pp. 275-88.

Lathom, W. B., Petersen, M., and Havlicek, L. (1982). Musical preferences of older people attending nutritional sites. *Educational Gerontology, 8,* 155-65.

Lim, C. and Alexander, M. P. (2007). Disorders of episodic memory. In: O. Godefroy and J. Bogousslavsky (eds) *The Behavioral and Cognitive Neurology of Stroke.* New York: Cambridge University Press. pp. 407-30.

Martin, M. (1990). On the induction of mood. *Clinical Psychology Review, 10,* 669-97.

Martin, M. A. and Metha, A. (1997). Recall of early childhood memories through musical mood induction. *The Arts in Psychotherapy, 24,* 447-57.

Matthews, B. R. et al. (2009). Pleasurable emotional response to music: a case of neurodegenerative generalized auditory agnosia. *Neurocase, 15,* 248-59.

Menon, V. and Levitin, D. J. (2005). The rewards of music listening: response and physiological connectivity of the mesolimbic system. *NeuroImage, 28,* 175-85.

Middleton, D. and Edwards, D. (1990). Conversational remembering: a social psychological approach. In: D. Middleton and D. Edwards (eds) *Collective Remembering.* London: Sage. pp. 23-45.

O'rourke, N., Cappeliez, P., and Claxton, A. (2011). Functions of reminiscence and the psychological well-being of young-old and older adults over time. *Aging & Mental Health, 15,*

272-81,

Pignatiello, M. F., Camp, C. J., amdRasar. L. (1986). Musical mood induction: an alternative to the Velten technique. *Journal of abnormal Psychology, 95*, 295-7.

Platel, H. et al. (2003). Semantic and episodic memory of music are subserved by distinct neural networks. *NeuroImage, 20*, 244-56.

Prickett, A. C. and Moore, R. S. (1991). The use of music to aid memory of Alzheimer's patients. *Journal of Music Therapy, 28*, 101-10.

Rachman, S. (1981). The primacy of affect: some theoretical implications. B*ehavior Research and Therapy, 19*, 279-90.

Robottom, B. J., Shulman, L. M. and Weiner, W. J. (2010). Parkinson disease. In: W. J. Weiner, G. G. Goetz, R. K. Shin, and S. L. Lewis (eds) *Neurology for the Non-Neurologist*, 6th edition. New York: Lippincott Williams & Wilkins. pp. 222-40.

Rubin, D. C., Rahhal, T. A., and Poon, L. W. (1998). Things learned in early adulthood are remembered best. *Memory & Cognition, 26*, 3-19.

Salmon, D. (1993). Music and emotion in palliative care. *Journal of Palliative Care, 9*, 48-52.

Samson, S., Dellacherie, D., and Platel, H. (2009). Emotional power of music in patients with memory disorders: clinical implications of cognitive neuroscience. *Annals of the New York Academy of Sciences, 1169*, 245-55.

Sarkamo, T. et al. (2008). Music listening enhances cognitive recovery and mood after middle cerebral artery stroke. *Brain, 1331*, 866-76.

Schacter, D. L. and Tulving, E. (1994). What are the memory systems of 1994? In: D. L. Schacter and E. Tulving (eds) *Memory Systems* 1994. Cambridge, MA: MIT Press. pp. 1-38.

Schenknberg, T. and Miller, P. J. (2000). Issues in the clinical evaluation of suspected dementia. In: R. D. Hill, L. Bäckman, and A. S. Neely (eds) *Cognitive Rehabilitation in Old Age.* New York: Oxford University Press. pp. 207-23.

Schück, S. et al. (2002). Psychomotor and cognitive effects of piribedil, a dopamine agonist, in young healthy volunteers. *Fundamental & clinical Pharmacology, 16*, 57-65.

Schulkind, M. D., Hennis, L. K., and Rubin, D. C. (1999). Music emotion, and autobiographical memory: they're playing your song. *Memory and Cognition, 27*, 948-55.

Schwartz, B. L. (2011a). Episodic memory. In: *Memory: foundations and applications*. London: Sage. pp. 87-121.

Schwartz, B. L. (2011b). Memory disorders. In: *Memory: foundations and applications*. London: Sage. pp. 289-321.

Schwartz, B. L. (2011c). Memory in older adults. In: *Memory: foundations and applications*. London: Sage. pp. 35-75.

Soltys, F. G. (2007). Reminiscence, grief, loss, and end of life. In: J. A. Kunz and F. G. Goltys (eds) *Transformational Reminiscence: life story work*. New York: Springer Publishing. pp. 197-214.

Stinson, C. K. (2009). Structured group reminiscence: an intervention for older adults. *Journal of Continuing education in Nursing*, *40*, 521-8.

Suzuki, A. I. (1998). The effects of music therapy on mood and congruent memory of elderly adults with depressive symptoms. *Music Therapy Perspectives*, *16*, 75-80.

Sweatt, J. D. (2003). Aging-related memory disorders: Alzheimer's disease. In: *Mechanisms of Memory*. New York: Academic Press. pp. 337-65.

Thaut, M. H. (1999). Appendix: A sessions structure for music psychotherapy. In: W. B. Davis, K. E. Gfeller, and M. H. Thaut (eds) *An Introduction to Music therapy: theory and practice*, 2nd edition. New York: McGraw-Hill Higher Education. pp. 339-41.

Thaut, M. H. (2002). Toward a cognition-affect model in neuropsychiatric music therapy. In: R. F. Unkefer and M. H. Thaut (eds) *Music therapy in the Treatment of Adults with Mental Disorders: theoretical bases and clinical interventions*, 2nd edn. St Louis, MO: MMB Music, Inc. pp. 86-103.

Thaut, M. H. (2010). Neurologic music therapy in cognitive rehabilitation. *Music Perception, 27*, 281-5.

Thaut, M. H. and de l'Etoile, S. K. (1993). The effects of music on mood state-dependent recall. *Journal of Music therapy*, *30*, 70-80.

Thaut, M. H., Thaut, C., and LaGasse, B. (2008). Music therapy in neurologic rehabilitation. In: W. B. Davis, K. E. Gfeller, and M. H. Thaut (eds) *An introduction to Music theapy: theory and practice*, 3rd edn. Silver Spring, MD: American Music Therapy Association. pp. 261-304.

Thompson, P. M. et al. (2003). Dynamics of gray matter loss in Alzheimer's disease. J*ournal of Neuroscience, 23*, 994-1005.

Walker, J. and Adamek, M. (2008). Music therapy in hospice and palliative care. In: W. B. Davis, K. E. Gfeller, and M. H. Thaut (eds) *An introduction to Music theapy: theory and practice,* 3rd edn. Silver Spring, MD: American Music Therapy Association. pp. 343-64.

Whittle, S., Allen, N. B., Lubman, D. I., and Yücel, M. (2006). The neurobiological basis of temperament: towards a better understanding of psychopathology. *Neuroscience and Biobehavioral Reviews*, *30*, 511-25.

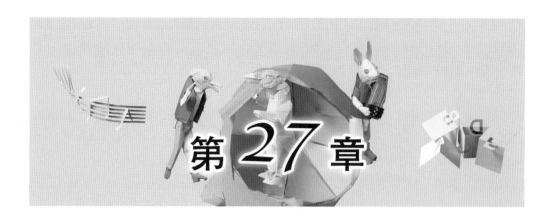

第27章

音楽的心理社会性訓練とカウンセリング
(Music in Psychosocial Training and Counseling: MPC)

バーバラ・L. ウィーラー (Barbara L. Wheeler)

27.1 定義

　音楽的心理社会性訓練とカウンセリング（MPC）は当初，音楽心理療法とカウンセリング（music psychotherapy and counseling）と称され，タウト（Thaut, 2005）は以下のように説明している．

> 　MPCでは，誘導的音楽聴取，音楽によるロールプレイ，および表現的即興演奏あるいは作曲活動が行われる．心理社会的機能を促進する目的でこういった音楽活動を用い，気分のコントロール，感情表出，認識の一貫性，現実見当識，および適切な社会的相互交流に関する問題にクライエントが取り組んでいくのを支援する．この技法は，感情修正，気分と記憶の連合ネットワーク理論，社会的学習理論，古典的条件付けとオペラント条件付け，および同質の原理技法に基づく気分誘導から導き出されたモデルに基づいている．
>
> （Thaut, 2005, p. 197）

最近になって，神経学的音楽療法（NMT）技法をより適切に言い表すため，音楽的心理社会性訓練とカウンセリングに名称が変更された．本章では，MPC の詳細および実践方法について説明する．

　MPC は NMT に欠かすことのできない心理社会的訓練に重点を置く技法である．心理療法がかかわる場合，活動的音楽療法あるいは援助的活動志向の音楽療法（Houghton et al., 2002; Wheeler, 1983）とよばれてきた手法を含むことがあり，これは神経学的な問題によって認知および情緒機能の低下がみられる人に適している場合が多い．あるいは再教育を目的とした内観的音楽療法あるいは再教育的内観志向およびプロセス志向の音楽療法（Houghton et al., 2002; Wheeler, 1983）に分類される手法を含むこともある．しかし，ある種の脳損傷を負った人々や障がいの程度によっては，この種類の治療の言語的側面を理解できない可能性があるし，自己モニタリング（自己監視）や記憶，新しいことを学ぶ能力など，内観に関連した機能の低下がみられる認知障害のある人には適していない．ある種の脳損傷，たとえば前頭葉障害を伴う脳損傷では，内観志向の治療は禁忌であろう．

　MPC では，神経学的な問題を抱える人々の心理社会的機能の改善を促進する手法で音楽を主体としたものであれば，どのようなものでも取り入れ利用することができる．MPC セッションでは，「心理社会的機能を促進する目的で音楽活動を用い，気分のコントロール，感情表出，認識の一貫性，現実見当識，および適切な社会的相互交流に関する問題にクライエントが取り組んでいくのを支援する」（Thaut, 2005, p. 197）．図 27.1 は，MPC セッションの一環として即興演奏が行われている様子である．

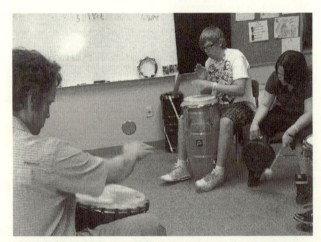

図 27.1　神経学的音楽療法士のグレン・ヘルゲソン（Glen Helgeson, MEd, MT-BC, NMT）がミネソタ州ジョーダン市の特別支援プログラムに参加している生徒たちと集団即興演奏を行っている様子．MPC の目的は，集団即興演奏に参加すること，適切に指示に従うこと，他者をよく聴くこと，および，仲間の前に置かれてあるこれまでに鳴らしたことのない楽器を思い切って鳴らしてみることであった．

MPCでは，クライエントのニーズおよびセラピストの受けてきた訓練や技術によって，心理社会的訓練かカウンセリング，あるいはこれらの組み合わせのいずれかに焦点を当てて取り組む．神経学的音楽療法士になるための訓練の中でMPCに関する知識と技術を学ぶが，深く掘り下げたカウンセリングスキルを身に付ける訓練までは組み込まれていない．こういった技術をもつ音楽療法士はMPCのカウンセリングの側面に重きを置いて取り組むことができるが，クライエントの抱える問題について深く掘り下げていく介入を行う訓練を受けていない，あるいは経験が十分でない音楽療法士は，深いレベルでの介入を行うべきではない．

プリガターノ（Prigatano, 1999, pp. 219-20）は，脳損傷患者を対象とした心理療法に取り組む際に臨床上留意すべき点を示している．これらはMPCを行う際にも心に留めておくと役立つので，若干修正を加えたものをここに記載しておく．

1. ゆっくりと進めること．
2. セラピストは癒そうとしたり上に立って助言しようとしたりしないこと．親のように振る舞うのでもなく，患者にとって有意義な知識をもつ，相談できる相手として務める．
3. クライエントが自身の現実を認識できるよう，繰り返し援助すること．
4. クライエントの行動の裏にある複数の要素を理解し，行動の動機となっている意識的あるいは無意識的要因について認識すること．
5. クライエントの行動について，過去の経験をふまえて現在に順応していく過程で生じている反応として捉えること．
6. リハビリテーションには時間の制約があることをクライエントが認識できるよう援助し，そのために問題解決志向のアプローチを用いること．クライエントがセラピストに依存しなくなるよう支援すること．
7. クライエントの誤認や激しい怒り[1]，不適切な行動，不安，および抑うつに，ゆっくりと，誠実に，親身に対処すること．
8. 人は合理的に考えることができれば，それだけでかなり気が楽になるものである，というユングの言葉を心に留めておくこと．
9. 脳損傷の存在を忘れるのではなく，脳損傷の存在下で意義を確立できるよう支

---

1) 前頭葉障害の患者の中には神経過敏誘因があるために，脱抑制行動を示す人がいる．これは怒りを感じやすくなっているわけでも怒りが不適切なわけでもなく，怒りの要因に対する反応が不釣り合いであったり，調節するのが困難であったり，表現が唐突であったり露わになりやすかったりする場合が多く，怒りを鎮めることが難しい傾向にある．

援すること.

　MPCの主な目的を大まかに分類すると,「感情の特定と表現」「気分のコントロール」,および「社会的能力と自己認識」である.本章の残りのページを割いて,これらに関する情報を提供したい.

27.2　対象

　音楽的心理社会性訓練とカウンセリング（MPC）は主として,以下の診断を受けた人々および問題を抱えた人々に対して用いられる.

- 自閉スペクトラム症（autism spectrum disorders: ASD）
- 外傷性脳損傷（traumatic brain injury: TBI）あるいは脳卒中：変化した状況に適応できるよう,また抱える問題や症状に対処できるよう取り組む.
- その他の神経疾患（例　パーキンソン病）：変化した状況に適応できるよう,また抱える問題や症状に対処できるよう取り組む.
- 高齢者や認知症：喪失に対する情動反応も含め,低下した認知機能や身体機能に対処できるよう,また可能な限り長く機能を維持できるよう取り組む.
- TBIや脳卒中,あるいは他の問題に続発する抑うつ症.精神科診断としてのうつ病を患う人々にも適用できる.

　MPCは,前頭葉障害や外傷後健忘を伴う神経行動障害のあるクライエントには禁忌である場合がある.なぜなら,このような問題を抱えるクライエントは内観志向の治療に必要な能力に欠ける場合が多いため,利益を生じないことがあるからである.

27.3　治療機序

27.3.1　感情の特定と表現

　長年,言葉よりも直接的に情動（emotion）に働きかける音楽やその他の手法を用いる方法が支持されてきた.ズワーリング（Zwerling, 1979）は,音楽を含め芸術には行動や思考,記憶の情動的要素に働きかけて情動反応を引き起こす独特の力があり,よって治療において情動処理を促進する強力な刺激となりうると提言した.情動処理に対する治療が必要となるのは,意識的あるいは無意識的に不適応な行動に付随する情動がより適応性のある健全な行動の発達の妨げとなる場合,あるいは恐怖や心的外傷,喪失などの情動経験が生じて正常な行動が阻害される場合である.

　タウトはこれを音楽療法に適用し,「情動を引き起こし気分状態に影響を与えるという特有の性質をもつ手法と刺激」（Thaut, 1989a, pp. 55-6）が,従来の言語による介入や

行動学的な介入を補完すると提唱した．音楽は脳の情動・動機づけ系にアクセスできるため，感情状態に影響を与え変容させることができ，また認識や知覚，気分状態，および行動構造といったクライエントの全体性に働きかけることもできるのである（Thaut & Wheeler, 2010）．

　音楽が感情の変化に与える好ましい効果について，その根底にあるのはどのようなメカニズムなのだろうか．タウト（Thaut, 1989a, 2002）およびタウトとウィーラー（Thaut & Wheeler, 2010）は，精神医学における音楽療法のために発展させたモデルにおいて，相互に作用する三つの反応システムからなる「感情・評価反応（affective-evaluative response）」が音楽への情動・気分反応の根幹にあると主張してきた．三つの反応システムとは，一次的感情反応（Zajonc, 1984）あるいは一次的評価（Lazarus, 1984），刺激の質と意味を見定める一次的反応時の認知的精緻化，および特異的な神経生理学的覚醒反応である．治療的音楽体験による治療効果は三つある．それは，(1) 音楽を用いた根本療法であること，(2) 音楽知覚過程に元来備わっている情動特性が，治療過程に関係する情緒的な問題に直接的に対処すること，および (3) 音楽を用いて気分を誘導することにより，治療において望ましい連合的記憶ネットワークにアクセスし，その気分と結びついている認知情報を引き出しやすくすることである．それゆえ臨床で用いられる音楽療法技法は，言語処理も含め，音楽による情動変容が治療目的と関連した認知的，情動的，行動的変化を促す訓練体験として機能するのである（Thaut & Wheeler, 2010）．

27.3.2　気分のコントロール

　神経学的な問題を抱えている人は，さまざまな局面において気分のコントロールが難しい場合がある．抑うつ症状を呈する人もいる．この場合，神経学的な問題自体に原因があることもあれば，神経学的な問題が生じる以前から続いていることもある．神経学的な問題により起こる緊張や不安が気分と関係していることもある．

　認知的再適応（cognitive reorientation）（de l'Etoile, 1992; Thaut, 1989a）を用いて，こういった気分のコントロールを促したり気分障害に対処したりできることがある．人はポジティブな情動を体験することにより，治療での認知的変化を受け入れやすい状態になる．音楽はその人にとっての感情的・動機的な意義や価値を重んじながら治療体験を考案する上で非常に役に立つもので，よって個人的問題について再考したり，他者の見方を変えたり，新たなコーピング・スキル（対処能力）を学んだり，重要な人生経験について自己理解を深めたり，恐怖に対処したり，新たな目標を設定したりするのを促すことができるのである（Gfeller, 2002）．

　認知的再適応では何が起こっているのだろうか．一説として，**気分と記憶の連合**

ネットワーク理論（Bower, 1981）が挙げられる．この理論は，事象や情報が記憶に保存されるとき，同時に発生したその事象に関する他の要素と結びついてノード（記憶された個々の情報）として記憶に保存され，その記憶が刺激されたときに結びついている要素も活性化されることを提唱している．

　クライエントは自身が抱えている日常の問題を，心的イメージにより象徴的に再現することがある．音楽は記憶からイメージを引き出すのを促す．これは連合的記憶ネットワークが作動することによるものと考えられ（Bower, 1981），音楽はさらにそのイメージからある特定の状況や場面における気分・情緒的要素を想起させるのにも役立つ（Goldberg, 1992）．

　音楽的心理社会性訓練とカウンセリング（MPC）では音楽を用いた手法により，望ましい気分状態に変えたり，これを誘導したりする．そしてこの気分状態への変化は，抑うつや高揚感，不安，安静，リラクゼーション，意欲，あるいは活動レベルやエネルギーレベルに直接影響することがある．抑うつへの対処を促す音楽の力は，神経損傷を負った人が自身の身に起こったことや，それが人生におよぼす影響などと向き合う際に役に立つであろう．

27.3.3　社会的能力と自己認識

　シアーズ（Sears, 1968）とズワーリング（Zwerling, 1979）は，音楽体験の社会的性質について述べている．シアーズは音楽が「他者とつながる体験」（Sears, 1968, p. 41）を提供すると提言し，ズワーリングは創造的芸術療法に「本来備わっている社会的特性あるいは現実的特性」（Zwerling, 1979, p. 844）について述べている．

　バンデューラの社会的学習理論（Bandura, 1977）と社会的認知理論（Bandura, 1986）では，人は他者の行動やその行動の結果を観察することを通して学習すると提言している．人は主に自分自身の能力をどの程度信じているかに基づいて行動を決定するとする「自己効力感」は社会的認知理論の中心となっている概念であり，バンデューラがいう自己調整をある程度行うにあたって不可欠な能力である．

　タウト（Thaut, 2002）によると，ほとんどの精神医学的リハビリテーションでは行動の社会的側面に関心が向けられる．治療的音楽活動で用いられる手法の多くは社会的学習の機会を提供するものなので，音楽療法士は社会的な行動を引き出す方略を編み出すことができるだろう．クライエントは音楽的心理社会性訓練とカウンセリング（MPC）のセッション構造内で，いつもながらの行動を示す可能性が高い．その中には不適応な行動もあるだろう．クライエントはMPCセッションでそういった行動について熟考し，変えていく計画を立てたり，より適応的な行動を試みたりできる．神経学的な問題を抱えた人を対象とした場合でも，内省したり学習したりする能力が損な

われていないことを前提として，同様の手法を用いることができる．加えて，情動変容はある種の行動変容の前提条件と考えられるため，行動変容の促進を目的として情動変容に直接働きかける治療法を確立することが望まれる．

自閉スペクトラム症者は覚醒レベルを調整することが難しい（Bachevalier & Loveland, 2006; Gomez, 2005; National Autism Center, 2009, p. 39）．MPC 活動は身体の状態に集中するのを促す目的で用いることもでき，この気づきを得ることによって覚醒レベルの調整を促し，より適応しやすい状態にもっていくことができる．

27.4 研究のまとめ

27.4.1 感情の特定と表現

情動反応にもたらす作用に関して，これまで多くの報告がなされてきた．ホッジス（Hodges, 1996）およびホッジスとシーボルド（Hodges & Sebald, 2011）は音楽に対する感情・気分反応に関する文献を調査し，(1) 音楽は情動的な至高体験も含め，情動反応や気分反応を喚起する，(2) 音楽は聴き手の気分を変えることができる，(3) 音楽に対する情動反応や気分反応には生理学的変化が伴う，および，(4) そのときの気分や音楽の好み，文化的な期待，および覚醒ニーズも感情反応の決定に影響をもたらす，という証拠を示した（Thaut, 2002）．

情動処理には認知的反応と生理的反応のどちらもが重要であり，これらがどのように結びつき，順序立って起こるかを説いたモデルは数多く存在する．マンドラー（Mandler, 1984）によるモデルでは，情動反応は知覚・運動スキーマに基づいた聴取者の期待パターンの中断によって引き起こされる自律神経系の生物学的覚醒から始まると提唱している．何か予期せぬことが起こったとき，その妨害したものが何かを解釈しようとするために警告信号としてまず覚醒が引き起こされ，それから特定の質の情動体験が生じる．覚醒が引き起こされた状況において，それをどう認知的に解釈するかにより，情動体験の質が決定する．もうひとつ，ヒューロンによるモデルがある（Hodges & Sebald, 2011; Huron, 2006）．ヒューロンによる期待に関する ITPRA（imagination 想像 − tension 緊張 − prediction 予測 − reaction 反動 − appraisal 評価）理論には，事象前に起こる二つの反応（想像，緊張）と事象後に起こる三つの反応（予測，反動，評価）が含まれる（ここでいう評価とは自分で自分を監視する能力であり，深く物事を見据えるために新たな物事を学ぶ能力であり，そしてこれらを統合する能力である．脳損傷患者の中にはこの能力の低下がみられる人もいる）．

音楽の情動処理は皮質構造（すなわち大脳皮質と関係がある）と皮質下構造の両方で起こる．ペレツ（Peretz, 2010）は，眼窩前頭皮質，上側頭皮質，前帯状皮質などの皮質

構造における活動と音楽情動との関連について多くの報告があることを指摘している．

皮質下構造である辺縁系は，音楽と情動の処理に重要な領域である．これに関する証拠のひとつに，PET（陽電子放出断層撮影）研究による知見がある（Blood et al., 1999; Blood & Zatorre, 2001）．生理的反応と心理的反応の強さが増したとき，および，音楽を聴いた際の強い感動などによる「ゾクゾク感」を経験したとき，皮質下神経構造においても脳血流は変化し，腹側線条体（報酬に関与する側坐核も含まれる）の活動が増し（音楽家において），扁桃体の活動が抑制されることがわかっている（Peretz, 2010）．

その他にも多くの皮質領域および皮質下領域が音楽に対する情動反応に関与している（Damasio, 1994; LeDoux, 1996 参照）．ペレツ（Peretz, 2010）は音楽に対する情動反応が皮質下で起こることを示す数々の研究を要約しており，その中で音楽に反応する際に側坐核が賦活することを報告している（Brown et al., 2004; Koelsch et al., 2006; Menon & Levitin, 2005; Mitterschiffthaler et al., 2007）．側坐核は非常に満足感が得られる刺激や動機づけに重要な刺激に対する反応で賦活する部位であり，音楽は一次強化子と関係する皮質下構造にアクセスできるものと考えられる．扁桃体は恐ろしい音楽を聴いたときにも活性化する（Gosselin et al., 2005, 2007）．これは，音楽が食べ物や薬，人の表情などと同じくらい効果的に皮質下を介する感情反応を引き起こす可能性を示唆している．

神経伝達物質の放出によって音楽が情動反応に影響を与えるという証拠もある．メノンとレビチン（Menon & Levitin, 2005）は，心地よい音楽に対する反応において，ドパミンの放出と，報酬に関与する側坐核と腹側被蓋領域における反応との関連を示す相関関係を見出した．エバースとズール（Evers & Suhr, 2000）は快な音楽を聴いたときと不快な音楽を聴いたときを比較し，不快な音楽の聴取時でセロトニン（満足感に関係する神経伝達物質）の放出が増加するのを見出した．ホッジス（Hodges, 2010, p. 287-8）は音楽に対する生化学的な反応に関する研究を広範に調査し，表にまとめている．

音楽はさまざまな情動を誘発する．それは特定の情動である場合（Gabrielsson & Juslin, 1996; Krumhansl, 1997; Peretz, 2001）もあるし，情動状態である場合（Gendolla & Krusken, 2001; Gomez & Danuser, 2004; Khalfa et al., 2002）もある．

音楽は他の側面でも情動反応を引き起こす．サリンプアら（Salimpoor et al., 2009）の研究では情動を喚起するために快感情が必要であることが示され，快感情の評定と情動喚起との間に強い正の相関関係があることも見出した．クロイツら（Kreutz et al., 2008）は器楽曲が成人聴取者の基本情動を誘発するのに効果的であることを発見した．バウムガルトナーら（Baumgartner et al., 2006）は視覚刺激と音楽刺激が脳処理に与える影響について研究し，音楽が情動的な画像によって起こる情動体験を促進することを見出した．

ジャスリンら（Juslin & Västfjäll, 2008）は音楽聴取時の情動が6種類のメカニズムに

よって生じることを提唱し，これらのメカニズムがこの領域の研究の発展に役立つ可能性について提言している．この6種類のメカニズムとは，脳幹反射（brainstem reflex），評価的条件付け（evaluative conditioning），情動伝染（emotional contagion），視覚イメージ（visual imagery），エピソード記憶（episodic memory），および音楽的期待（musical expectancy）である．

自閉スペクトラム症者は人の非言語，表情，および身体による情動表現の理解に困難を示すが，いくつかの研究で音楽をとおして表現される単純および複雑な情動の理解は可能であることが示唆されている（Molnar-Szakacs & Heaton, 2012）．これは，音楽が情動処理や情動表現に有用である可能性を示している．

27.4.2 気分のコントロール

音楽は，認知と関連行動に影響を与えることができるし，気分を誘発することができる．高揚した気分のときには煩わしく不必要な思考が排除されやすいこと（Sutherland et al., 1982），音楽によって誘発された抑うつ気分は精神運動遅滞と関係すること（Clark & Teasdale, 1985; Pignatiello et al., 1986; Teasdale & Spencer, 1984），気分はポジティブ思考およびネガティブ思考へのアクセスのしやすさに影響を与えること（Albersnagel, 1988; Clark & Teasdale, 1985），および，誘発された気分状態は課題に対する個人の過去および未来の成功評価（うまく課題をこなせたか，うまくこなせるだろうかといった評価）に影響を与えること（Teasdale & Spencer, 1984）などが研究によって明らかにされてきた．音楽による気分誘導によってクライエントはポジティブ思考にアクセスしやすい状態になるので，これは抑うつに対する認知療法において有用であろう（Clark, 1983; Sutherland et al., 1982; Teasdale, 1983）．

音楽は感情反応を引き起こし，治療に関連する行動に影響を与える．健常な被験者の抑うつ状態を誘発するための「悲しい（sad）」音楽と高揚した気分状態を誘発するための「幸せな（happy）」音楽の有効性について，数々の研究で立証されている（Albersnagel, 1988; Clark, 1983; Clark & Teasdale, 1985; Sutherland et al., 1982）．これらの研究では，音楽による気分誘導によって被験者の気分変化の度合いがあらかじめ定められた基準に達し，言語のみによる手法と比べてより強い主観的気分が誘発されていたことを証明している（Velten, 1968）．

音楽が抑うつに与える影響を調べた研究では，音楽が感情反応に好ましい影響を与える証拠が示されている．コクラン・レビュー（Maratos et al., 2008）では四つの研究が取り上げられた（Chen, 1992; Hanser & Thompson, 1994; Hendricks, 2001; Radulovic et al., 1997）．これらの研究では被験者を無作為に音楽療法群と対照群に分け，結果として音楽療法群の被験者のみに抑うつ症状の顕著な減少がみられた．一方で，このような変

化はみられなかったとする研究もある（Zerhusen et al., 1995）.

　音楽が抑うつを減少させることはこれまでに多くの研究によって示されてきた．シャイビー（Scheiby, 1999）は，神経学的外傷を負い，認知症および抑うつ症状も認められる4名のクライエントを対象に，支持的音楽心理療法を行ったケーススタディを報告している．ナヤックら（Nayak et al., 2000）は，脳卒中や外傷性脳損傷（TBI）による後遺症をきたした人の気分が音楽療法によって改善を示す傾向を見出した．マギーとダビッドソン（Magee & Davidson, 2002）は，さまざまな神経障害のある人の気分状態の改善に，短期介入のものも含め音楽療法が有益であったことを報告した．エスリンガーら（Eslinger et al., 1993）は，脳損傷を経験した人の家族や友人たちが報告した情動的共感性尺度の結果に顕著な改善を見出した．パーディら（Purdie et al., 1997）の研究では，脳卒中発症後，長期間施設で過ごしている患者に12週間の音楽療法を実施した結果，音楽療法を受けなかった患者と比べて抑うつと不安が軽減される兆候が示された．クロスら（Cross et al., 1984）は音楽療法介入後の情動を測定した結果，不安レベルが低下したことを見出した．パシェッティら（Pacchetti et al., 1998, 2000）はパーキンソン病患者の情動機能の改善を見出した．シング・フォー・ジョイ（Sing for Joy：パーキンソン病および他の慢性疾患患者とその介護者のためのコミュニティー歌唱の効果を調べる利用者主導研究の名称）（Magee, 2017）の参加者は，コミュニティー歌唱に参加した後，エネルギー感と恐怖感において統計的に有意な改善を示した．

　サーケイモら（Sarkamo et al., 2008）は54名の脳卒中患者を対象に，2カ月にわたるランダム化比較試験を実施した．患者たちは標準的治療を受けながら，自身で選んだ音楽を聴く群，毎日オーディオブックを聴く群，対照群のいずれかに参加した．結果，他の2群に比して，音楽群で言語的記憶と注意の集中に顕著な改善がみられた．また，音楽群は対照群よりも抑うつと混乱を感じることが少なかった．追跡調査（Sarkamo et al., 2010）では，音楽を聴いた患者とオーディオブックを聴いた患者に好ましい結果を見出した．

　本章で重点的に扱う領域である気分のコントロール，社会的能力，自己認識などの神経学的問題を抱える患者を対象とした音楽療法研究について，パーディ（Purdie, 1997）とギルバートソン（Gilbertson, 2005）がそれぞれ概観し報告している．コクラン・レビュー（Bradt et al., 2010）も行われたが，これらの領域を扱った研究はどれも選択基準に満たなかった．エスリンガーら（Eslinger et al., 1993）の研究成果については保留となっている．

27.4.3　社会的能力と自己認識

　ティーズデールとスペンサー（Teasdale & Spencer, 1984）による研究では，抑うつのあ

る被験者は抑うつのない対照群よりも実験課題の成功を低く評価した．健常被験者の気分を操作した研究では一貫して，抑うつ気分のときは，高揚した気分のときよりもポジティブ記憶の想起が減少し，ネガティブ記憶の想起が増加することが報告されている（Bower, 1981; Teasdale, 1983; Teasdale & Taylor, 1981）．ネガティブ回路の活性が促されることによってネガティブな内容に注意を集中させてしまい，結果，否定的認識に連鎖することが示唆されている（Lyubomirsky & Nolen-Hoeksema, 1993; Nolen-Hoeksema, 1991）．

　治療における音楽の感情・社会的機能は，研究によって支持されている．音楽活動の構造は集団参加と協調性を必要とするため，人々を結びつけ団結させることができる（Anshel & Kipper, 1988）．タウト（Thaut, 1989b）は，精神疾患のある受刑者の敵対行動の減少と協力的な集団関連行動の増加を促進させる集団音楽療法の効果について報告している．ゴールドバーグら（Goldberg et al., 1988）は，音楽療法のほうが言語による治療法よりも患者間の治療的相互作用や患者の情動反応を生じさせることを見出した．ヘンダーソン（Henderson, 1983）は精神疾患のある青少年のクライエントたちを対象とした研究で，音楽聴取時の気分の認識，集団の団結，および自尊感情における音楽療法の好ましい効果を見出した．こういった好ましい効果は図27.2で示したような集団セッションにおいて生じうる．図27.2は，クライエントたちが即興演奏に参加している様子である．音楽療法は脳損傷後のリハビリテーションで社会的側面に働きかけるのに有益であり，自己認識を高め，自己概念を改善させることが広く認められている．このような目的で行われる音楽療法実践を支持する文献には記述的なケーススタディが多い．音楽療法の適用について記されたドイツ語文献の中に臨床に役立つ多くの情報源がまとめられており，アイデンティティーと自己知覚，および自尊感情に関する参考文献も掲載されている（Baumann et al., 2007）．

　数は少ないが，脳損傷および他の神経学的問題を抱えた人々の社会的能力と自己認識に対する音楽療法の好ましい効果を支持する研究もある．バーカーとブランク（Barker & Brunk, 1991）は，1年経過したグループの参加者ほとんどが受身的役割から主導的役割に変わったことを報告した．ナヤックら（Nayak et al., 2000）の調査では，音楽療法を受けている患者は受けていない患者よりも有意に多くのリハビリテーションプログラムに参加し，多くの社会的相互交流をもっていたことがわかった．マギー（Magee, 1999）は，多発性硬化症者が歌唱と楽器演奏活動で自身の疾患と身体機能を管理・観察していることを見出した．参加者のデータから，有能感やコントロール感，自立感，および熟練感と関連した自己概念の変化とアイデンティティー構築の改善が認められた．

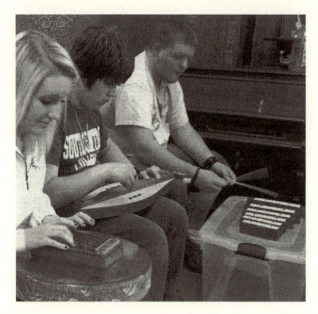

図27.2 ミネソタ州ジョーダン市の特別支援プログラムに参加している生徒たちが集団即興演奏に参加している様子．MPCの目的は，集団即興演奏に参加すること，適切に指示に従うこと，他者をよく聴くこと，および，仲間の前に置かれてあるこれまでに鳴らしたことのない楽器を思い切って鳴らしてみることであった．神経学的音楽療法士のグレン・ヘルゲソン（Glen Helgeson, MEd, MT-BC, NMT）によるセッションの一場面．

27.5　臨床プロトコール

　ここで示す臨床プロトコールは，クライエントの言語表現や内省，および行動を引き出す有益な手段として用いることができる．これらは強烈な体験となりうるため，セラピストは引き出されたものを慎重に取り扱うべきであり，セラピストの能力レベルやクライエントの機能レベルの範疇を超えて深く掘り下げようとすべきではない．前述した治療レベル（Houghton et al., 2002; Wheeler, 1983）はこの目的で，つまり音楽療法士が自身の有する能力に応じたレベルで，また担当するクライエントに適したレベルで活動できるよう考案されたものである．

　ここで強調しておきたいことは，クライエントとの関係性とその関係性の中で音楽を手段として用いることが最も重要であるということである．本節で提示する手法はすべて，こういった文脈の中で用いられるものと理解していただきたい．これらの手法はクライエントを援助するために独立して存在するものではなく，クライエントとの関係性の中で慎重に用いられるべきである．

　もうひとつ付け加えておきたい点は，本節に掲載した介入法についてである．セラピストはクライエントのニーズに見合った介入法を選択した上で，クライエントの機能レベルや個々の状況に合わせてそれを適応させる必要がある．この際に考慮すべきことは，クライエントの診断，処理能力，前回のセッションからみられる進歩，発達年齢と実年齢，好み，および文化である．ここに提示する介入法のほとんどは子ども

にも成人にも適用できるが，手法についてはすべて個々のクライエントに適合させて用いるべきである．

27.5.1 感情と気分

能動的および受動的な治療的音楽活動により，情動を「感じる」体験，情動の特定，情動の表現，他者の情動の理解，および自身の情動コミュニケーション時における他者の情動の理解，および自身の情動行動の統合，制御，変容を促進することができる（Thaut & Wheeler, 2010）．

27.5.1.1 情動の連続体（情動状態の移行）

標的とするスキル・領域：情動の認識と表現
対象年齢：成人あるいは青少年；より簡単なレベルに調整すれば児童も可
セッション形態：集団
必要な用具：さまざまな種類の簡易打楽器と旋律楽器
手順：

1. 全員で円になって座る．
2. クライエントは情動を描写するための楽器を一つ選ぶ．
3. セラピストは情動状態が変化していく様子（1から5へ）を即興演奏で描写するよう指示する．1はとても悲しい状態，3はどちらでもない状態，5はとても幸せな状態．
4. クライエントはそれぞれ，特定の情動を表現する演奏をする．そして，他のクライエントが表現している情動状態を同じように一緒に演奏したり，その情動状態に徐々に合わせていくように演奏したりする．
5. 次に，同じ活動を逆順で（5から1へ）行い，情動コントロールを演奏上で実際にやってみて練習する．
6. ロンド形式（ABACADのように）で情動を切り替えながら演奏してみる．このアルファベットはそれぞれ異なる情動状態を示す．

図27.3は，MPCで即興演奏を用いる方法について，NMT研修で実演している様子である．

27.5.1.2 覚醒の連続体（覚醒状態の移行）

この活動は，「情動の連続体」とは異なる側面に目を向けるのを促すことができる．
標的とするスキル・領域：覚醒レベルに対する気づきと表現
対象年齢：成人あるいは青少年；より簡単なレベルに調整すれば児童も可

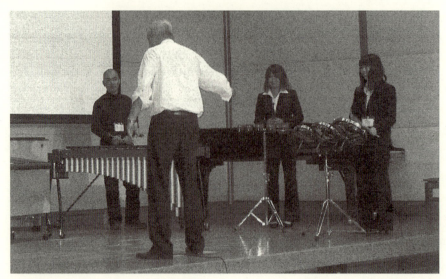

図27.3 マイケル・タウト（Michael Thaut）が，あるテーマに基づいた即興演奏で日本人の研修生たちを指揮し，非音楽的テーマや状況を描写するためにどのように楽器や音楽の要素を用いるかを実演している場面．

セッション形態：集団
必要な用具：さまざまな種類の簡易打楽器と旋律楽器
手順：

1. 全員で円になって座る．
2. クライエントは覚醒レベルを描写するための楽器を一つ選ぶ．
3. セラピストは覚醒レベルが変化していく様子（1から5へ）を即興演奏で描写するよう指示する．1は落ち着いていて穏やかな状態で，5は落ち着きなくソワソワした状態．
4. クライエントはそれぞれ，特定の覚醒レベルを表現する演奏をする．そして，他のクライエントが表現している覚醒レベルを同じように一緒に演奏したり，その覚醒レベルに徐々に合わせていくように演奏したりする．
5. 次に，同じ活動を逆順で（5から1へ）行い，覚醒コントロールを演奏上で実際にやってみて練習する．

27.5.1.3 覚醒の変容

標的とするスキル・領域：自閉スペクトラム症者に多くみられる過覚醒あるいは低覚醒の改善
対象年齢：すべて

セッション形態：集団あるいは個別
必要な用具：ハンドドラムあるいはリズムスティック
手順：

1. 全員で円になって座る（集団設定の場合）．
2. クライエントは覚醒レベルを描写するための楽器を一つ選ぶ．
3. セラピストは各自の現在の覚醒状態を即興演奏で表すようクライエントに指示する．
4. それを受けてセラピストとクライエントは，現在の覚醒状態を5段階で評価する．1は低覚醒状態で，5は過覚醒状態．
5. クライエントは自身の覚醒状態に対する気づきを高め，その覚醒レベルを変えるための楽器演奏を行う（すなわち，各自の覚醒レベルを下げるか高めるかして，より機能的な状態に変化させる）．
6. もしクライエントが自身で覚醒レベルを調整することが難しいようであれば，セラピストはそのクライエントのリズムを一緒に打ち，そのリズムをより機能的な覚醒状態に達するまで徐々に引き上げる，あるいは引き下げることにより，そのクライエントの覚醒状態の変容を促す．
7. その後，適切であれば，クライエントはこの体験について話し合う．

追加情報：マギーら（Magee et al., 2011）は，外傷後健忘の男性にギターの生伴奏でなじみのある歌を歌った．目的は興奮状態の軽減と見当識の向上であった．

> 好みでない音楽が患者を過覚醒状態にする可能性があるのに対して，なじみのある音楽は，最大の覚醒レベルではなく，最適な覚醒をもたらすと考えられている（Baker, 2002, 2009; Soto et al., 2009）．画像研究では，覚醒と関連する神経回路網が好みの音楽によって活性化するという証拠が示されている（Soto et al., 2009）（Magee et al., 2011, p. 11）．

27.5.1.4 怒りへの対処

標的とするスキル・領域：アンガーマネージメント（怒りの管理）
対象年齢：成人あるいは青少年；より簡単なレベルに調整すれば児童も可
セッション形態：集団
必要な用具：ハンドドラムあるいはリズムスティック
手順：

1. 全員で円になって座る．
2. 全員にハンドドラムを渡し，一人ひとりが順にリズムをたたいてそれを全員で真似するなどのウォーミングアップを行う．

3. ドラムでどのように怒りを表現できるか，全員で話し合う．
4. 実際に，ドラムで怒りの感情を表現する機会を与える．
5. セラピストは怒りを表現しているクライエントの前に向かい合って座り，以下の方法で怒りに対処できるよう導く．
    a. ドラムで強い怒りを表現するよう促す．
    b. その怒りの表現と同じたたき方でセラピストのドラムをたたく．
    c. セラピストは徐々にそのたたき方を静かで落ち着いたたたき方に変えていき，そのクライエントも穏やかなたたき方に変えていけるよう導く．
6. クライエント同士で二人一組になり，どちらかがドラムで怒りを表現する．もう一人はその怒りの表現と同じたたき方でドラムをたたき，徐々に穏やかな感情に落ち着けるようたたき方を変えていく．
7. 役割を交代して，クライエント全員がパートナーの怒りの感情を落ち着ける役割を経験できるようにする．
8. 全員が両方の役割を体験した後，この活動について話し合う．また，この活動を日常の怒りを感じる場面でどのように応用できるかについても話し合う．

27.5.1.5 ドラミングによる共感

標的とするスキル・領域：共感
対象年齢：成人あるいは青少年；より簡単なレベルに調整すれば児童も可
セッション形態：集団
必要な用具：さまざまな種類のドラム
手順：

1. セラピストとクライエントは，ドラムをたたけるよう少しスペースを空けながら円になって座る．
2. この活動の目的を説明する．
3. クライエントはドラムを一つ選ぶ．
4. セラピストはドラム演奏によってある感情を描写する．感情を表情に出すのは最小限にとどめ，できる限り音楽でその感情が伝わるようにする．
5. クライエント一人ひとりに，どのような感情を表現していたと思ったかを言葉にするよう促す．
6. クライエントも順にドラム演奏によってある感情を表現し，他のクライエントたちはどのような感情を表現していたと思ったかを言葉にして伝える．

27.5.1.6　気分変化のための即興演奏

標的とするスキル・領域：変化させたい気分
対象年齢：成人あるいは児童
セッション形態：個別あるいは集団
必要な用具：さまざまな種類の簡易打楽器と旋律楽器
手順：

1. 楽器を鳴らせるよう少しスペースを空けて，全員で円になって座る（グループ設定の場合）．
2. クライエントは感情を伝達するための楽器を一つ選ぶ．
3. クライエントそれぞれ現在の気分について話し，その気分がどのように変われば今よりも気持ちが楽になるかを話し合う．
4. この話し合いを反映させて，クライエントは現在の気分をまず即興演奏で表現し，徐々により好ましい気分を表現する即興演奏に変えていく．
5. 即興演奏後，この体験についてクライエントたちが話し合う時間を設けてもよい．

27.5.1.7　音楽による気分誘導（誘導的音楽聴取）

この活動は，連合的気分・記憶ネットワークにアクセスする目的で実施できる．連合的気分・記憶ネットワークを利用することにより，特定の記憶を呼び出し，思考や情動のポジティブ回路にアクセスすることができる（たとえば抑うつの治療で）．

標的とするスキル・領域：抑うつ，悲しみ
対象年齢：成人あるいは青少年；より簡単なレベルに調整すれば児童も可；参加者には少なくとも最低限の言語理解力が必要．
セッション形態：個別あるいは集団
必要な用具：さまざまな気分を表現している録音音楽，即興演奏を行う場合は任意の楽器
手順：

1. セラピストは，抑うつ状態にあるクライエントがより前向きな思考を働かせられる音楽を選ぶ．
2. その音楽を生で演奏するか，録音されたものをかける．
3. その音楽に対するクライエントの気持ちについて話し合う．理論によれば，音楽聴取後は聴取前よりも前向きな思考になる．
4. より前向きな思考を働かせられるようになった後，音楽を用いてクライエントに役立つ，あるいは関連があると考えられる話題に関する話し合いに誘導す

る．これは言語で行ってもよいし，感情を整理するために他の音楽を聴かせてもよいし，即興演奏を行ってもよい．

このアプローチは，連合ネットワーク理論による認知的再適応あるいは連合的気分・記憶訓練（AMMT）とよばれる．

27.5.1.8　気分誘導（同質の原理を用いて）

この活動は音楽による気分誘導の応用である．

標的とするスキル・領域：気分

対象年齢：成人あるいは青少年；より簡単なレベルに調整すれば児童も可；参加者には少なくとも最低限の言語理解力が必要．

セッション形態：個別あるいは集団

必要な用具：さまざまな気分を表現している録音音楽一式，即興演奏を行う場合は任意の楽器

手順：

1. クライエントの気分に音楽を合わせる．この気分とは，クライエント自身が特定した現在の気分でもよいし，セラピストが見定めた気分でもよい．音楽は生の音楽でも録音音楽でもよいし，あらかじめ作曲したものでも即興演奏でもよい．

2. クライエントの気分を意識しながら徐々に音楽を変えていく．目的は，音楽を変えていくことによって現在の気分を徐々に好ましい気分に，あるいはより適応的な気分に変えていくことである．

応用：クライエントがiPodやCDを利用して，自身がリラックスできる音楽のプレイリストを作っておくこともできる．これは自閉スペクトラム症（ASD）のクライエントが情動的運動プラン（emotional motor plans）に入り込んで動きがとれなくなったときに非常に役立つ．ある状況においてある特定のネガティブかつ爆発的である場合が多い情動反応が起こりそうだと思ったときに，自身で使うことができる．また，彼らがネガティブな情動状態から逃れられないときにも効果的であり，その状態から平常な状態に戻るために役立つ．高機能のクライエントにとっては，自分用のプレイリストやCDを作ったり，音楽を聴いたり，さまざまな音楽に対する自身の身体的な反応に注意を向けたり，そういった反応と感情を表す言葉などを結びつけたりする取り組みが非常に重要となる．このような取り組みが，感覚処理に特異性のあるASD者の身体反応に対する気づきを高め，そして彼らがその身体反応と特定の情動状態とを関連づけられるようになるために必要なのである．セラピストにとっても，機能の低いクライエントや低年齢のクライエ

ントを対象としたとき，言語で情動状態を言い表す上で役に立つ取り組みである．

27.5.2　社会的能力と自己認識

　社会的な学習の機会を提供する治療法は数多くある．MPC活動には，「情動変容」のモデルと関連して，治療場面における社会的な体験に独自に貢献できる点が二つある．一つは，MPC活動では感情を喚起する素材（すなわち音楽を主体とした体験）を用いて，感情を伴い動機づける社会的相互交流を体験させ，その中で社会的行動を体系化する（Zwerling, 1979）．二つめは，ポジティブな情動状態で行われるMPC活動の中で，社会的スキルの練習や学習が体験的に行われることを重視する（Thaut, 2002）．よって，社会的状況下で何らかの問題や困難を抱える人はこういった活動により，人とかかわる場に関心をもつよう動機づけられるだろう．

27.5.2.1　相互交流とコミュニケーション

標的とするスキル・領域：相互交流・コミュニケーション
対象年齢：成人あるいは青少年；より簡単なレベルに調整すれば児童も可
セッション形態：個別あるいは集団
必要な用具：さまざまな種類の打楽器
手順：
1. 楽器を鳴らせるよう十分なスペースを空けて，全員で円になる．
2. クライエントは非言語メッセージを表現するための楽器を一つ選ぶ．
3. 楽器を鳴らして非言語的に会話をする2名のクライエントを選ぶ．一人は会話を開始し伝える役で，もう一人はそれを受け取る役を務める．
4. 伝え手は楽器による会話をはじめ，受け手はそれに応え，両者が会話を終えようと思うまでこれを続ける．
5. 彼らが会話を終えた後，そこで起こったことや感じたことを二人で話し合う．
6. その後，彼ら以外のクライエントによるフィードバックがあってもよい．
7. 話し合った内容やフィードバックを受けて，もう一度同じ2名が楽器による会話を繰り返してもよい．
8. この手順を別のペアでも繰り返す．

27.5.2.2　リーダーシップ

標的とするスキル・領域：集団の中でリードしたり従ったりするスキル
対象年齢：児童あるいは成人
セッション形態：集団

必要な用具：さまざまな種類の簡易リズム楽器と旋律楽器

手順：

1. 楽器を鳴らせるよう十分なスペースを空けて，全員で円になる．
2. クライエントのうちのひとりがリーダーシップをとって即興演奏を行うことを説明する．
3. クライエントは楽器を一つ選ぶ．
4. まずセラピストが最初の即興演奏でリーダーシップをとり，非言語的にリーダーシップを発揮する方法を示す．
5. クライエントの中でこのリーダーシップをとる役を担える人は，一人ひとり順にこの役を務める．なかにはこの役が負担になりすぎたり，恐怖に感じたりする人もいるので，そういった人にはこの役をさせるべきではない．
6. リードすることと従うことを即興演奏体験の中で練習する．
7. 即興演奏の展開例として以下のような方法がある．
    a. 音量を変化させる即興演奏
    b. テンポを変化させる即興演奏
    c. 和音進行を伴わない旋法を使った即興演奏

図 27.4 は，仲間の一人がリードする即興演奏に参加しているクライエントたちの様子である．

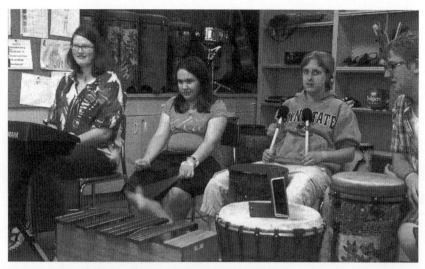

図 27.4　ミネソタ州ジョーダン市で行われている特別支援プログラムで，生徒の一人がリードする即興演奏活動中に楽器を鳴らす順を待っている生徒たちの様子．MPC の目的は，順番交替の練習をすること，自信をつけること，リーダーシップスキルを練習すること，および，集団設定内で意味のある治療的音楽体験を作り出すことであった．神経学的音楽療法士のグレン・ヘルゲソン（Glen Helgeson, MEd, MT-BC, NMT）によるセッションの一場面．

27.5.2.3 強化子としての音楽

この活動は**行動変容を促す音楽的刺激訓練**（musical incentine training for behavioral medification）ともよばれる．

標的とするスキル・領域：特定の行動やスキル．どのような行動やスキルでもねらいとすることができる．

対象年齢：児童あるいは成人

セッション形態：個別（集団にも適応可能）

必要な用具：生の音楽あるいは録音音楽

手順：
1. ねらいとする行動を決める．
2. その行動がどの程度（量）あるいは何回（頻度）生起すると強化を得られるかを決める．
3. 強化子として用いる音楽を決める（例　選んだ録音音楽を3分間聴取できる．5分間楽器を演奏できる）．
4. 求められていることと強化の内容を参加者に明確に示す．
5. ねらいとする行動が起これば強化を与える．
6. 反応を記録し，必要に応じて修正する（例　求める行動の生起回数を減らす，あるいは増やす）．

応用：この活動は5秒から45分の範囲内で，満足遅延耐性を目的として用いることもできる．また，クライエントが治療の場に居続け，音楽療法セッションに参加することを受け入れ，それを許容できるよう促すために用いることもできる．

27.5.2.4 関係性訓練のための演奏

標的とするスキル・領域：人間関係

対象年齢：児童あるいは成人

セッション形態：集団あるいはペア

必要な用具：さまざまな種類の簡易リズム楽器と旋律楽器

手順：
1. クライエントのうちの一人が，他のクライエントとつながりをもつための楽器を一つ選び，その相手が応答時に使う楽器も一つ選ぶ（一つの楽器を二人で鳴らしてもよいし，別々の楽器を使ってもよい）．
2. このクライエントは選んだ楽器をもって集団内の一人のクライエントのところへ移動し，向かい合って座り，その人に向けて楽器を鳴らす．
3. その相手が楽器で応える．

4. 二人で一緒に演奏する．
  5. 演奏が終わったら，演奏中に起こったことについて話し合う．
  6. 他のクライエントは見ていて思ったことを伝える．全員で演奏中に起こったことについて話し合うのもよい．
  7. さきほど演奏した二名のクライエントはもう一度，できれば1回めとは異なる鳴らし方やかかわり方で演奏する．
  8. 建設的な意見が出る限り，話し合いを続ける．
  9. この手順を異なるペアで繰り返す．

27.5.2.5　音楽によるロールプレイ
標的とするスキル・領域：自己認識
対象年齢：成人あるいは青少年；より簡単なレベルに調整すれば児童も可
セッション形態：集団
必要な用具：さまざまな種類の簡易リズム楽器と旋律楽器
手順：
  1. 楽器を鳴らせるよう十分なスペースを空けて，全員で円になって座る．
  2. クライエントは自身を表現する楽器を一つ選ぶ．
  3. クライエントのうちの一人がその選んだ楽器で自由に演奏する．
  4. 他のクライエントはその表現に対して言語で感想や意見を伝える．
  5. これを受けて，さきほど演奏したクライエントは1回めとは異なる方法でもう一度演奏し，自身を表現する新しい方法を学ぶ．
  6. 他のクライエントはその表現に対して再度感想や意見を伝える．
  7. 一人ひとり順にこの手順を繰り返す．

展開：演奏する楽器や自身を表現する方法を第三者（セラピストや他のクライエント）が指定してもよい．

27.5.2.6　音楽を用いた漸進的弛緩法
標的とするスキル・領域：ストレス，緊張，不安
対象年齢：成人；児童に適している場合もある
セッション形態：個別あるいは集団
必要な用具：背景音楽（BGM）をかけるCDプレーヤーかiPod，あるいはセラピストかアシスタントによる生演奏
手順：
  1. クライエントは椅子に座るか床に横たわり，楽な姿勢をとる．

2. しばらくの間，深い呼吸を行えるよう誘導する．そのまま深い呼吸を続け，もし目を閉じたほうが心地よければそうしてよいことを伝える．
3. そして，筋弛緩法によるリラクゼーション法（筋肉を緊張させてから緩めるのを繰り返すことによってリラクゼーションを促す方法）を紹介する．セラピストの合図によって進めるが，もしも途中で心地よく感じないことがあればやめる，あるいは少し力を弱めて行うように伝える．
4. つま先から始める．ゆっくりと「つま先にギュッと力を入れて……緩める．もう一度つま先に力を入れて……緩める」と合図を出す（すべての手順をクライエントと一緒に行うことで適切な速さがわかる）．
    a. 踵，足（足関節から下の部位），ふくらはぎ，膝，太ももといった身体部位ごとに，ゆっくりと下部から上部へと進めていく．
    b. そして身体の前面の部位，お腹，胸，肩，上腕，前腕，手，指の順で進めていく．
    c. 次に腕全体，肩，首，頭，背中，お尻，太もも，ふくらはぎ，足へと進めていく．
    d. この活動中，定期的に呼吸に集中させ，ゆったりとした深い呼吸を続けるよう促す．
5. リラクゼーションの手順はここで終了となる．深い呼吸をそのまま続けるよう促し，自身の感覚や部屋の様子に注意を向けて，準備ができたら目を開けるよう指示し，徐々に他者や部屋の様子に意識を戻すよう促す．日常場面において緊張を緩めたり気持ちを和らげたりする必要があるとき，自身でこのリラクゼーション法を行うことができることを伝える．
6. 必要に応じて，このリラクゼーション法に続き，イメージ法に移ることもできる．その場合，クライエントにリラックスできる場所を思い描くよう促す．一人ひとりリラックスを感じる場所は異なるので，セラピストが具体的な場所を示唆するのは避ける．リラックスした状態のまま空気を感じ，何がそこにあるのか，においはどうかなどを感覚で感じるよう促す．しばらくしてから5の手順に従い，全員の感覚を今ある場所に戻す．

註記：ここで使用した漸進的筋弛緩法（Jacobson, 1938）以外にも数多くのリラクゼーション法がある．ジャスティス（Justice, 2007, pp. 36-9, Crowe, 2007 で引用）を参照するとよい．

27.5.2.7 ソーシャル・ストーリー・ソング

標的とするスキル・領域：適切な社会的相互交流と社会的行動

対象年齢：児童，青少年，あるいは成人
セッション形態：個別あるいは集団
必要な用具：なし
手順：
1. 情報を覚えやすくするために音楽的記憶訓練（Musical Mnemonics Training: MMT；第24章参照）を用いて，ソーシャル・ストーリー（社会的なルールやスキル，行動などを使った短いストーリー）を紹介する．クライエントがセッションの場以外の日常場面においても行動のルールを想起しやすいよう，歌を用いる．MPCはこれ以降の段階で展開される．
2. 本セッションでねらいとしているスキルについて話し合う．
3. そのスキルを，設定された場面や日常的な場面で練習する．

27.5.2.8 悲嘆に関する歌

標的とするスキル・領域：悲嘆への対処
対象年齢：成人あるいは青少年；より簡単なレベルに調整すれば児童も可
セッション形態：個別あるいは集団
必要な用具：クライエントが意味のある曲を選択できるよう，幅広く十分な種類の録音音楽あるいは生演奏を準備しておく．
手順：
1. クライエントは，悲嘆の感情を歌っている曲を一曲選ぶ．
2. その曲をかける，あるいはクライエント自身かセラピストが弾き歌う．
3. クライエントはその歌がどのように悲嘆の感情を伝えているかを言葉で表現する．
4. それに対しセラピストと他のクライエントは感想や考えを伝え，それをもとに全員での話し合いに発展させる．

展開：録音音楽を使用する代わりに，ソングライティングを取り入れてもよい．

27.5.2.9 自分自身に関する歌

標的とするスキル・領域：自己認識，自己概念
対象年齢：成人あるいは青少年；より簡単なレベルに調整すれば児童も可
セッション形態：個別あるいは集団
必要な用具：クライエントが意味のある曲を選択できるよう，幅広く十分な種類の録音音楽あるいは生演奏を準備しておく．
手順：

1. クライエントは，自分のある一面を歌っている曲を一曲選ぶ．
2. その曲をかける，あるいはクライエント自身かセラピストが弾き歌う．
3. クライエントはその歌がどう自分と関係していて，またそれをどう感じているかを言葉で表現する．
4. それに対しセラピストと他のクライエントは感想や考えを伝え，それをもとに全員での話し合いに発展させる．

27.5.2.10　必要な何かについて歌った歌
標的とするスキル・領域：自己認識
対象年齢：成人あるいは青少年；より簡単なレベルに調整すれば児童も可
セッション形態：個別あるいは集団
必要な用具：クライエントが意味のある曲を選択できるよう，幅広く十分な種類の録音音楽あるいは生演奏を準備しておく．
手順：
1. グループの場合，円になって座る．
2. クライエントは自分自身の一部として自分の中に存在すべき「何か」について歌っている曲を一曲選ぶ．
3. クライエントはその曲をかけるか歌うか，あるいは弾き歌う．
4. クライエントはその歌が伝えている内容について，どのように感じているかをセラピストと他のクライエント（集団の場合）に言葉で伝える．
5. それに対しセラピストと他のクライエントは感想や意見を伝え，それをもとに全員での話し合いに発展させる．

27.5.2.11　歌のストーリー
標的とするスキル・領域：自尊感情
対象年齢：成人あるいは青少年；より簡単なレベルに調整すれば児童も可
セッション形態：個別あるいは集団
必要な用具：クライエントが意味のある曲を選択できるよう，幅広く十分な種類の録音音楽あるいは生演奏を準備しておく．
手順：
1. 集団設定の場合，全員で円になって座る．
2. クライエントはセラピストとともに，自身にとって意味のある歌を一曲選ぶ（集団セッションの場合はクライエント一人ひとり順に2～4段階を進める）．
3. クライエントがその歌を繰り返し聴いてその歌との関係を深めることができ

るよう，セラピストはクライエントに何度でも再生できること，あるいは生演奏を聴くことができることを伝える．
4. セラピストはゆっくりと時間をかけて，クライエントがその歌の意味のある部分を探れるよう援助する．

27.5.2.12　台本
標的とするスキル・領域：自己主張
対象年齢：児童あるいは成人
セッション形態：個別あるいは集団
必要な用具：さまざまな種類の簡易リズム楽器と旋律楽器
手順：
1. 集団設定の場合，楽器を鳴らせるよう十分なスペースを空けて，全員で円になって座る．
2. クライエントと一緒に，拒否したり意志を主張したりする練習を行うロールプレイの台本を考える（例「一緒に公園に行こう」「いやだ」「お願い，行こう」「どうしようかな」「きてきて，行こうよ！」「いいよ」）．
3. クライエントは自身を表現する楽器を選ぶ．楽器は一つでなくてもよい．
4. クライエントは一人ずつ順にセラピストと楽器上で台本を演じ，やりとりをする．
5. そのやりとりについて話し合う．
6. 他のクライエントとセラピストは，そのやりとりに関して修正を加えるとよい点などを提案する．
7. それを受けてもう一度楽器上でやりとりを行い，その後再びそのやりとりについて話し合う．

展開：
1. 応答する役を担っていたセラピストの代わりに，他のクライエントがその役を担う．セラピストがこの役を担っていたときよりも難しい活動になる．
2. 自己主張以外の領域（例　人間関係の問題，特定の情動の表現）をねらいとすることもできる．

27.5.2.13　自己認識：現実見当識
対象年齢：児童あるいは成人
セッション形態：個別あるいは集団
必要な用具：活動による

手順：これは具体的な介入法ではなく，音楽療法のどのような介入時にも用いることのできる一般的な原理である．クライエントがその場で起こっていることや状況を「飲み込む（理解する）」ことができるよう，セッションで行っている内容や使用している素材について，言語および音楽で繰り返すのである．たとえば，使用している素材に関する情報を，その素材が持ち出されるたびに言葉にする方法（例「私たちは今，ドラムを人から人に回している」「私たちの歌詞を完成させるために，一人ひとりが一語ずつ提案している」）や音楽的な手順を繰り返す方法（例 最初の人がまず打楽器を使って気持ちを表現し，次の人，その次の人と順に進める）がある．このように繰り返すことによって現実が繰り返し伝えられ，クライエントが現実に適応できる可能性を高めることができる．

27.5.2.14 歌に関するディスカッション

標的とするスキル・領域：情緒的な問題
対象年齢：成人；年長の児童にも適応可能
セッション形態：個別あるいは集団
必要な用具：録音音楽を再生するCDプレーヤーあるいはiPod，セラピストかアシスタントによる生演奏あるいはクライエント自身の演奏
手順：

1. クライエントは自分自身にとって意味のある歌，あるいは情緒的な問題や認知的な問題を生じさせる歌を一曲選ぶ．
2. その歌を1回あるいは何回か聴く．
3. セラピストはディスカッションを促す．その際，クライエントに歌の中で表現されていた情緒について説明してもらうことからはじめてもよい．このディスカッションを促す手掛かりとして，以下のような質問が挙げられる（Baker & Tamplin, 2006, pp. 207-8 参照）．
    a. 何が起きていましたか？
    b. 主人公は誰でしたか？
    c. その主人公はどのようなタイプの人でしたか？
    d. 全体としてこの歌が伝えるメッセージは何でしたか？
    e. この歌の中で表現されていた感情はどのようなものでしたか？それは途中で変わりましたか？
4. クライエントが，この歌がテーマとしていることと自分の状況とを照らし合わせて似ているか違っているかを熟考できるよう促す．ベイカーとタンプリン（Baker & Tamplin, 2006）は以下のような質問を提案している（Gardstrom, 2001 より）．

a. この歌を聴いたとき，心の中にどのような考えや気持ちがよぎりましたか？
   b. 何らかの気持ちを抑え込んだりコントロールしようとしたりしましたか？
   c. この歌からどのようなイメージ，記憶，連想が呼び起こされましたか？
   d. この歌はどの程度あなたの考えや気持ちと合っていましたか？
5. セッションが終了する頃に適した質問として，以下のようなものが挙げられる（Baker & Tamplin, 2006 より）．
   a. 今日聴いた歌やここでのディスカッションをとおして，あなた自身やあなたが身を置く状況，あるいは他のクライエントのそういったことについて，何を学びましたか？
   b. 今日聴いた歌やここでのディスカッションから学んだことで，今日からやってみたいと思うことや自分に役立ちそうなことは何かありましたか？

27.5.2.15　ソングライティングI

標的とするスキル・領域：適応の問題
対象年齢：児童あるいは成人
セッション形態：個別あるいは集団
必要な用具：アイデアを書き出していくホワイトボードあるいは模造紙，伴奏楽器（任意）
手順：
1. 全員でさまざまな話題を挙げていく．
2. 今日のセッションで取り上げたい話題を一つ選ぶ．
3. その話題に関連したアイデアについて意見を出し合う．
4. その中から主なアイデアや思い，感情，あるいは概念を決める（これを歌のサビの部分で取り入れる）．
5. 4で決めたアイデアなどを発展させる．
6. 関連するものをグループ化する．
7. そのなかで的外れなものやあまり重要でないものを省いていく．
8. テーマの大筋を組み立てる．
9. 歌詞を書く．

ここで示した枠組みの中で使用できる手法として，以下が挙げられる（詳細については Baker & Tamplin, 2006 参照，Robb, 1996 にある例も参照のこと）．
1. 穴埋め（単語の置き換え）：なじみのある歌を一曲選び，その歌詞を，治療で取り上げている問題を反映させた歌詞に置き換える．
2. 歌のパロディー：ある歌の音楽はそのまま使い，歌詞をすべてクライエントが

第27章 音楽的心理社会性訓練とカウンセリング 463

書き換える．
3. 歌のコラージュ：クライエントは楽譜集あるいは歌詞集に目をとおし，歌詞の中から目にとまった，あるいは自身にとって重要と思われる単語やフレーズを選んでいく．クライエントが目をとおす歌を，セラピストがあらかじめ数曲選んでおいてもよい．
4. 押韻技法：クライエントは韻を踏む単語のリストを作る．セラピストが手掛かりを与えたり提案したりしてもよい．
5. 治療的歌詞創作：オリジナルの歌詞と音楽を創る．

図27.5は，MPCセッションのソングライティング活動でクライエントが書いた歌詞である．

27.5.2.16 ソングライティングⅡ

標的とするスキル・領域：損傷後の自己概念
対象年齢：児童あるいは成人
セッション形態：個別あるいは集団

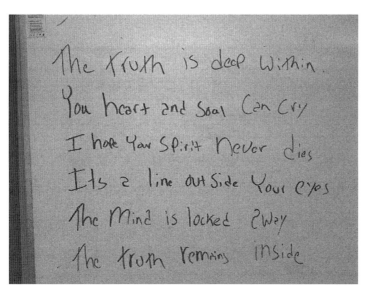

図27.5 ミネソタ州ジョーダン市の特別支援プログラムに参加している生徒たちが，バンド「30 Seconds to Mars」の歌『A Beautiful Lie』の歌詞を書き換えたもの．生徒たちはまず原曲の歌詞を聴き，それから「この歌を聴いてあなたはどう思いますか？」という質問に対してグループでディスカッションを行った．そして最後に一人ひとり独自の歌詞を書き，神経学的音楽療法士のグレン・ヘルゲソン（Glen Helgeson, MEd, MT-BC, NMT）の伴奏で各自がその歌詞を歌った．MPCの目的は，音楽療法セッションの中で自身の気持ちを探り，その気持ちを表現することであった．

必要な用具：アイデアを書き出していくホワイトボードあるいは模造紙，伴奏楽器（任意）

手順（「ソングライティングⅠ」の手順を取り入れる）：

1. クライエントが損傷を負う前のこと，たとえば目標にしていたことや大志，好きだったこと，嫌いだったこと，性格，および持ち味などについて，セラピストと詳しく話し合う．
2. 次にクライエントの損傷後について，同様の内容で話し合えるよう促す．
3. クライエントの長所や強みについて，特に損傷前後でも変わらない長所・強み，損傷後に変わった長所・強みについて意見を出し合うよう促す．
4. 話し合った内容に基づいてソングライティング活動を行う．その過程で内省を促したり，認知的方略（例　前向きな発言を引き出す）を用いたりし，それらを歌詞の中に組み込んで曲を完成させる．

謝辞

本章の執筆にあたり，さまざまなフィードバックやご支援をいただいた仲間・同僚たち，Felicity Baker, Shannon de l'Etoile, Rachel (Firchau) Gonzalez, James Gardiner, Glen Helgesen, Donald Hodges, Ben Keim, Blythe LaGasse, Wendy Magee, Katrina McFerran, Suzanne Oliver, Edward Roth, Jeanette Tamplin, and Sabina Toomey に感謝します．臨床プロトコールの節に提示した活動例には，James Gardiner, Rachel (Firchau) Gonzalez, Glen Helgesen, Suzanne Oliver, Michael Thaut が考案したものや，Hiller（1989）と Prigatano（1991）から編集したものが含まれています．

参考文献

Albersnagel, F. A. (1988). Velten and musical mood induction procedures: a comparison with accessibility of thought associations. *Behavior Research and Therapy*, *26*, 79-96.

Anshel, A. and Kipper, D. A. (1988). The influence of group singing on trust and cooperation. *Journal of Music Therapy*, *25*, 145-55.

Bachevalier, J. and Loveland, K. A. (2006). The orbitofrontal-amygdala circuit and self-regulation of social-emotional behavior in autism. *Neuroscience and Biobehavioral Reviews*, *30*, 97-117.

Baker, F. (2002). Rationale for the effects of familiar music on agitation and orientation levels of people experiencing posttraumatic amnesia. Nordic *Journal of Music Therapy*, *10*, 31-41.

Baker, F. (2009). *Post Traumatic Amnesia and Music: managing behavior through song.* Saarbrücken, Germany: VDM Verlag.

Baker, F. and Tamplin, J. (2006). *Music Therapy Methods in Neurorehabilitation: a clinician's manual.* London: Jessica Kingsley Publishers.

Bandura, A. (1977). *Social Learning Theory.* Englewood Cliffs, NJ: Prentice Hall.

Bandura, A. (1986). *Social Foundations of Thought and Action: a social cognitive theory.* Englewood Cliffs, NJ: Prentice-Hall.

Barker, V. L. and Brunk, B. (1991). The role of a creative arts group in the treatment of clients with traumatic brain injury. *Music Therapy Perspectives, 9*, 26-31.

Baumann, M. et al. (2007). *Beiträge zur Musiktherapie [Indications for Music Therapy in Neurological Rehabilitation].* Berlin: Deutsche Gesellschaft für Musiktherapie.

Baumgartner, T., Esslen, M., and Jäncke, L. (2006). From emotion perception to emotion experience: emotions evoked by pictures and classical music. *International Journal of Psychophysiology, 60*, 34-43.

Blood, A. J. and Zatorre, R. J. (2001). Intensely pleasurable responses to music correlate with activity in brain regions implicated in reward and emotion Proceedings of the National *Academy of Sciences of the USA, 98*, 11818-23.

Blood, A. J., Zatorre, R. J., Bermudez, P., and Evans, A. C. (1999). Emotional responses to pleasant and unpleasant music correlate with activity in paralimbic brain regions. *Nature Neuroscience, 2*, 382-7.

Bower, G. H. (1981). Mood and memory. *American Psychologist, 36*, 129-48.

Bradt, J. et al. (2010). Music therapy for adults with acquired brain injury. *Cochrane Database of Systematic Reviews, Issue* 7, CD006787.

Brown, S., Martinez, M. J., and Parsons, L. M. (2004). Passive music listening spontaneously engages limbic and paralimbic systems. *NeuroReport, 15*, 2033-7.

Chen, X. (1992). Active music therapy for senile depression. *Chinese Journal of Neurology and Psychiatry, 25*, 208-10.

Clark, D. and Teasdale, J. (1985). Constraints of the effects of mood on memory. *Journal of Personality and Social Psychology, 48*, 1595-608.

Clark, D. M. (1983). On the induction of depressed mood in the laboratory: evaluation of the Velten and musical procedures. *Advances in Behavior Research and Therapy, 5*, 27-49.

Cross, P. et al. (1984). Observations on the use of music in rehabilitation of stroke patients. *Physiotherapy Canada, 36*, 197-201.

Crowe, B. J. (2007). Supportive, activity-oriented music therapy: an overview. In: B. J. Crowe and C. Colwell (eds) *Music Therapy for Children, Adolescents, and Adults with Mental Disorders.* Silver Spring, MD: American Music Therapy Association. pp. 31-40.

Damasio, A. (1994). *Descartes' Error.* New York: Penguin.

de l'Etoile, S. K. (1992). *The effectiveness of music therapy in group psychotherapy for adultswith mental illness.* Master's thesis. Fort Collins, CO: Colorado State University.

Eslinger, P., Stauffer, J. W., Rohrbacher, M., and Grattan, L. M. (1993). Music therapy and brain injury. Report to the Office of Alternative Medicine at the NIH. Bethesda, MD: *National Institutes of Health.*

Evers, S. and Suhr, B. (2000). Changes of the neurotransmitter serotonin but not of hormones during short time music perception. *European Archives of Psychiatry and Clinical Neuroscience, 250,* 144-7.

Gabrielsson, A. and Juslin, P. N. (1996). Emotional expression in music performance: between the performer's intention and the listener's experience. *Psychology of Music, 24,* 68-91.

Gardstrom, S. (2001). Practical techniques for the development of complementary skills in musical improvisation. *Music Therapy Perspectives, 19,* 82-7.

Gendolla, G. H. E. and Krusken, J. (2001). Mood state and cardiovascular response in active coping with an affect-regulative challenge. *International Journal of Psychophysiology, 41,* 169-80.

Gfeller, K. (2002). Music as therapeutic agent: historical and sociocultural perspectives. In: R. E. Unkefer and M. H. Thaut (eds) *Music Therapy in the Treatment of Adults with Mental Disorders.* Gilsum, NH: Barcelona Publishers. pp .60-67.

Gilbertson, S. K. (2005). Music therapy in neurorehabilitation after traumatic brain injury: a literature review. In: D. Aldridge (ed.) *Music Therapy and Neurological Rehabilitation: performing health.* London: Jessica Kingsley Publishers. pp. 83-137.

Goldberg, F., McNiel, D., and Binder, R. (1988). Therapeutic factors in two forms of inpatient group psychotherapy: music therapy and verbal therapy. *Group, 12,* 145-56.

Goldberg, F. S. (1992). Images of emotion: the role of emotion in guided imagery and music. *Journal of the Association for Music and Imagery, 1,* 5-17.

Gomez, C. R. (2005). Identifying early indicators for autism in self-regulation difficulties. *Focus on Autism and Other Developmental Disabilities, 20,* 106-16.

Gomez, P. and Danuser, B. (2004). Relationships between musical structure and psychophysiological measures of emotion. *Emotion, 7,* 377-87.

Gosselin, N. et al. (2005). Impaired recognition of scary music following unilateral temporal lobe excision. *Brain, 128,* 628-40.

Gosselin, N., Peretz, I., Johnson, E., and Adolphs, R. (2007). Amygdala damage impairs emotion recognition from music. *Neuropsychologia, 45,* 236-44.

Hanser, S. B. and Thompson, L. W. (1994). Effects of a music therapy strategy on depressed older adults. *Journal of Gerontology, 49,* 265-9.

Henderson, S. M. (1983). Effects of music therapy program upon awareness of mood in music, group cohesion, and self-esteem among hospitalized adolescent patients. *Journal of Music Therapy, 20,* 14-20.

Hendricks, C. B. (2001). A study of the use of music therapy techniques in a group for the treatment of adolescent depression. *Dissertation Abstracts International,* 62(2-A), 472.

Hiller, P. U. (1989). Song story: a potent tool for cognitive and affective relearning in head injury. *Cognitive Rehabilitation, 7*, 20-23.

Hodges, D. A. (ed.) (1996). *Handbook of Music Psychology,* 2nd edition. San Antonio, TX: IMR Press.

Hodges, D. (2010). Psychophysiological measures. In: P. Juslin and J. Sloboda (eds) *Handbook of Music and Emotion.* Oxford: Oxford University Press. pp. 279-312.

Hodges, D. and Sebald, D. (2011). *Music in the Human Experience: an introduction to music psychology.* New York: Routledge.

Houghton, B A. et al. (2002). Taxonomy of clinical music therapy programs and techniques. In: R. F. Unkefer and M. H. Thaut (eds) *Music Therapy in the Treatment of Adults with Mental Disorders.* Gilsum, NH: Barcelona Publishers. pp. 181-206.

Huron, D. (2006). *Sweet Anticipation: music and the psychology of expectation.* Cambridge, MA: MIT Press.

Jacobson, E. (1938). *Progressive Relaxation.* Chicago: University of Chicago Press.

Juslin, P. N. and Västfjäll, D. (2008). Emotional responses to music: the need to consider underlying mechanisms. *Behavioral and Brain Sciences, 31*, 559-75.

Khalfa, S., Peretz, I., Blondin, J. P. and Manon, R. (2002). Event-related skin conductance responses to musical emotions in humans. *Neuroscience Letters, 328*, 145-9.

Koelsch, S. et al. (2006). Investigating emotion with music: an fMRI study. *Human Brain Mapping, 27*, 239-50.

Kreutz, G. et al. (2008). Using music to induce emotions: influences of musical preference and absorption. *Psychology of Music, 36*, 101-26.

Krumhansl, C. L. (1997). An exploratory study of musical emotions and psychophysiology. Canadian *Journal of Experimental Psychology, 51*, 336-52.

Lazarus, R. S. (1984). On the primary of cognition. *American Psychologist, 39*, 124-9.

LeDoux, J. E. (1996). *The Emotional Brain.* New York: Simon & Schuster.

Lyubomirsky, S. and Nolen-Hoeksema, S. (1993). Self-perpetuating properties of dysphoric rumination. *Journal of Personality and Social Psychology, 65*, 339-49.

Magee, W. (1999). 'Singing my life, playing my self': music therapy in the treatment of chronic neurological illness. In: T. Wigram and J. De Backer (eds) *Clinical Applications of Music Therapy in Developmental Disability, Paediatrics and Neurology.* London: Jessica Kingsley Publishers. pp. 201-23.

Magee, W. L. (2017). Music-making in therapeutic contexts: reframing identity following disruptions to health. In: R. MacDonald, D. J. Hargreaves, and D. Miell (eds) *The Oxford Handbook of Musical Identities.* Oxford: Oxford University Press.

Magee, W. L. and Davidson, J. W. (2002). The effect of music therapy on mood states in neurological patients: a pilot study. *Journal of Music Therapy, 39*, 20-29.

Magee, W. L. et al. (2011). Music therapy methods with children, adolescents and adults with severe neurobehavioral disorders. *Music Therapy Perspectives, 29*, 5-13.

Mandler, G. (1984). *Mind and Body*. New York: Norton.

Maratos, A. S., Gold, C., Wang, X., and Crawford, M. J. (2008). *Music therapy for depression*. Cochrane Database of Systematic Reviews, Issue 1, CD004517.

Menon, V. and Levitin, D. J. (2005). The rewards of music listening: response and physiological connectivity of the mesolimbic system. *NeuroImage, 28*, 175-84.

Mitterschiffthaler, M. T. et al. (2007). A functional MRI study of happy and sad affective states induced by classical music. *Human Brain Mapping, 28*, 1150-62.

Molnar-Szakacs, I. and Heaton, P. (2012). Music: a unique window into the world of autism. *Annals of the New York Academy of Sciences, 1252*, 318-24.

National Autism Center (2009). *National Standards Report*. Randolph, MA: National Autism Center.

Nayak, S., Wheeler, B. L., Shiflett, S. C. and Agostinelli, S. (2000). The effect of music therapy on mood and social interaction among individuals with acute traumatic brain injury and stroke. *Rehabilitation Psychology, 45*, 274-83.

Nolen-Hoeksema, S. (1991). Responses to depression and their effects on the duration of depressive episodes. *Journal of abnormal psychology, 100*, 560-682.

Pacchetti, C. et al. (1998). Active music therapy in Parkinson's disease: methods. *Functional Neurology, 13*, 57-67.

Pacchetti, C. et al. (2000). Active music therapy in Parkinson's disease: an integrative method for motor and emotional rehabilitation. *Psychosomatic Medicine, 62*, 386-93.

Peretz, I. (2001). Listen to the brain: the biological perspective on musical emotions. In: P. Juslin and J. Sloboda (eds) *Music and Emotion: theory and research*. Oxford: Oxford University Press. pp. 105-34.

Peretz, I. (2010). Towards a neurobiology of musical emotions. In: P. N. Juslin and J. A. Slboda (eds) *Handbook of Music and Emotion: theory, research, applications*. New York: Oxford University Press. pp. 99-126.

Pignatiello, M. F., Camp, C. J., and Rasar, L. (1986). Musical mood induction: an alternative to the Velten technique. *Journal of Abnormal Psychology, 95*, 295-7.

Prigatano, G. P. (1991). Disordered mind, wounded soul: the emerging role of psychotherapy in rehabilitation after brain injury. *Journal of Head Trauma Rehabilitation, 6*, 1-10.

Prigatano, G. P. (1999). *Principles of Neuropsychological Rehabilitation*. New York: Oxford University Press.

Purdie, H. (1997). Music therapy in neurorehabilitation: recent developments and new challenges. *Critical Reviews in Physical and Rehabilitation Medicine, 9*, 205-17.

Purdie, H., Hamilton, S., and Baldwin, S. (1997). Music therapy: facilitating behavioural and psychological change in people with stroke – a pilot study. *International Journal of*

Rehabilitation Research, 20, 325-7.

Radulovic, R., Cvetkovic, M., and Pejovic, M. (1997). *Complementary musical therapy and medicamentous therapy in treatment of depressive disorders.* Paper presented at the World Psychiatric Association (WPA) Thematic Conference, Jerusalem, Israel, November 1997.

Robb, S. L. (1996). Techniques in song writing: restoring emotional and physical well being in adolescents who have been traumatically injured. *Music Therapy Perspectives, 14*, 30-37.

Salimpoor, V. N. et al. (2009). The rewarding aspects of music listening are related to degree of emotional arousal. *PLoS ONE*, 4, e7487.

Sarkamo, T. et al. (2008). Music listening enhances cognitive recovery and mood after middle cerebral artery stroke. *Brain, 131*, 866-76.

Sarkamo, T. et al. (2010). Music and speech listening enhance the recovery of early sensory processing after stroke. *Journal of Cognitive Neuroscience, 22*, 2716-27.

Scheiby, B. B. (1999). Music as symbolic expression: analytical music therapy. In: D. J. Wiener (ed.) *Beyond Talk Therapy: using movement and expressive techniques in clinical practice.* Washington, DC: American Psychological Association. pp. 263-85.

Sears, W. (1968). Processes in music therapy. In: E. T. Gaston (ed.) *Music in Therapy.* New York: Macmillan. pp. 30-44.

Soto, D. et al. (2009). Peasant music overcomes the loss of awareness in patients with visual neglect. *Proceedings of the National Academy of Sciences of the USA*, *106*, 6011-16.

Sutherland, G., Newman, B., and Rachman, S. (1982). Experimental investigations of the relations between mood and intrusive, unwanted cognitions *British Journal of Medical Psychology*, *55*, 127-38.

Teasdale, J. (1983). Negative thinking in depression: cause, effect, or reciprocal relationship? *Advances in Behaviour Research and Therapy, 5*, 3-25.

Teasdale, J. and Taylor, R. (1981). Induced mood and accessibility of memories: an effect of mood state or of induction procedure? *British Journal of Clinical Psychology, 20*, 39-48.

Teasdale, J. D. and Spencer, P. (1984). Induced mood and estimates of past success. *British Journal of Clinical Psychology, 23*, 149-50.

Thaut, M. H. (1989a). Music therapy, affect modification, and therapeutic change: towards an integrative model. *Music Therapy Perspectives, 7*, 55-62.

Thaut, M. H. (1989b). The influence of music therapy interventions on self-rated changes in relaxation, affect and thought in psychiatric prisoner-patients. *Journal of Music Therapy, 26*, 155-66.

Thaut, M. H. (2002). Toward a cognition-affect model in neuropsychiatric music therapy. In: R. F. Unkefer and M. H. Thaut (eds) *Music Therapy in the Treatment of Adults with Mental Disorders.* Gilsum, NH: Barcelona Publishers. pp. 86-116.

Thaut, M. H. (2005). *Rhythm, Music, and the Brain: scientific foundations and clinical applications.* New York: Routledge.

Thaut, M. H. and Wheeler, B. L. (2010). Music therapy. In: P. Juslin and J. Sloboda (eds) *Handbook of Music and Emotion*. Oxford: Oxford University Press. pp. 819-48.

Velten, E. (1968). A laboratory task for induction of mood states. *Behavioral Research and Therapy, 6*, 607-17.

Wheeler, B. L. (1983). A psychotherapeutic classification of music therapy practices: a continuum of procedures. *Music Therapy Perspectives, 1*, 8-12.

Zajonc, R. (1984). Feeling and thinking: preferences need no inferences. *American Psychologist, 35*, 151-75.

Zerhusen, J. D., Boyle, K., and Wilson, W. (1995). Out of the darkness: group cognitive therapy for depressed elderly. *Journal of Military Nursing Research, 1*, 28-32.

Zwerling, I. (1979). The creative arts therapies as "real therapies." *Hospital and Community Psychiatry, 30*, 841-4.

人名索引

A
Abiru, M. 363
Albersnagel, F. A. 443
Altenmüller, E. 180
Anvari, S. H. 316
Arias, P. 119

B
Baker, F. 262, 263
Baker, K. 120
Bandura, A. 440
Bangert, M. 198
Barker, V. L. 445
Barker-Collo, S. L. 391
Baumgartner, T. 442
Bellaire, K. 252
Bennett, T. L. 348, 391
Benveniste, S. 56
Berg, I. J. 391
Bernatzky, G. 179
Black, T. 287
Bonilha, A. G. 235, 237
Bower, G. H. 416, 417
Braun, A. R. 76
Brendel, B. 221
Brown, S. 66, 212, 263
Brunk, B. 445
Burgess, P. W. 374

C
Calculator, S. N. 287
Carruth, E. K. 393
Ceccato, E. 376
Chadwick, D. 183
Chan, A. S. 393
Cicerone, K. D. 347, 374, 392

Clark, C. 183
Clark, D. M. 443
Clay, J. L. 236
Cohen, N. S. 262
Cooley, J. 276
Cross, P. 444
Cummings, J. L. 373
Cunnington, R. 116

D
Darrow, A. A. 262
Dauer, K. E. 280
Davidson, J. W. 444
Debaere, F. 116
DeStewart, B. J. 252
Deutsch, D. 300
Dewar, B. 392
Draper, E. 277

E
Elliot, B. 183
Ellis, T. 122, 123, 128-131
Elston, J. 126, 127-131
Engen, R. L. 235
Erikson, E. H. 421
Eslinger, P. 444
Evers, S. 442

F
Fasoli, S. E. 96
Faunce, G. 262
Frassinetti, F. 363

G
Gaab, N. 317
Gardiner, J. C. 349, 375, 394

Gardstrom, S. C. 66
Gilbertson, S. K. 444
Glisky, E. L. 391
Glisky, M. L. 391
Glover, H. 221
Goldberg, E. 373
Goldberg, F. 445
Gordon, W. A. 347, 392, 393

H
Hausdorff, J. M. 119
Henderson, S. M. 445
Hiller, J. 59
Hilsen, L. 290
Hitchen, H. 375
Ho, M. R. 391
Ho, Y. C. 393
Hodges, D. A. 441, 442
Hommel, M. 363
Horwitz, J. L. 349, 375, 394
Huron, D. 441

I
Inui, K. 410
Ito, N. 133
Iwata, K. 393

J
Jordania, J. 66
Juslin, P. N. 442

K
Kaschel, R. 391
Kenny, D. T. 262
Klein, R. M. 346
Knight, R. T. 373
Kouri, T. 276
Kouya, I. 363
Kreutz, G. 442
Kumin, L. 283, 290

L
Lane-Brown, A. T. 375

Laukka, P. 132
Lawrence, M. A. 346
Lee, S. J. 120
Levitin, D. J. 442
Lim, H. A. 276, 277
Lim, I. 122, 125, 127-131
Limb, C. J. 76
Lohnes, C. A. 121
Lopopolo, R. B. 131

M
McAvinue, L. 348
McClean, M. D. 236
Magee, W. L. 46, 444, 445, 449
Malcolm, M. P. 198
Mandler, G. 441
Manly, T. 347
Maratos, A. S. 443
Marchese, R. 123, 127-131
Marie, C. 316
Massie, C. 88, 90
Mateer, C. A. 348
Menon, V. 442
Miller, B. L. 373
Miller, E. B. 375
Miller, R. A. 114
Miranda, E. R. 56
Molinari, M. 179
Moreno, S. 317
Morris, M. E. 124, 127-131
Morton, L. L. 394

N
Nayak, S. 444, 445
Nieuwboer, A. 120, 124, 127-131
Noto, S. 363

O
O'Connell, R. G. 347
Ozdemir, E. 213, 263

P
Pacchetti, C. 444

Pantev, C. 316
Partington, J. 286
Patel, A. D. 213
Peng, Y. C. 163
Peretz, I. 441, 442
Peterson, D. A. 393
Pilon, M. A. 220
Posner, M. I. 345
Prigatano, G. P. 218, 437
Purdie, H. 444

R
Ramig, L. O. 252
Ramsey, D. W. 57
Reinke, K. S. 316
Richards, L. G. 95
Robertson, I. H. 347, 349, 374
Robertson, L. C. 363
Rochester, L. 121, 125, 127-131
Rubin, D. C. 393

S
Sabol, J. W. 252
Safranek, M. G. 179
Saito, Y. 363
Salimpoor, V. N. 442
Sarkamo, T. 394, 444
Schacter, D. L. 392
Scheiby, B. B. 444
Schneider, S. 180
Sears, W. 440
Sebald, D. 441
Sellars, C. 232
Senesac, C. R. 95
Shahin, A. J. 316
Silverman, M. J. 394
Sohlberg, M. M. 348
Spencer, P. 444
Stahl, B. 205
Starmer, G. J. 262

Straube, T. 212
Stuss, D. T. 373
Suhr, B. 442
Sundberg, M. 286
Sutherland, G. 443

T
Tamplin, J. 235, 236, 252, 263
Tasko, S. M. 236
Tate, R. L. 375
Taub, E. 86, 198
Teasdale, J. D. 444
Thaut, M. H. 41, 114, 122, 123, 127-131, 148,
    163, 178, 179, 220, 236, 305, 349, 375, 393,
    394, 435, 439, 440, 445
Thickpenny-Davis, K. L. 391

V
Van der Merwe, A. 237
Van Vleet, T. M. 363
Västfjäll, D. 442

W
Wallace, W. T. 393
Wambaugh, J. L. 279, 281
Wan, C. Y. 236, 263, 276
Wheeler, B. L. 439
Whitall, J. 95, 180
Wiens, M. E. 253
Wigram, T. 72
Willems, A. M. 119, 121
Wilson, B. A. 389, 392
Winn, J. 276

Y
Yamaguchi, S. 212

Z
Ziegler, W. 221
Zwerling, I. 438, 440

事項索引

あ
ICU（集中治療室）患者　260, 267-268
合図
　　運動学習　40
　　注意と－　122
　　聴覚リズム刺激法　113, 114, 147-148
　　拍打ち　217, 224-225, 227, 228
　　パターン化　217, 227
　　パターン化感覚強化法　165-172
iPad/iPod　53-54
アクセント　61, 62
足関節
　　治療的楽器演奏法　190
　　歩行における逸脱行動　153-154
脚の運動訓練　189-190
アテトーシス　176-177
アプリ　53-54
誤りなし学習　392
アルツハイマー病
　　音楽処理　420
　　音楽的記憶訓練　390, 393
　　音楽ビデオゲーム　56-57
　　連合的気分・記憶訓練　418-419
アンガーマネジメント（怒りの管理）　449-450
アンジェルマン症候群　274, 287-290
意識障害　306, 309-310
意思決定　376-378, 380-381, 382-387
痛み　262
今この場を生きる　351-352
意味記憶　390, 414
意味論　290-292
ヴィジランス（vigilance）　305, 308-309
ウィリアムズ症候群　274
ヴェルテン式気分誘導法（VMIP）　417-418
ウェルネス・トレーニング　347, 391
歌　歌唱を参照

うつ病　133, 438, 443-444
ウルフ運動機能検査　88-89, 109
運動学習
　　楽器演奏　181-182
　　基本的ルール（原則）　39-41, 181
　　拘束誘導運動療法　86
　　リズム　34, 178
運動学的動作解析　88, 90, 93, 95
運動活動記録（MAL）　88, 109
運動失調　176-177
運動尺度　109
運動障害性構音障害（dysarthria）
　　口腔運動・呼吸訓練　232, 235-236, 240
　　治療的歌唱法　262, 264-265
　　評価　222-223
　　リズム的発話合図法　218-222, 228
運動障害の分類　176-177
運動パフォーマンス、注意と　96
Ableton Live　55-56
絵カード交換式コミュニケーションシステム
　　（PECS）　287
SQ3R　392
エピソード記憶　390, 400-401, 414, 415, 416
横隔膜呼吸　245
応答前の傾聴　302
オートハープ　164, 194（訳註あり）, 198
音の検出　319-321
音の持続時間（長さ）
　　聴知覚訓練　323-326
　　パターン化感覚強化法　167
音楽的音響記憶訓練（MEM）　410-412
　　研究のまとめ　410-411
　　対象　410
　　治療機序　411
　　定義　409-410
　　臨床プロトコール　411-412

音楽的感覚適応訓練（MSOT）305-311
　ヴィジランスと注意維持　308-309
　Kaossilator　54
　覚醒と見当識　308, 310
　感覚刺激　308, 310
　ケア・シンギング　309-310
　研究のまとめ　306
　個人に合った音楽　310
　Soundbeam　52-53
　集団活動　310
　対象　306
　治療機序　306-307
　定義　305
　臨床プロトコール　307-311
音楽的記憶訓練（MMT）389-405
　エピソード記憶　400-401
　曲名当て活動　402-404
　研究のまとめ　391-394
　対象　390-391
　治療機序　394-395
　定義　389-390
　展望記憶　404-405
　名前の記憶　395-397
　ペグ・リスト記憶　398-399
　リストの記憶　397-398
　リズム記憶　401-402
　臨床プロトコール　395-405
音楽的気分誘導法（MMIP）417-418
音楽的言語発達訓練（DSLM）273-295
　アンジェルマン症候群　274, 287-290
　意味論　290-292
　音素の習得と明瞭性　283-286
　研究のまとめ　275-277
　自閉スペクトラム症　274, 286-287
　受容言語スキル　292-294
　脆弱性 X 症候群　274, 286-287
　前言語学習　286-287
　代替コミュニケーション・補助装置　287-290
　ダウン症候群　274-275, 283-286
　知的障害　274, 290-292
　対象　274-275
　治療機序　277-278
　定義　273

　特異的言語障害　275, 292-294
　発達性発語失行　274, 279-283
　発話の連なり　279-283
　変換デザインモデル　277, 278-279
　臨床プロトコール　278-294
音楽的視覚走査訓練（MNT）361-369
　楽器演奏　366-369
　受動的音楽聴取　365-366
　研究のまとめ　363-364
　対象　361-362
　治療機序　365
　定義　361
　評価　369
　臨床プロトコール　365-369
音楽的象徴的コミュニケーション訓練
　　（SYCOM）299-303
　応答前の傾聴　302
　研究のまとめ　300
　ジェスチャー　301-302
　質問と返答　302
　順番交替　301-302
　対象　300
　対話　302
　治療機序　301
　定義　299
　臨床プロトコール　301-302
音楽的心理社会性訓練とカウンセリング
　　（MPC）435-464
　iPod/iPad　53-54
　アンガーマネージメント（怒りの管理）449-450
　歌　457-460, 461-464
　覚醒　441, 447-449
　Kaossilator　54
　感情　438-439, 441-443, 447-453
　関係性訓練　455-456
　キーボード　49-50
　気分誘導　451-453
　強化（行動変容）455
　共感　450
　研究のまとめ　441-445
　現実見当識　460-461
　コミュニケーション　453

Soundbeam　52-53
　　　自己認識　440-441, 444-445, 453-464
　　　社会的能力訓練　76-77, 440-441, 444-445,
　　　　　453-464
　　　情動の連続体　447
　　　相互交流　453
　　　即興演奏　75-77, 82-83, 451
　　　ソングライティング　462-464
　　　対象　438
　　　台本　460
　　　治療機序　438-441
　　　定義　435
　　　リーダーシップ　453-454
　　　リラクゼーション（漸進的弛緩法）　456-457
　　　臨床プロトコール　446-464
　　　ロールプレイ　456
　音楽的遂行機能訓練（MEFT）　373-387
　　　意思決定　385-387
　　　意欲　378-379
　　　Kaossilator　54
　　　GarageBand　54-55
　　　キーボード　49-50
　　　研究のまとめ　374-376
　　　始動　379-380
　　　衝動コントロール　380-381
　　　遂行機能　373, 376-377
　　　責任　382-383
　　　創造性　383-387
　　　即興演奏　74-75
　　　対象　374
　　　治療機序　376
　　　定義　373-374
　　　目標設定　378
　　　問題解決　383-385
　　　臨床プロトコール　376-387
　　　抑制　381-382
　　　論理的思考　385-387
　音楽的注意コントロール訓練（MACT）
　　　今この場を生きる　351-352
　　　キーボード　49
　　　研究のまとめ　347-349
　　　持続性注意　346, 349-352
　　　選択性注意　73, 355-356

　　　選択と焦点化　346, 352-353
　　　対象　347
　　　治療機序　349
　　　転換性注意　346, 356-357
　　　聴知覚　349-350
　　　定義　345-347
　　　分配性注意　346, 357-358
　　　臨床プロトコール　349-358
　音楽的発話刺激法（MUSTIM）　211-215
　　　研究のまとめ　212-213
　　　対象　212
　　　治療機序　213
　　　定義　211
　　　臨床プロトコール　213-215
　音楽的反応モデル　32-33
　音楽的論理、変換　106
　音楽テクノロジー　45-57
　　　運動センサー　52-53
　　　音楽ビデオゲーム　56-57
　　　楽器とトリガー　48-52
　　　ソフトウェア　54-56
　　　デジタル携帯端末機器　53-54
　　　ハードウェア　48-54
　　　ブレイン・音楽インターフェイス・システム
　　　　　56-57
　　　MIDI（電子楽器デジタル・インターフェイ
　　　　　ス）　46-48
　音楽の構造　278
　音楽ビデオゲーム　56-57
　音響記憶　409, 410-411
　音高（ピッチ）
　　　音声イントネーション療法　255
　　　聴知覚訓練　315-316, 328-333
　　　パターン化感覚強化法　165
　音声イントネーション療法（VIT）　251-256
　　　音高調整の練習　255
　　　研究のまとめ　252
　　　呼吸コントロール　253-254
　　　対象　251-252
　　　ダイナミクスの練習　255
　　　治療機序　252-253
　　　定義　251
　　　臨床プロトコール　253-255

抑揚　254
　音声産出治療（SPT）法　279
　音素の習得と明瞭性　283-286

か

外因性注意　346
外国語学習　393-394
外傷性脳損傷
　　音楽の音響記憶訓練　410
　　音楽的記憶訓練　390, 392
　　音楽的心理社会性訓練とカウンセリング　438
　　音楽的遂行機能訓練　374
　　音楽的注意コントロール訓練　347
　　口腔運動・呼吸訓練　231-232
　　聴覚リズム刺激法　146, 157
　　聴知覚訓練　315
　　治療的歌唱法　260, 262, 265-267
　　発声訓練　252
　　リズム的発話合図法　220
　　連合的気分・記憶訓練　415
回想　421
科学的妥当性　106
踵接地　151
踵離地　151
学習性不使用　86
覚醒
　　音楽的感覚適応訓練　308, 309-310
　　音楽的心理社会性訓練とカウンセリング　441, 447-449
　　テンポ　62
拡大・代替コミュニケーション　287-290
Kaossilator　54
下肢訓練　188-190
歌唱
　　音楽的心理社会性訓練とカウンセリング　457-460, 461-464
　　記憶の改善　393
　　吃音　220, 221
　　ケア・シンギング　309-310
　　構音コントロール　240
　　口腔運動機能（スキル）　238, 239
　　呼吸筋の強度　253
　　呼吸コントロール　235, 262, 263, 268

失語症　211
神経疾患　252-253
聴覚・運動フィードバック　253
治療機序　237-238
治療的楽器演奏法　197
肺気腫　235
パターン化合図法と－　227
発話と－　34
慢性閉塞性肺疾患（COPD）　235, 260
　治療的歌唱も参照
カズー　241
加速（期）　113, 117, 152, 218
課題指向　40
課題練習　86
肩関節の運動訓練　191
楽器
　　障害に合わせた調節　183
　　聴知覚訓練　318
　　治療的楽器演奏法　183
　　パターン化感覚強化法　50, 164
　　MIDI対応　48-52
GarageBand　54-55
間隔検索　307, 391
感覚刺激　308, 310
感覚統合　336-341
関係性訓練　455-456
患者主体の治療　104-105
感情（affect）　438-439, 441-443, 447-453
感情・評価反応　439
感情混入　417
間接介助コーチング　38
関節疾患　146
ガンマ波　37
キーボード（鍵盤楽器）
　　治療的楽器演奏法　49, 50, 183, 194
　　パターン化感覚強化法　50, 164
　　MIDI対応　49
記憶
　　外的援助　392
　　時間的処理　34
　　－の種類　390
　　　連合的気分・記憶訓練，音楽的音響記憶訓練，音楽的記憶訓練も参照

記憶術　389
気腫　234, 260
期待に関するITPRA理論　441
吃音　220, 221, 222, 228
基底核　116, 132
機能性音声障害　252
気分
　音楽と－　75-76, 132-133, 443-444
　音楽的心理社会性訓練とカウンセリング
　　　82-83, 443-444, 447-453
　覚醒と－　308
　記憶と－　416-417
　状態依存性記憶　416-417, 418-419
　テンポ　62
　認知的再適応　439-440
　誘導　417-419, 451-452
気分と記憶の連合ネットワーク理論　35,
　　416-417, 439-440, 452
基本拍　61
逆行性健忘症　414
強化子　455
共感　450
曲名当て活動　402-404
ギラン・バレー症候群　260
筋活動
　テンポ　62
　音色　73
　パターン化感覚強化法　170-171
　プライミング　147-148
　リズム同調　179-180
筋ジストロフィー　233, 240
空間的合図　165-167
空間無視　361-362
　　　音楽的視覚走査訓練も参照
群化（ゲシュタルト）　300
ケア・シンギング　309-310
計画性　376
形式
　即興演奏　72-73
　パターン化感覚強化法　169-170
痙縮　176
痙性構音障害　220, 221, 228
ケイデンス（歩行率）　152-153

ゲシュタルト原理　300
限界周期　148
限界周期の段階的リズム同調（SLICE）　148
言語
　音楽と言語スキル　34, 275-277
　語用論　301
　尺度　110
顕在記憶　414
現実見当識　460-461
健常高齢者・老化現象
　音声イントネーション療法　251-256
　個別ピアノ指導　375
　治療的歌唱法　261
　連合的気分・記憶訓練　415
減速期　152
見当識　308
鍵盤ハーモニカ　241-244
健忘症　414
口蓋裂　251
口腔運動・呼吸訓練（OMREX）　231-248
　運動障害性構音障害　232-233, 235, 240
　外傷性脳損傷（TBI）　232, 235
　筋ジストロフィ　233, 240
　研究のまとめ　234-236
　口腔運動機能　238-239, 247-248
　呼吸コントロール　240-248
　子ども　240
　四肢麻痺　239
　対象　231-234
　ダウン症候群　233-234
　治療機序　237-238
　定義　231
　統合運動障害　233
　難聴（聴覚障害）　233, 234
　脳腫瘍　233
　脳卒中　232, 235
　肺気腫　234
　発達障害　233, 240
　パーキンソン病　232-233
　ハンチントン病　232, 233
　慢性閉塞性肺疾患（COPD）　234, 235, 239
　MIDI対応吹奏楽器コントローラー　51
　臨床プロトコール　238-248

口腔顔面筋活動　235-236
口腔筋再構築刺激（PROMPT）法　279, 283
甲状腺疾患　252
口唇閉鎖訓練　240-241
構造的同値　105, 106
拘束　86
拘束誘導運動療法（CIT, CI 療法）　85-89, 198
　　パターン化感覚強化法と　97
行動変容
　　音楽の心理社会性訓練とカウンセリング　455
合理的科学的媒介モデル（RSMM）　31-35, 104, 107-108
股関節
　　全置換術　146
　　歩行における逸脱運動　154
呼吸機能
　　音声イントネーション療法　253
　　歌唱　235, 262, 263, 267-268
　　口腔運動・呼吸訓練　240-247
呼吸筋の強度　253
呼吸コントロール
　　音声イントネーション療法　253-254
　　歌唱　235, 262, 263, 267-268
　　口腔運動・呼吸訓練　240-248
古典的条件付け　35
子ども
　　口腔運動・呼吸訓練　240
　　聴知覚訓練　318
　　治療的歌唱法　261
　　メロディック・イントネーション療法　206
　　　　音楽的言語発達訓練も参照
コミュニケーション　453
語用論　301
根拠に基づく医療（evidence-based medicine: EBM）アプローチ　38-39, 41
混合性構音障害　220-221, 228

さ
Soundbeam　52-53
酸素欠乏症　374, 390
シーショア音楽能力検査　103
ジェスチャー　301-302
視覚イメージ訓練　391

視覚刺激　114, 115-116
視覚障害　348
視覚無視　361-362
　　音楽的視覚走査訓練も参照
視覚療法　269
時間的（情報）処理　34, 179
時間を構成する要素
　　即興演奏　61-62
　　パターン化感覚強化法　168-170
自己効力感　440
自己認識　440-441, 444-445, 453-464
自己表現　59
四肢麻痺
　　歌唱　263
　　口腔運動・呼吸訓練　239
持続性注意　348, 349-352
失行症　204
実行制御　34
失語症
　　音楽的発話刺激法　211-212
　　歌唱　212
　　メロディック・イントネーション療法　204, 262
実践
　　記憶リハビリテーション　391-392
　　拘束誘導運動療法　86-88
失調性構音障害
　　治療的歌唱法　264-265
　　リズム的発話合図法　220-221, 228
質問と返答　302
自伝的記憶　414, 418
始動　379-380
児童
　　子どもを参照
自動性，パーキンソン病　130, 135
自閉スペクトラム症／自閉症スペクトラム障害
　　音楽刺激に対する反応　276
　　音楽的音響記憶訓練　410
　　音楽的感覚適応訓練　306
　　音楽的言語発達訓練　274, 286-287
　　音楽的心理社会性訓練とカウンセリング　438, 441, 443, 452
　　音楽的注意コントロール訓練　347, 348
　　歌唱　262

口腔運動・呼吸訓練　240
　　聴覚運動マッピング訓練　276
　　聴知覚訓練　314-315, 318
　　治療的歌唱法　261
　　メロディック・イントネーション療法　204
社会的学習理論　440
社会的機能（社会的能力）　59, 72-73, 76, 82,
　　105, 440-441, 444-445, 453-464
社会的認知理論　440
周期的な到達運動　90-95, 179-180
集団（グループ）活動　38
　　音楽的感覚適応訓練　310-311
　　社会的能力　445
　　治療的歌唱法　265-267
　　治療的楽器演奏法　182, 195, 197, 198
　　連合的気分・記憶訓練　423
集中練習　86, 182
終末期　421
受動的音楽聴取　365-366
受容言語スキル　292-294
順番交替　301-302
上肢
　　拘束誘導運動療法　86-89, 97
　　治療的楽器演奏法　191-194, 198-199
　　パターン化感覚強化法　90-97
状態依存記憶　416-417, 418-419
情動（emotion）
　　音楽的心理社会性訓練とカウンセリング　447
　　音楽的注意コントロール訓練　345
　　音楽と　132-133, 442-443
　　治療的楽器演奏法　180
衝動のコントロール　380-381
小児発達尺度　109
初期接地　151
心因性音声障害　252
神経学的評価尺度　108
神経疾患・神経損傷
　　音楽的記憶訓練　390
　　音楽的心理社会性訓練とカウンセリング　438
　　音楽的遂行機能訓練　374
　　音楽的注意コントロール訓練　347
　　音声イントネーション療法　252
　　歌唱　252, 260

　　治療的楽器演奏法　176-177
　　リズム的発話合図法　220
　　連合的気分・記憶訓練　414-415
　　　　特定の障害や疾患も参照
神経伝達物質　419, 442
人工呼吸器装着患者　260
人工内耳
　　音楽的音響記憶訓練　410
　　聴知覚訓練　317
　　治療的歌唱法　261
遂行機能　373, 376-377
　　音楽的遂行機能訓練も参照
吹奏楽器
　　口腔運動・呼吸訓練　237, 240-248
　　MIDI 対応　51-52
すくみ足（FOG）　113, 114, 117, 118-122
ステップ（一歩）　150, 151
正格構造　67, 71
生活の質（QOL）
　　尺度　108
　　パーキンソン病に対する聴覚リズム刺激
　　　　127-131
整形外科患者　146, 177-178
脆弱性X症候群　286-287, 274-275
精神的柔軟性　375
生態学的妥当性　40
脊髄損傷
　　聴覚リズム刺激　147
　　治療的歌唱法　261, 262
　　発声訓練　252
責任　382-383
咳反射　239
切断術後患者　178
セロトニン　442
前言語学習　286-287
全健忘症　415
前向性健忘症　414
潜在記憶　392, 413
喘息　260
選択性注意　73, 355-356
選択と焦点化　346, 352-353
旋法、即興演奏　66-72
専門分野主体の治療　104-105

前遊脚期 151-152
旋律（メロディー） 132-133
　　記憶の改善 393-394
　　聴知覚訓練 332-333
　　発話産出 277-278
相互交流 453
創造性 383-387
ソーシャル・ストーリー・ソング 457-458
側坐核 442
即時偶発的学習 276
足底接地 151
即興演奏
　　臨床的即興演奏を参照
ソナタ形式 72
ソニフィケーション 164
ソフトウェア 54-56
ソングライティング 462-464

た
対応する非音楽的反応モデル 33-34
体幹訓練 184-185
体性感覚刺激 115
ダイナミクス（音の強弱）
　　音声イントネーション療法 255
　　即興演奏 73-74
　　パターン化感覚強化法 166, 171
大脳辺縁系 419, 442
台本 460
タイムアップ・アンド・ゴーテスト 114, 128, 153
対話 302
ダウン症候群
　　音楽の言語発達訓練 274, 283-286
　　口腔運動・呼吸訓練 233-234
　　聴知覚訓練 314
　　メロディック・イントネーション療法 204
多系統萎縮症 264-265
多発性硬化症
　　音楽的記憶訓練 390, 393
　　音楽的遂行機能訓練 374
　　音楽的注意コントロール訓練 347
　　自己認識 445
　　治療的歌唱法 260
　　聴覚リズム刺激法 146, 157

発声訓練 252
連合的気分・記憶訓練 415
段階づけ（shaping） 40, 86
単脚支持 151
ダンス 133-135
知覚表象システム 390
知的障害
　　音楽的言語発達訓練 274-275, 290-292
　　聴知覚訓練 314
注意
　　運動パフォーマンス 96
　　音楽的感覚適応訓練 308-309
　　時間的処理 34
　　聴覚リズム刺激と－ 130-131
　　－と聴覚刺激 122
　　音色 73
　　脳による制御 346
　　様式と領域 346
　　リズムと－ 347, 349
　　音楽的注意コントロール訓練も参照
注意欠陥障害（ADD）
　　音楽的感覚適応訓練 306
　　音楽的遂行機能訓練 374
注意欠如・多動症／注意欠如・多動性障害
　　（ADHD）
　　音楽的感覚適応訓練 306
　　音楽によるニューロフィードバック法 375
注意の切り替え 346, 356-357
中枢性聴覚処理障害 314
中枢パターン発生器 37, 147
聴覚運動マッピング訓練 276
聴覚障害
　　口腔運動・呼吸訓練 233
　　聴知覚訓練 314, 318
　　治療的歌唱法 261
　　発声練習 252
聴覚処理障害 314
聴覚的合図 114-115
　　聴覚リズム刺激法も参照
聴覚的注意と聴知覚 349-350
聴覚網様体脊髄伝導路 178
聴覚リズム刺激（聴覚リズム刺激法：RAS 145-157）

iPod／iPad 53-54
運動周期の合図 148
応用歩行訓練 155-156
音楽 132-133
音楽刺激の減退 156
外傷性脳損傷 146, 157
限界周期の段階的リズム同調（SLICE） 148
研究のまとめ 147
拘束誘導運動療法と− 198
周波数変調 155
すくみ足 117-122
整形外科的関節疾患 146
脊髄損傷 147
対象 146
対象疾患 41
多発性硬化症 146, 157
ダンス 133-135
注意と− 130
治療機序 116, 147-148
定義 115-116, 145
同調 116, 147, 154
脳性麻痺 146
脳卒中患者 41, 90, 146, 156
パーキンソン病 41, 113-137, 146, 147, 155, 156-157
発話運動系 236
プライミング 147-148
プロトコールの段階 152-156
歩行パラメーターの評価 102-103, 152-153
歩行前訓練 155
臨床プロトコール 149-152
歴史的背景 41, 114-115
調性の構成概念 66-72
聴知覚訓練（APT） 313-343
　音の検出 319-321
　音の長さ 323-326
　音高（ピッチ） 315-316, 328-333
　感覚統合 336-341
　研究のまとめ 315-316
　子ども 318
　対象 313-315
　定義 313
　テンポ 321-323

　−のための楽器 318
　治療機序 317-318
　音色 333-336
　発話音 341-343
　リズム 326-328
　臨床プロトコール 318-343
重複歩（ストライド） 149, 151
重複歩距離（ストライド長） 118, 128-130, 153
治療的歌唱法（TS）259-269
　研究のまとめ 261-262
　子ども 261, 268-269
　対象 260-261
　治療機序 263
　定義 259-260
　臨床応用 264-269
治療的楽器演奏法（TIMP）
　iPod/iPad 53-54
　意欲 180
　下肢 188-190
　楽器の選択 183
　キーボード 49-50
　サーキットトレーニング 198-199
　集団形態 182, 195, 197, 198
　準備運動 197
　上肢 191-194, 198
　情動 180
　クールダウン 199
　訓練活動の考案 197
　研究のまとめ 178-180
　Soundbeam 52-53
　体幹訓練 184-185
　対象 176-178
　多職種連携アプローチ 197
　治療機序 180-182
　定義 175
　電子ドラム 50-51
　パートナー 196
　バランス訓練 186-187
　認知機能 197
　脳卒中 180
　MIDI 対応管楽器コントローラー 51-52
　立位姿勢の安定 186-187
　臨床プロトコール 183-199

つま先離地　152
Disklavier（Yamaha）　50
ディスコタップ　188（訳註あり），193
手関節の運動訓練　192-193
テクノロジー
　　音楽テクノロジーを参照
手続き記憶　390
手の運動訓練　192-193
デュシェンヌ型筋ジストロフィー　233
転換性注意　346, 356-357
転換反応　252
転倒　118, 134
テンポ
　　即興演奏　62
　　聴知覚訓練　321-323
　　パターン化感覚強化法　168-169, 170-171
展望記憶　390, 404-05
動機づけ（意欲）
　　運動学習　40
　　音楽的遂行機能訓練　378-379
　　治療的楽器演奏法　180-181
統合運動障害（dyspraxia）　233
動作センサー　52-53
同質の原理　452
到達運動
　　拘束誘導運動療法　88
　　パターン化感覚強化法　90-91
同調メカニズム　116
　　リズム同調も参照
トゥドラッグ（つま先の引きずり）　153
特異的言語障害　275, 292-294
ドパミン系　133, 419, 442
トレンデレンブルグ歩行　154

な

内因性注意　346
名前想起　395-397
難聴（聴覚障害）
　　口腔運動・呼吸訓練　233-234
　　聴知覚訓練　314, 318
　　治療的歌唱法　261
　　発声練習　252
荷重応答期　151

荷重の受け継ぎ　151
日常生活動作
　　パーキンソン病に対する聴覚リズム刺激　127-131
　　移行（般化）　107
認知機能　197
認知尺度　109-110
認知症
　　音楽的音響記憶訓練　410
　　音楽的感覚適応訓練　306-307, 309-310
　　音楽的記憶訓練　390, 393
　　音楽的心理社会性訓練とカウンセリング　438
　　音楽的注意コントロール訓練　347, 348
　　音楽の記憶　418-419
　　ケア・シンギング　309-310
　　治療的歌唱法　261, 262
　　連合的気分・記憶訓練　415, 418-419, 421, 423
認知的再適応　439-440, 452
任天堂 Wii　57
音色
　　即興演奏　73
　　聴知覚訓練　333-336
脳
　　音楽処理　31-32, 132, 133, 178-179, 180, 375
　　音楽聴取　365
　　音楽的訓練　315-316
　　音楽の情動処理　441-442
　　音楽への情動反応　419-420
　　歌唱　263
　　記憶と音楽　393
　　言語処理と音楽　212-213, 263
　　時間的情報処理　178-179
　　即興演奏　76
　　注意制御　346
　　聴覚的感覚記憶　410-411
　　聴覚リズム刺激　116
　　－のリズミカルな振動　37
　　ブレイン・コンピューター・音楽インターフェイス　56-57
　　メロディック・イントネーション療法で誘発される変化　204-205
　　リズム処理　41
脳血管障害、治療的歌唱法　260, 265-267,

　　　　268-269
脳腫瘍
　　音楽的記憶訓練　390
　　音楽的遂行機能訓練　374
　　音楽的注意コントロール訓練　347
　　口腔運動・呼吸訓練　233
　　連合的気分・記憶訓練　415
脳性麻痺
　　音楽的言語発達訓練　274
　　音声イントネーション療法　252
　　聴覚リズム刺激法　146, 147
　　パターン化感覚強化法　163
脳卒中（脳血管障害）
　　音楽的音響記憶訓練　410
　　音楽的記憶訓練　390, 394
　　音楽的心理社会性訓練とカウンセリング　438
　　音楽的遂行機能訓練　374
　　音楽的注意コントロール訓練　347, 348
　　音声イントネーション療法　252
　　口腔運動・呼吸訓練　232
　　拘束誘導運動療法　86-89, 97
　　聴覚リズム刺激（法）　41, 90, 146, 156
　　聴知覚訓練　315
　　治療的歌唱法　260
　　治療的楽器演奏法　180
　　パターン化感覚強化法　90-97
　　ブレイン・コンピュータ・音楽インターフェイス　56
　　リズムによる聴覚的合図を用いた両側上肢反復運動（BATRAC）　95
　　連合的気分・記憶訓練　415, 420
能動的学習　40
脳波記録（EEG）　56
ノード　416（訳註あり）-417, 440

は

パーキンソン病
　　音楽的記憶訓練　390
　　音楽的心理社会性訓練とカウンセリング　438
　　音楽的遂行機能訓練　374
　　音楽的注意コントロール訓練　347
　　音声イントネーション療法　252, 254-255
　　技法の併用　261

　　口腔運動・呼吸訓練　232-233
　　聴覚リズム刺激法　41, 113-137, 146, 147, 155, 156-157
　　治療的歌唱　260, 261, 263, 265-267
　　パターン化感覚強化法　163
　　リズム同調　179
　　リズム的発話合図法　218-219, 220, 228
パーキンソン病統一スケール（UPDRS）　114, 123-126, 128, 135
ハーモニカ　240-241, 244, 245
媒介モデル　33, 34
肺気腫　234, 260
パターン化合図　217, 227
パターン化感覚強化法（PSE）　161-172
　　合図　165-172
　　音の持続時間（長さ）　167
　　ダイナミクス（強弱）　166, 171
　　音高（ピッチ）　165
　　機能的な一連の運動パターン　162
　　筋ダイナミクス　170-172
　　形式　169-170
　　研究のまとめ　163
　　拘束誘導運動療法と－　97
　　Soundbeam　52-53
　　実践に役立つヒント　172
　　ソニフィケーション　164
　　対象　163
　　単純反復運動　162
　　治療機序　163-164
　　定義　161-163
　　－で使用する楽器　50, 164
　　テンポ　168-169, 170-171
　　到達運動　90-95, 179-180
　　脳性麻痺　163
　　パーキンソン病　163
　　拍子　169
　　歩行前訓練　155
　　リズム　169
　　臨床プロトコル　164-172
　　和声　167, 171
発語失行（症）　220, 221, 222, 274, 279-283
発声器官の損傷　251
発達障害

音楽的音響記憶訓練 410
音楽的感覚適応訓練 306-307
口腔運動・呼吸訓練 231, 233, 240
聴知覚訓練 314
治療的歌唱法 261
　　特定の障害に関する項目も参照
発達性発語失行 274, 279-283
発話
　音楽訓練 316
　音楽と− 34
　聴覚リズム刺激 236
　聴知覚訓練 341-343
　−の連なり 279-281
　評価 110, 222-223
　リズムと− 277
　　音楽的言語発達訓練，音楽的発話刺激法，リズム的発話合図法，音声イントネーション療法も参照
発話の加速 218
発話明瞭性訓練 240
バランス機能評価（BBS: Berg Balance Scale） 153
バランス訓練 186-187
パルス 61
ハルステッド・ライタン神経心理学総合検査（Halstead-Reitan Neuropsychological Battery） 103
半側空間無視 361-362
　　音楽的視覚走査訓練も参照
半側視覚無視 361-362
　　音楽的視覚走査訓練も参照
HandSonic（Roland） 50
ハンチントン病
　口腔運動・呼吸訓練 232
　聴覚リズム刺激法 41
Band-in-a-Box 55
反復 40, 279, 280, 283
PROMPT 法 279, 283
PQRST アプローチ 392
ビート（拍） 61, 132, 227
bpm（1 分当たりの拍の数） 62
膝関節
　全置換術 146

治療的楽器演奏法 189-190
　歩行でみられる逸脱運動 154
肘の運動 191-194
悲嘆 458
ビデオゲーム 56-57
非麻痺側上肢抑制療法（CIT, CI 療法）
　　拘束誘導運動療法を参照
評価 101-110
　アメリカ音楽療法協会（AMTA） 103
　音楽療法資格認定機構（CBMT） 103
　原理 102-103
　診断的 vs 臨床的 101-102
　多数の評価ツールを掲載しているウェブサイト 111
　評価ツール 108-110
　変換デザインモデル 103-108
拍子
　即興演奏 61
　パターン化感覚強化法 169
　リズム的発話合図法 217, 224-225, 227, 228
表出性失語 204
不安神経症 252
フィードバック 40, 181, 247
腹筋 237
フットスラップ 153
フットドロップ（下垂足） 153
フットフラット 153
フューゲル・マイヤー運動機能評価 93, 109
プライミング
　記憶 392
　筋活動 147-148, 181
プラダーウィリー症候群 274
プリズム順応 362
フルート 241, 245-248
フレンチャイ構音障害評価 222
ブローカ失語症 204
分配性注意 346, 357-358
ペーシングボード 226, 283-284
ペグ・リスト記憶 398-399
辺縁系
　　大脳辺縁系を参照
変格構造 67, 71
変換デザインモデル（TDM） 60, 277, 278-279

−における臨床評価　103-108
ペンタコルド旋法　67, 72
ペンタトニック旋法　67, 69
扁桃体　419, 442
歩行
　限界周期　148
　正常歩行の運動学　149-152
　　相　151-152
　歩行周期　149-150
　　　聴覚リズム刺激（法）も参照
歩行速度　153
ホスピス患者　261, 262

ま

末期疾患　415-416, 421
MalletKat　51
慢性閉塞性肺疾患（COPD）
　歌唱　235, 260
　口腔運動・呼吸訓練　234, 239
MIDI（電子楽器デジタル・インターフェイス）
　　46-48
MIDI インターフェイス　48
ミュンヘン明瞭度プロファイル（MVP）　222
ミラーニューロン　307
無気力　375
無視　361-362
　音楽的視覚走査訓練も参照
メタ分析　39, 127-131
メロディック・イントネーション療法（MIT）
　　203-208
　エラー修正　207
　研究のまとめ　204-205
　子ども　206
　失語症　203, 204, 262
　対象　204
　短縮版　206-207
　治療機序　205
　定義　203
　適用基準　204
　臨床プロトコール　206-208
目標設定　378
モデリング　279-280, 283-284
問題解決　376-378, 380-381, 382-383, 385-387

や

Yamaha Disklavier　50
UNS（構音障害の発話検査）　222
有害物質の摂取　374, 390
遊脚肢の前方への動き　151
遊脚終期　151-152
遊脚初期　151-152
遊脚相　150
遊脚中期　151-152
指の運動訓練　193-194
抑うつ，抑うつ症，抑うつ状態　133, 438,
　　443-444
よく使用される尺度　108
抑制　381-382
抑揚　254

ら

ライフ・レビュー　416, 421
ランダム化比較試験（RCT）　38-39, 122-131,
　　306
リー・シルバーマン音声治療　252
リーダーシップ　453-454
リコーダー　240-241, 245
リストの記憶　397-398
リズム
　運動学習　33-34, 178
　記憶の改善　393-394
　即興演奏　62
　注意と−　347, 349
　聴知覚訓練　326-328
　−の記憶　401-402
　脳処理　41
　脳波　37
　パターン化感覚強化法　169
　発話産出　277
リズム的発話合図法（RSC）　217-228
　一般的なコツと留意点　227-228
　運動障害性構音障害　102, 218-220, 228
　外傷性脳損傷　220
　歌唱　227
　吃音　220, 221, 222, 228
　研究のまとめ　220-221
　5 段階の訓練順序　226-227

事項索引 487

神経疾患　220
対象　218-220
治療機序　221-222
定義　217-218
－で使用するメトロノーム　227
パーキンソン病　218-219, 220, 228
拍打ち合図　217, 224-225, 227, 228
パターン化合図　217, 227
発語失行　220, 221, 222
評価　102, 222-223
リズム同調能力　224
臨床手順　222-226
リズム同調（rhythmic entrainment）　41, 147-148, 154, 164, 178-180, 224
リズムによる聴覚的合図を用いた両側上肢反復運動訓練（BATRAC）　95
立位姿勢の安定　186-187
立脚終期　151
立脚相　150
立脚中期　151
リハーサル　391
リハビリテーション、目的　37
両脚支持期　150
リラクゼーション　456-457
臨床研究モデル　33, 35
臨床的即興演奏　59-83
　音楽的概念と素材　61-74
　音楽的心理社会性訓練とカウンセリング　75-77, 82-83, 451
　音楽的遂行機能訓練　74-75
　形式　72-73
　時間を構成する要素　61-62

自己表現　59
社会情動的機能　59
旋法　66-72
ダイナミクス　73-74
調性を構成する要素　66-72
定義　60
テンポ　62
音色　73
パルス　61
拍子　61
リズム　62
利点　59
レインスティック　75（訳註あり）, 82, 189
連合的気分・記憶訓練（AMMT）　35, 413-427
　音楽の選択（曲選び）　421-423
　気分誘導　417-419
　ケーススタディ　425-427
　研究のまとめ　416-419
　セッション計画と実践　423-425
　対象　414-416
　治療機序　419-420
　定義　413-414
　臨床プロトコール　420-427
連鎖　391
ロールプレイ　456
ロンド形式　72-73
論理的思考　385-387

わ

ワーキングメモリ　307, 390, 394
和声　66, 167-168, 171-172

訳者あとがき

　本書は 2015 年に出版された著書 Handbook of Neurologic Music Therapy の全訳書です．編著者のひとりであるタウト氏の序文にもあるとおり，原書は英国医学会による「2015 年　神経学の最新刊」カテゴリーにおいて年次賞を受賞しています．音楽療法に関する著書が神経学分野で評価されたという意味で，非常に画期的な書物といえます．
　本書はタイトルにあるとおり，神経学的音楽療法（NMT）の全容，特に 20 ある臨床技法について詳細に説明されているハンドブックです．NMT について記された書物としては，原著においても日本語翻訳書においてもこれが二冊めとなり，一冊めの *Rhythm, Music, and Brain: Scientific Foundation and Clinical Applications*（『新版　リズム，音楽，脳：神経学的音楽療法の科学的根拠と臨床応用』協同医書出版社，2011 年）と比べると，臨床家に役立つ内容に多くの紙幅が割かれているのが特徴として挙げられます．第 1 章では，音楽療法の歴史の中で，音楽が治療的価値をもつものとしてどのように捉えられてきて，NMT ではそれをどのように捉え直しているのかが示され，臨床技法の発展・整備の過程を示した合理的科学的媒介モデル（RSMM）について詳述されています．第 2 章では，ニューロリハビリテーションの動向と臨床家が専門的判断を下す際に依拠すべき科学的情報，およびこれらに支持される NMT のアプローチ法について述べられています．第 3 章では，臨床目的で効果的に活用できる電子音楽技術について紹介されており，第 4 章では，臨床的即興演奏について基本的な情報がまとめられています．第 5 章では，運動リハビリテーションにおける聴覚刺激の有用性について，研究知見や臨床での取り組みが紹介されています．第 6 章では，臨床評価の重要性と NMT 実践の指針となる変換デザインモデル（TDM）について詳述されており，第 7 章では，パーキンソン病患者が示す歩行および歩行関連症状に対する聴

覚リズム刺激について，その有用性に関する研究知見とレビューがまとめられ，その応用法が紹介されています．そして第8～27章では，20ある臨床技法について，感覚運動領域における技法，発話・言語領域における技法，認知領域における技法の順に一章ずつ割り当て，その定義，適応となる対象，関連研究のまとめ，治療機序，および臨床プロトコールがまとめられています．

　この著書はNMTについて，その概要から具体的な臨床技法までを学ぶことができるものですが，この著書の特徴はそこにとどまるものではありません．音楽療法士および臨床現場で音楽を用いることのある関連専門職の方々にとっては，音楽を臨床で用いる根拠となる研究成果や治療機序など臨床基盤となる情報を得ることができますし，音楽教育や特別支援教育，音楽指導に携わる方々，音楽家，その他音楽に関わる仕事に携わる方々，および研究者の方々にとっては，音・音楽が人に与える影響について多角的な視点から理解するのに役立つ書物です．音楽をある臨床目的で用いるために，関連する科学的根拠や研究成果をまとめ，治療機序を解き明かし，それらを直接臨床に結びつく形でまとめた書物は音楽療法の文献として非常に貴重だと思います．音楽療法士という専門職として医療福祉分野で活動していくためには，臨床現場で効果を上げるだけでなく，臨床に音楽を用いる根拠や，なぜ音楽がその効果をもたらしたのかといったことを説明できなければなりません．つまり「なぜ音楽なのか」を，セラピスト自身が十分に認識し，クライエントご本人も含め周囲の関係者が納得できるように説明する責任があります．浅学にもかかわらずこの著書の翻訳を試みた理由は，この説明責任を果たす上でもこの著書が大いに役立つと思ったためです．また，この膨大で広範な内容の著書の翻訳を最後まで成し遂げる動機となっていたのは，責任感もありました．冒頭に示したNMTの全容が記された一冊目の翻訳にも携わりましたが，NMTという音楽療法界において躍進的なアプローチ法をもっとわかりやすく伝えることができたのではないかという思いがずっとありました．そのため，二冊目のこの著書を翻訳させていただくことになったとき，わかりやすく読みやすく訳し多くのセラピストの臨床・研究活動に役立つものを完成させなければならないという責任を強く感じました．しかし，それでも至らぬ点は散見されることと思います．お気づきの点は監訳者までご一報くだされば嬉しく思います．

　翻訳する上で最も悩んだのが技法名の訳し方でした．このことについて，ひとこと説明を加えておきたいと思います．たとえば本書で「リズム的発話合図法」と訳した技法は「リズムによる発話合図法」と，「音楽的注意コントロール訓練」と訳した技法は「音楽による注意コントロール訓練」と訳したほうが，内容を反映した正しい記載法と思われます．ですが，臨床関連文書への記載や抄録・論文での記載，専門家間でのコミュニケーション，各種カンファレンス等で用いられる際の利便性を考慮すれば，

助詞や動詞は省略したほうが専門用語として機能するだろうと考えました．そして代わりに「的」を使用して単語をつなげることにしました．これにより論文検索やウェブ検索時に一単語として認識されることも考慮しました．さらに，NMT の臨床技法は 20 ありますが，すべての技法名に統一感をもたせることも意識しました．このような点を考慮して採用した訳語であることをご理解いただければと思います．

　私は一冊の NMT 著書の翻訳に携わることが決まった後，NMT の理解を深めるべく，NMT 国際研修（短期集中型研修）に参加しました．その後，勤務大学から派遣という形で visiting scholar としてコロラド州立大学を訪れ，1 カ月強の期間，NMT に関する授業や実践，研究プロジェクトにかかわる機会を得ました．この訪問時に印象的だったことがいくつかあったのですが，ひとつはタウト博士による臨床的即興演奏（clinical improvisation）の授業を聴講したときのことでした．講演時の学者然としたタウト博士からは想像がつかないほど美しいピアノの音色と，学生に指導する際に真剣かつ慎重に一音一音指示を出されている様子から，従来の音楽療法と同様，NMT の基盤にも「一音入魂」の理念があり，根拠に基づく実践の実現と同時に音・音楽の質や響きも重要視されていることが理解でき，これらが両立していることに感銘を受けました．そのことが本書でも，控えめながら随所でふれられています．もうひとつ印象的であったのは実践現場です．サラ・ジョンソン氏（執筆者のひとり）をはじめとする NMT 臨床家の現場を多く見学させていただき，NMT の国際研修で疑問に感じたことの多くが解消されました．セラピストとクライエントとの相互交流が図られる中，音楽する楽しさを体験できる創造的な活動でありながら，科学的な根拠および容易に般化に結びつくよう機能性を重視した実践が行われていたこと，また，クライエントの知的水準に合わせて「なぜこの活動を行うのか」や「なぜ音楽なのか」を活動の前後で簡潔に，しかし，非常に効果的にクライエントに伝えられ，それが参加意欲・参加レベルの向上や般化の促進につながっていたことなどは，自身の臨床に大きな影響を与え，この経験によってクライエントの目線で臨床を振り返る習慣が身についたと思います．

　タウト博士も本書内で指摘しているとおり，NMT は研究で得られた知見に基づいて発展した臨床技法を提唱しているため，今後得られる知見を受けて，これからもさらに拡大，改良，洗練されていくものと考えられます．私たち臨床家に求められることは，根拠に基づく実践の中で，クライエントが意欲的に取り組むことのできる活動を創造的に考案し，能動的な参加を促し巻き込んでいくことにより，クライエントとセラピストとの関係性の中で発揮される音楽の力を証明していくことであろうと思います．

　原著の編著者のひとり，マイケル・H. タウト博士は長年，アメリカのコロラド州立大学で音楽学教授および神経科学教授を務めてこられました．この時代に彼は，音楽療法の臨床基盤および音楽療法独自の理論の確立をめざして基礎研究を重ね，その成

果を発表する講演活動等も盛んに行っていました．しかし，そういった研究成果を臨床現場でどのように応用すればよいかという臨床家からの質問が多くあったそうです．それらを受け，結果として，タウト博士たちが行った調査や研究および関連分野における知見等を踏まえた臨床技法の確立あるいは整備がなされたのです．これがNMTです．現在はカナダのトロント大学の音楽学およびリハビリテーション科学・神経科学教授であり，CAMH神経画像研究センターの共同研究員なども務めておられます．もうひとりの編著者，フォルカー・ホムベルク氏は，執筆活動においても活発な神経科医であり，ニューロリハビリテーションの世界的なリーダーです．ドイツのSRHリハビリテーション病院の医長でもあり，世界神経リハビリテーション連盟（WFNR）の事務局長も務めておられます．

　この翻訳書の上梓にあたっては，強力な協力者に恵まれたことが大きな幸いでした．タウト博士のもとで学ばれ，音楽療法士として活躍されておられる畔川恵氏と阿比留睦美氏，タウト博士と親交が深く，日本でのNMTの普及と発展を願っておられ，日本の音楽療法界のパイオニアのおひとりとして活躍されておられる栗林文雄氏，そしてリハビリテーション専門医および脳神経外科専門医として活躍されておられる上羽佑亮氏と共にこの大きなプロジェクトを成し遂げることができたのは大きな喜びです．非常に心強く感じていました．貴重なお時間を割いて翻訳作業にご尽力くださり，校正中には貴重なご助言等をいただきましたことに心より感謝申し上げます．

　また，この翻訳過程では，その他にも多くの方々のご協力とご支援を賜りました．特に校正の段階で多大なるご協力を賜りました京都大学名誉教授の上羽康夫氏，徳島文理大学准教授の榎勇人氏，音楽療法士の七原真紀氏，言語聴覚士の光田由美子氏，Temple University博士後期課程在籍中の吉原奈美氏には，ここに改めて感謝の意を表します．また，私的なことになりますが，育児との両立を応援し必要なときには老体に鞭打って手を差し伸べてくれる両親，毎日心安らぐ笑顔で勇気づけ励ましてくれる3歳と1歳の子どもたち，私の仕事への情熱に深い理解を示し，いつも支えてくれる最愛の夫．彼ら家族の協力なくしてこの作業を完遂することはできませんでした．

　そして最後に，長期にわたり忍耐強く励まし続けてくださいました一麦出版社の西村勝佳氏に深く感謝申し上げます．

　本書が，音楽療法士の方々，対人援助活動の中で音・音楽を用いる方々，ひいてはその対象となるクライエントの方々のお役に立つものとして活用されることを切に願っています．

2018年5月6日　高知にて
糟谷由香

神経学的音楽療法ハンドブック

発行	2018年8月22日　第1版第1刷発行
定価	［本体8,400＋消費税］円
監訳者	糟谷由香
訳者	畦川恵，阿比留睦美，上羽佑亮，栗林文雄
発行者	西村勝佳
発行所	株式会社　一麦出版社
	札幌市南区北ノ沢3丁目4-10 〒005-0832
	Tel.(011)578-5888　Fax.(011)578-4888
	URL http://m.ichibaku.co.jp/
	携帯サイト http://mobile.ichibaku.co.jp/mt/
印刷	㈱総北海
製本	石田製本㈱
装釘	須田照生

©2018, Printed in Japan
ISBN978-4-86325-097-0 C3047 ￥8400
落丁本・乱丁本はお取り替えいたします.

一麦出版社の本

音楽療法入門《第3版》 第I巻
デイビス、グフェラー、タウト編　栗林文雄訳

音楽療法士資格試験、受験生必読の教科書。これまで取り挙げられていなかった項目分野が新たに加えられ、第2版までの内容にも大幅に変更が施されている。第3版は、まったく新しい書物である。音楽療法活動に絶対必要な知識と技術を網羅している。
菊判　定価[本体2800+税]円

音楽療法入門《第3版》 第II巻
デイビス、グフェラー、タウト編　栗林文雄監訳

各領域の専門家が、最新の研究成果をもとに書き下ろしたものである。もちろん音楽療法に携わる人のための入門となるように書かれているが、音楽がどのように病気や障がいをもっている人に用いられているかを知りたい他の分野の臨床医にも役立つであろう。
菊判　定価[本体3800+税]円

音楽療法入門《第3版》 第III巻
デイビス、グフェラー、タウト編　栗林文雄監訳

第I部は定義、典型的な臨床設定、歴史、音楽的な刺激に対する人間の反応、第II部は臨床集団を適切に治療するための臨床的アプローチ、第III部では音楽療法の実践的な論点、治療のプロセス、倫理、研究のための方法論についての情報を提供する。
菊判　定価[本体2800+税]円

成人精神疾患の治療における音楽療法
――理論的な基礎と臨床実践
アンケファー、タウト編　廣川恵理訳

音楽療法の理論的・科学的な根拠を示す。精神医学における音楽療法の治療技法、音楽療法実践にのための確かな枠組みを提示。精神科領域における音楽療法についての書ではあるが、その他の対象者実践にも役立つ情報が多く盛り込まれている。
A5判　定価[本体4000+税]円

高齢者のための療法的音楽活用《第2版》
アリシア・アン・クレア、ジェニー・メモット　廣川恵理訳

QOLのための音楽とは。高齢者に役立つ音楽を選択するための方法と、その最も効果の高い活用方法を教示。被介護者、介護者ともに実用価値の高いガイダンス。最新の情報を加えた改訂版。
A5判　定価[本体4000+税]円

音楽における実験的研究　音楽療法叢書1
クリフォード・K・マドセン／チャールズ・H・マドセンJr.　栗林文雄訳

研究活動にまったくの素人である学生のための絶好の入門書である。研究活動に必要な項目が網羅され辞書としての活用も可能。アメリカで長年、学生に活用されている最もスタンダードな教科書であり、これを読めば論文の質も高められるにちがいない。
A5判　定価[本体2800+税]円

〈声〉をそだてる
――歌いたい人のためのボイスワーク
栗林文雄

よく通り、柔らかく響く声のそだて方を伝授。悪弊は「猫背」と「喉声」。この二つを解消すれば、美しく響く声があなたのものに！　自らの体験を基に声に悩む人のために書き下ろされた、自然に響く声を身につけるための実践的入門書。日本人の二大
A5判変型　定価[本体1600+税]円